Ahonen
Lahtinen
Sandström
Pogliani

# Sportmedizin und Trainingslehre

2. Auflage

Jarmo Ahonen
Tiina Lahtinen
Marita Sandström
Giuliano Pogliani

# Sportmedizin und Trainingslehre

2. Auflage

Mit 147 Abbildungen,
44 ganzseitigen Farbtafeln
und 22 Tabellen

Schattauer Stuttgart New York

## Autoren

**Jarmo Ahonen,** Physiotherapeut
**Tiina Lahtinen,** Physiotherapeutin, OMT 2
**Marita Sandström,** Lic. Phil., Physiologin
**Giuliano Pogliani**

unter Mitarbeit von
**Hannu Saarinen,** spezialisierter Physiotherapeut, Lehrer für Physiotherapie, Rehabilitationsdirektor
**Jukka Suovanen,** Physiotherapeut, OMT

alle Helsinki

Titel der finnischen Originalausgabe:
Kehon rakenne, toiminta ja lihashuolto
Valmennuskolmio Oy

Bibliografische Information der Deutschen Bibliothek
Die Deutsche Bibliothek verzeichnet diese Publikation in der Deutschen Nationalbibliografie; detaillierte bibliografische Daten sind im Internet über <http://dnb.ddb.de> abrufbar.

**Besonderer Hinweis:**
Die Medizin unterliegt einem fortwährenden Entwicklungsprozess, sodass alle Angaben, insbesondere zu diagnostischen und therapeutischen Verfahren, immer nur dem Wissensstand zum Zeitpunkt der Drucklegung des Buches entsprechen können. Hinsichtlich der angegebenen Empfehlungen zur Therapie und der Auswahl sowie Dosierung von Medikamenten wurde die größtmögliche Sorgfalt beachtet. Gleichwohl werden die Benutzer aufgefordert, die Beipackzettel und Fachinformationen der Hersteller zur Kontrolle heranzuziehen und im Zweifelsfall einen Spezialisten zu konsultieren. Fragliche Unstimmigkeiten sollten bitte im allgemeinen Interesse dem Verlag mitgeteilt werden. Der Benutzer selbst bleibt verantwortlich für jede diagnostische oder therapeutische Applikation, Medikation und Dosierung.
In diesem Buch sind eingetragene Warenzeichen (geschützte Warennamen) nicht besonders kenntlich gemacht. Es kann also aus dem Fehlen eines entsprechenden Hinweises nicht geschlossen werden, dass es sich um einen freien Warennamen handelt.


E-Mail: info@schattauer.de
Internet: http://www.schattauer.de
Printed in Germany

Umschlaggestaltung: Christa Gnädig, Stuttgart
Satz: Satzpunkt Bayreuth GmbH, Bayreuth
Druck und Einband: Mayr Miesbach Druckerei und Verlag GmbH, Miesbach
Gedruckt auf chlor- und säurefrei gebleichtem Papier.

ISBN 3-7945-2226-5

# Inhaltsverzeichnis

# Der mobile Mensch und das neue Jahrtausend

Der Mensch ist ein mobiles Wesen. Mobilität ist eng mit dem Begriff Gesundheit verbunden. Betrachtet man den menschlichen Körper genauer, entdeckt man eine Vielzahl funktioneller Strukturen, deren Zweckmäßigkeit geradezu verblüfft. Außerdem ist der menschliche Körper mit einem gut funktionierenden System der Selbstregulation ausgestattet. Die reibungslose Funktion aller Körperteile setzt jedoch eine angemessene Dosis vielseitiger körperlicher Aktivitäten voraus.

Gesellschaftliche Veränderungen, Industrialisierung und Urbanisierung haben die ursprünglichen Formen der körperlichen Aktivitäten überflüssig gemacht. Physische Betätigung in Form von körperlicher Arbeit üben heute immer weniger Menschen aus. Selbst in Berufen, die mit körperlicher Arbeit verbunden sind, sind viele Tätigkeiten durch Maschinen und Hilfsmittel einseitig geworden. Der größte Fehler ist jedoch das ständige Sitzen, zu dem der Mensch in der heutigen Gesellschaft gezwungen ist. Schon als Kinder wurden wir dazu erzogen, still auf dem eigenen Platz zu sitzen. Das stört bei einem zarten, wachsenden Körper die Entwicklung einer gesunden Haltung und eines optimalen muskulären Gleichgewichtes.

Im Schulunterricht steht die Vermittlung theoretischen Wissens im Vordergrund. Auf physische und sportliche Entwicklung wird wenig Wert gelegt und die Entfaltung eines ganzheitlichen - mobilen, denkenden und wissenden - Individuums damit verhindert. Was nützt aber das ganze theoretische Wissen, wenn die Grundlagen der physischen Aktivität vernachlässigt werden? Zum menschlichen Glück gehört auch die Fähigkeit, den eigenen Körper und die Schönheit der Welt dank der eigenen physischen und psychischen Beweglichkeit genießen zu können.

Die Gesundheitsprognosen für das neue Jahrtausend sind nicht gerade rosig. Es wird immer mehr Patienten mit Störungen des Stütz- und Bewegungsapparates geben. Dazu reicht der Anstieg des Durchschnittsalters als Erklärung nicht aus. Reduzierte Beweglichkeit und verminderte körperliche Aktivität sind wichtige Ursachen für diese Entwicklung.

Physische Aktivität wird allerdings glücklicherweise als Hobby immer beliebter. Das genügt jedoch noch nicht, um die Prognosen zu ändern. Nicht selten beginnt jemand ganz spontan mit seinem sportlichen Hobby, ohne gründlicheres Wissen oder Können zu erwerben. Für ein Kind ist das ganz adäquat, weil es ein gutes Lernvermögen hat. Es eignet sich mühelos richtige Bewegungsmodelle an, indem es etwa Sportler nachahmt. Außerdem hat eine Kind noch keine fehlerhaften Bewegungsabläufe entwickelt.

Bei einem Erwachsenen ist der Lernprozess viel schwieriger. Er geht meist zu analytisch vor und ist durch falsche Bewegungsgewohnheiten und schlechtes muskuläres Gleichgewicht vorbelastet. Beginnt er mit einer sportlichen Aktivität ohne sachkundige Anleitung, kommt es mit zunehmendem Trainingsumfang häufig zu Belastungsschäden. Es mag seltsam erscheinen, dass es für einen Erwachsenen nötig ist, unter Anleitung eines Lehrers Rennen, Laufen oder Schwimmen wieder neu zu lernen. Für manche ist das jedoch dringend notwendig, um keine gesundheitlichen Schäden durch die neu erwachte Begeisterung für den Sport zu erleiden.

Richtig ausgeübt, ist sportliche Tätigkeit gesundheitsfördernd. Die Funktion des hervorragenden Selbstregulationssystems des Körpers hängt ganz und gar von der Bewegung ab. Die Gelenke werden automatisch „geschmiert", und die Muskeln behalten ihre Kraft, wenn sie arbeiten dürfen. Körperliche Aktivität ist für das Herz- und Kreislaufsystem von Vorteil. Außerdem stimuliert physische Belastung die Sekretion von Endorphinen, den wohltuenden körpereigenen „Drogen" im Gehirn. Es lohnt sich also, etwas Zeit und Energie zum Lernen der richtigen physischen Aktivität aufzuwenden und das Gelernte dann regelmäßig umzusetzen.

Spezielle Bereiche der physischen Aktivität sind Leistungs- und Spitzensport. Hier sind richtiges Üben und korrekte Ausführung der Bewegungen unerlässlich. Weil die Belastungen extrem hoch sind, wirken sich schon kleinste Fehler nachteilig aus.

Aber selbst bei Menschen, die keinen Sport treiben, manifestieren sich die Folgen von Fehlbelastungen - etwa als Abnutzungsschäden - wenn auch frühestens in einem Alter von 40-50 Jahren. Einer der Vorteile der konsequenten sportlichen Übung in der Jugend ist gerade darin zu sehen, dass solche Fehler rechtzeitig erkannt und angegangen werden können.

In diesem Buch werden Grundfunktionen des menschlichen Körpers, vor allem Haltung, Muskelbalance und Bewegungsmechanik, betrachtet. Der Leser soll verstehen, warum die richtige Ausführung einer Bewegung so wichtig ist und wie die Muskulatur bearbeitet werden kann - sei es allein oder mit Hilfe eines Fachmanns. Das Verständnis dieser Zusammenhänge setzt einige Grundkenntnisse der menschlichen Anatomie, der Physiologie und der Biomechanik voraus, die in diesem Buch ebenfalls vermittelt werden. Wir wollen unseren Lesern eine praxisnahe Richtschnur geben und gleichzeitig Einsichten über Hintergründe und Entstehungsursachen von Bewegungsfehlern vermitteln.

In den letzten Jahren wurde viel vom „mündigen Patienten“ gesprochen und geschrieben. Dieser Begriff schließt die Selbstverantwortung eines jeden Menschen für seine eigene Gesundheit ein. Sportliche Aktivität, richtig ausgeübt und wohldosiert, ist nicht nur eine wichtige Quelle für Lebensfreude und psychophysisches Wohlbefinden, sondern sie leistet einen nennenswerten und volkswirtschaftlich relevanten Beitrag zur Senkung der durch Krankheit und degenerative Veränderung mitverursachten Kostenexplosion im Gesundheitswesen.

# Teil I
# Allgemeine Anatomie

# Zelle

Der Mensch besteht wie alle Lebewesen aus Zellen. Die Zelle ist die kleinste Funktionseinheit des Lebens mit der Fähigkeit, sich zu vermehren. Die Zellen, die sich auf eine bestimmte Funktion spezialisiert haben, bilden ein Gewebe und bei höheren Organismen Organe, die eigene spezifische Aufgaben haben.

Die Zellen bilden sich, unabhängig von Ursprung, Form und Größe immer aus anderen Zellen in einem komplizierten Teilungs- und Doppelungsverfahren (Mitose).

In den untenstehenden Abb. ist eine vollständige Mitose von Anfang bis Ende zu sehen (1). Die Kernmembran löst sich auf (2) und in der Zelle wird die DNA, die die gesamte Erbinformation enthält, als Chromosomen sichtbar. Es gibt 23 Chromosomenpaare (3), die sich gleichmäßig in der Äquatorialebene der Zelle anordnen (4). Die Chromatiden werden durch den Spindelapparat auseinandergezogen (5), danach schnürt sich das Protoplasma ein. Dies geschieht sehr schnell (7 und 8), nachdem die Teilungsphase beendet ist. Als Ergebnis erhält man zwei Tochterzellen (9) mit Zellkern und vollständigem Chromosomensatz. Auf diese Weise wird das Erbgut komplett von der Mutterzelle auf die Tochterzellen übertragen.

Die Mitose dauert in der Regel 15-20 Minuten. Bei Krebszellen erfolgt die Teilung sehr viel schneller und unkontrolliert. Die Lebensdauer einer Zelle schwankt zwischen einigen Minuten (manche Darmzellen) und vier Monaten (Blutzellen).

Die Vermehrung der Geschlechtszellen oder des Spermatozoon (reife männliche Keimzelle) und der Eizelle (reife weibliche Keimzelle) geschieht auf eine andere Weise. Dieser Teilungsvorgang wird Meiose genannt.

Das Elektronenmikroskop hat viele Zellstrukturen, die sogenannten Zellorganellen, sichtbar gemacht.

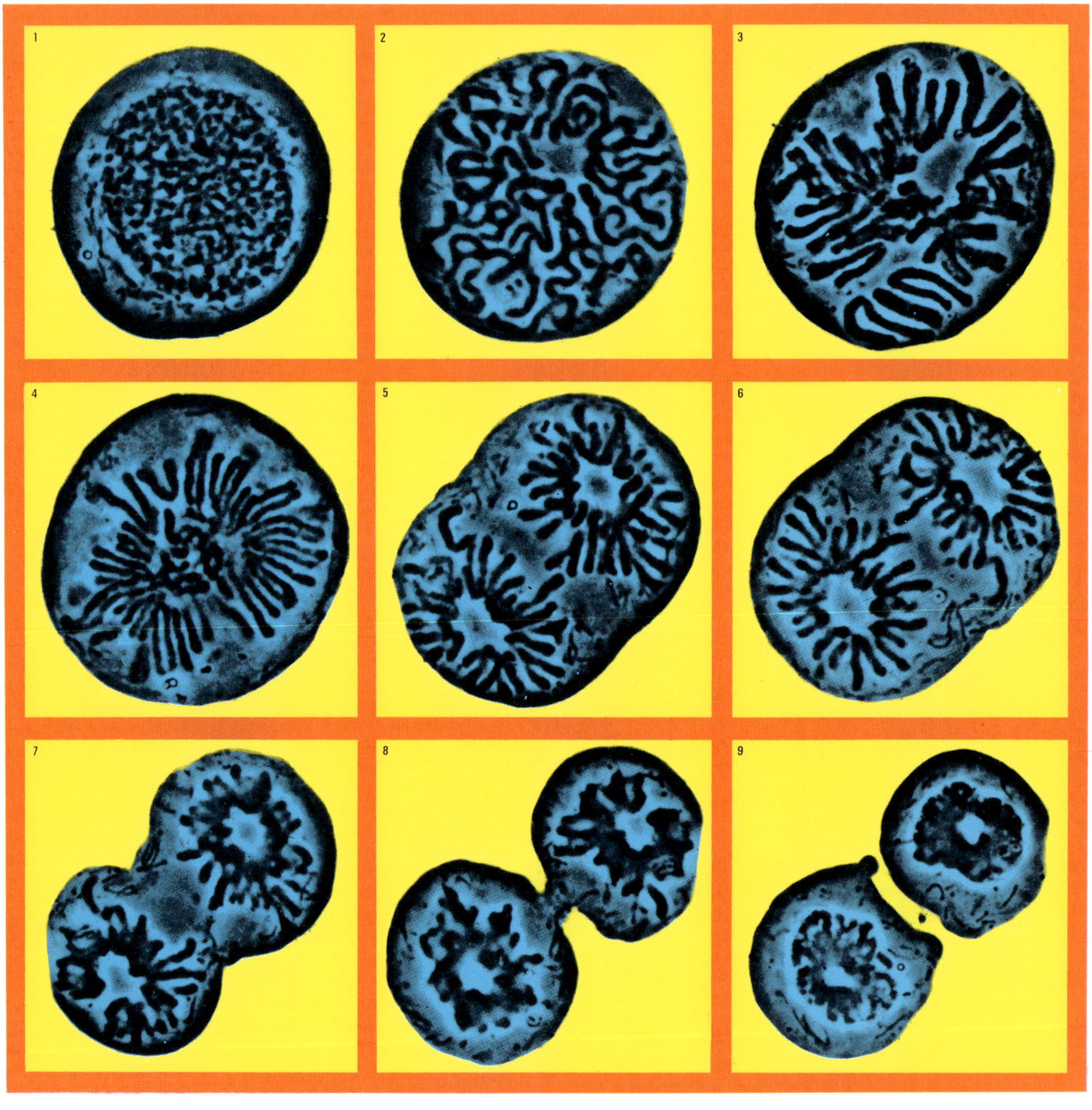

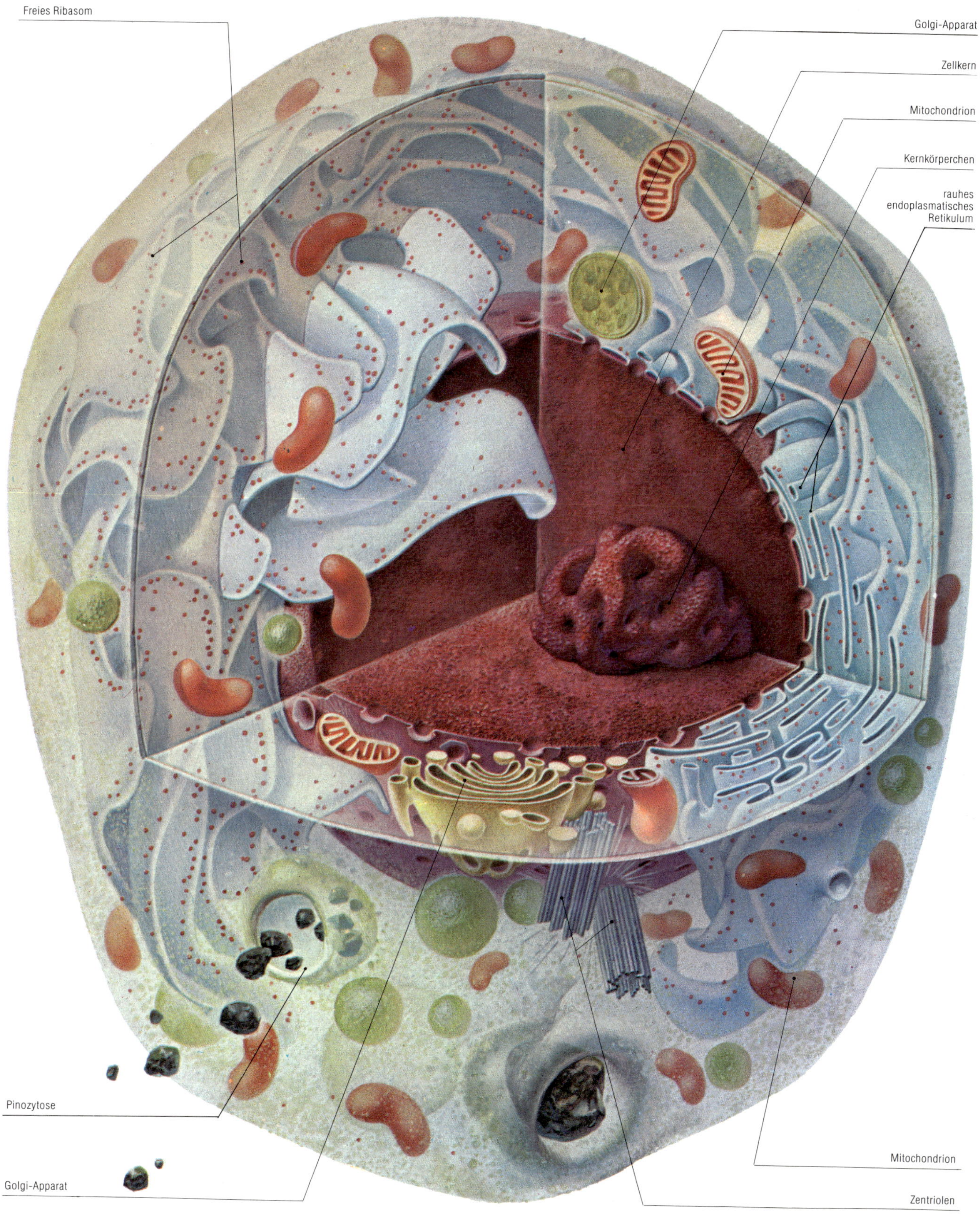
Freies Ribasom
Golgi-Apparat
Zellkern
Mitochondrion
Kernkörperchen
rauhes endoplasmatisches Retikulum
Pinozytose
Golgi-Apparat
Mitochondrion
Zentriolen

*Hier ist eine dreidimensionale Zeichnung einer typischen Zelle abgebildet. Die Zelle ist von einer Zellmembran umgeben, die Gesamtheit des Zellinneren bezeichnet man als Zytoplasma. Ein großer Teil ist von kleinen, miteinander in Verbindung stehenden Kanälen durchzogen, die mit Ribosomen (Zellorganellen, in denen die Eiweißsynthese stattfindet) besetzt sind. Dieses System bezeichnet man als sogenanntes rauhes endoplasmatisches Retikulum. Im unteren Teil des Bildes sieht man eine an der Zellmembran aufgegangene Pinozytoseblase, deren Aufgabe es ist, Schlackestoffe aus der Zelle herauszuschleusen.*
*Im Zytoplasma befinden sich weitere Zellorganellen, die z. T. durch Membranen vom Zytoplasma abgetrennt sind. Das Bild zeigt einige Beispiele. Die Mitochondrien sind besonders in stoffwechselaktiven Zellen reichlich vorhanden. In den Faltungen im Inneren der Mitochondrien befinden sich Enzymsysteme, die für die Energiebildung (ATP) notwendig sind. Die Golgiapparate wirken bei der Synthese der Proteine mit. Im Zellkern, der von einer für verschiedene Stoffe durchgängigen Kernmembran umgeben ist, ist die Desoxyribonukleinsäure (DNS) lokalisiert. Das Zellkörperchen (Nucleolus) ist reich an Ribonukleinsäure (RNS). Die Aufgabe der mRNS (messenger = Bote) ist es, die in der DNS enthaltene Information z. B. über Funktion, Reparatur, Wachstum und Teilung der Zelle mit Hilfe der Ribosomen zu realisieren. Mikrotubuli werden bei der Mitose benötigt.*

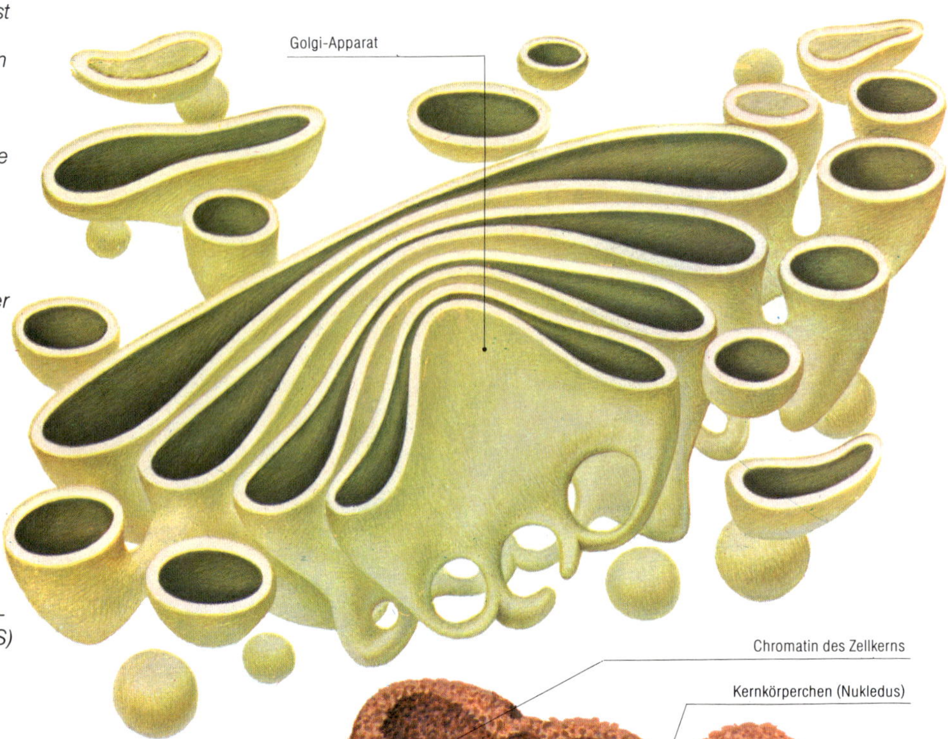


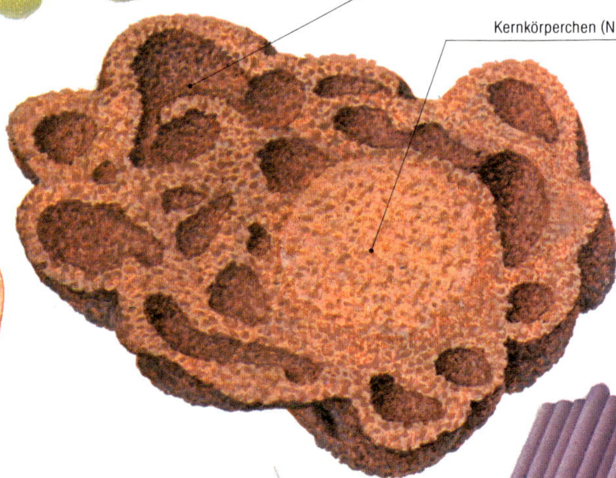


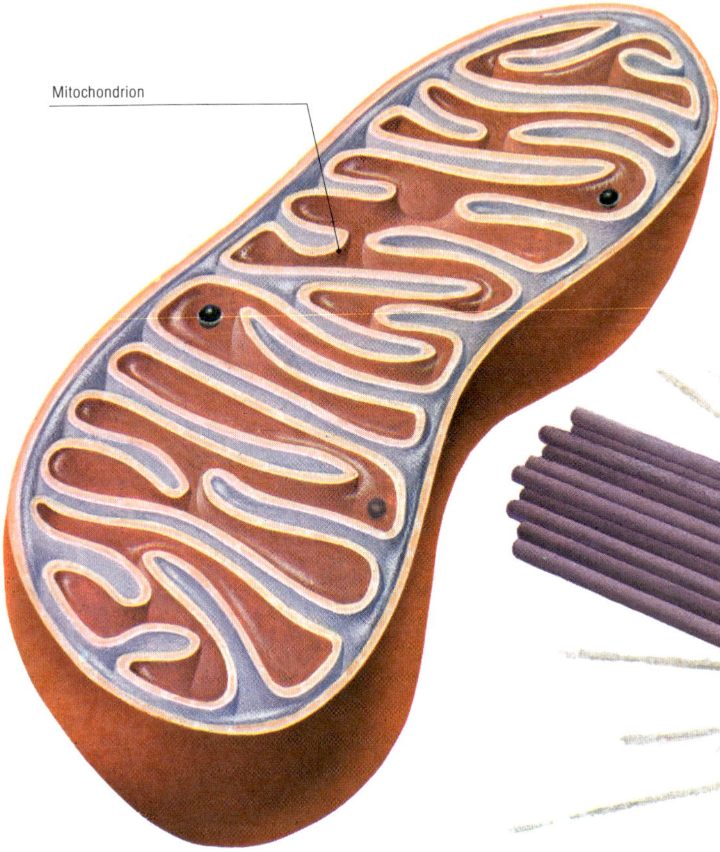


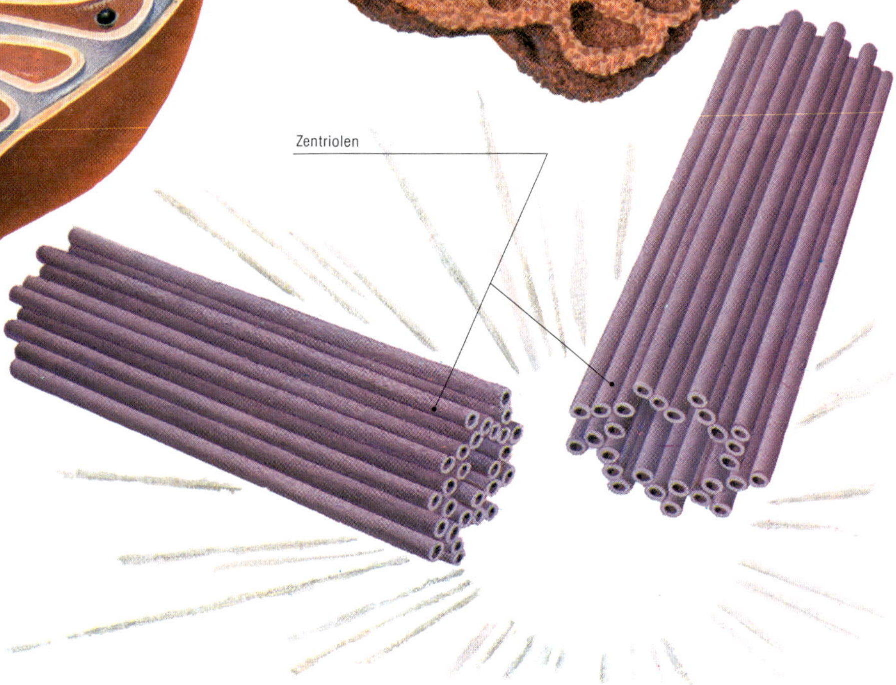

# Gewebe

Menschliches Gewebe wird je nach Ursprung in verschiedene Gruppen eingeteilt. Im Embryo kann man schon einige Wochen nach der Einnistung der befruchteten Eizelle in die Gebärmutterwand drei Zellarten unterscheiden: Aus dem äußeren Keimblatt des Embryos (Ektoderm) bilden sich die Haut und die angrenzenden Schleimhäute sowie die Speicheldrüsen. Zusätzlich entwickeln sich aus dem Ektoderm das Nervensystem, Hirnanhangsdrüse, Nebennierenmark, die Hornhaut der Augen, die Augenlinse sowie die Sinneszellen anderer Sinnesorgane.
Aus dem inneren Keimblatt des Embryos (Entoderm) bilden sich die Schleimhaut des Verdauungstraktes mit den entsprechenden Drüsen (einschließlich Leber und Bauchspeicheldrüse), die sezernierenden Zellen der Schilddrüse, der Nebenschilddrüse, Teile des Ohrs sowie die Schleimhaut der Lungen und Atemwege, der Harnblase und nahezu der gesamten Harnröhre.
Aus dem mittleren Keimblatt des Embryos (Mesoderm) bilden sich das Stütz- und Bindegewebe, die Knochen, Muskeln, das Blut und Immunsystem sowie die Auskleidung von Brust- und Bauchhöhle (z. B. Zwerchfell, Herzbeutel und Bauchfell).
Die Entwicklung verläuft stufenweise. Im Rahmen der Embryonalentwicklung kann das Gewebe einzelner Organe aus den verschiedenen Keimblättern aufgebaut sein. Dies hat zur Folge, daß ein Organ mehrere, völlig verschiedene Aufgaben übernehmen kann.
Da sich die Haut und das Nervensystem aus dem Ektoderm entwickelt haben, läßt sich eine wichtige Aufgabe der Haut, die „Nachrichtenübermittlung" an das Zentralnervensystem (ZNS) erklären. Die Sensibilität der Haut wird durch verschiedene spezialisierte, in der Haut befindliche Nervenzellen ermöglicht. Sie nehmen Berührungs-, Gewichts-, Wärme- und Schmerzreize wahr. Die Haut hat noch andere Aufgaben, z. B. die Wärmeregulation. Die Schweißdrüsen produzieren eine farblose, hypotone Flüssigkeit (Schweiß, Sudor), die den Organismus über die Haut abkühlt, während sie verdunstet. Am Wurzelende der Flaumhaare befinden sich aus dem Mesoderm entwickelte Muskeln, die die Flaumhaare aufrichten, so daß sich zwischen ihnen eine wärmende Luftschicht bildet. Auch das unwillkürliche Zittern von Muskelgruppen produziert Wärme.

*Die Epidermis des Menschen ist ein kompliziertes, aus mehreren Schichten aufgebautes Gewebe. Die oberste Hautschicht besteht aus abgestorbenen Zellen (Hornhaut). Das* ***Epithelgewebe*** *hat eine typische Struktur: Es besteht aus einer oder mehreren Zellschichten, die der Basalmembran aufliegen. Die Haut verhindert den Durchtritt einiger Substanzen (z. B. Wasser, Bakterien), läßt aber andere passieren (z. B. bestimmte Medikamente). Die Haut wird durchzogen von Poren der Schweißdrüsen und von Wurzelscheiden der Flaumhaare.*

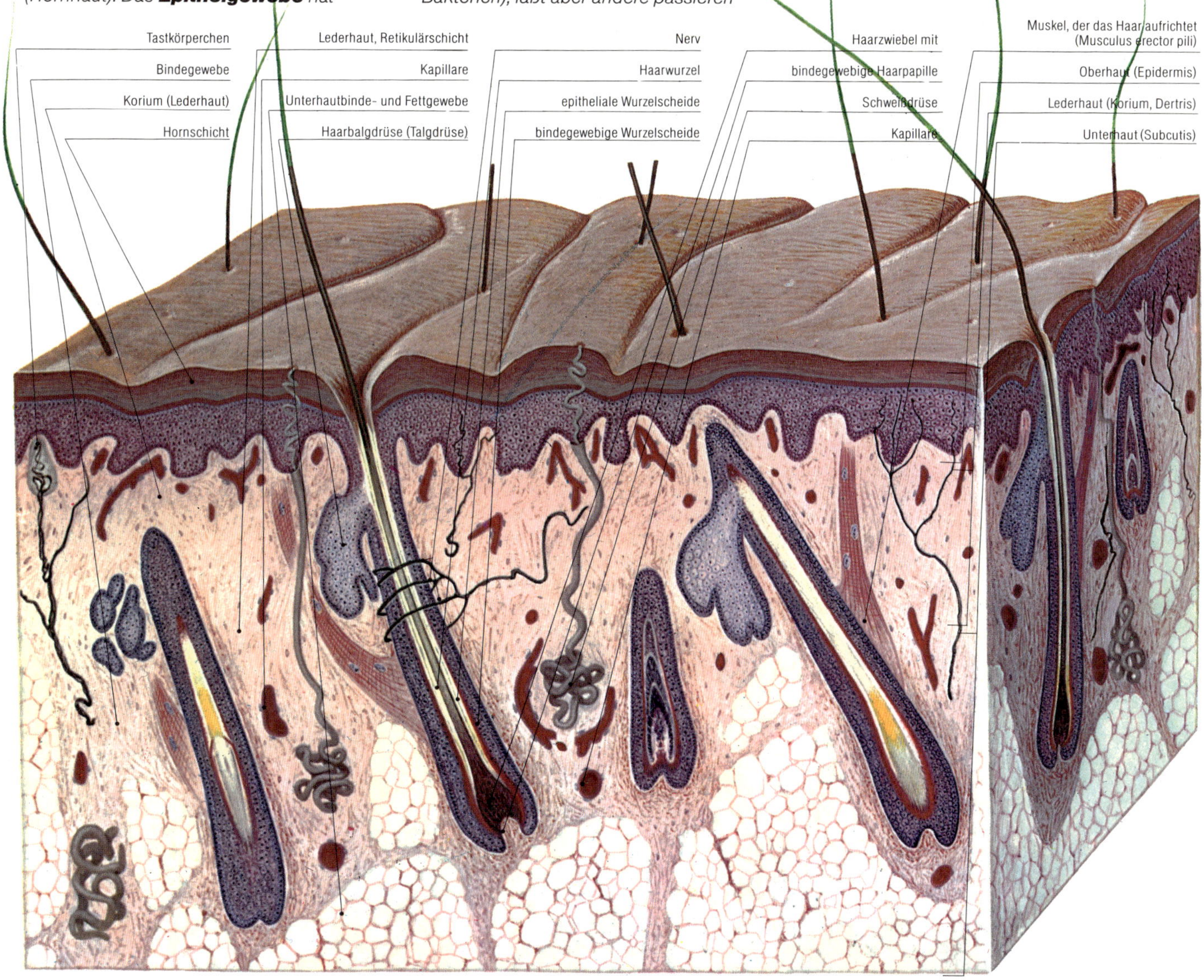

*In der abgebildeten Mikroskopaufnahme der Haut kann man erkennen, wie die Hornhautschicht zerfällt und abschuppt. In der darunter liegenden Keimschicht (Basalmembran) bilden sich ständig neue Zellen. Die Epidermis (Oberhaut) besteht aus einem mehrschichtigen Plattenepithel; man kann je nach Verhornung bis zu fünf Epithelschichten unterscheiden: Basalzellschicht, Stachelzellschicht, Körnerschicht, Glanzzellschicht und Hornzellschicht. Aus solch einem Epithel haben sich auch die exokrinen (d. h. Sekrete wie Schleim, Talg usw. absondernden) Zellen sowie die Schweißdrüsen entwickelt. Diese buchtigen, röhrenförmigen Strukturen der Unterhaut münden mit gewundenen Ausführungsgängen (Poren) auf der Hautoberfläche. Endokrine Drüsen wie die der Nebenniere haben in ihrer Entwicklung keine Poren ausgebildet (unechte Drüsen). Sie sondern ihre Produkte (Hormone) direkt in die Blutbahn ab.*

*Der äußere Bereich der Atemwege wird von einem Flimmerepithel ausgekleidet. Die Flimmerhärchen (siehe Zeichnung und Mikroskopaufnahme) haben die Aufgabe, die Atemwege zu schützen. Die mit dem Atem aufgenommenen (Fremd-)Partikel haften an dem von den Schleimdrüsen produzierten Schleim, der durch die Bewegung der Flimmerhaare zur Luftröhre transportiert wird, von wo aus der Fremdkörper wieder ausgehustet wird.*

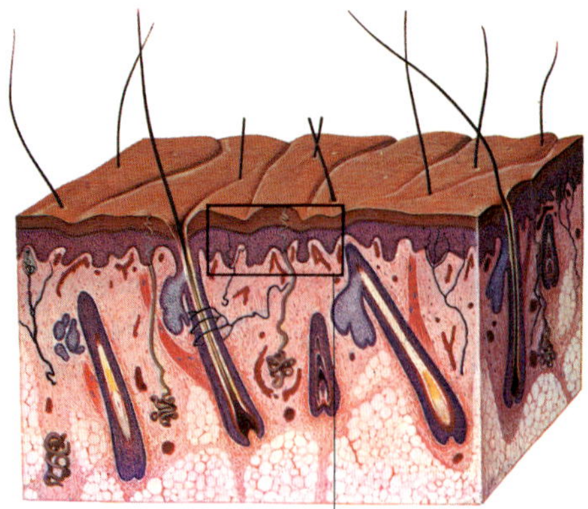

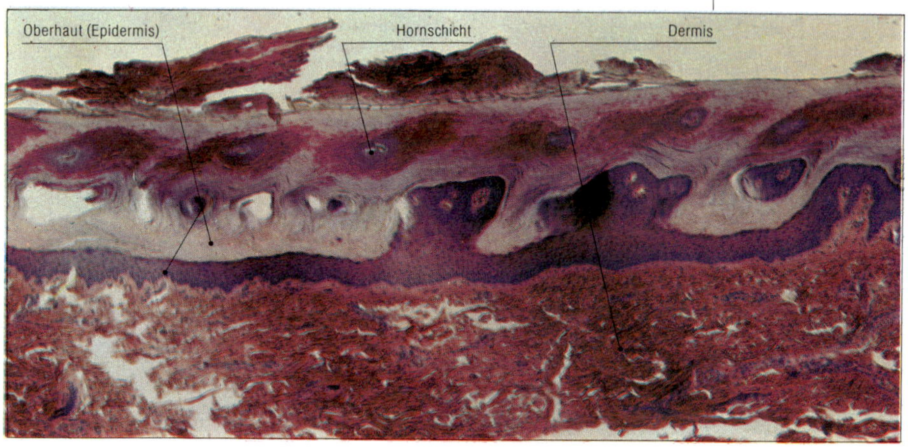


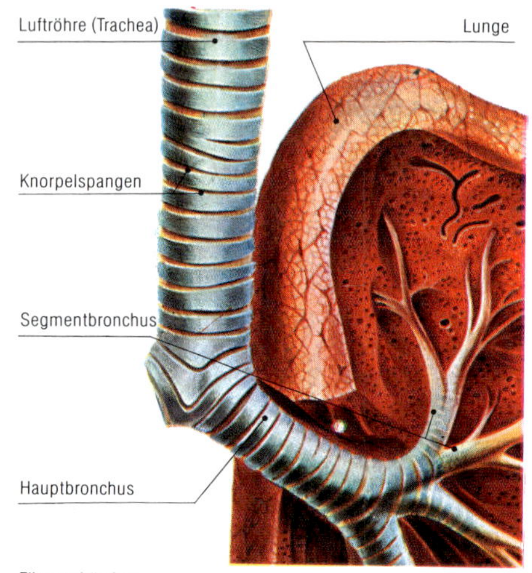


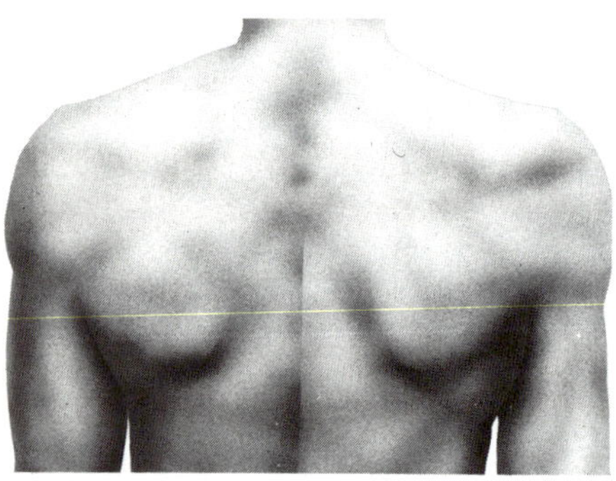

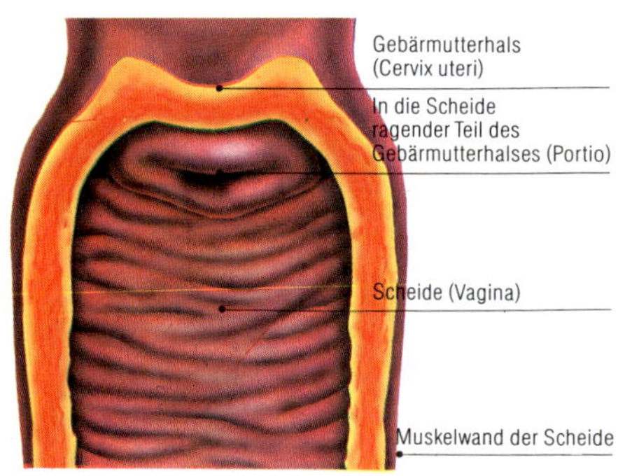


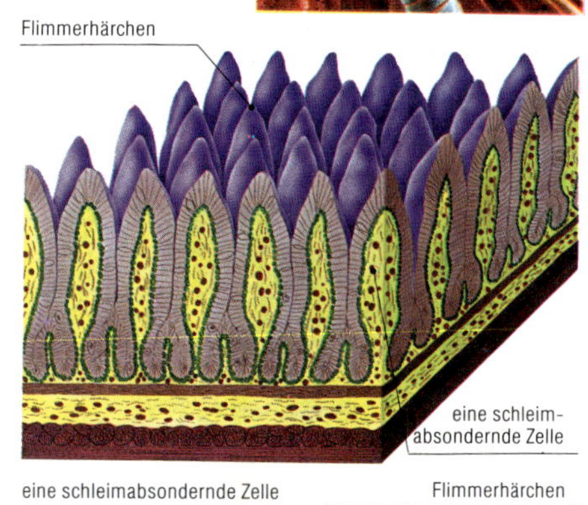


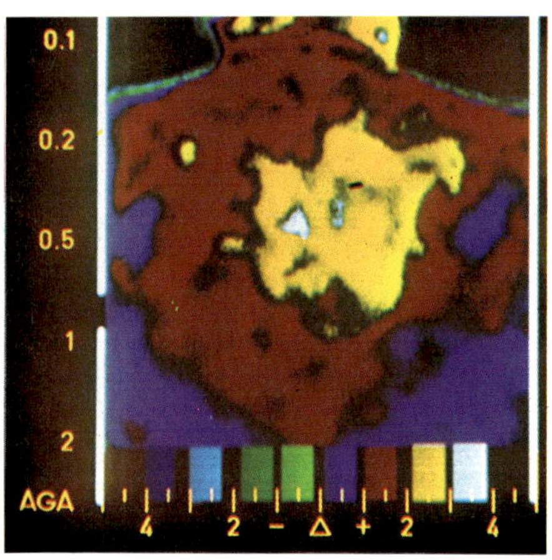


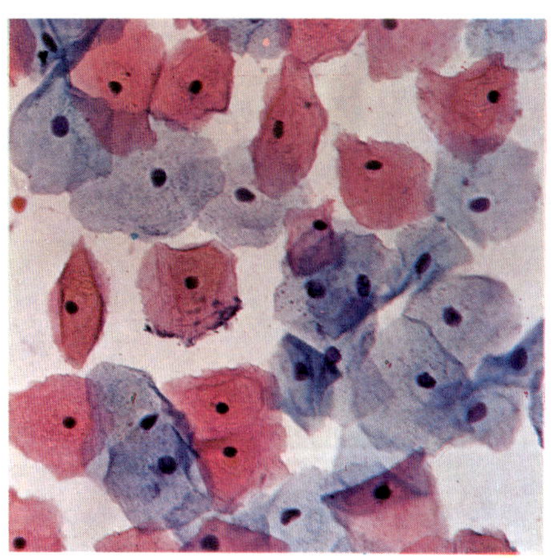

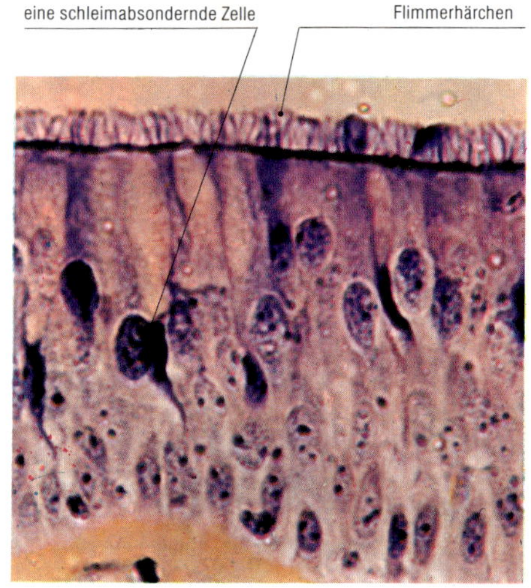

*Lage und mikroskopisches Bild der Speicheldrüsen.*

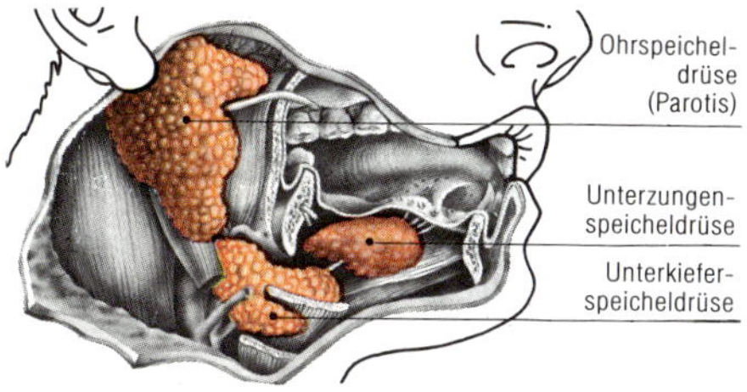


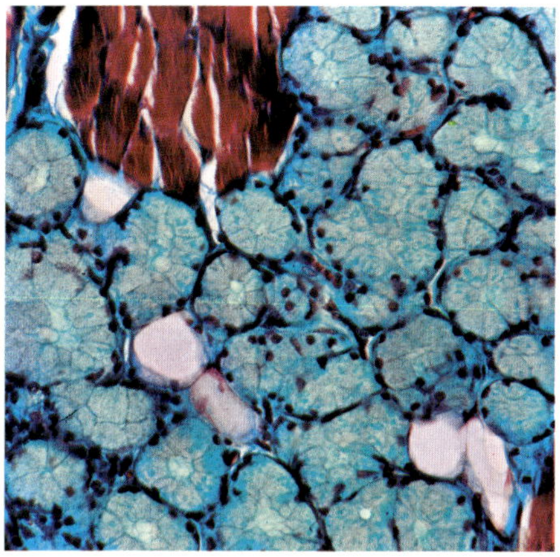

*Lage von Magen und Dünndarm sowie mikroskopisches Bild der Schleimhaut.*

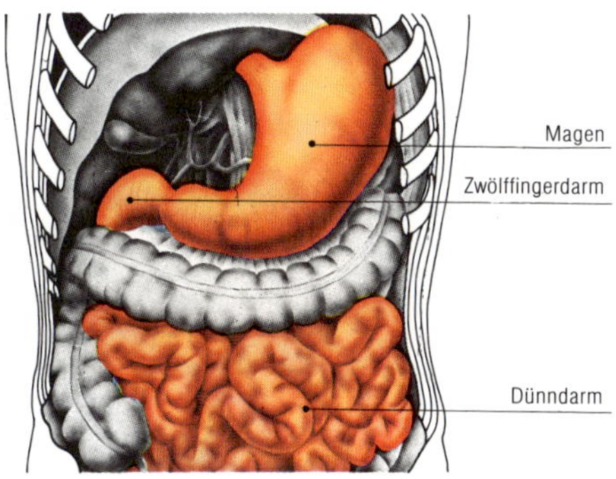


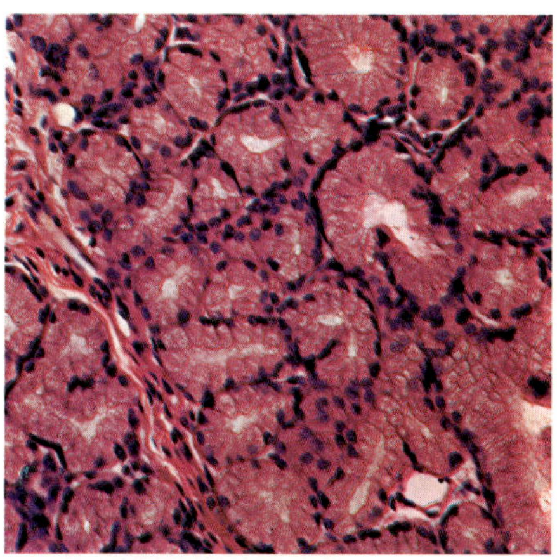

***Die wichtigste Eigenschaft des Muskelgewebes*** *ist dessen Fähigkeit, sich zusammenzuziehen. Histologisch können drei Gewebetypen unterschieden werden: quergestreiftes Muskelgewebe (Skelettmuskulatur), glattes Muskelgewebe (Eingeweidemuskulatur) und Herzmuskelgewebe. Der Organismus kann die quergestreifte Muskulatur willkürlich kontrahieren, während die Tätigkeit der glatten Muskulatur und des Herzmuskels unwillkürlich abläuft. Zur Kontraktion der Myofibrillen kommt es, wenn sich in Anwesenheit von Kalzium- und Phosphationen sowie von sehr energiereichen ADP- und ATP- Molekülen zwischen den Aktin- und Myosinfilamenten „Brücken“ bilden (s. Zeichnung unten). Die Myofibrillen sind Untereinheiten der Muskelfasern und bestehen aus Aktin- und Myosinfilamenten.*

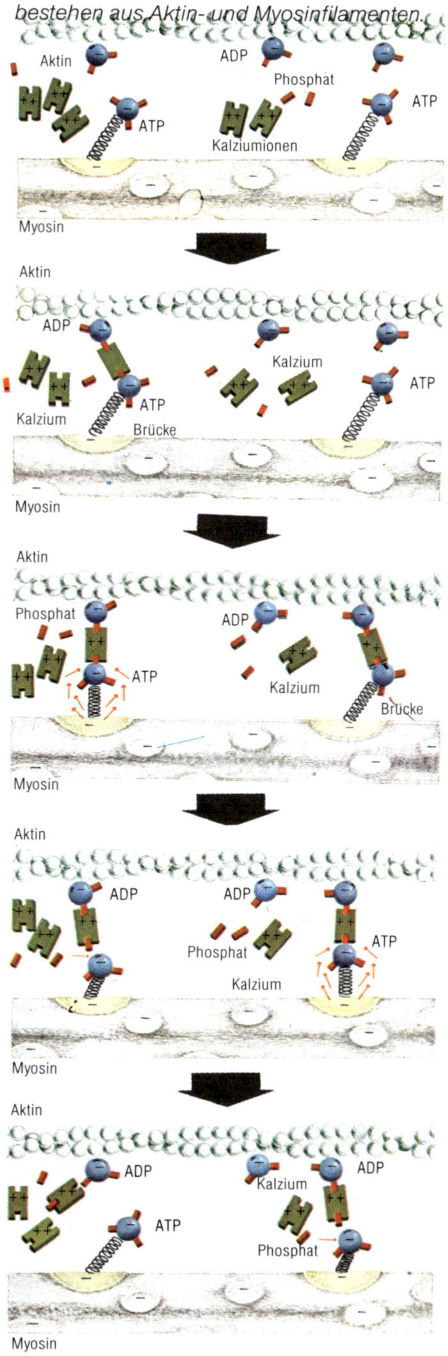


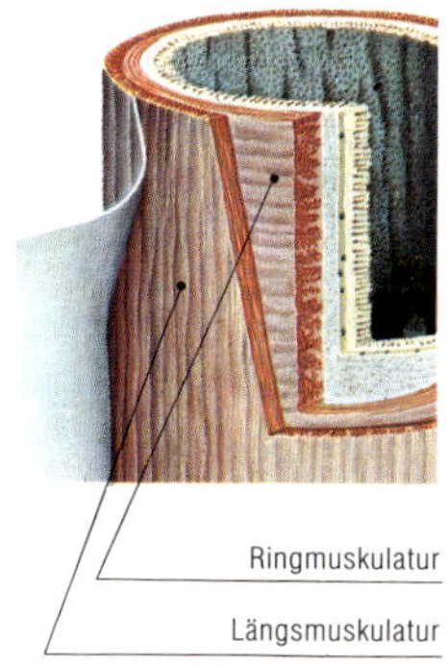


*Glatte Muskulatur kommt in Gefäßen und inneren (Hohl-) Organen vor. Sie besteht aus langen, spindelförmigen Zellen, deren ovaler Kern zentral liegt. Da die Aktin- und Myosinfilamente nicht regelmäßig angeordnet sind, fehlt die typische Querstreifung der Skelettmuskulatur (siehe Mikroskopaufnahmen unten).*

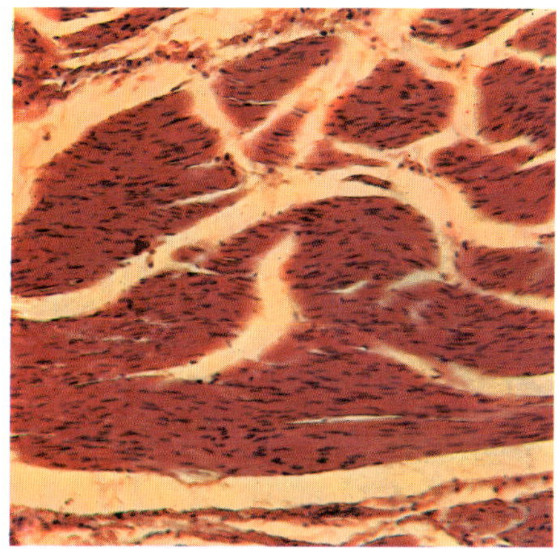

*Muskelfaser der quergestreiften Muskulatur (Zeichnung und elektromikroskopisches Bild). Die Querstreifung ist deutlich sichtbar.*

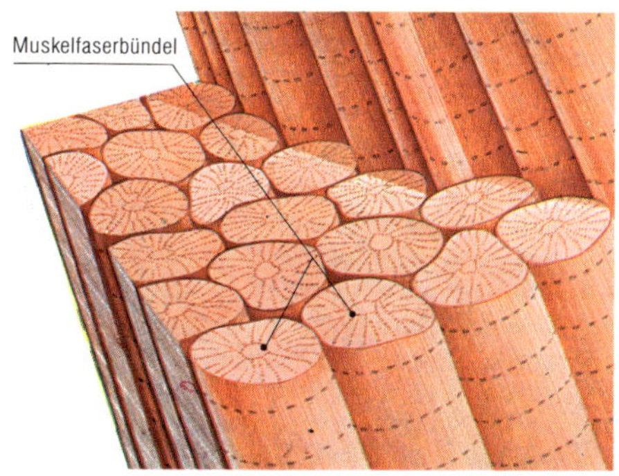


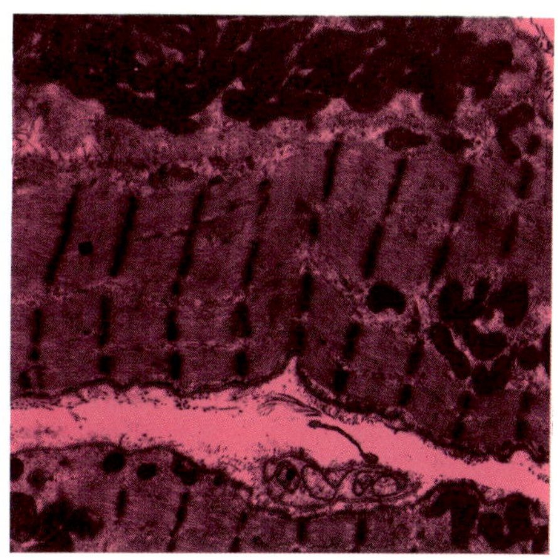

***Nervengewebe***

*Das Nervensystem des Menschen ist unglaublich kompliziert. Es wirkt auf alle biologischen Vorgänge ein, aber besonders ist es verantwortlich für die Reaktionen der inneren und äußeren Erregungen. In der nebenstehenden Abbildung sind die wichtigsten Nervenbahnen zu sehen. Die Nervenzellfortsätze des Zentralnervensystems (s. Zeichnung und Mikroskopbild) stehen durch viele Ausläufer miteinander in Verbindung und reagieren auf Reize, die durch elektrochemische Erregungen entstanden sind.*

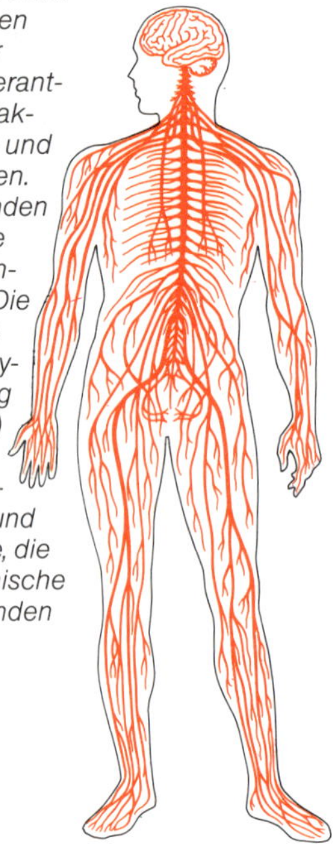

***Bindegewebe***

*Das Bindegewebe besteht aus zwei Anteilen: Bindegewebszellen und Interzellularsubstanzen. Die Interzellularsubstanz ist ein zäher Grundstoff, in dem sich kollagene Fasern in wechselnden Mengen befinden. Bindegewebszellen sind u. a. Fibroblasten, Makrophagen sowie Fett- und Pigmentzellen. Bindegewebe ist im ganzen Körper vorhanden. Es dient u. a. der Umhüllung von Nerven, Lymph- und Blutgefäßen, es füllt Lücken, z. B. zwischen Muskeln und Muskelfasern aus und dient als Stützgewebe. Knochen und Knorpel sind spezialisierte Bindegewebe. Knorpel ist hart und biegungsfest; die Gelenke sind mit einer glatten, haltbaren Knorpelhaut überzogen. Die meisten Knochen entwickeln sich aus Knorpel, der langsam zu Knochen wird. Die Knochenzellen bilden konzentrisch angeordnete Lamellen, in deren Mitte ein Zentralkanal mit Blutgefäßen und Nerven liegt (Havers Lamellensystem), aus dem das Gewebe mit Blut versorgt wird. In den Lamellen ist reichlich Kalzium und Phosphat eingelagert.*

***Knochengewebe***

*Die Knochen sind nicht nur ein Stützgewebe und ein „Mineralstofflager", sondern ihre Hohlräume haben noch eine andere Aufgabe. In ihrem Inneren befindet sich das weiche Knochenmark, in dem die roten und weißen Blutkörperchen gebildet werden. Die zwei untenstehenden Mikroskopaufnahmen zeigen die mit Markersubstanzen gefärbten Knochenmarkszellen.*

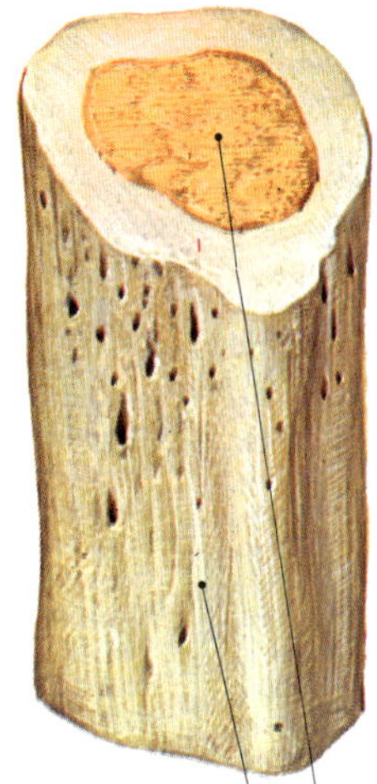


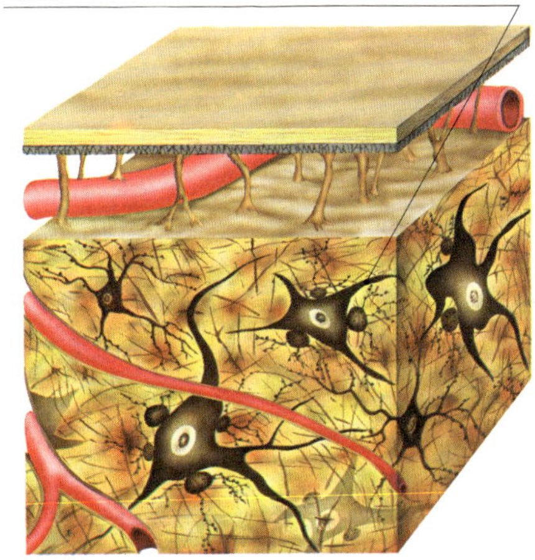


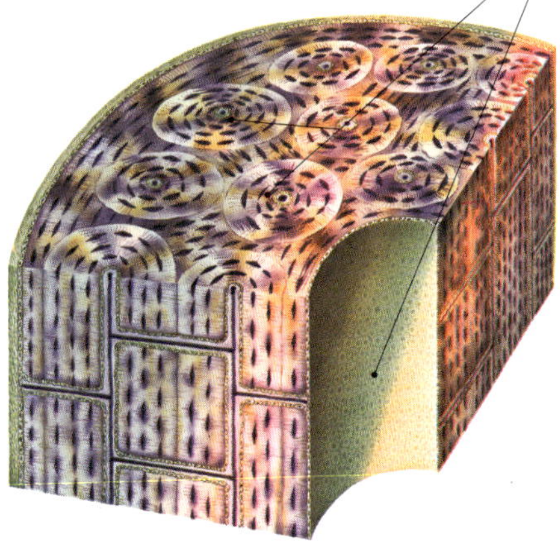


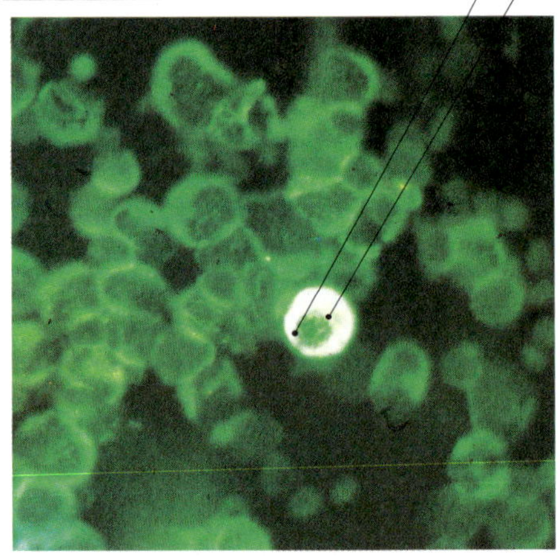


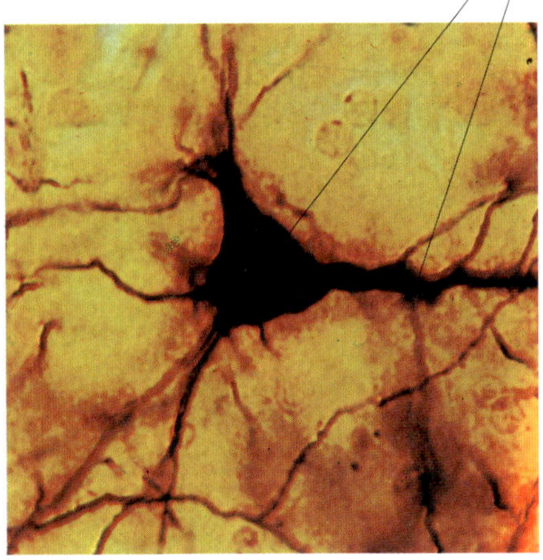


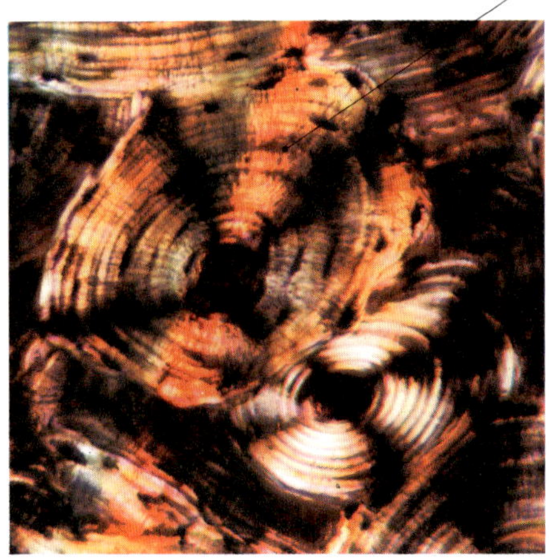


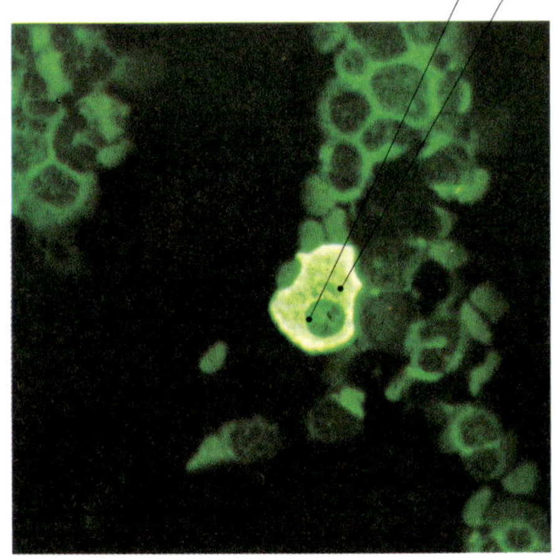

***Blut***
*Das Blut ist auf Transport und auf den Schutz des Organismus spezialisiert. Bei einem Erwachsenen zirkulieren ca. fünf Liter Blut. Die weißen und roten Blutkörperchen entstehen aus Stammzellen (s. unten) und schwimmen in einer reichlich Eiweißstoffe beinhaltenden Flüssigkeit, im Blutplasma. Im Blut gibt es auch Blutplättchen, ohne die es nicht gerinnt. Die roten Blutkörperchen sind flache, bikonkave Scheibchen, die in der Mitte etwas eingedellt sind, wie in der Mikroskopaufnahme oben rechts ersichtlich ist. Diese beinhalten Hämoglobin, einen Eisen bindenden Eiweißstoff, dessen Hauptfunktion es ist, Sauerstoff zu binden.*

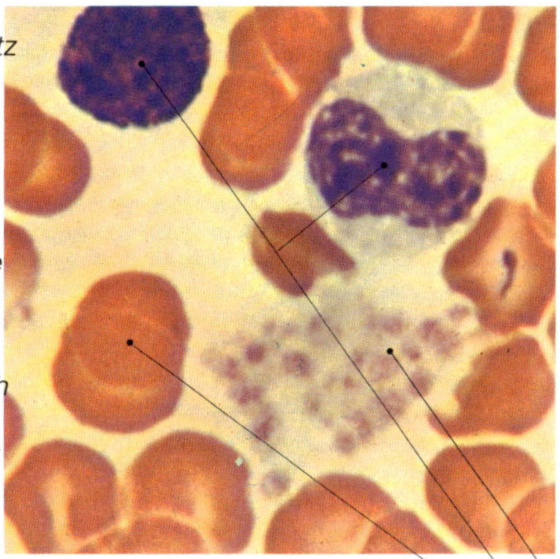


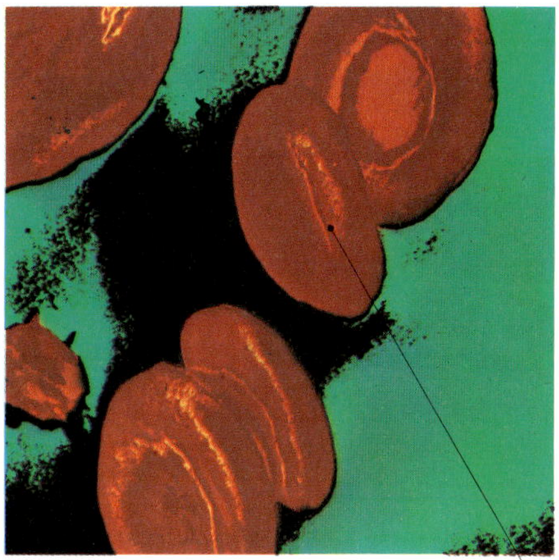


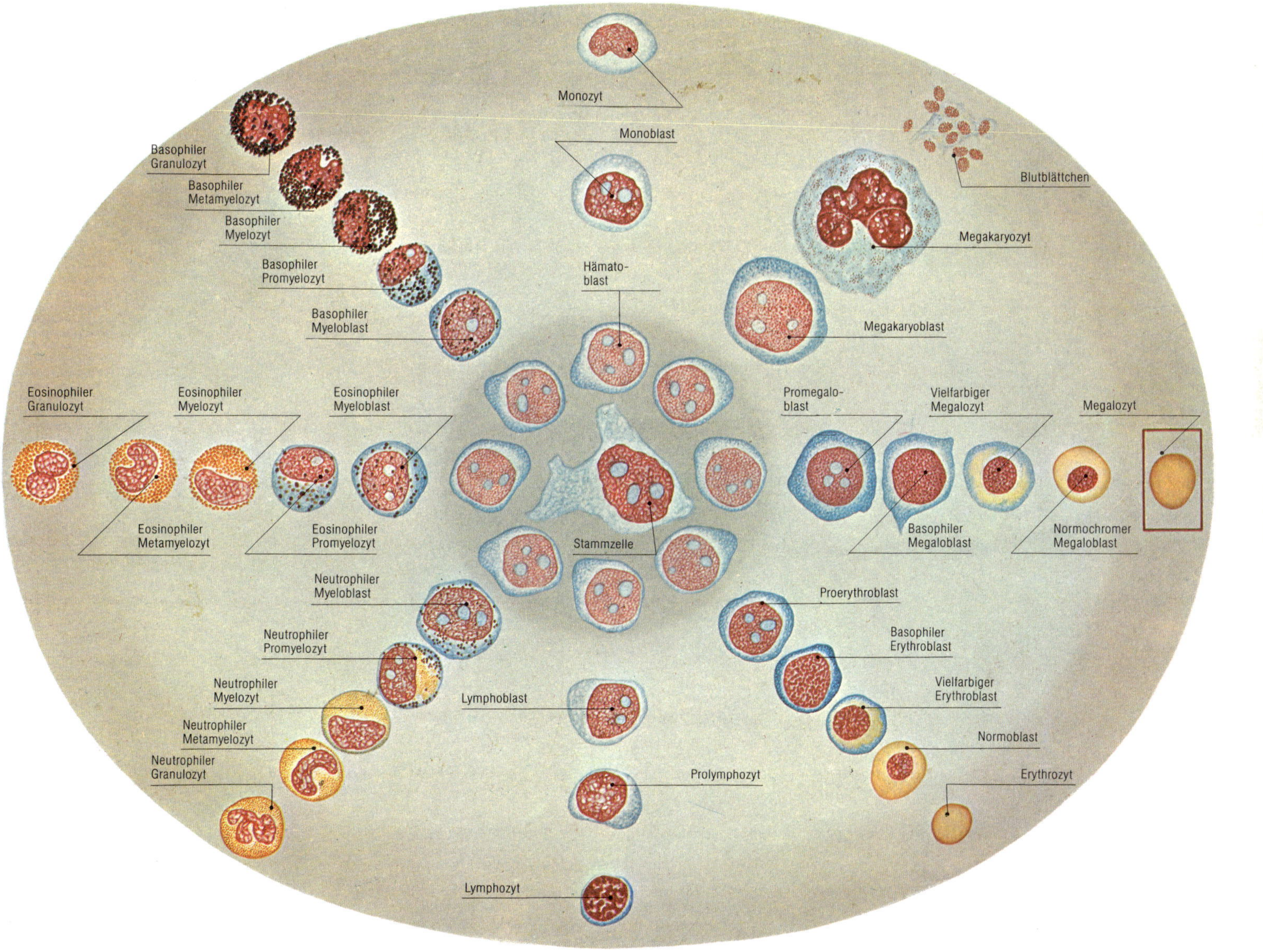

***Milz***

*Die Milz liegt unter der linken Seite der Zwerchfellkuppel im oberen Teil des Bauchraums. Sie ist sehr wichtig für die Aussonderung der gealterten roten Blutkörperchen aus dem Blut (Blutmauserung). Dieser Aussonderungsvorgang findet in der roten Pulpa statt, einem permanent stark durchbluteten, netzartigen Maschenwerk.*
*Die weiße Pulpa besteht aus Lymphfollikeln in großer Zahl.*

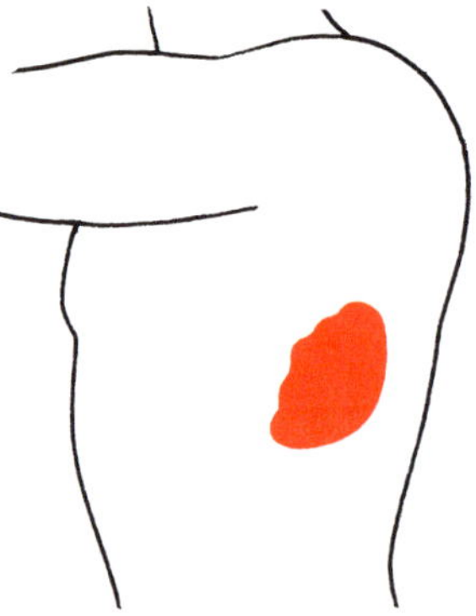

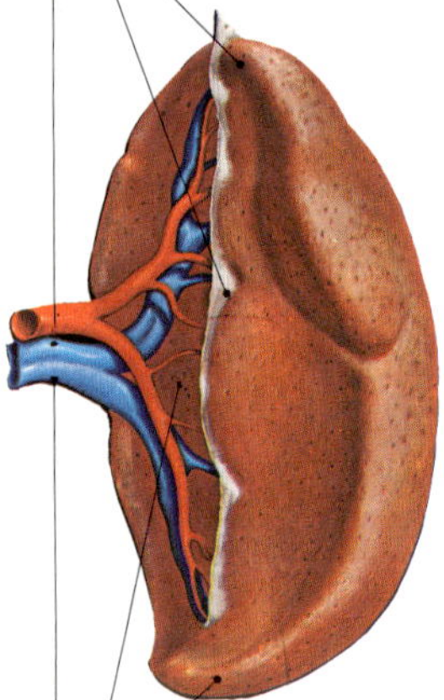


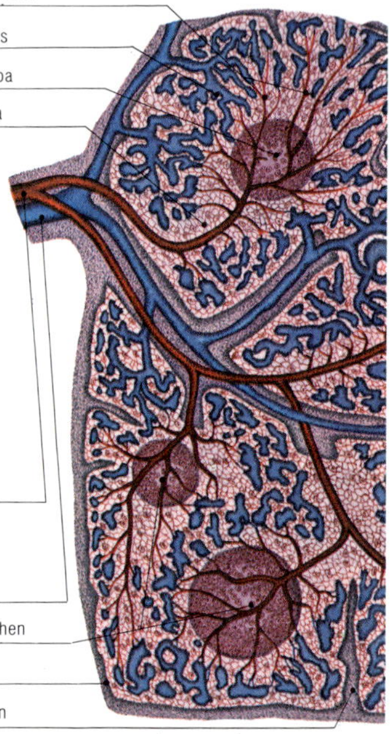


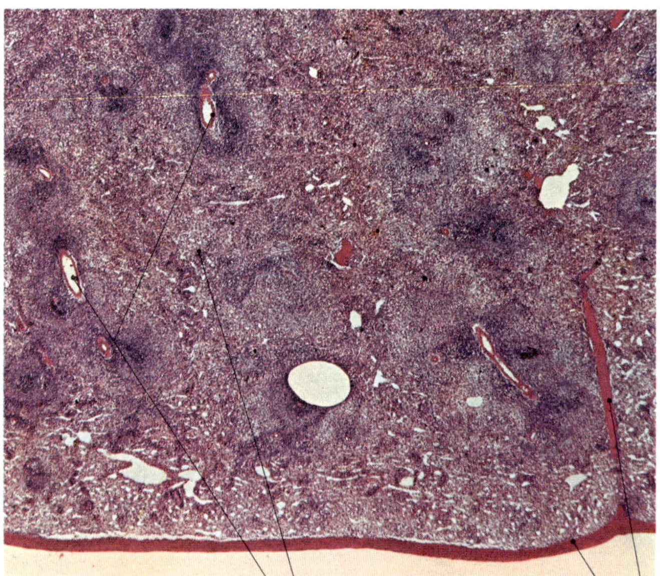


***Lymphgewebe***

*Das Lymphsystem hat zwei Aufgaben: es transportiert die im peripheren Gewebe angesammelte Lymphe zurück in die Blutbahn, gleichzeitig spielt es eine wichtige Rolle im Abwehrsystem des Organismus durch Produktion von Abwehrzellen (Lymphozyten). Links sehen Sie ein Bild mit Lymphgefäßen, rechts daneben eine schematische Zeichnung eines Lymphknotens, unten finden Sie einen histologischen Schnitt links durch die Milz, rechts durch einen Lymphknoten.*

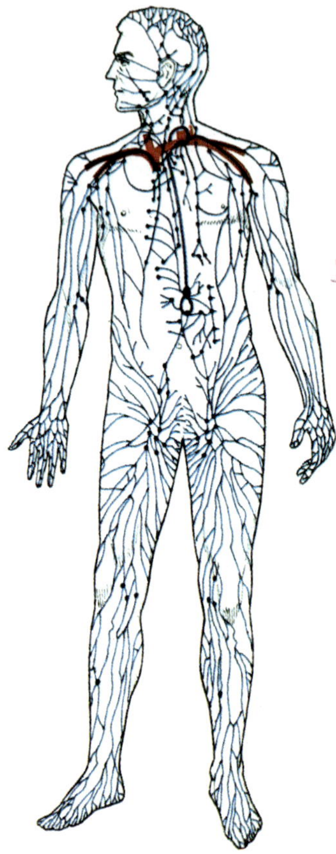

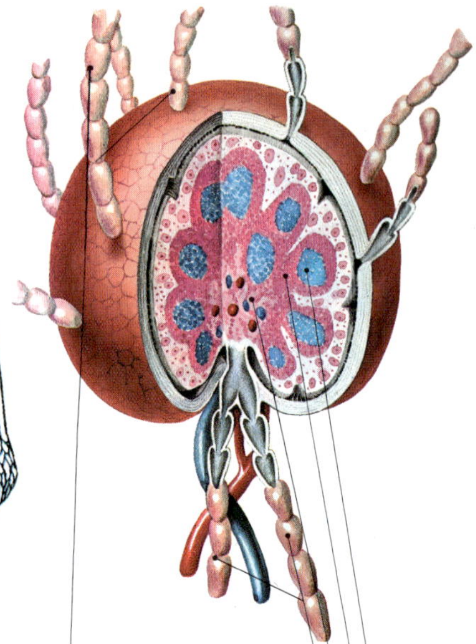


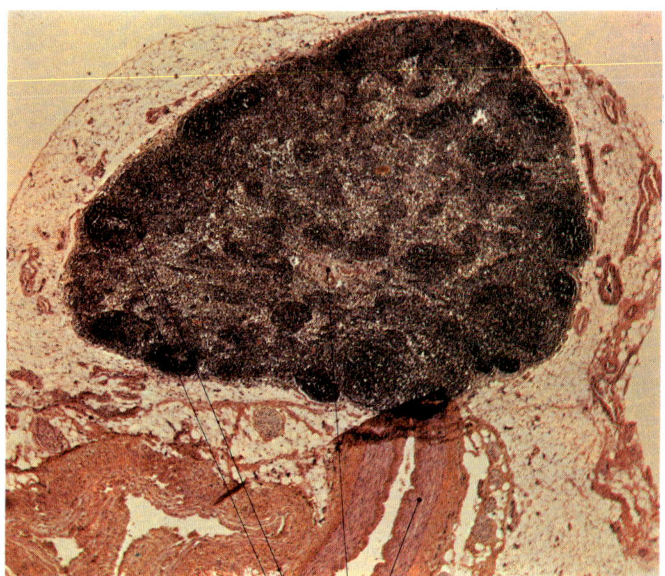

# Stütz- und Bewegungsapparat

Zum Stützgewebe des Menschen gehören 208 Knochen, an denen 501 Willkürmuskeln ansetzen. Mit Hilfe dieser Muskeln kann der Mensch aufrecht stehen und sich bewegen. Auf den vorhergehenden Seiten haben wir bereits die Grundstruktur des Knochen- und Muskelgewebes betrachtet, jetzt konzentrieren wir uns auf die Funktion. Vereinfacht kann man sagen, daß die Knochen ein System mobiler Hebel darstellen, dessen Teile durch bewegliche Gelenke miteinander verbunden sind. Struktur und Funktion der Gelenke sind sehr unterschiedlich. Die Gelenke lassen Bewegungen in verschiedene Richtungen zu und sind von Gelenkknorpel umhüllt.

*Die Bewegungsmöglichkeiten der Wirbelsäule sind zwar beschränkt, durch die Art der Verbindung der Wirbel untereinander jedoch ausreichend. Ein Extremfall sind die Nähte der Schädelknochen, die vollkommen unbeweglich gegeneinander sind.*

*Der komplizierte Aufbau des knöchernen Apparates der einzelnen Knochen ist gut auf den zwei untenstehenden Bildern zu erkennen. Links ist das Skelett eines Erwachsenen abgebildet, dessen knöchernes Wachstum abgeschlossen ist. Rechts sehen Sie den Aufbau des Oberschenkelknochens.*

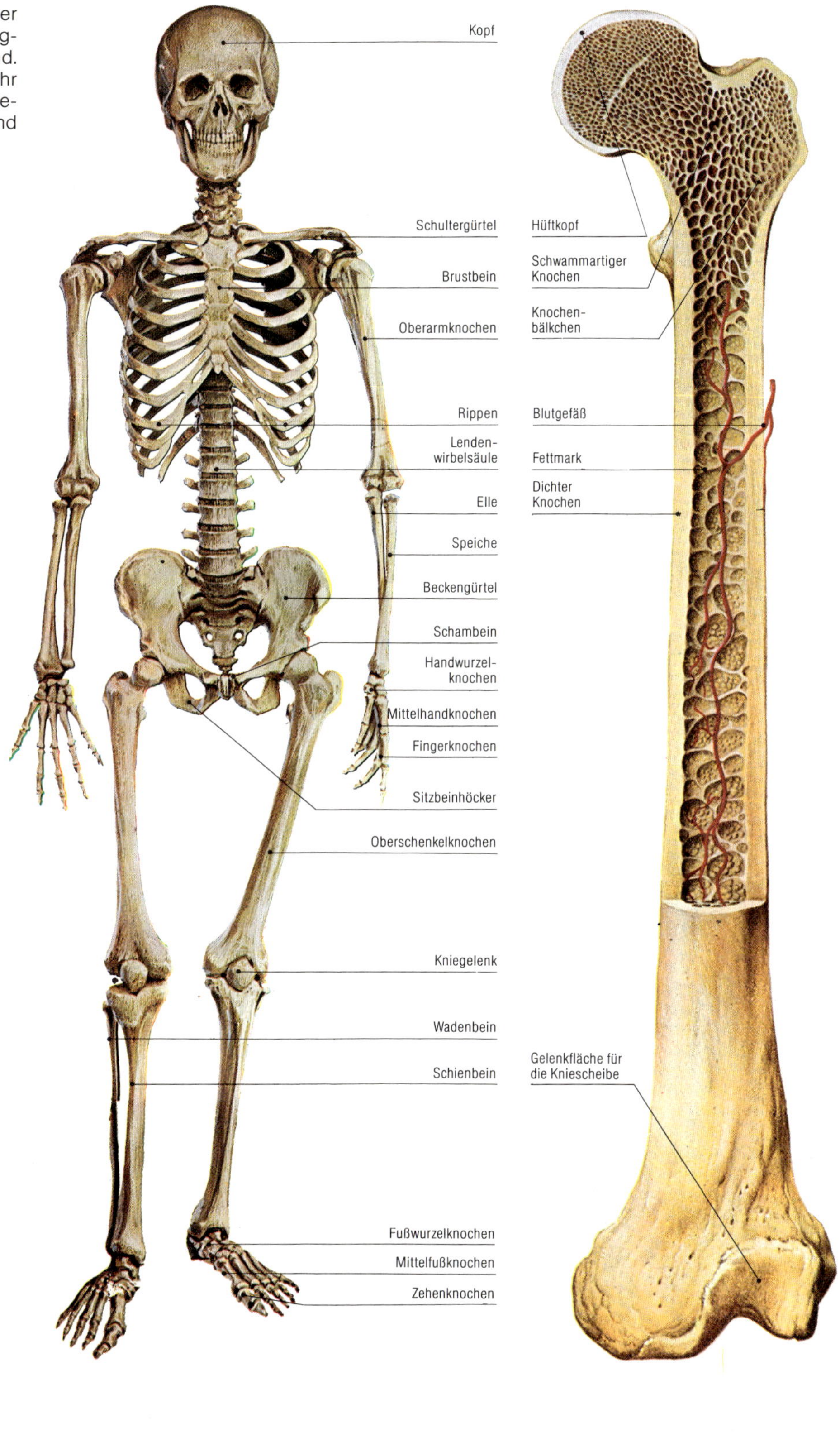

# Knochen

*Hier sehen Sie den Schädel, den Brustkorb und das Becken abgebildet. Damit die einzelnen Knochen leichter voneinander abgegrenzt werden können, sind einige von ihnen angefärbt.*

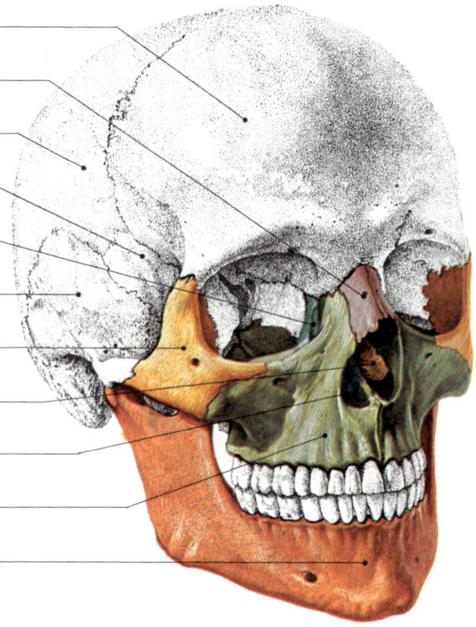


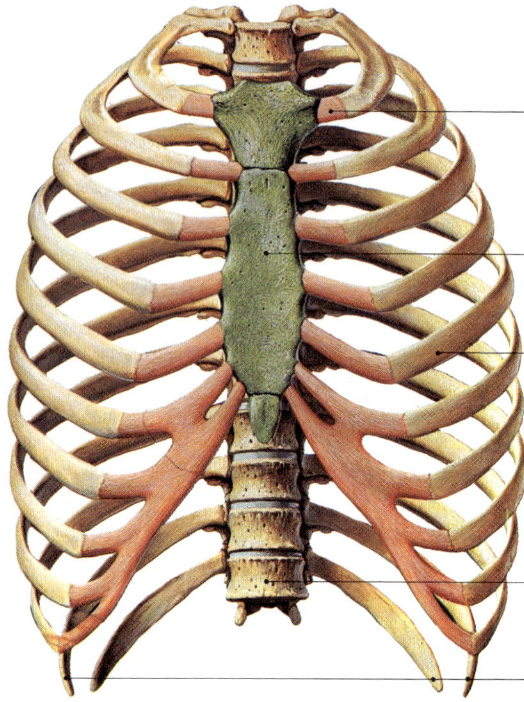


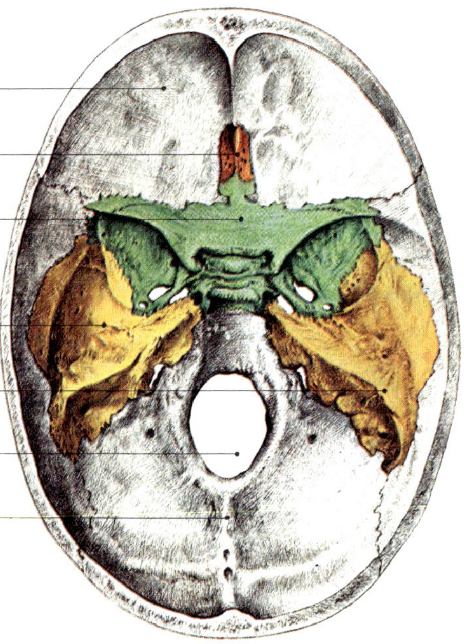


*Die untenstehenden Abbildungen zeigen das Becken einer Frau und das eines Mannes. Das weibliche Becken ist breiter.*

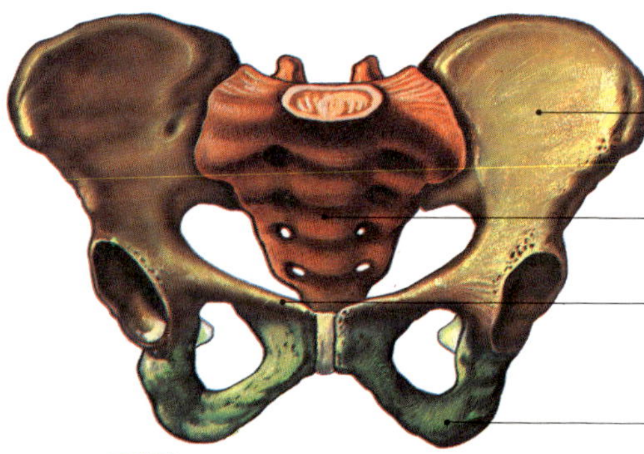


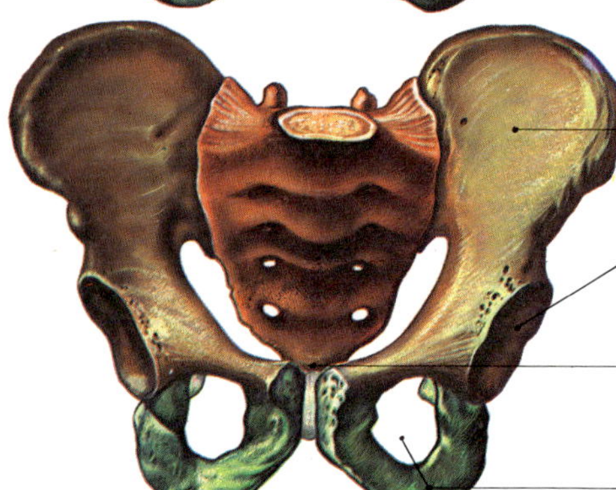


*Links unten auf der Seite sehen Sie eine Computertomographie, deren Schnittebene in der hinteren Schädelgrube liegt. Deutlich zu erkennen sind die Nasengänge und Nebenhöhlen als dunklere Zonen.*

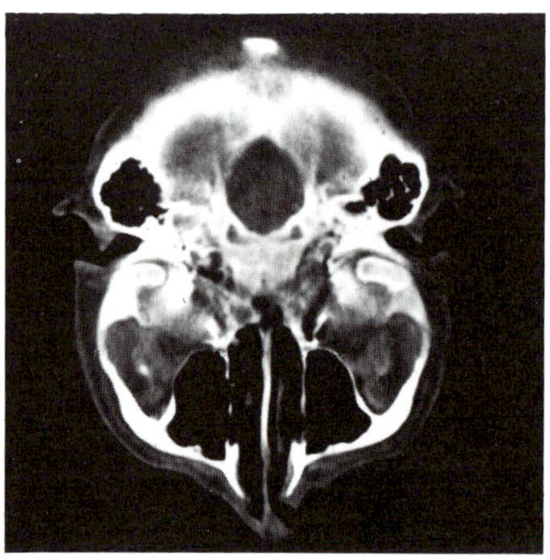

*Arm: Die Ziffern an den Knochenpräparaten entsprechen den Ziffern, mit denen die Zeichnungen gekennzeichnet sind.*

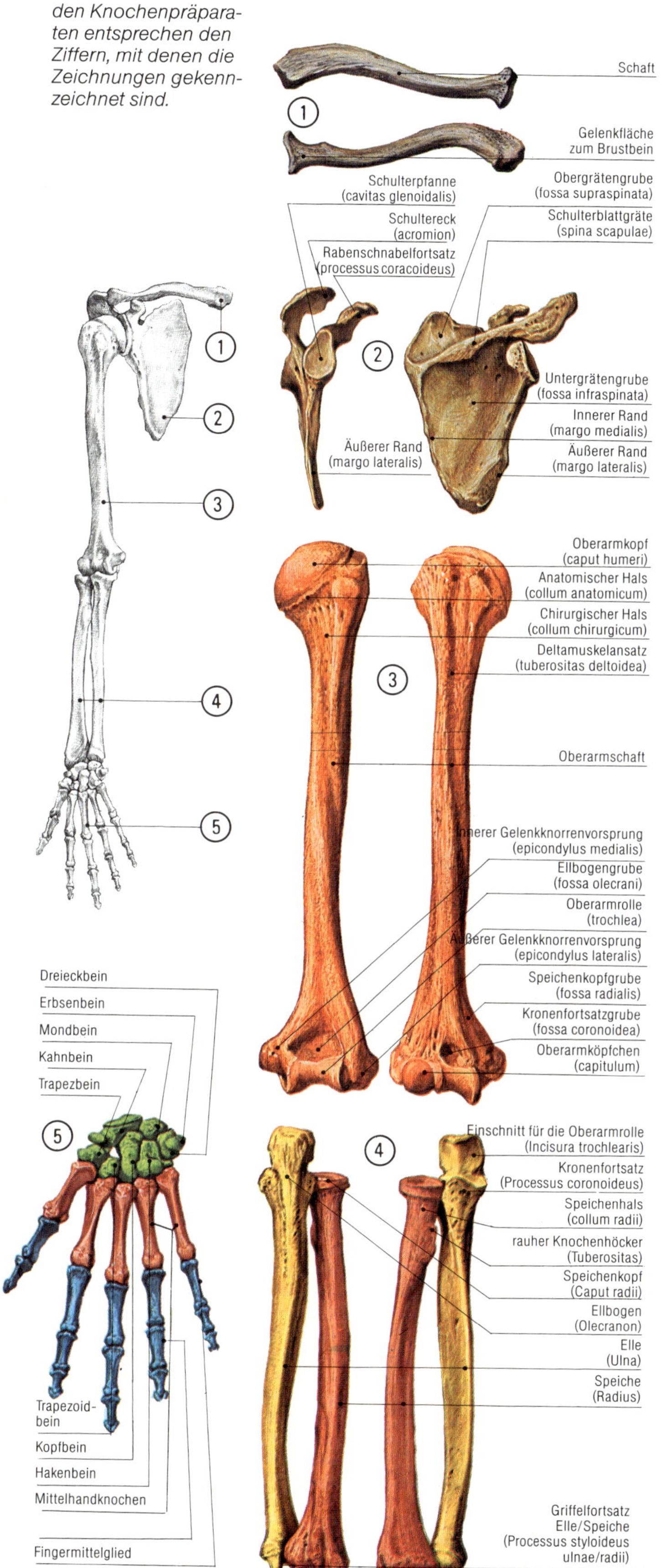


*Fuß: Die Beschriftung der einzelnen Bestandteile des knöchernen Fußskelettes wurde analog zu der des Armes vorgenommen.*

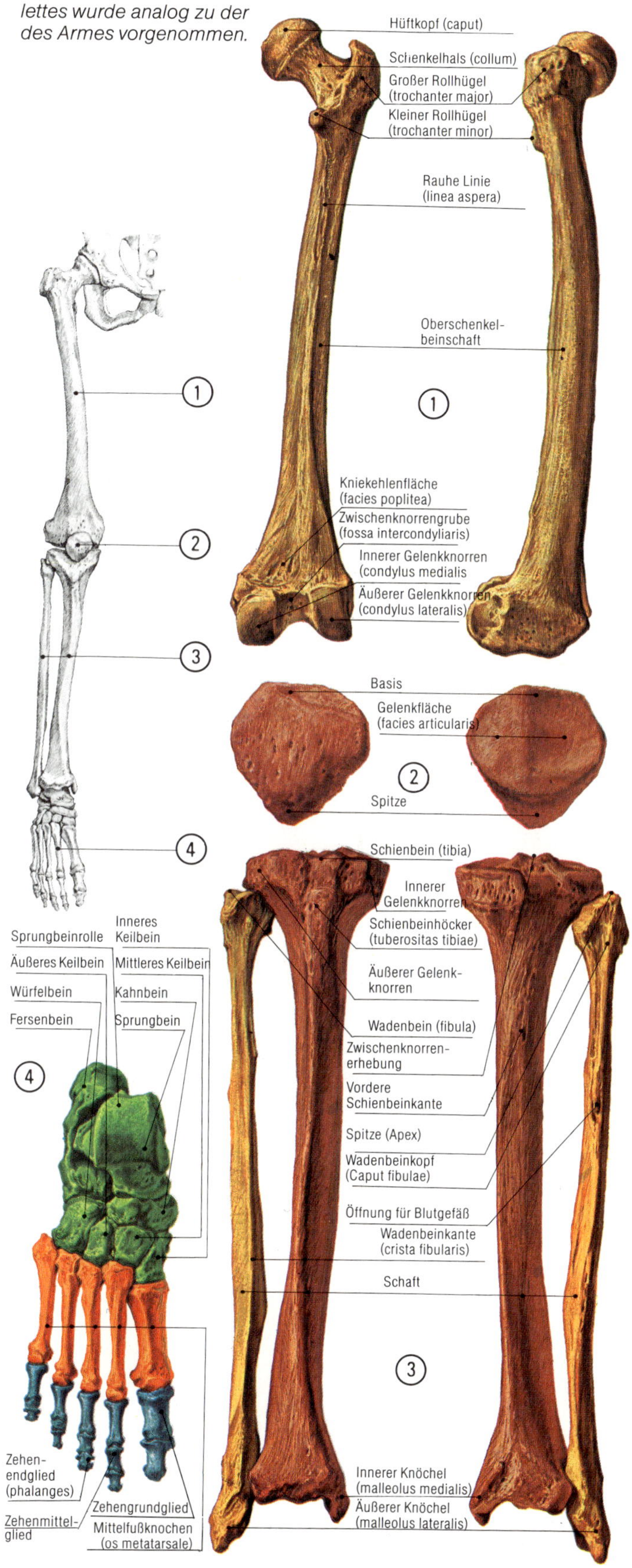

# Die Muskeln

*Die Aufgabe der Muskulatur ist neben der Bewegung zugleich der Schutz und die Abgrenzung der inneren Organe. Die Muskulatur gibt gleichzeitig dem Körper seine äußere Form.*
*Die exakte Kenntnis der Lage, Ansatzpunkte und Funktion der einzelnen Muskeln ist sehr wichtig für Ärzte, insbesondere natürlich für Chirurgen. Nur so ist gewährleistet, daß jeweils der günstigste Zugang für eine Operation gewählt wird.*
*Auf dieser Seite sind die wichtigsten Muskeln des Menschen in der Vorder- und Rückansicht abgebildet.*

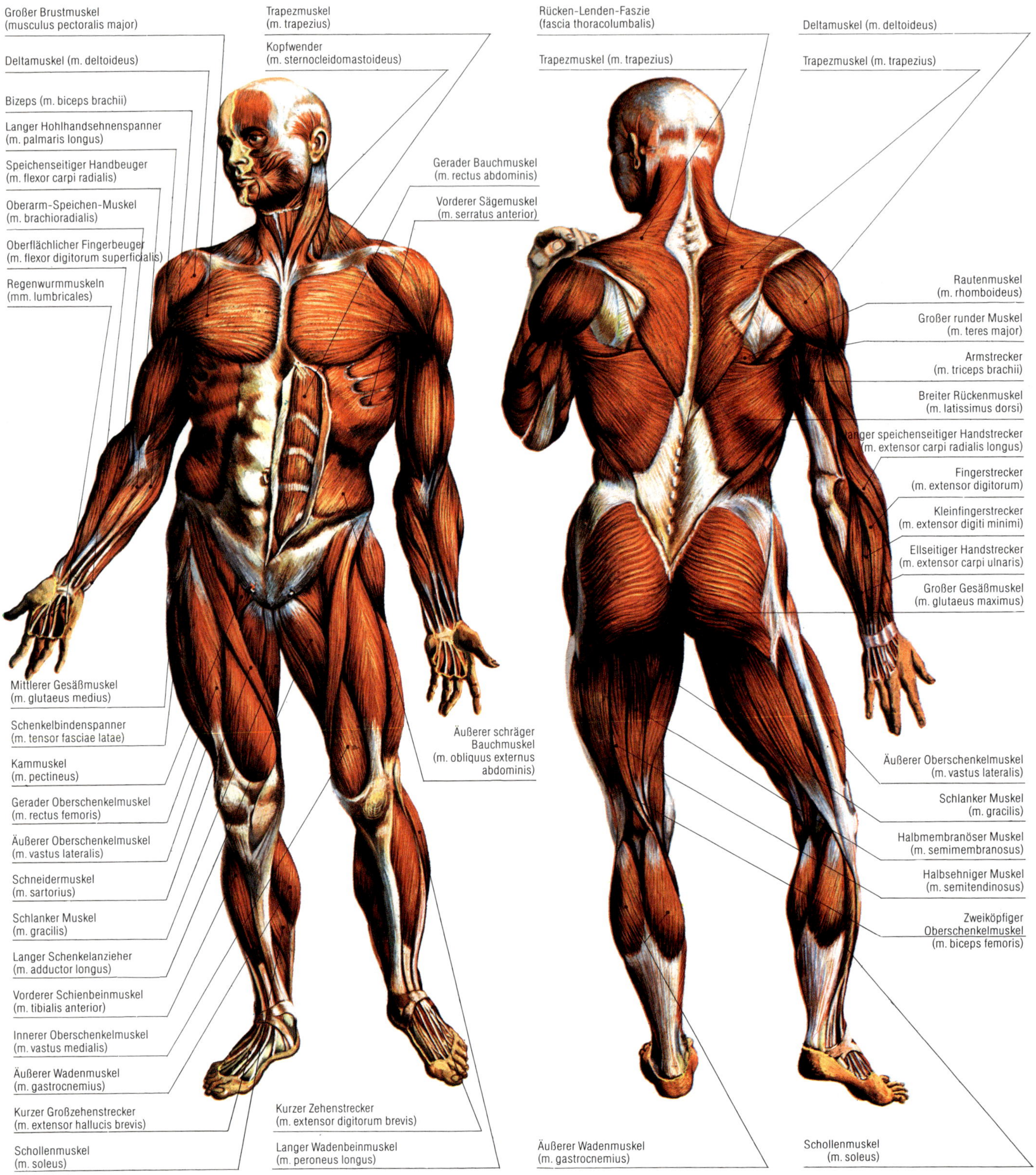

*Die untere Abbildung zeigt eine elektronenmikroskopische Aufnahme vom Querschnitt eines Skelettmuskels. Die dunklen Punkte entsprechen den Myofibrillen. Dazwischen liegen die Aktinfilamente, die über Brücken miteinander verbunden sind. Am linken Rand der Aufnahme sehen Sie zwei Mitochondrien.*
*Der spezifische Aufbau der Zellmembran (s. Schema rechts) ermöglicht die Weiterleitung der elektrischen Impulse von der Endplatte zum Muskelgewebe.*

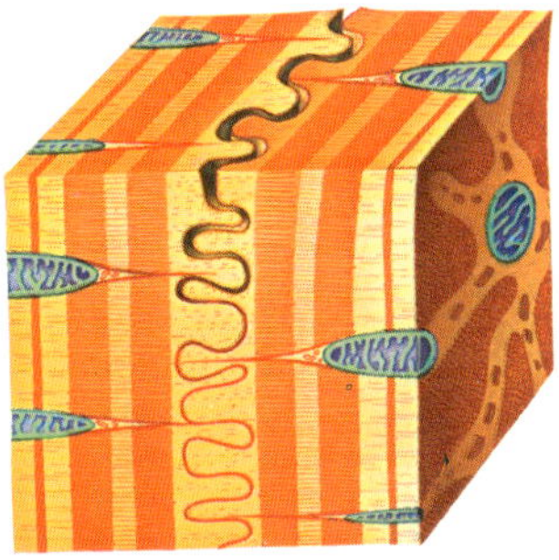

*Die Skelettmuskulatur kann man nach ihren Funktionen einteilen. Sie finden die wichtigsten Skelettmuskeln auf den folgenden vier Seiten. Auf den Abbildungen sehen Sie, wie erstaunlich unterschiedlich die verschiedenen Muskeln geformt sind. Links unten sehen Sie Gesichtsmuskulatur, mit der unter anderem feinabgestimmt Gefühle ausgedrückt werden. Rechts daneben sehen Sie Oberflächenmuskulatur in Vorder- und Rückansicht.*

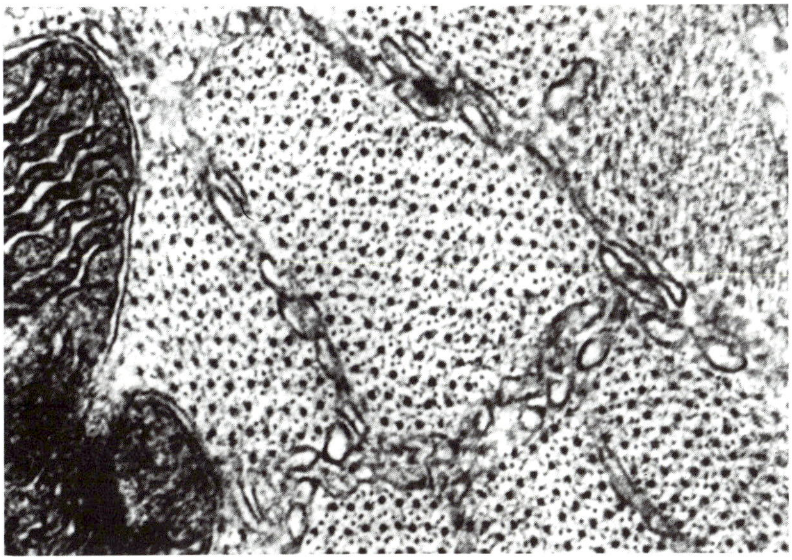

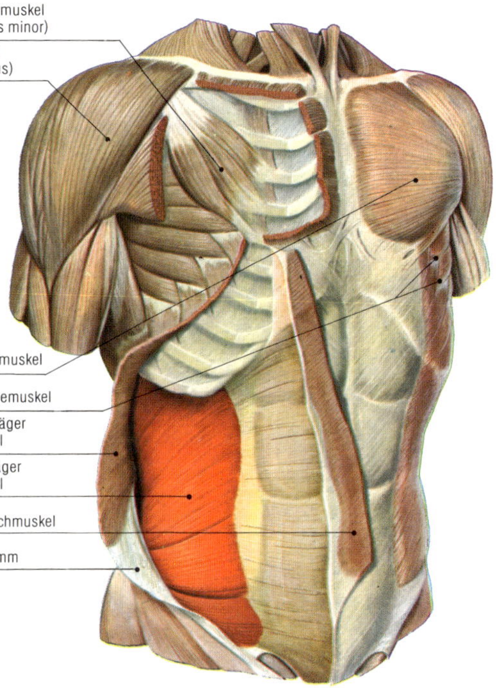


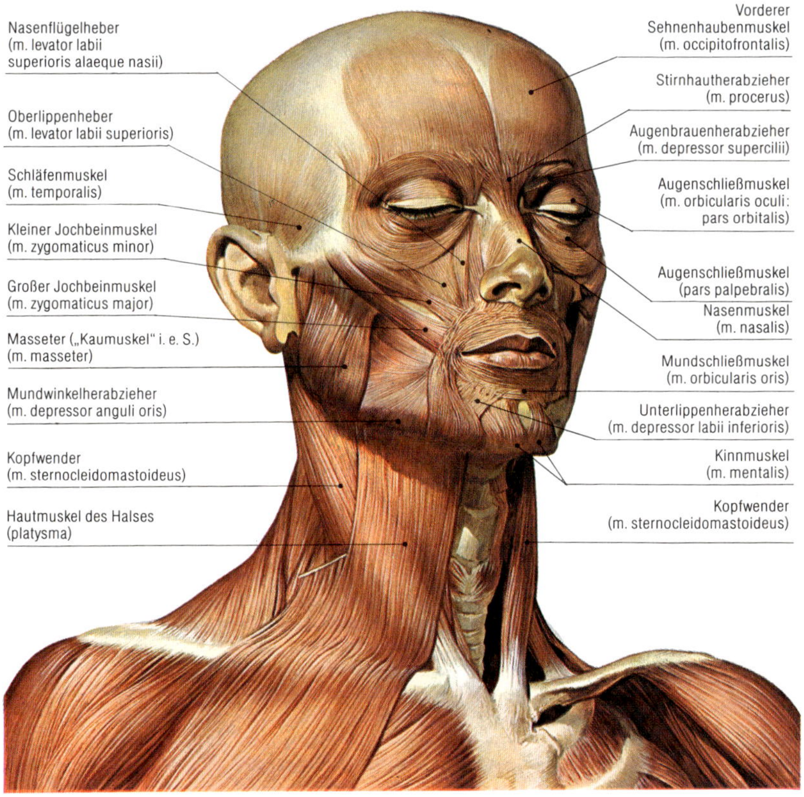


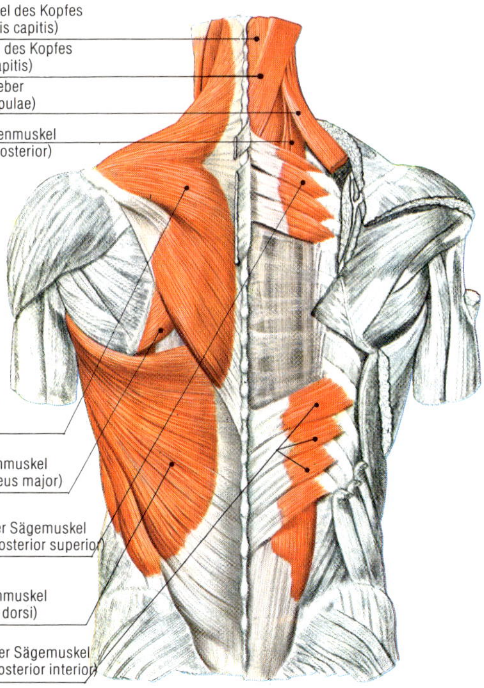

*Links: Die tiefere Schicht der Muskulatur der Brustkorbwand, die an den Rückenbewegungen beteiligt ist.*

*Unten (links und rechts): Die tiefsten Muskelschichten an Bauch und Rücken. Da die Rückenmuskeln zahlreiche Ansatzpunkte an den Rippen und Wirbeln besitzen, sind sie fähig, sehr exakte, auch kreisende Bewegungen auszuführen. Der Faserverlauf der Zwischenrippenmuskulatur ist schräg. Die Aufgabe der Brustkorbmuskulatur bei der Atmung behandeln wir im Kapitel Atmungsorgane.*

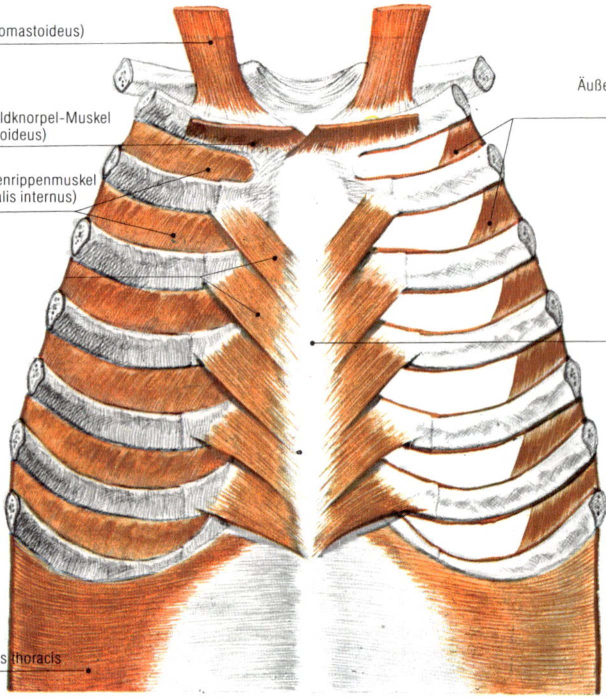


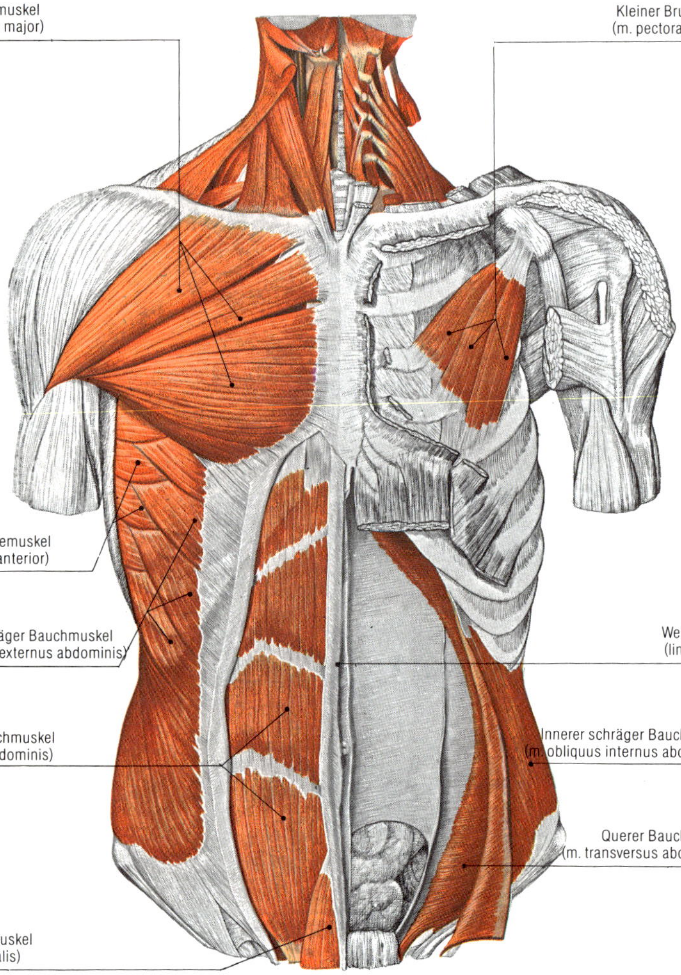


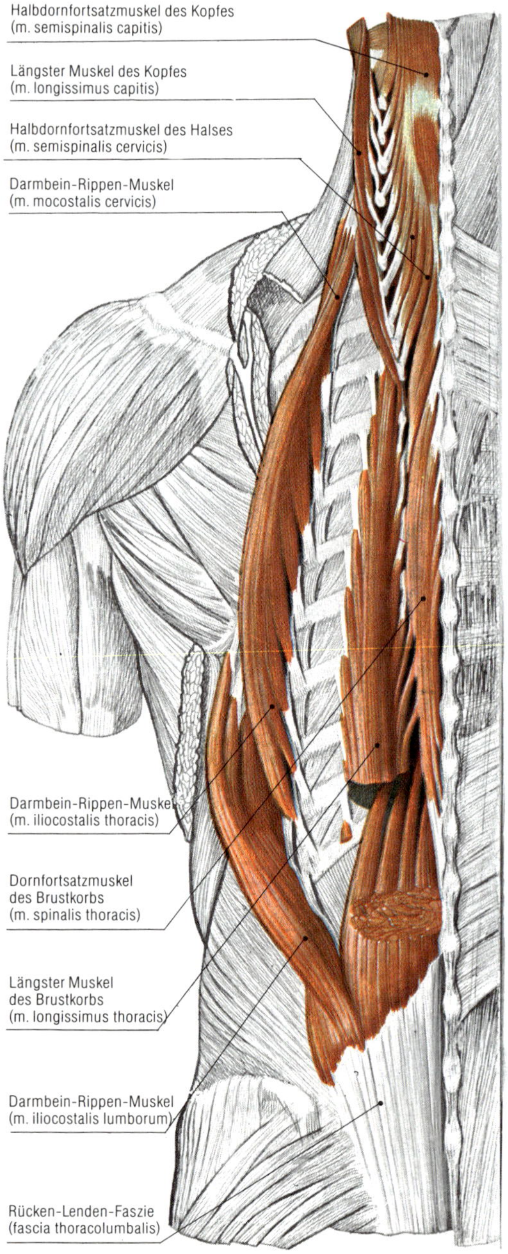

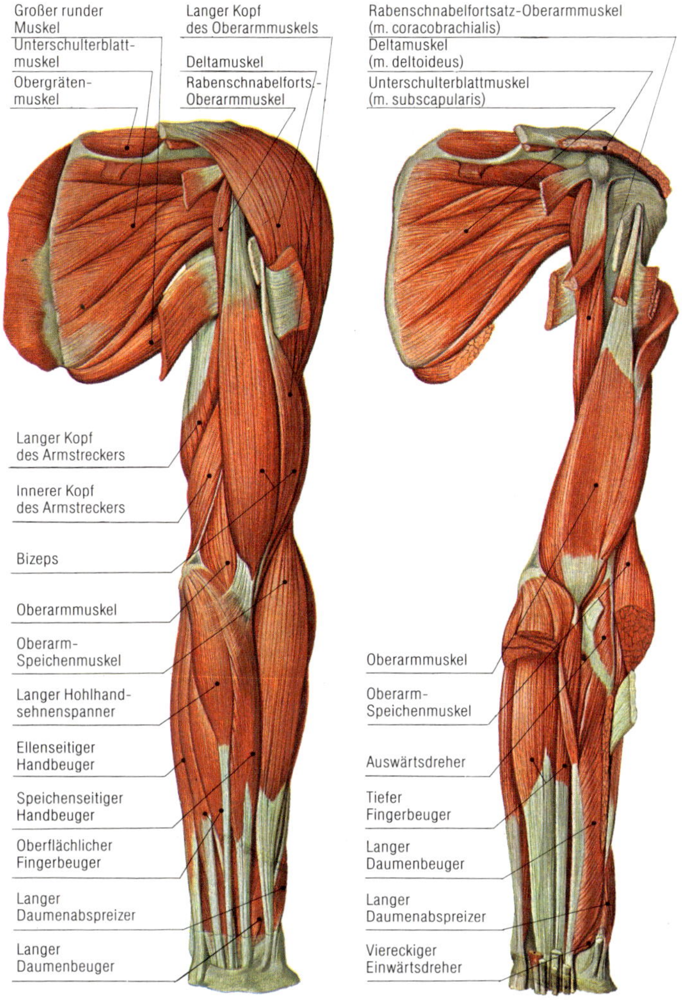


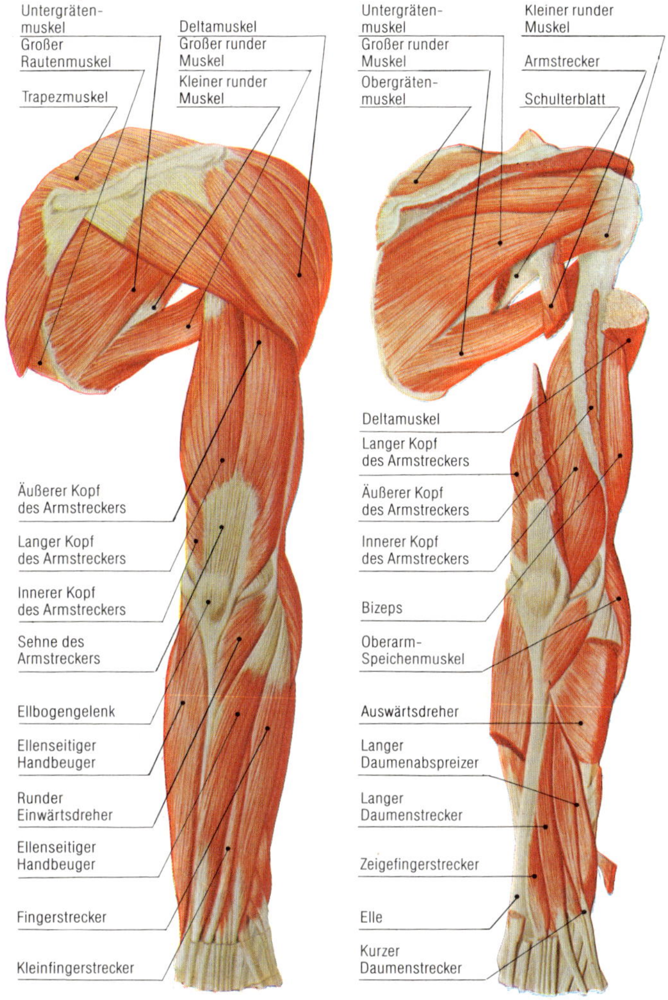


*Die Muskulatur des Armes kann in vier Gruppen eingeteilt werden: Schultermuskulatur, Oberarmmuskulatur, Unterarmmuskulatur und Handmuskulatur. Oben sehen Sie die Schulter- und Armmuskulatur der linken Seite (ohne Brustkorbmuskulatur). Auf dem einen Bild ist die Oberflächenmuskulatur, auf dem nebenstehenden die tiefere Schicht abgebildet.*

*Auf der rechten Seite sehen Sie den rechten Arm von hinten. Die Schulter bildet einen fest verankerten, aber beweglichen Aufhängepunkt für den Arm. Durch die Beuge- und Streckmöglichkeiten des Armes sowie die Beweglichkeit der Hand ist es möglich, sehr viele verschiedene, differenzierte Bewegungen auszuführen.*

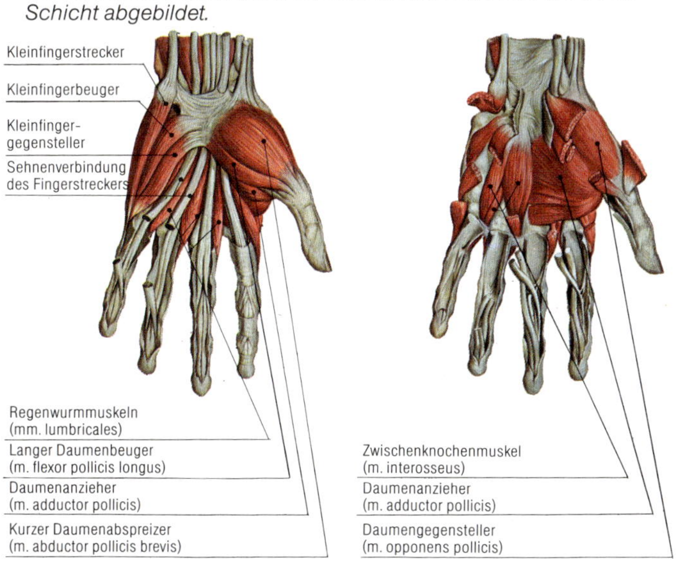


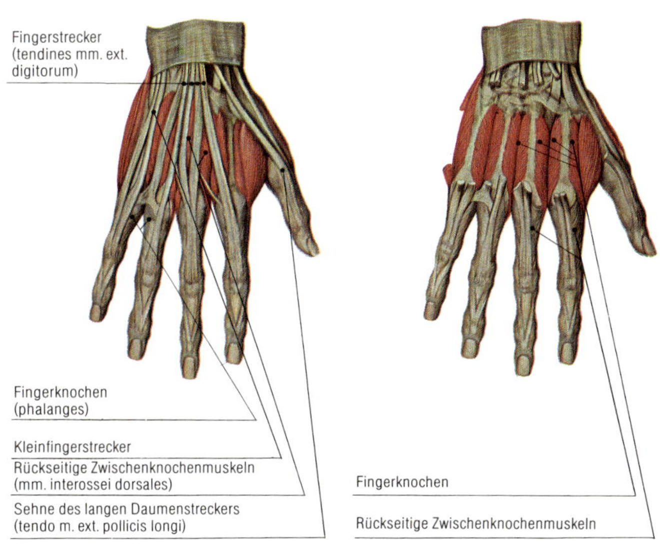

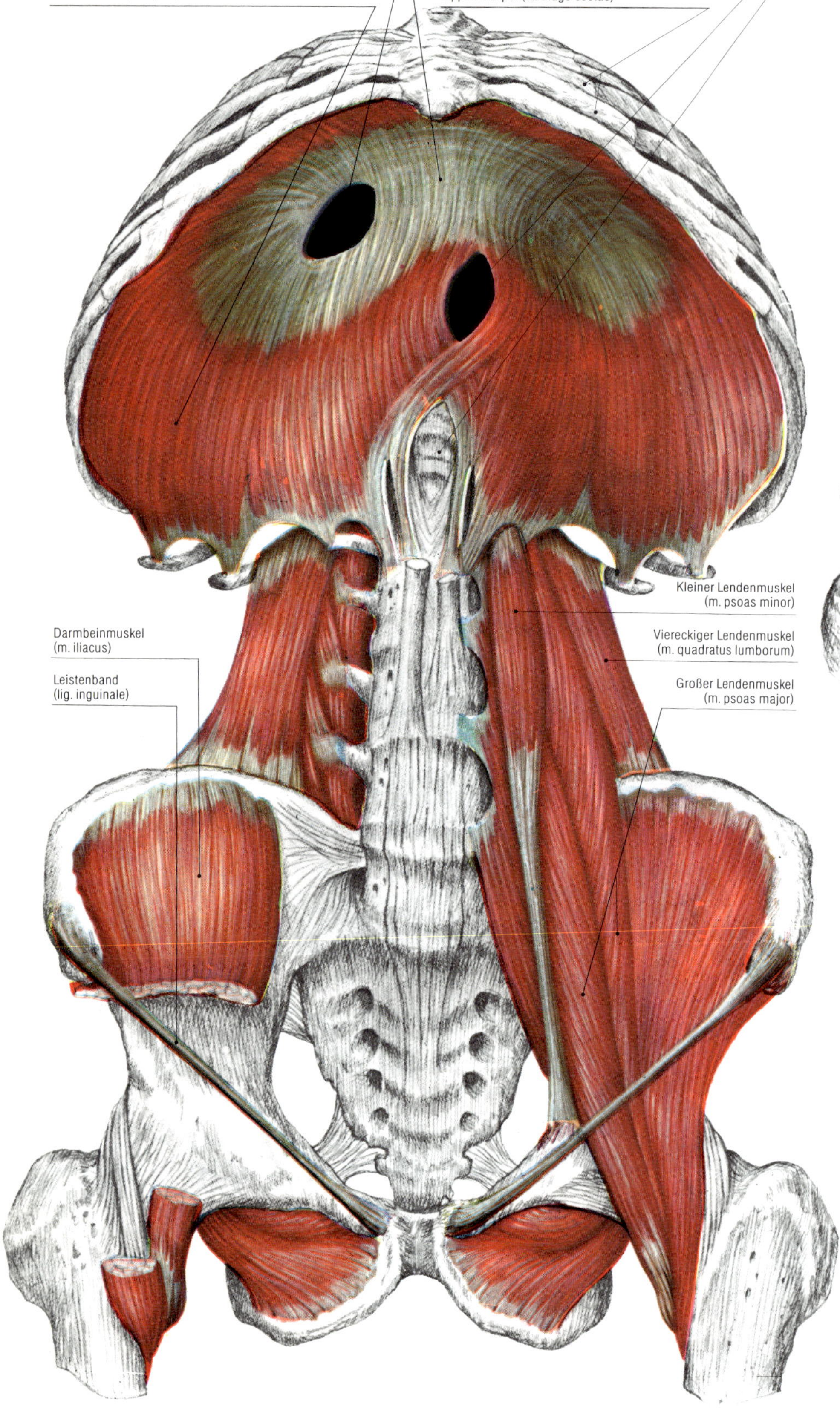


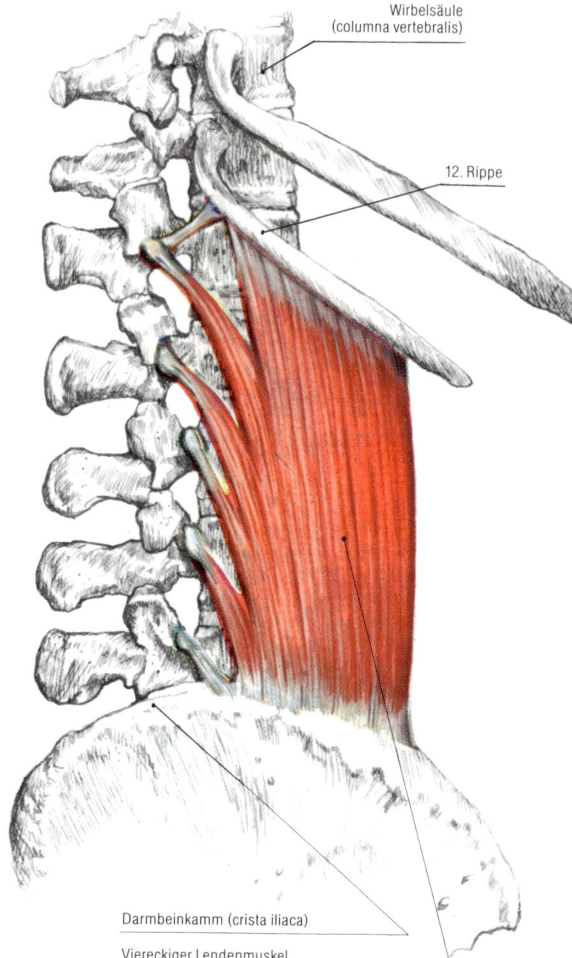


*Das Zwerchfell (Diaphragma) ist der wichtigste Atemmuskel. Es bildet eine „Kuppel", die die Brusthöhle von der Bauchhöhle trennt. Im Diaphragma gibt es drei Öffnungen, durch die die Speiseröhre, die Aorta und die Hohlvene laufen. Der sehnige Bezirk des Centrum tendineum reicht teilweise bis zum Herzbeutel (Perikardium), der ihm aufliegt. Der Außenrand des Zwerchfells erstreckt sich bis an das Brustbein und bis zur Innenkante der sechs unteren Rippen. Ein Teil der Fasern setzt am Darmbeinkamm an, führt hinten zur unteren Rippe und fixiert diese bei Atembewegungen. Dieser Anteil des Zwerchfells ist auch wichtig für Körperbewegungen.*
*Ähnlich ist die Aufgabe der Darmbeinmuskulatur und Lendenmuskulatur. Diese stützen den Körper beim Sitzen und sind ausreichend stark, um das Hüftgelenk zu beugen.*

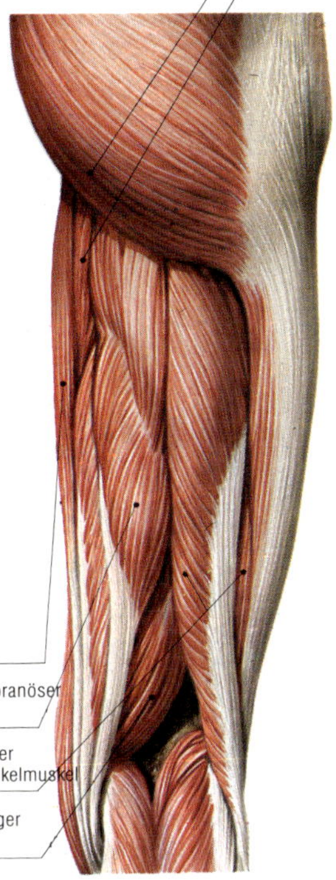


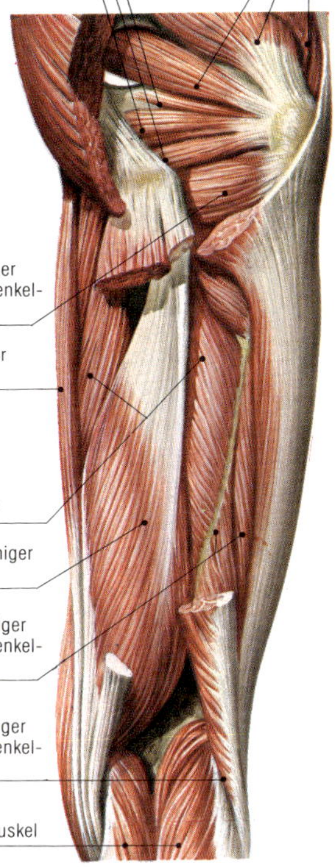


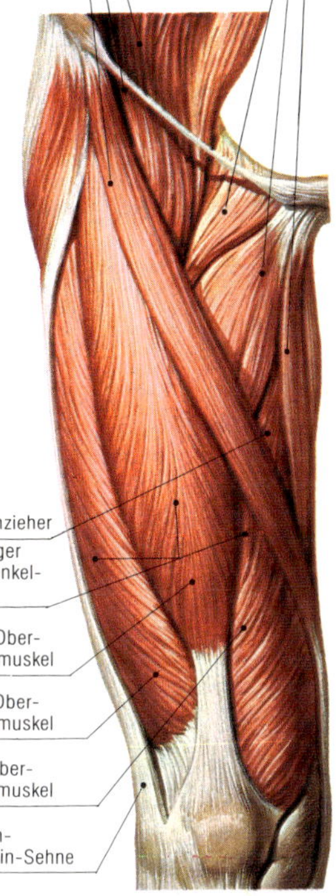


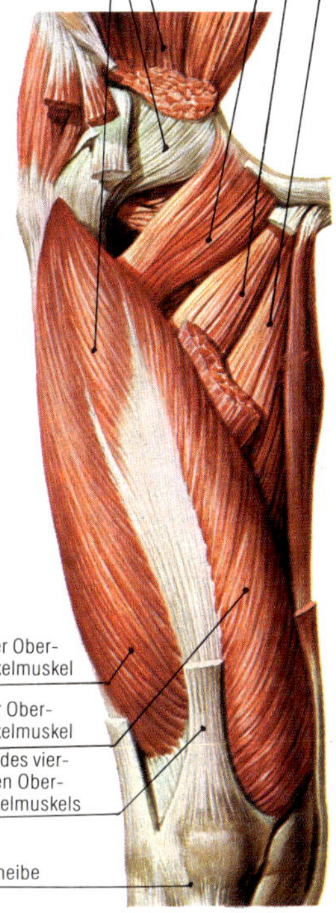


*Auf dieser Seite sehen Sie Abbildungen der oberflächlichen und tiefen Schichten der Muskulatur des rechten Beines. Der Oberschenkel kann mit Hilfe der starken Muskulatur und des Drehgelenks der Hüfte in alle Richtungen bewegt werden.*

*Wenn ein Muskel entgegen der Schwerkraft arbeiten muß (z. B. der Gesäßmuskel beim Heben des Oberschenkels), wird viel Muskelmasse benötigt. Im aufrechten Stand liegt der Schwerpunkt des Körpers auf dem Vorderrand des Sprunggelenks. Die Muskulatur des Unterschenkels und des Fußgewölbes hat eine wichtige Bedeutung für die Aufrechterhaltung dieser Stellung.*

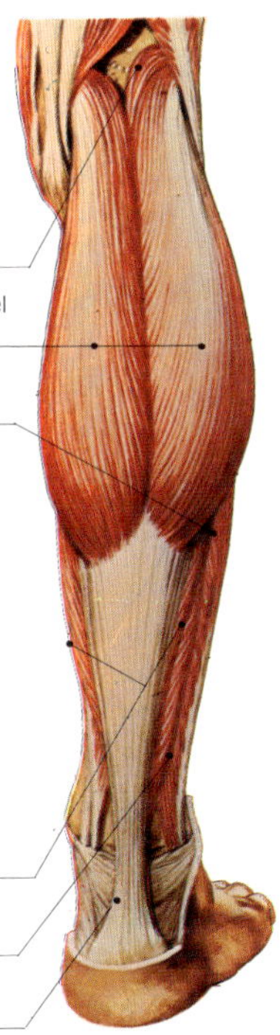


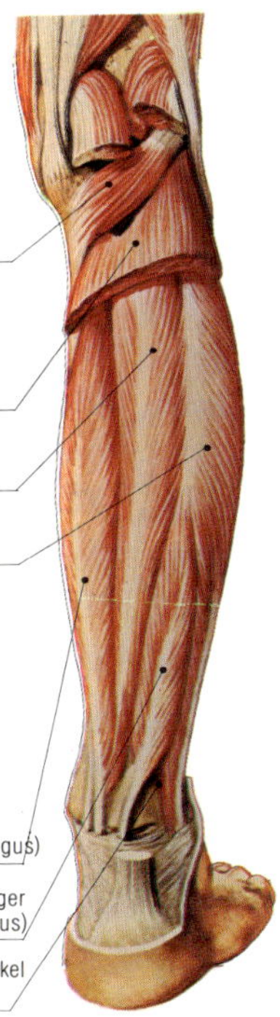


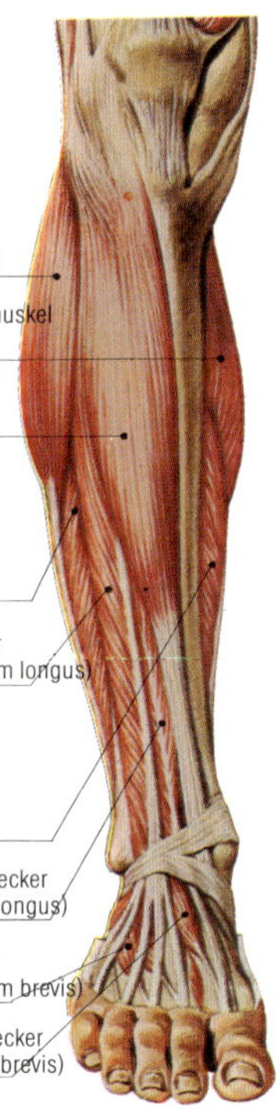


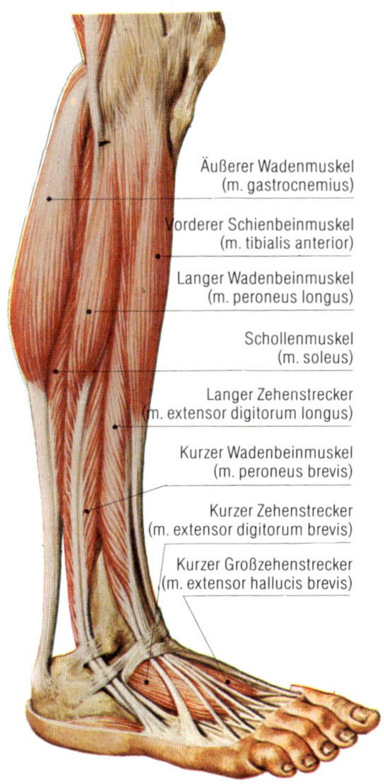

# Die Gelenke

*Die Verbindungen von Knochen untereinander werden als Gelenke bezeichnet. Je nach Funktion und Form teilt man die Gelenke in verschiedene Gruppen ein: verknöcherte Fugen, bindegewebige Fugen und aus elastischem Bindegewebe geformte Fugen.*
*Bei den freibeweglichen, echten Gelenken sind die durch den Gelenkspalt getrennten Knochen über Bindegewebe miteinander verbunden. Die Bänder und Sehnen liegen über der Gelenkkapsel. Die Gelenkoberflächen werden von der Gelenkflüssigkeit (Synovialflüssigkeit) gewissermaßen „geschmiert"; sie verhindert die Reibung.*
*In einigen Gelenken liegen Gelenkscheiben aus Faserknorpel, z. B. die Menisken im Knie, deren Aufgabe es ist, die Funktionsfähigkeit des Gelenks zu verbessern.*

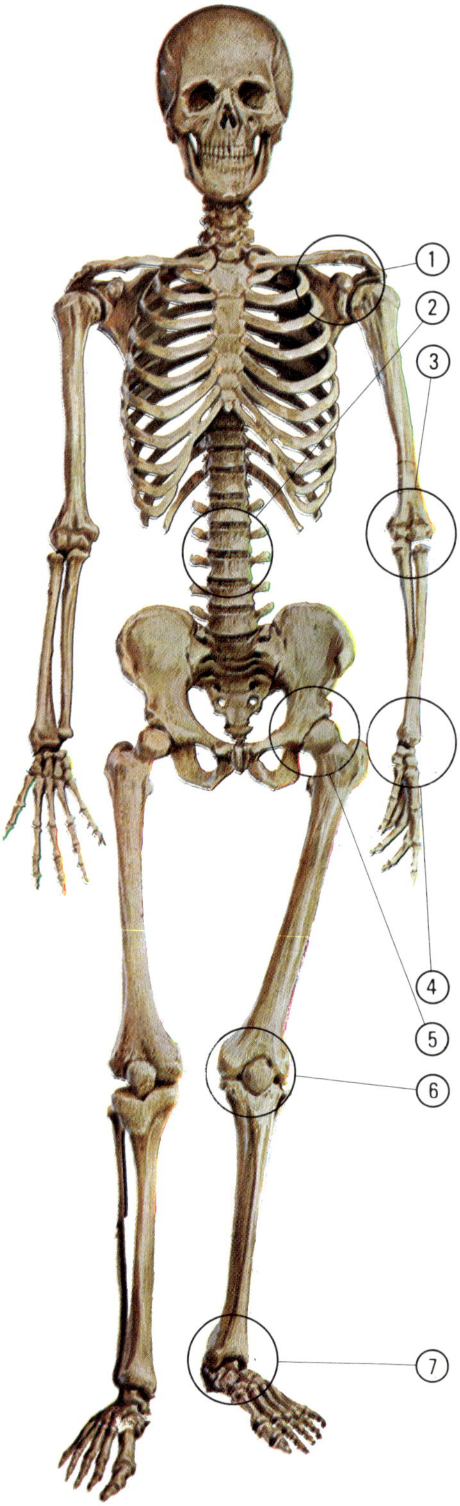


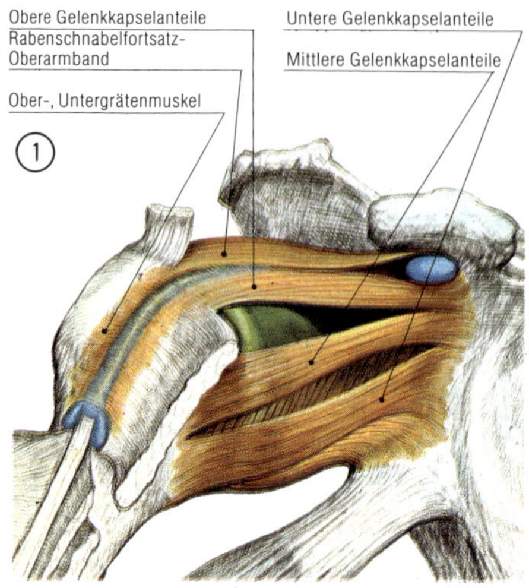


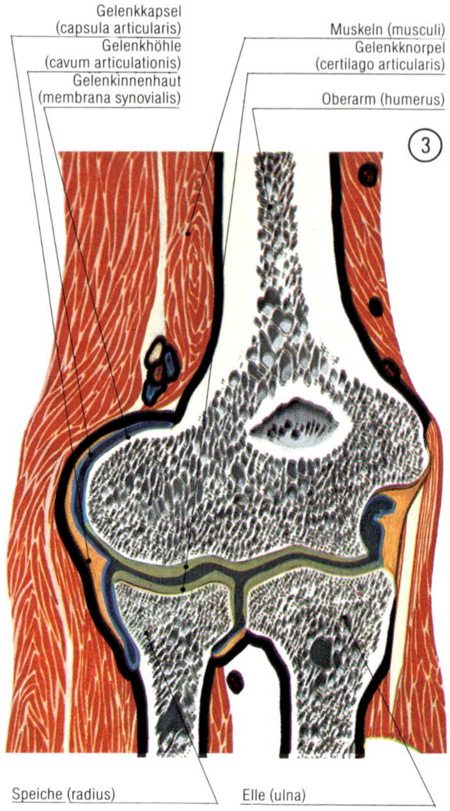


*Die echten Gelenke sind eingekreist und numeriert auf der Gesamtansicht des Skeletts. Die so gekennzeichneten Stellen sind als Vergrößerungen auf dieser und der folgenden Seite abgebildet:*
*1. Schultergelenk von vorne*
*2. Teil der Brustwirbelsäule, Querschnitt*
*3. Ellenbogengelenk im Längsschnitt und in der Frontalaufsicht*

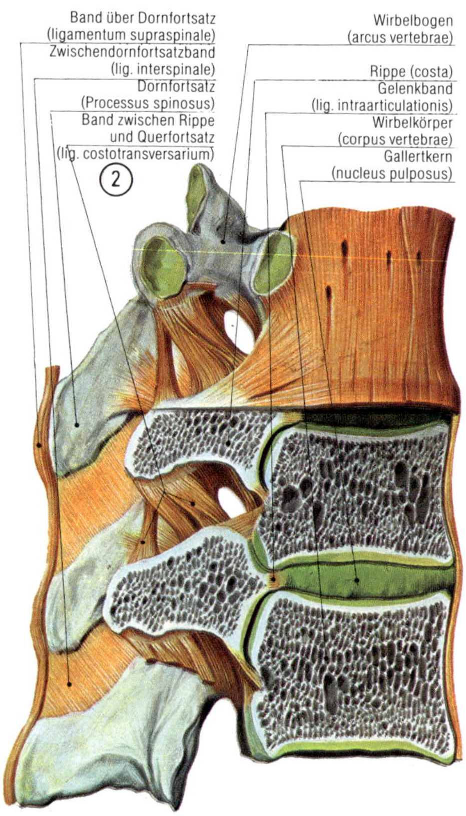


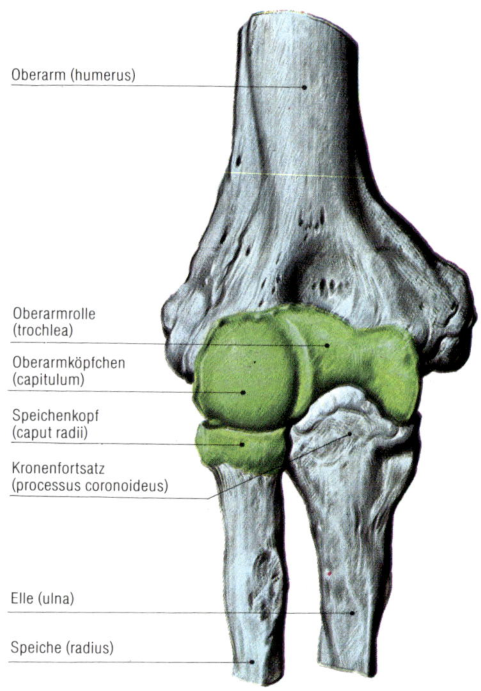

*Auf diesem Bild (4) sehen Sie die Gelenke zwischen den Handwurzel- und den Mittelhandknochen. Das Daumengrundgelenk besitzt eine eigene Gelenkkapsel (capsula articulationis), die von einer Innenhaut ausgekleidet ist (membrana synovialis). Aufgrund dieser Tatsache und wegen der zahlreichen am Daumen ansetzenden Muskeln ist die Beweglichkeit des Daumens sehr groß.*

*Die untere Abbildung zeigt einen Querschnitt durch das Hüftgelenk, auf der rechten Seite sehen Sie in das geöffnete Hüftgelenk hinein.*

*Die Gelenkkapsel ist fest und sorgt für den Halt des Gelenkes. Das im Inneren des Hüftgelenkes befindliche Band (ligamentum teres) wird von der inneren Kapselschicht, der Synovialhaut (membrana synovialis) umhüllt.*

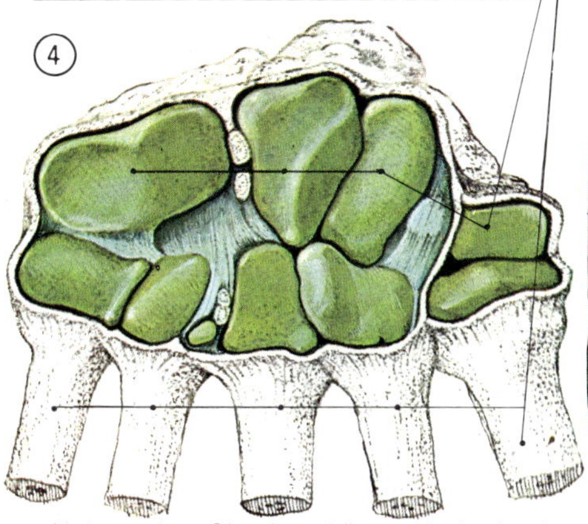


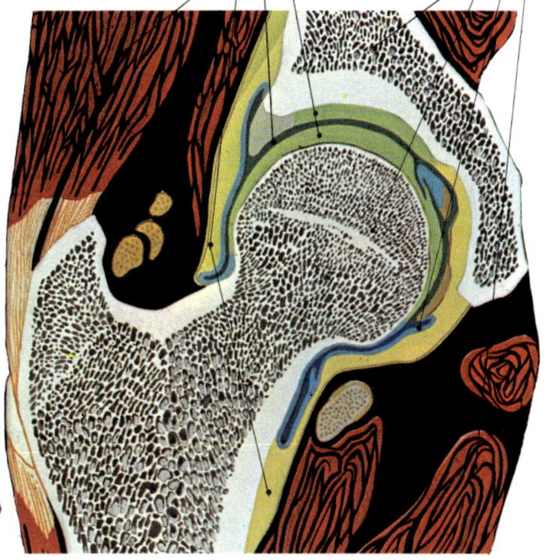


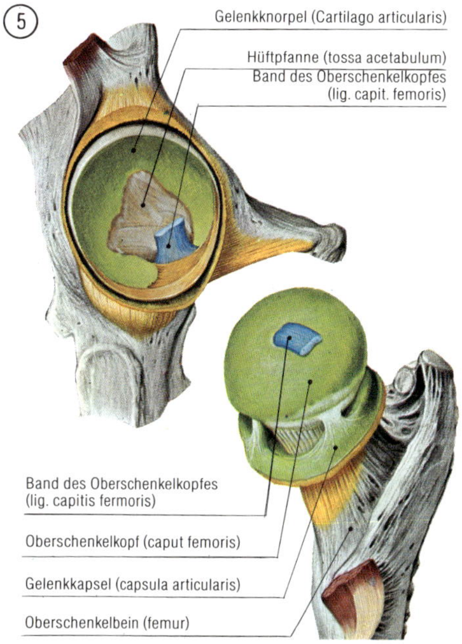


*Unten sehen Sie einen Längsschnitt durch das Kniegelenk (6), rechts daneben ein Bild des gebeugten Knies. Die Kniescheibe wurde entfernt, um den Einblick in das Gelenk zu erleichtern. Das Knie ist das größte Gelenk des Menschen. Die mit der Streckung des Knies verbundenen Bewegungen sind sehr kompliziert, mit der Streckung ist eine leichte Drehbewegung verbunden.*

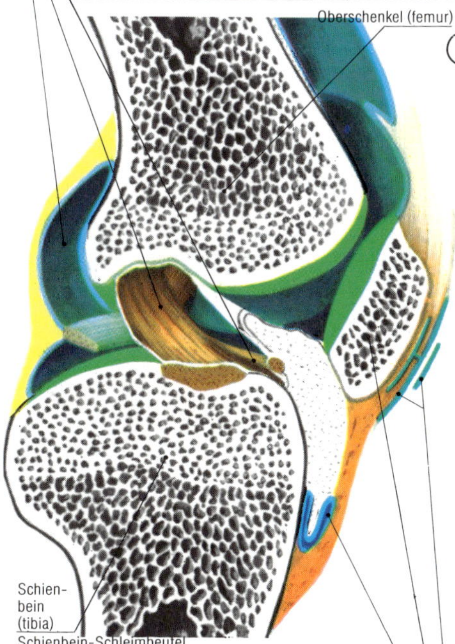


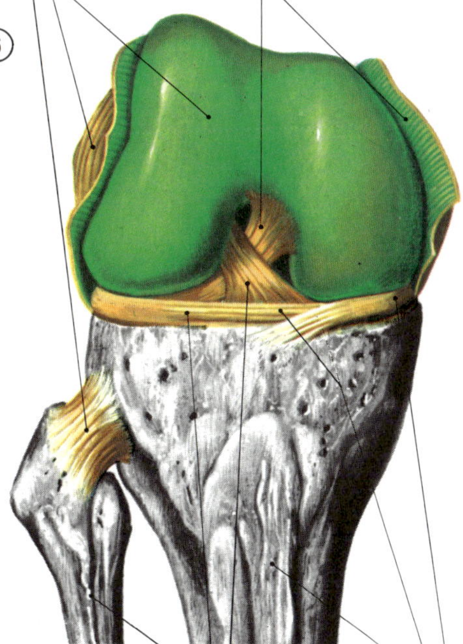


*Zwischen den Fußwurzelknochen und den Mittelfußknochen liegen Gelenke. Die Gelenkoberflächen sind fast flach, dadurch ist nur ein geringes Gleiten möglich. Lediglich der erste Mittelfußknochen ist etwas beweglicher als die anderen. Diese Gelenke sorgen für die Bodenhaftung beim Laufen und Gehen. Längs- und Quergewölbe des Fußes verstärken die Stabilität und zugleich die Beweglichkeit des Vorfußes.*

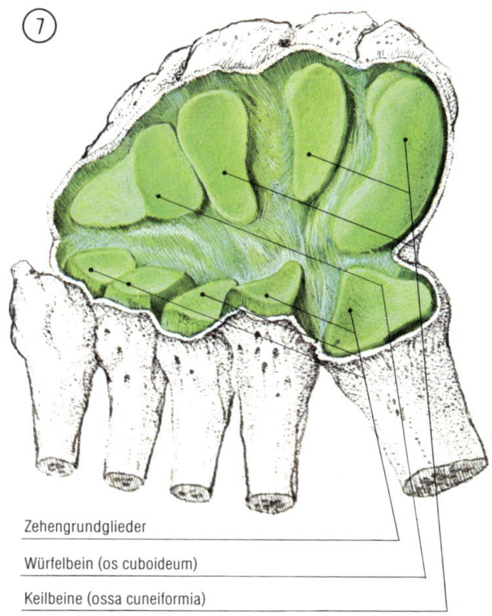

# Blutkreislauf

Die Lebensfähigkeit und Funktionsfähigkeit der verschiedenen Gewebe im menschlichen Körper hängt davon ab, daß sie ausreichend mit Blut versorgt werden. Einerseits transportiert das Blut den für den Stoffwechsel notwendigen Sauerstoff, andererseits transportiert es das entstandene Kohlendioxid aus den Geweben ab.

Das Herz und die Blutgefäße bilden ein hydraulisches Pumpsystem, in dem das Blut als Transportmittel funktioniert. Das mit der mechanischen Doppelpumpe (Herz) gepumpte Blut fließt unter hohem Druck durch ein „Röhrensystem“ (Arterien und Kapillaren). Vom Herzen zur Peripherie hin verkleinert sich der Durchmesser der Arterien, die kleinsten Kapillaren haben einen Querschnitt, der so groß ist wie eine Zelle. Wenn das Blut seinen Sauerstoff abgegeben hat, fließt es unter geringerem Druck durch die Venen zurück (Niederdrucksystem) zur rechten Herzhälfte, aus der es in die Lungen gepumpt wird.

In den Lungen nimmt das Blut aus der eingeatmeten Luft Sauerstoff auf und gibt Kohlendioxid ab, das mit der Ausatmungsluft abgeatmet wird. Aus den Lungen fließt das Blut zur linken Herzhälfte, und der Kreislauf beginnt von vorne.

Der mikroskopische Aufbau der Arterien- und Venenwände ist sehr unterschiedlich. In Herznähe enthalten die Gefäßwände sehr viele elastische Fasern, die in der Lage sind, in der Anspannungsphase (Systole) den hohen Druck gleichmäßig zu verteilen. Zur Peripherie hin, wo der Blutfluß gleichmäßiger wird, liegen in den Gefäßwänden hauptsächlich glatte Muskelfasern vor, deren Spannung durch das Nervensystem reguliert wird. Der Widerstand der Blutgefäße wechselt und wirkt direkt auf den Blutdruck ein. So kann der Blutfluß in Bereichen, deren Sauerstoffbedarf erhöht ist (z. B. in der arbeitenden Muskulatur), verstärkt werden.

Der Gasaustausch von Sauerstoff und Kohlendioxid sowie der Austausch von Wasser, Ionen und verschiedenen Stoffwechselprodukten erfolgt durch die dünnen Kapillarwände.

Auch die weißen Blutkörperchen, die Zellen des Immunsystems sind, können bei einer Entzündung durch die Gefäßwände in die Muskulatur einwandern. Bei der Kapillarpassage wird durch den Druck Flüssigkeit in das Gewebe abgegeben, die durch das Lymphgefäßsystem in die rechte Herzhälfte zurücktransportiert wird. Das venöse Gefäßsystem funktioniert als großer Niederdruckblutbehälter.

Die zum Herzen zurückströmende Blutmenge muß genau reguliert sein; die von der linken und rechten Herzhälfte gepumpte Blutmenge muß immer exakt gleich groß sein, obwohl die Druckdifferenz zwischen dem großen und dem kleinen Kreislauf (Lungenkreislauf) groß ist. Die zum Herzen zurückströmende und die vom Herzen ausgeworfene Blutmenge sind direkt vergleichbar.

Das den Magen-Darm-Trakt sowie die Bauchspeicheldrüse und die Milz durchströmende Blut fließt durch die Leber, bevor es zur rechten Herzhälfte zurückkehrt. Die aus dem Verdauungstrakt resorbierten Stoffe werden also zuerst zu den Leberzellen geführt, die sie für Stoffwechselvorgänge ausnutzen. Dieser kleine Kreislauf wird Pfortaderkreislauf (Portalkreislauf) der Leber genannt. Im Organismus gibt es noch einen ähnlich funktionierenden Portalkreislauf in der Hypophyse (Hirnanhangdrüse).

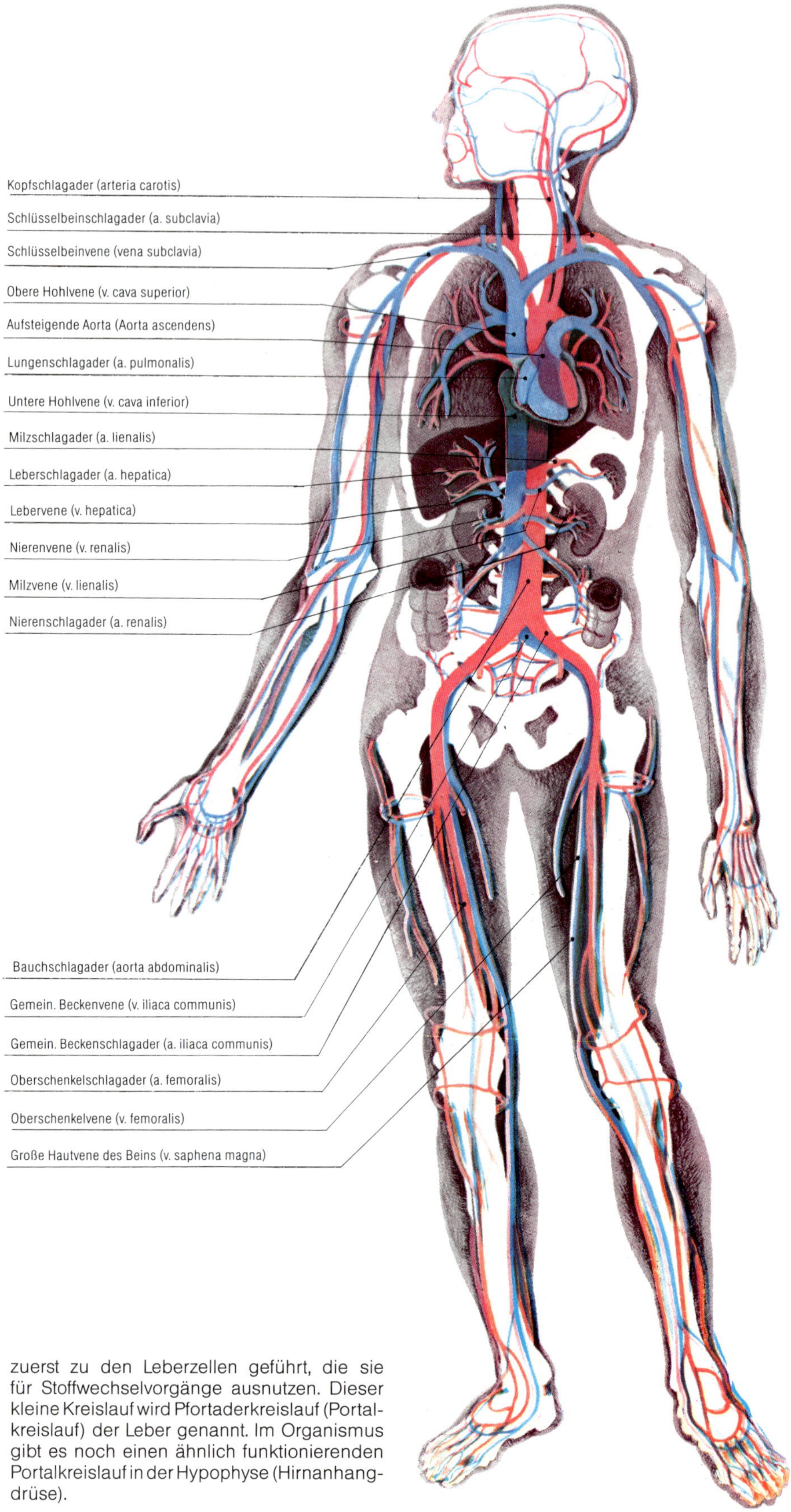

# Herz

*Links sehen Sie eine Außenansicht des Herzens von vorn, in der Mitte eine Rückansicht. Rechts stehen untereinander zwei Schemata des Gefäßsystems des Herzens.*

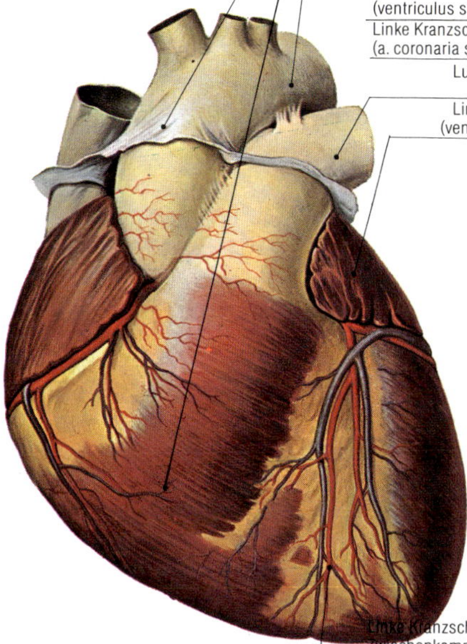


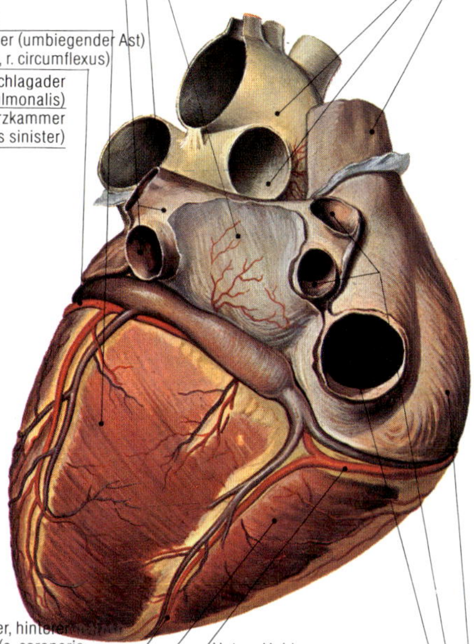


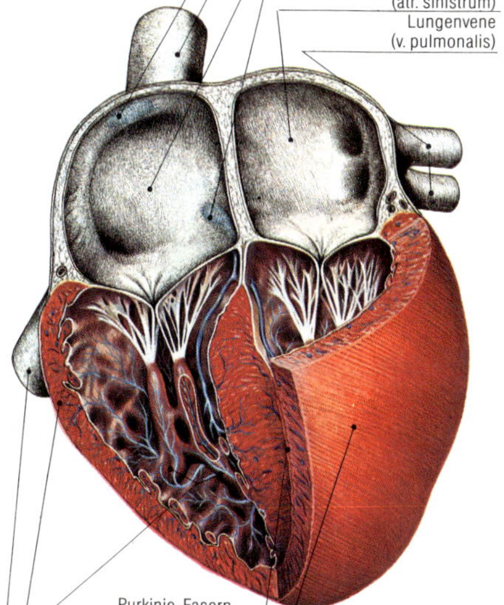


*Das Herz ist ein Hohlorgan, ein beinahe 300 g schwerer Muskel. In seiner Mitte befindet sich die Herzscheidewand, die es in eine linke und eine rechte Herzhälfte teilt. Beide Hälften bestehen jeweils aus einem Vorhof und einer Kammer. Das Herz wird vom Herzbeutel (Perikard) umhüllt. Die zwei- und dreizipfligen Segelklappen, Mitral- und Trikuspidalklappe, sorgen dafür, daß das Blut nicht in die Kammern zurückfließt, die Taschenklappen wiederum verhindern den Rückstrom aus den vom Herzen abgehenden Gefäßen (Arteria pulmonalis, Aorta) in die Kammern. Auf der Computertomographie des Brustkorbes (rechts) ist der Klappenmechanismus im Detail zu sehen.*
*Der Herzmuskel ist quergestreift, weist aber im Vergleich zur übrigen quergestreiften Muskulatur spezielle Charakteristiken auf. Ein Teil seiner Fasern ist als Erregungsleitungssystem spezialisiert. Dieses Reizleitungssystem bewirkt und kontrolliert Kontraktion und Erschlaffung des Herzens.*

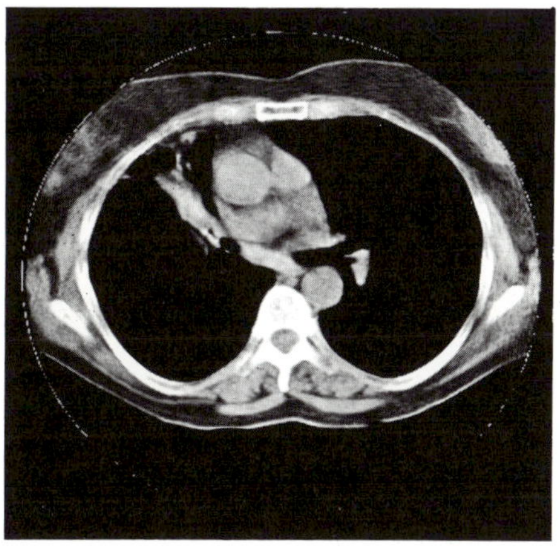

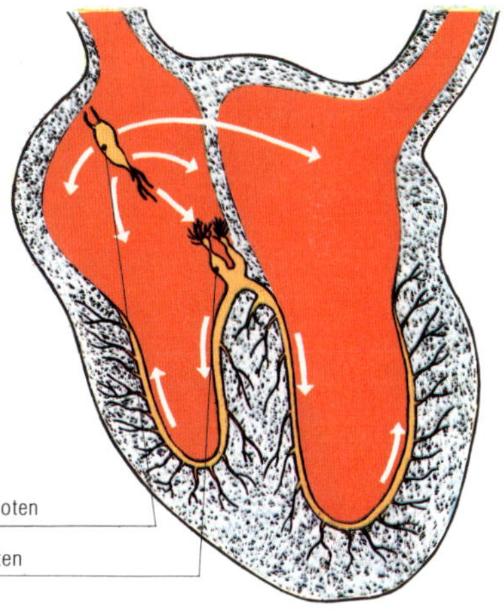


*Das Blut wird aus dem großen Kreislauf (blau, geringer Sauerstoffgehalt) und aus den Lungen (rot, hoher Sauerstoffgehalt) in die Vorhöfe transportiert (s. Abb. unten). Bei der Vorhofkontraktion fließt das Blut durch die Segelklappen. Danach werden diese Klappen geschlossen, die Kammern kontrahieren sich (Systole), wodurch das Blut in die Pulmonalarterie (Arteria pulmonalis) und die Aorta gepumpt wird.*

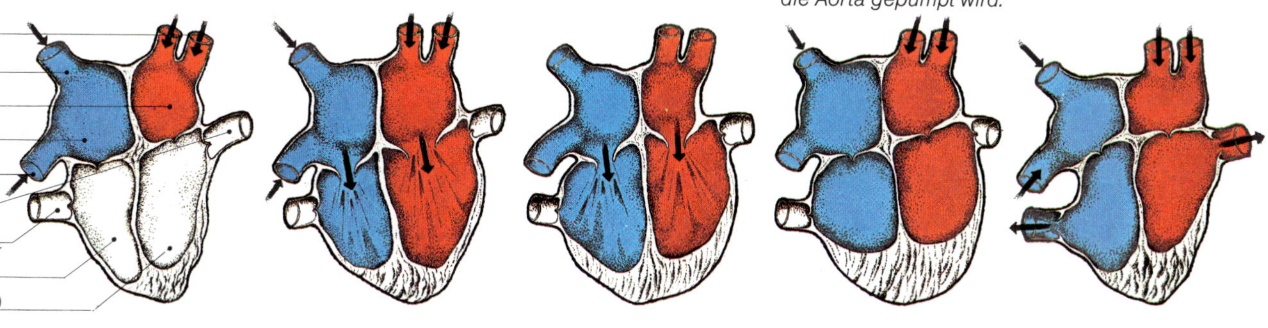

*Die mechanische Funktion des Herzens wird verfolgt, indem man die Veränderungen des elektrischen Feldes (Potentialdifferenzen) auf der Körperoberfläche mit Hilfe des sogenannten Elektrokardiogramms (EKG) registriert. Die Registrierung (rechts) beginnt in einer elektrisch neutralen Phase (Nullinie), die mit der Kontraktion des Vorhofs endet (P-Welle). Die Kontraktion der Kammer bewirkt einen bedeutend größeren Ausschlag (QRS-Komplex), danach erfolgt die Erschlaffungsphase (T-Welle). Hiernach beginnt der nächste Erregungsablauf. Die EKG-Kurve hat große klinische Bedeutung: Rhythmusstörungen und Defekte im Reizleitungssystem des Herzmuskels zeigen einen veränderten Kurvenverlauf, der vom Arzt interpretiert wird.*

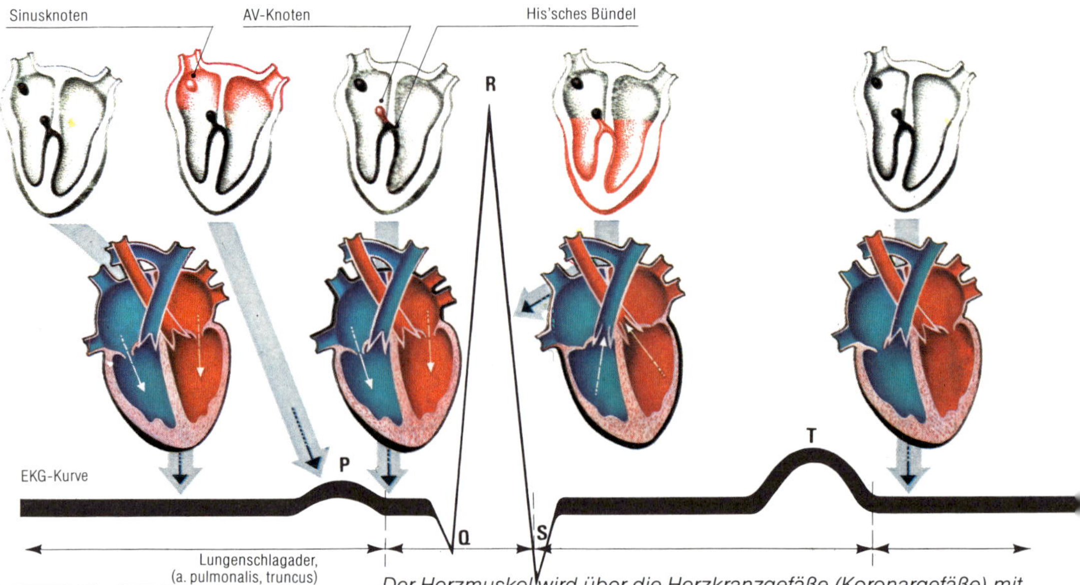


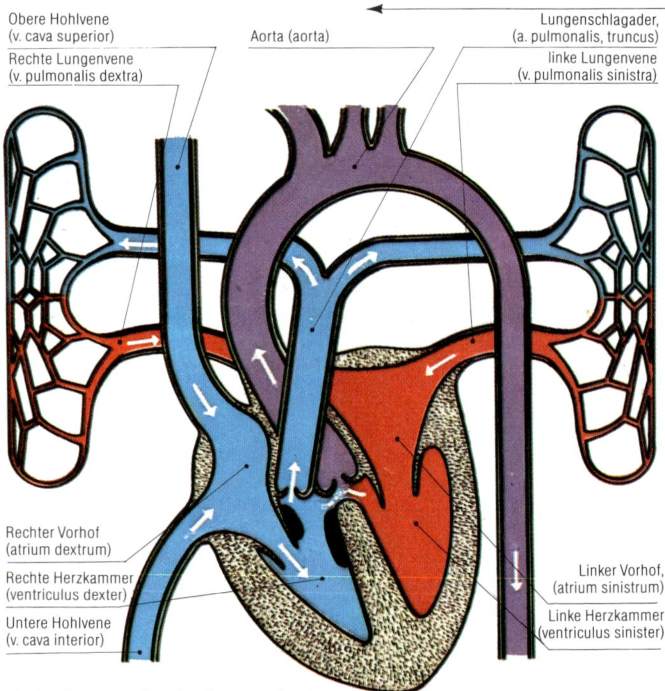


*Der Herzmuskel wird über die Herzkranzgefäße (Koronargefäße) mit Blut versorgt. Wenn die Koronargefäße verstopft sind, hat dies einen plötzlichen Sauerstoffmangel zur Folge, der wiederum zum Herzinfarkt bzw. zum Herzstillstand führen kann. Bei langsam entstehenden Herzkranzgefäßverengungen kann im Laufe der Zeit eine Umgehung der Engstelle durch ein neugebildetes Gefäß entstehen.*

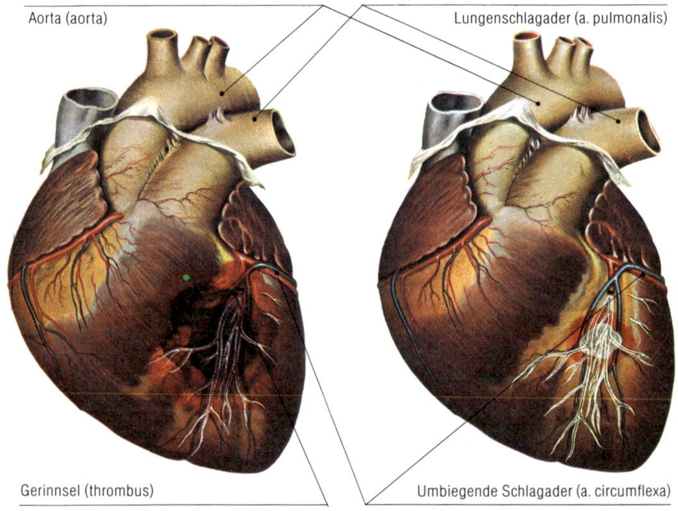


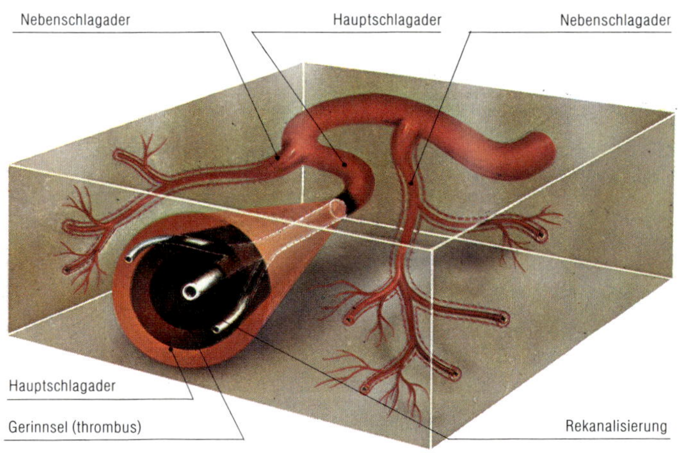


*Beim Embryo ist der Lungenkreislauf noch nicht in Funktion, die beiden Vorhöfe stehen über ein ovales Loch (Foramen ovale) in Verbindung: das Blut aus dem rechten Vorhof kann in den linken übertreten. Vor dem Foramen ovale befindet sich im Normalfall eine Klappe, die sich mit dem ersten Atemzug des Neugeborenen verschließt. Bei einigen Herzmißbildungen zeigen die Betroffenen eine bläuliche Hautfarbe (Zyanose), da das arterielle Blut zu wenig Sauerstoff enthält. Ein Beispiel ist die Fallot-Tetralogie, die folgende Merkmale hat: Einengung der Pulmonalarterien, Scheidewanddefekt, reitende Aorta und Hypertrophie (Größenzunahme) der rechten Kammer.*

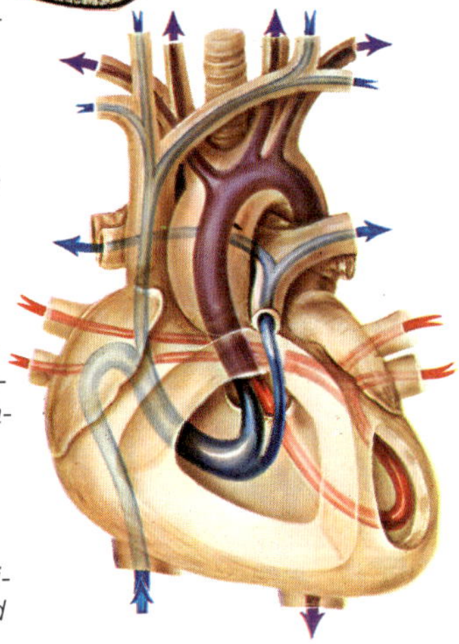

# Arterien

*Die Arterien des Armes und Brustkorbes sind schematisch auf der rechten Abbildung mit folgender Numerierung dargestellt: 1. Hand, 2. Unterarm, 3. Schulter, 4. Achselhöhle, 5. oberer Brustkorb, 6. Nacken.*

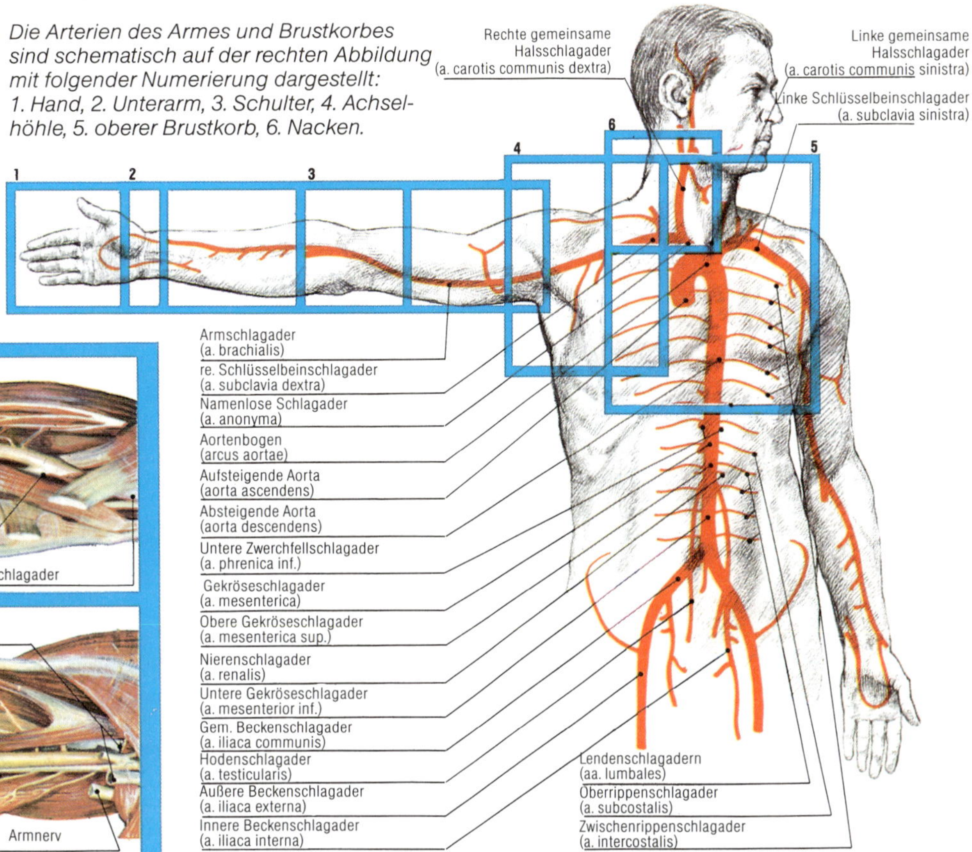


1

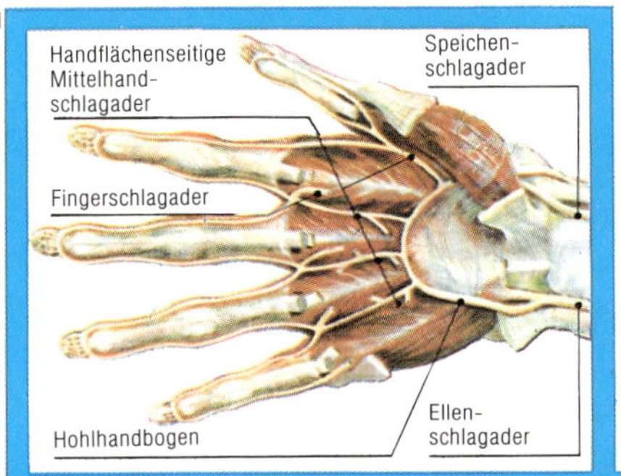


2

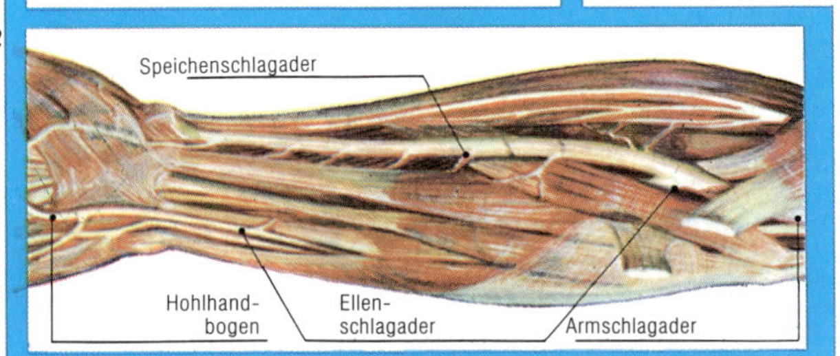


3

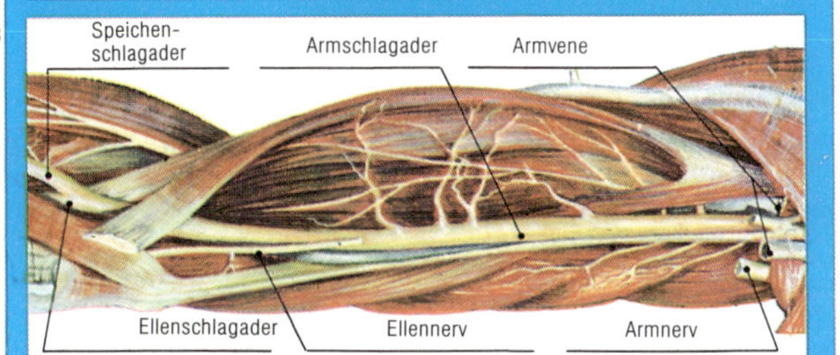


4

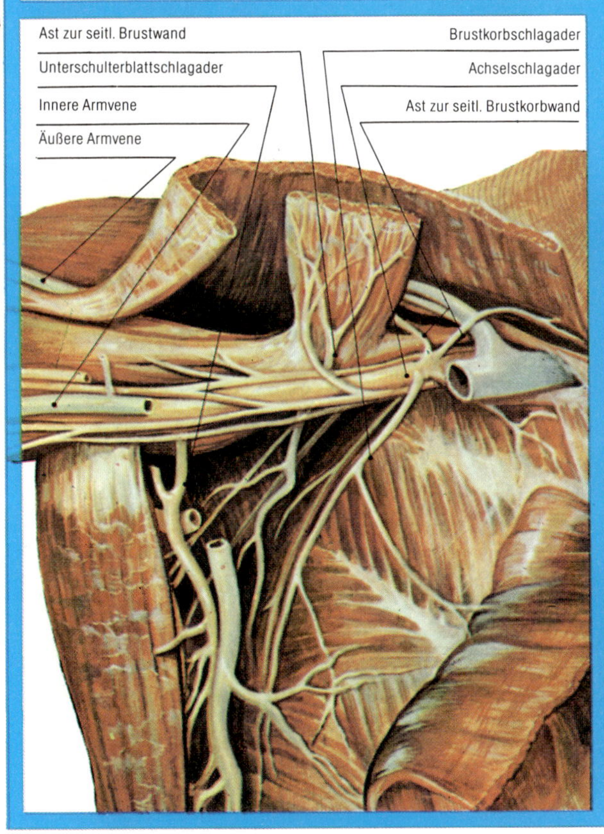


5

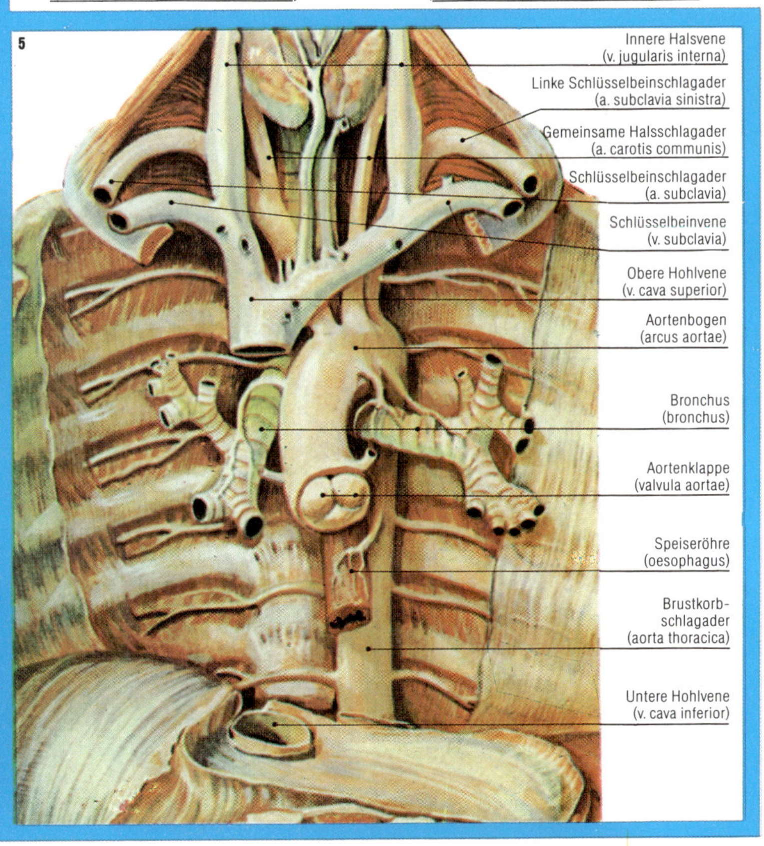

*Die Bauchaorta teilt sich in Höhe des vierten Lendenwirbels in die linke und rechte gemeinsame Beckenarterie (unten), die sich wiederum in die innere und äußere Beckenarterien verzweigen. Die innere Beckenarterie ist zuständig für die Versorgung der Beckenwand sowie der Beckenorgane. Die äußere Beckenarterie läuft unterhalb des Leistenbandes und geht in die Oberschenkelarterie über.*

6

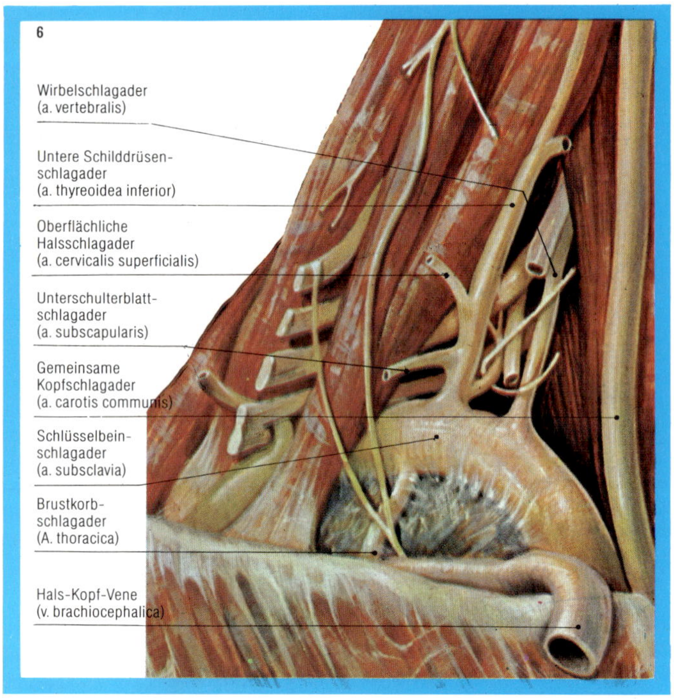


*Die Kopfhauptschlagader (Arteria carotis communis) teilt sich oberhalb des Kehlkopfes in eine Arterie, die das Gehirn versorgt, und eine, die das Gesicht versorgt. Die Hirnarterien laufen beidseits durch Löcher im Schädel in die Schädelgrube. Dort bilden sie gemeinsam mit den Arterien für die Wirbelsäule ein fast kreisförmiges Anastomosensystem an der Hirnbasis (Circulus arteriosus cerebri).*

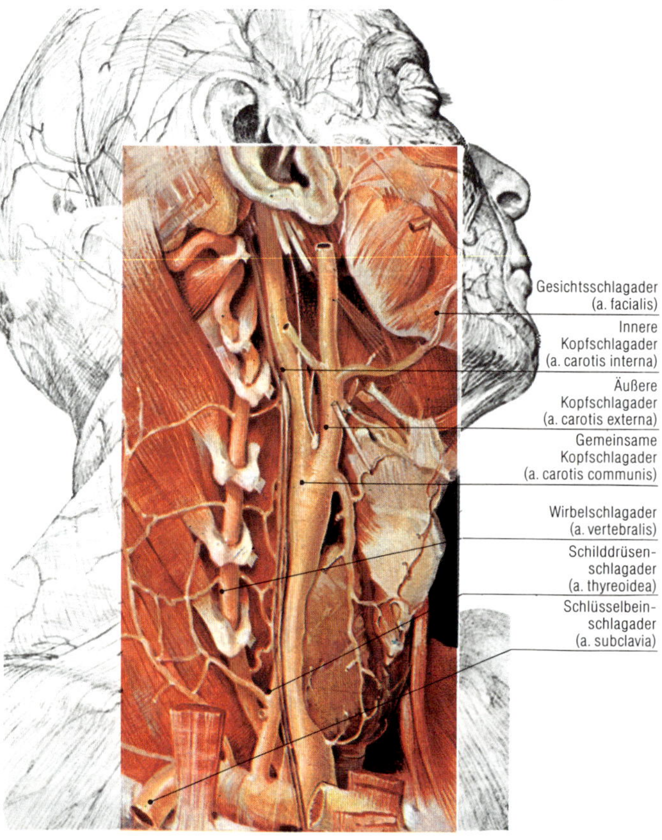


1

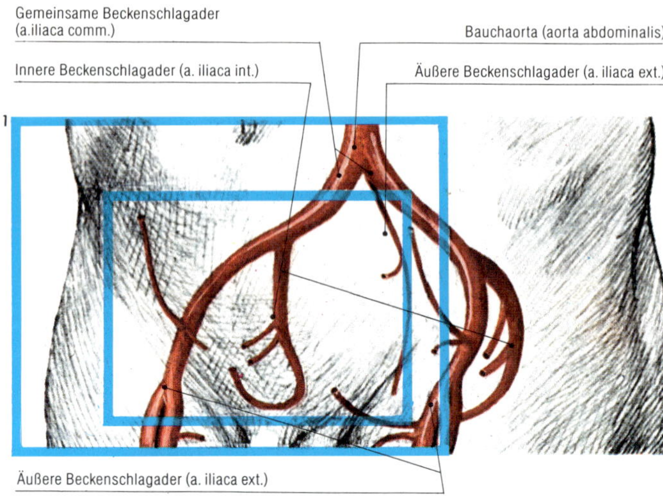


1

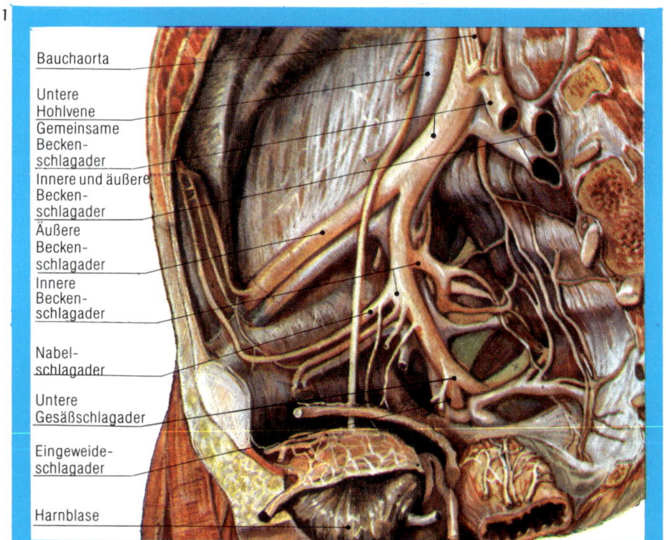


2

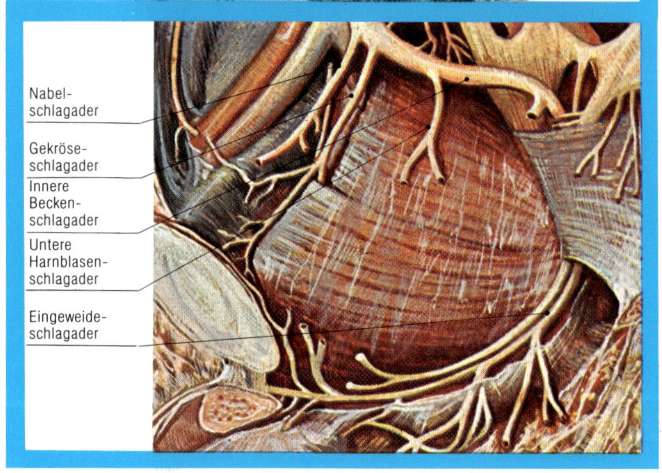

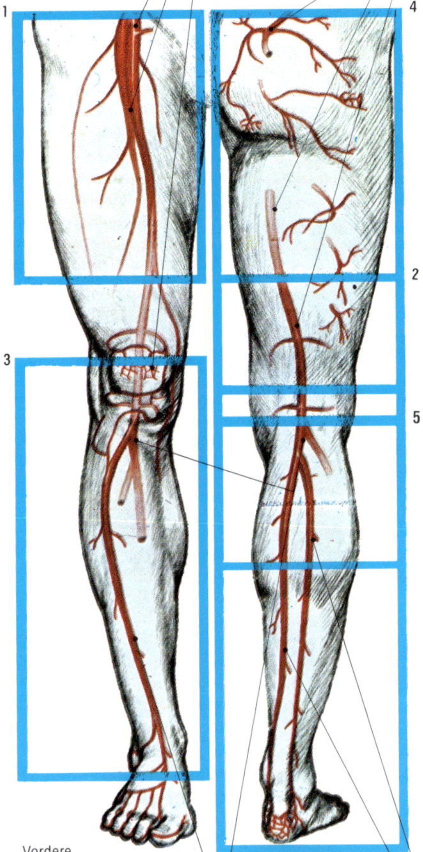


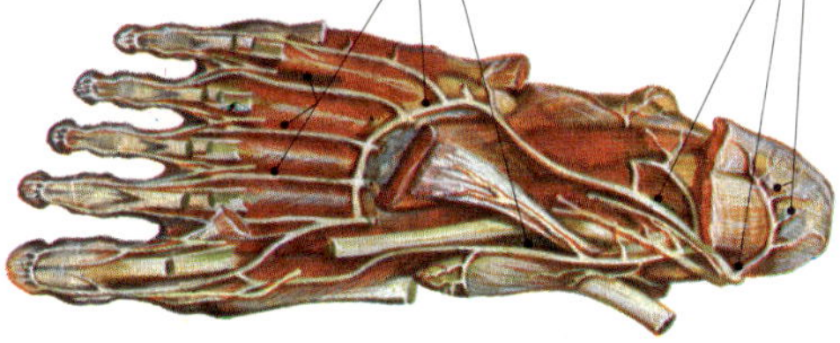


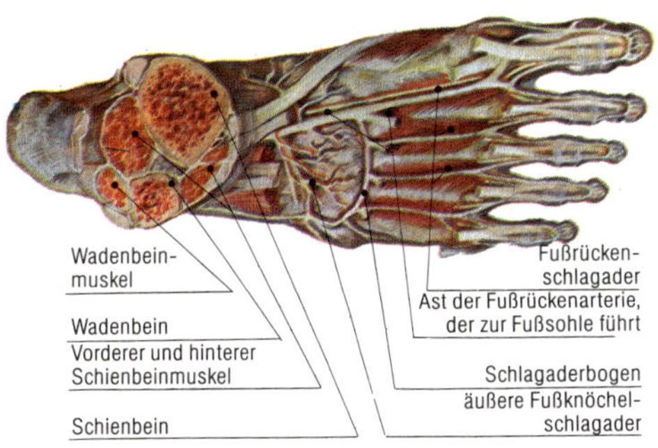


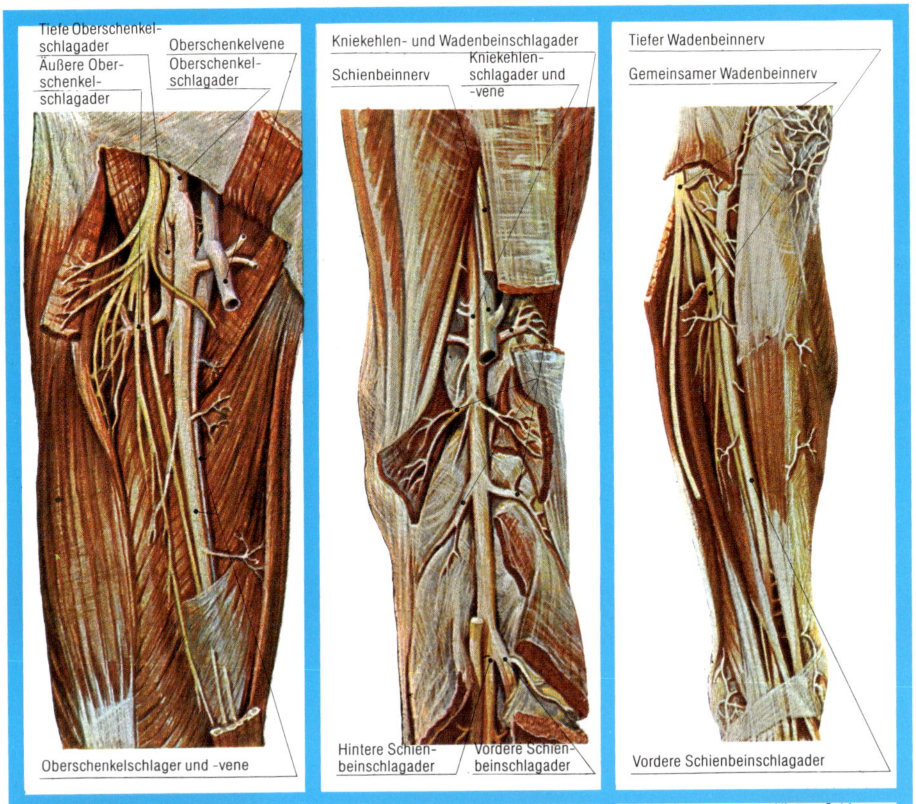


*Links sehen Sie die Arterien des Fußes von vorn und hinten. Details sind separat in Vergrößerung gezeigt. Die größte Arterie, die Oberschenkelarterie, ist die Verlängerung der Beckenarterie (Arteria iliaca), sie läuft in einem Kanal unter der Oberschenkelmuskulatur und geht in die Kniekehlenarterie (Arteria poplitea) über, die sich in die vordere (Arteria tibialis anterior) und hintere (Arteria tibialis posterior) Schienbeinarterie teilt. Um das Kniegelenk herum bilden drei paarige Arterien ein Gefäßnetz. Die vordere Schienbeinarterie führt auf der Vorderseite der Zwischenknochenmembran (Membrana interossea) zwischen Schien- und Wadenbein entlang und geht in die Fußrückenarterie (links) über. Aus der hinteren Schienbeinarterie geht zuerst ein Ast, die Wadenarterie, hervor, bevor sich die äußere mit der inneren Fußsohlenarterie zum tiefen Arterienbogen des Fußes vereinigt.*

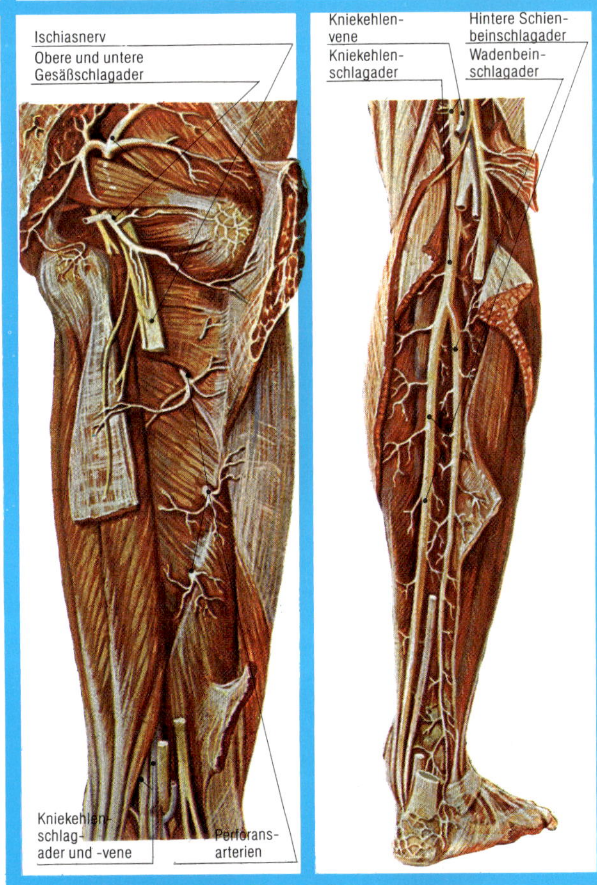

# Venen

*Die Venen transportieren das Blut aus der Peripherie zum Herzen zurück. Der Verlauf der oberflächlichen Venen ist bei den einzelnen Menschen sehr variabel, die tiefen Venen laufen im allgemeinen entlang der Arterien. Auf den Bildern sehen Sie die Kopfvenen, die Venen des Halses, der Hände, der Füße und des Beckens sowie das Venensystem an der Innenwand des Brustkorbes abgebildet.*

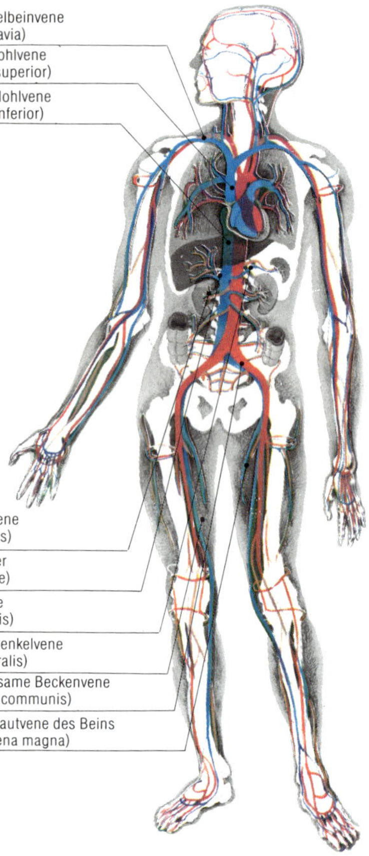


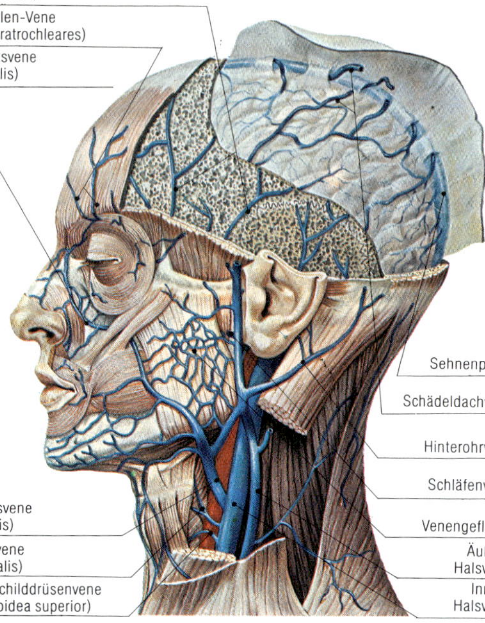


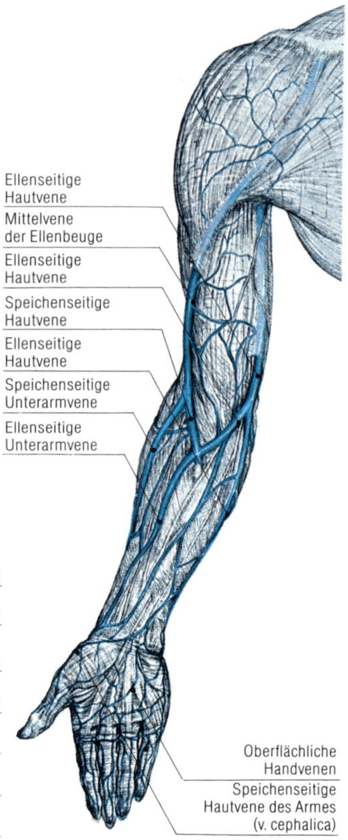


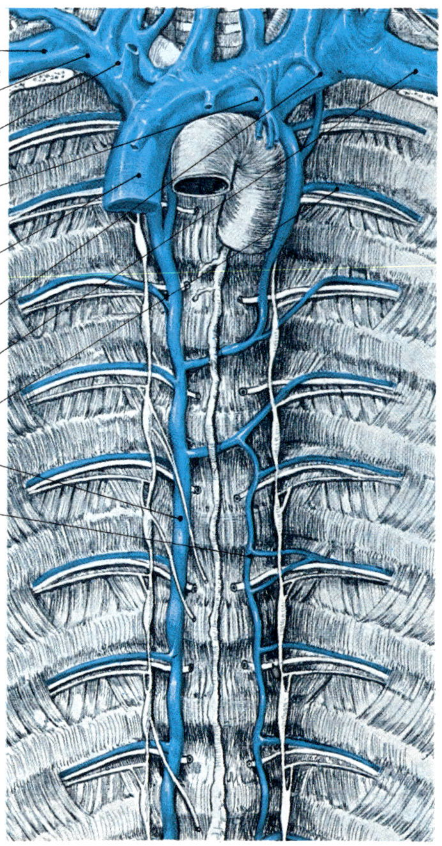


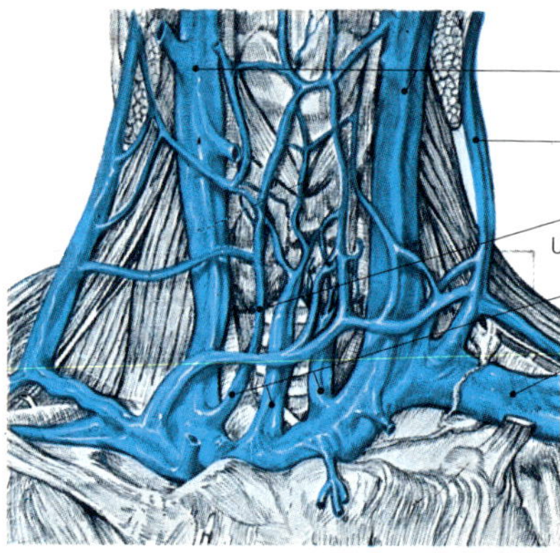


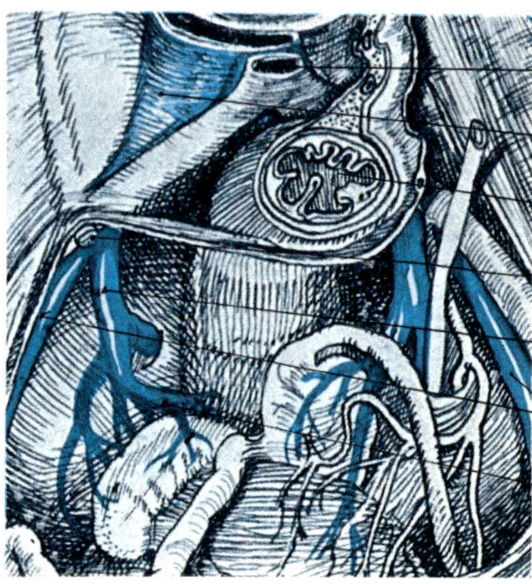


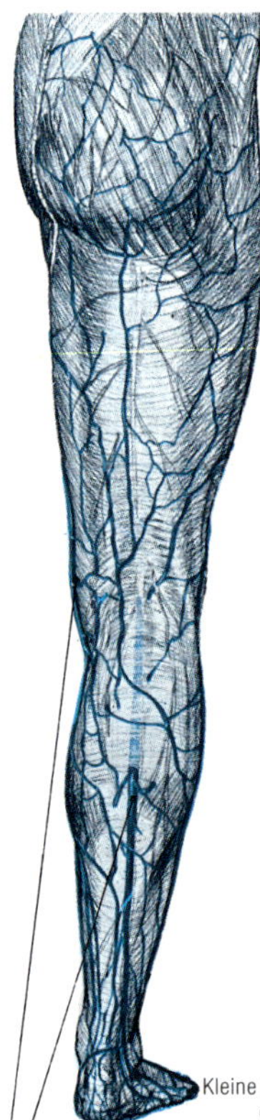

# Lymphgefäße

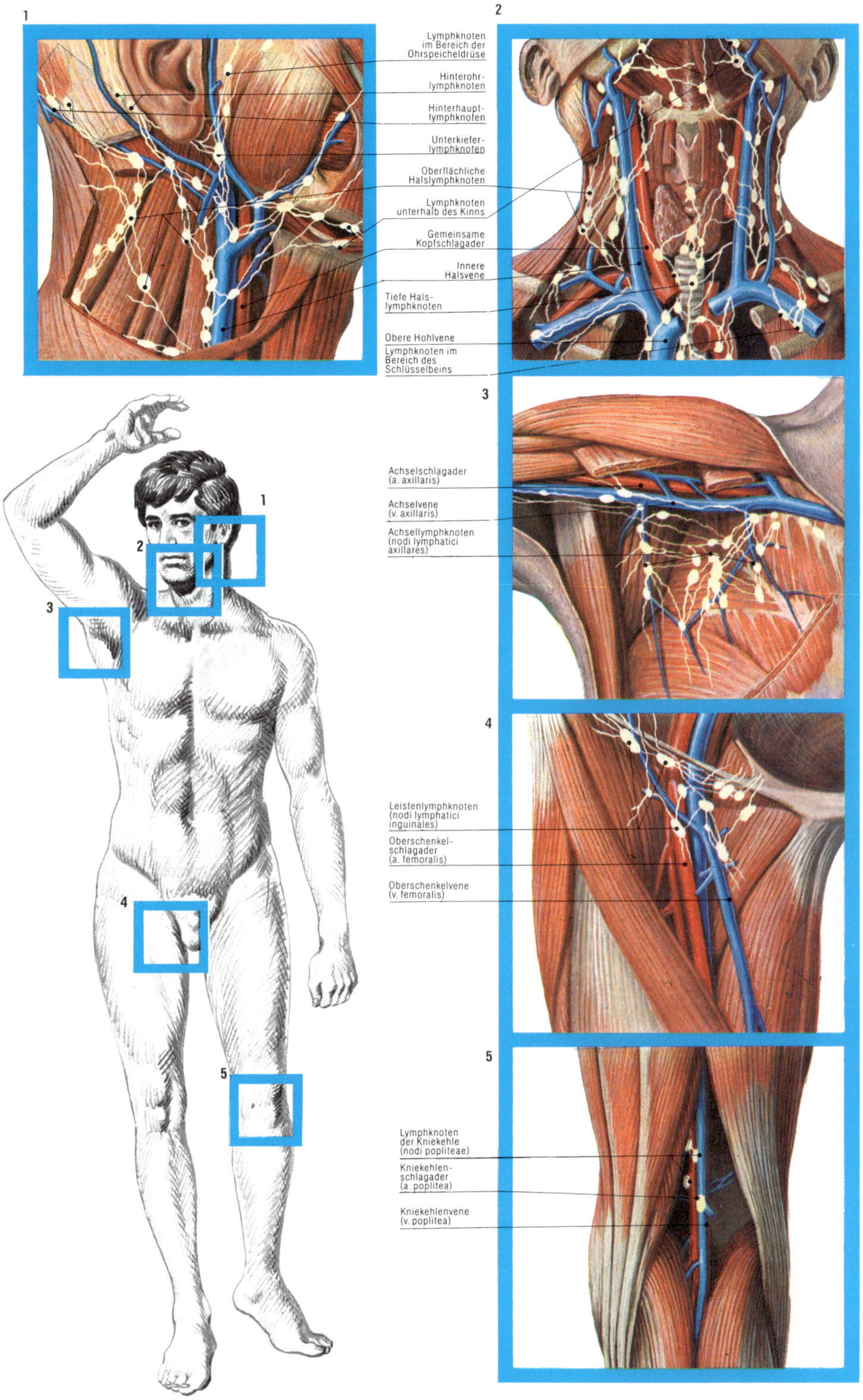


Das Lymphsystem besteht aus einem Netz von Lymphgefäßen und Lymphknoten. Die Lymphflüssigkeit entsteht bei der Kapillarpassage, bei der aus dem Blut Flüssigkeit ins Gewebe abgegeben wird. Diese wird von den Lymphkapillaren aufgenommen und über die größeren Lymphgefäße weitergeleitet. Lymphknoten gibt es vor allem in den auf der Abbildung gezeigten Bereichen. Die Lymphknoten vergrößern sich, wenn sie entzündet sind oder bei bösartigen Krankheiten. Aus diesem Grunde ist das Tasten (Palpation) der Nackenlymphknoten, der Lymphknoten in der Achselhöhle und der Leistenlymphknoten ein äußerst wichtiger Teil der ärztlichen Untersuchung.

*Behinderungen des Blutflusses [z. B. durch Blutgerinnsel (Thromben)] in den peripheren Arterien führen normalerweise zu einer Senkung der Hauttemperatur; diese kann mit einer Wärmekamera, die die Infrarotstrahlen registriert, festgestellt werden. Mit dieser Methode kann man sich unmittelbar einen Eindruck vom Ausmaß der Durchblutungseinschränkung verschaffen.*

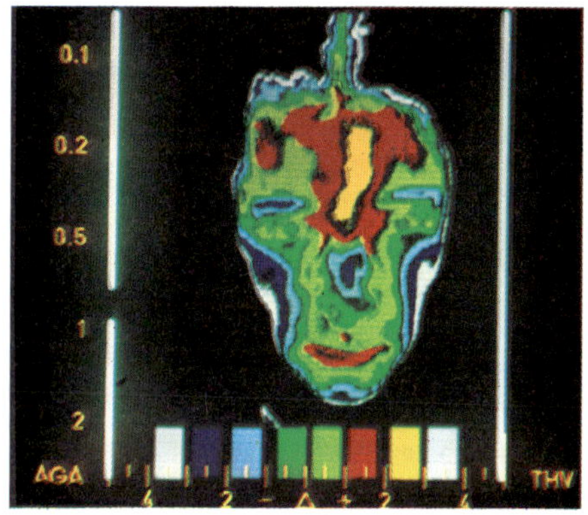


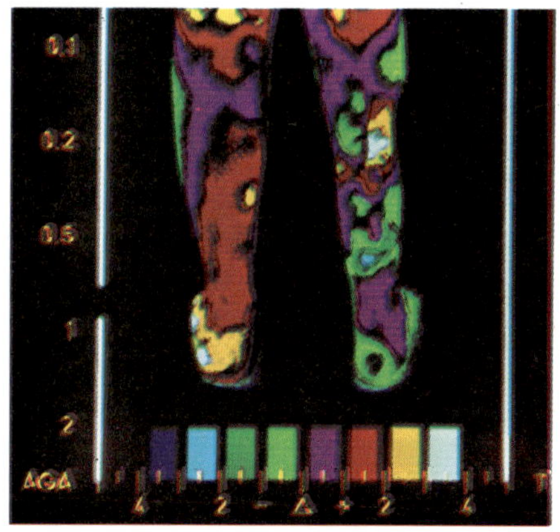


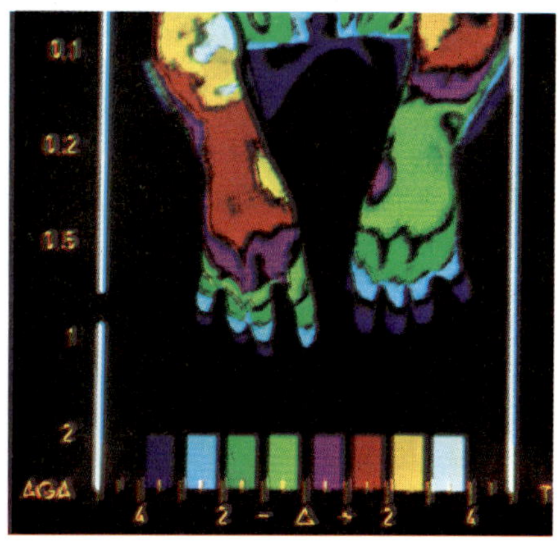

# Endokrines System

Die endokrinen Drüsen haben keine Ausführungsgänge wie die exokrinen, ihre Absonderungen werden direkt in die Blutbahnen abgegeben. Die Hormone wirken auf verschiedenste Funktionen im Körper. Endokrine Drüsen sind entweder ganze Organe, z.B. Schilddrüse, oder einzelne Drüsenzellen, wie die in der Bauchspeicheldrüse liegenden Langerhans-Inseln.

Die Bauchspeicheldrüse ist eine Drüse mit endokrinem (Produktion von Hormonen, die direkt in die Blutbahn abgegeben werden) und exokrinem Anteil (Produktion von Verdauungssäften, die über Ausführungsgänge der Drüsen abgesondert werden). Normalerweise besteht ein Gleichgewicht zwischen den Funktionen der verschiedenen Teile des endokrinen Systems. (Bild rechts: die wichtigsten endokrinen Drüsen bei Frau und Mann.)

Die Funktion der Schilddrüse, der Nebennierenrinde und der inneren Geschlechtsorgane wird von der Hirnanhangsdrüse (Hypophyse) mittels spezieller Hormone kontrolliert. Die Hypophyse ihrerseits wird vom Hypothalamus kontrolliert und steht auch funktionell mit ihm in Verbindung.

Der Hypothalamus, der die verschiedenen Funktionen des endokrinen Systems miteinander koordiniert, kommuniziert über direkte Nervenstränge sowohl mit dem Großhirn als auch mit der Hypophyse. Zum Hypophysenvorderlappen steht er über einen Pfortaderkreislauf in Verbindung. Die Hypophyse ist auch für die Regulierung des autonomen Nervensystems von Bedeutung. Die Absonderung der Hormone wird also durch das zentrale Nervensystem reguliert (wenn die Konzentration eines Hormons im Blut sehr hoch wird, wird die Produktion dieses Hormons unterdrückt).

Durch diese Art der Regulation kann sich der menschliche Organismus ohne Probleme an die verschiedensten Situationen anpassen. Trotz des scheinbar komplizierten Aufbaus funktioniert das System sehr genau. Die funktionelle Einheit von Hypothalamus und Hypophyse wirkt auf Wachstum, Sexualität, Schilddrüsenfunktion, Milchproduktion nach der Geburt, Wasserhaushalt sowie auf den Stoffwechsel der Kohlenhydrate, Fette und Eiweiße ein.

Das Nebennierenmark, das Adrenalin und Noradrenalin absondert, wird auch vom Hypothalamus kontrolliert. Diese Substanzen setzen den Organismus in die Lage, zu kämpfen oder zu flüchten (fight or flight), indem sie direkt Herz, Lungen und Skelettmuskulatur beeinflussen. Auch der Blutzuckerspiegel steigt, damit der Organismus mehr „Brennstoff" für die erhöhten Leistungsanforderungen zur Verfügung hat. Beklemmung und Streß können aber auch somatische Krankheiten hervorrufen. Eine starke, langanhaltende Stimulation der Hirnanhangsdrüse kann Herz und Gefäße schädigen.

Die Nebenschilddrüsen sind klein, im allgemeinen gibt es vier Stück. Sie befinden sich an den Polen der Schilddrüse (ihre Lage ist wechselnd), funktionieren aber vollkommen selbständig. Sie regulieren den Phosphat- und Kalziumhaushalt.

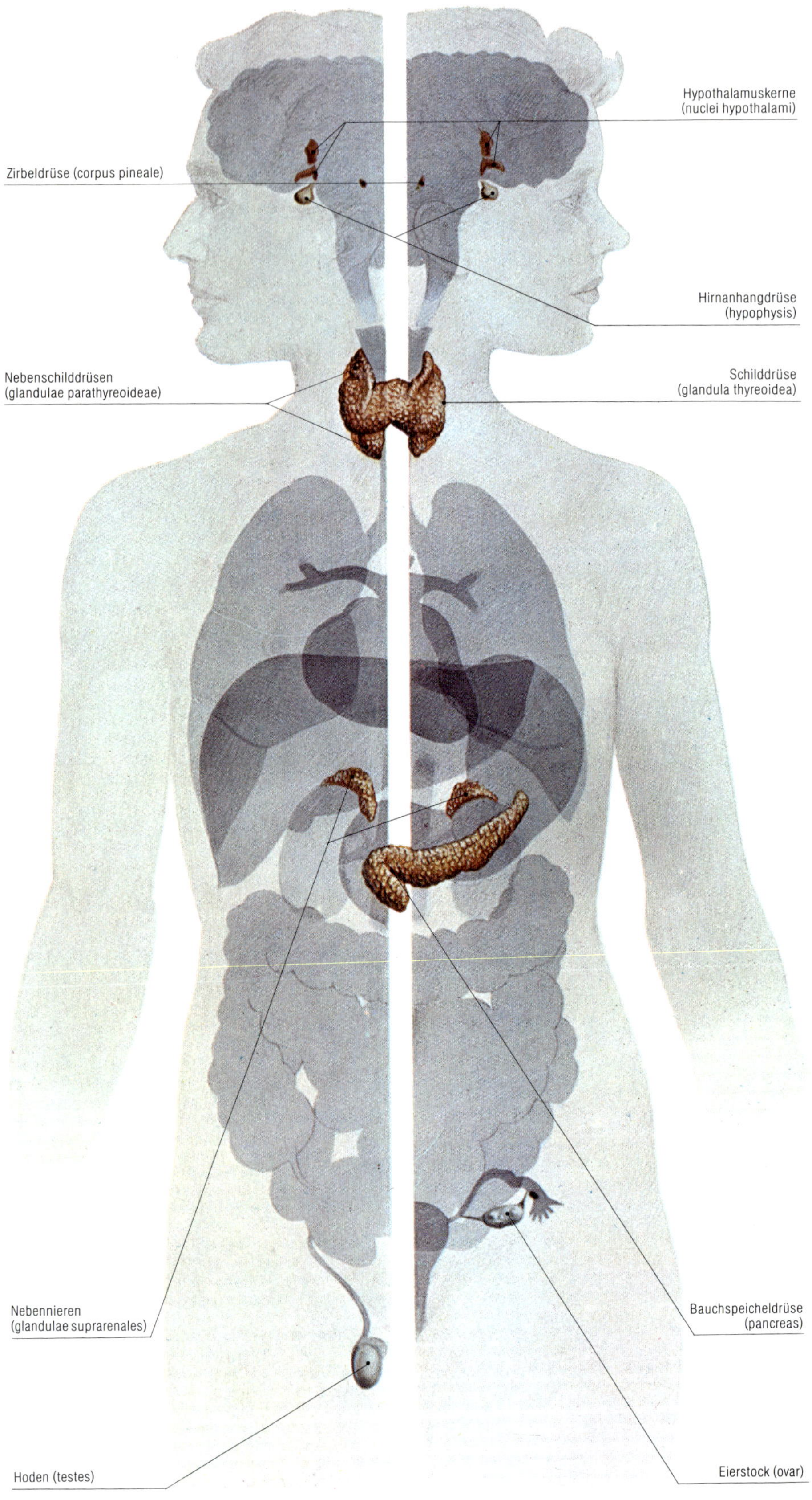

# Hirnanhangsdrüse (Hypophyse)

*Auf dem Querschnitt des Gehirns (links) ist die Lokalisation der Hypophyse im Türkensattel des Keilbeinkörpers zu erkennen. In der Vergrößerung (unten) ist deutlich der Unterschied zwischen dem Gewebe des Vorder- und des Hinterlappens ersichtlich.*

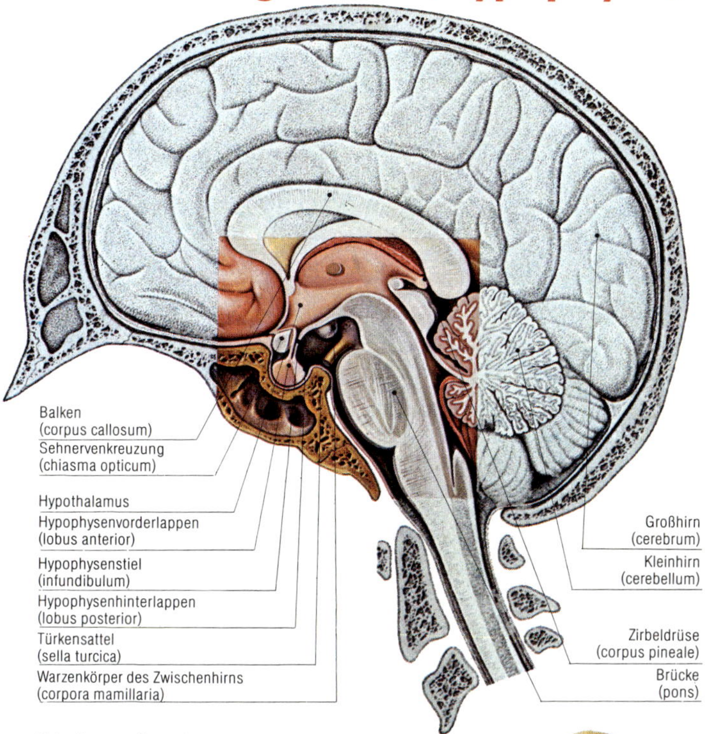


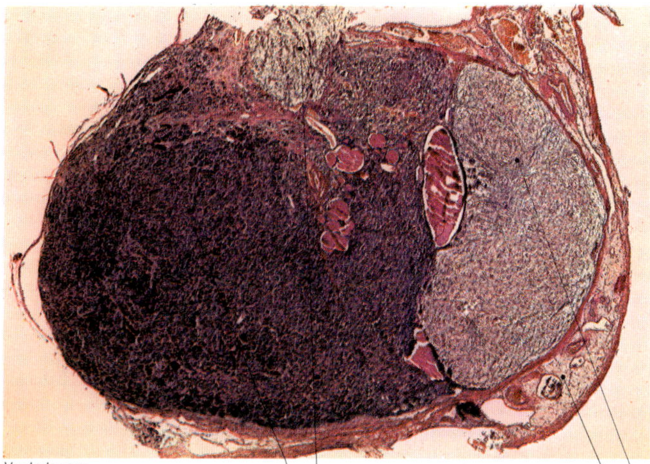


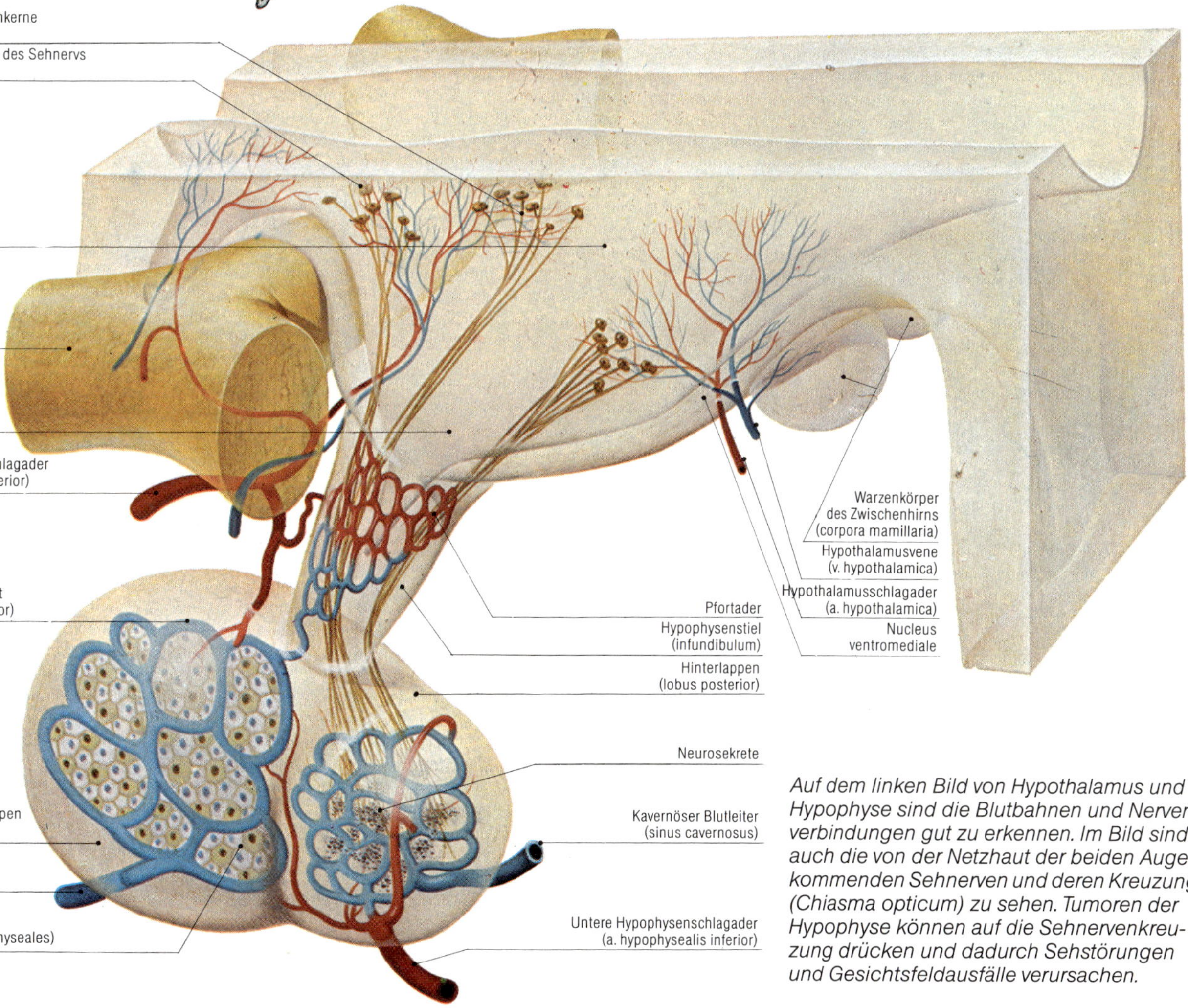


*Auf dem linken Bild von Hypothalamus und Hypophyse sind die Blutbahnen und Nervenverbindungen gut zu erkennen. Im Bild sind auch die von der Netzhaut der beiden Augen kommenden Sehnerven und deren Kreuzung (Chiasma opticum) zu sehen. Tumoren der Hypophyse können auf die Sehnervenkreuzung drücken und dadurch Sehstörungen und Gesichtsfeldausfälle verursachen.*

*Die Hypophyse wird in den Hypophysenvorderlappen (Adenohypophyse = Drüsenanteil) und den -hinterlappen (Neurohypophyse = Hirnanteil) eingeteilt. Zellulärer Aufbau, Blutversorgung und Nervenverbindungen des Vorder- und Hinterlappens sind sehr verschieden. Der Vorderlappen produziert mindestens sieben Hormone: Wachstumshormon (STH), das unter anderem die Entwicklung bis zu den Pubertätsjahren reguliert, Adrenocorticotropin (ACTH), das auf die Nebennierenrinde wirkt, Thyreotropin (TSH), das die Schilddrüsenfunktion stimuliert, Lipotropin (LTH), das die Milchproduktion im Verlauf der Schwangerschaft und Stillzeit anregt. Das den Follikel stimulierende Hormon (FSH) und das Zwischenzellgewebe stimulierende Hormon (ICSH) kontrollieren die Bildung der weiblichen und männlichen Geschlechtszellen (Oogenese und Spermatogenese) und Ausschüttung des Progesterons bei Frauen und Männern.*
*Die Anfärbbarkeit der im Vorderlappen befindlichen zwei Zelltypen ist verschieden: es gibt chromophile (gut anfärbbare) oder chromophobe (das Färbemittel nicht gut annehmende) Zellen.*

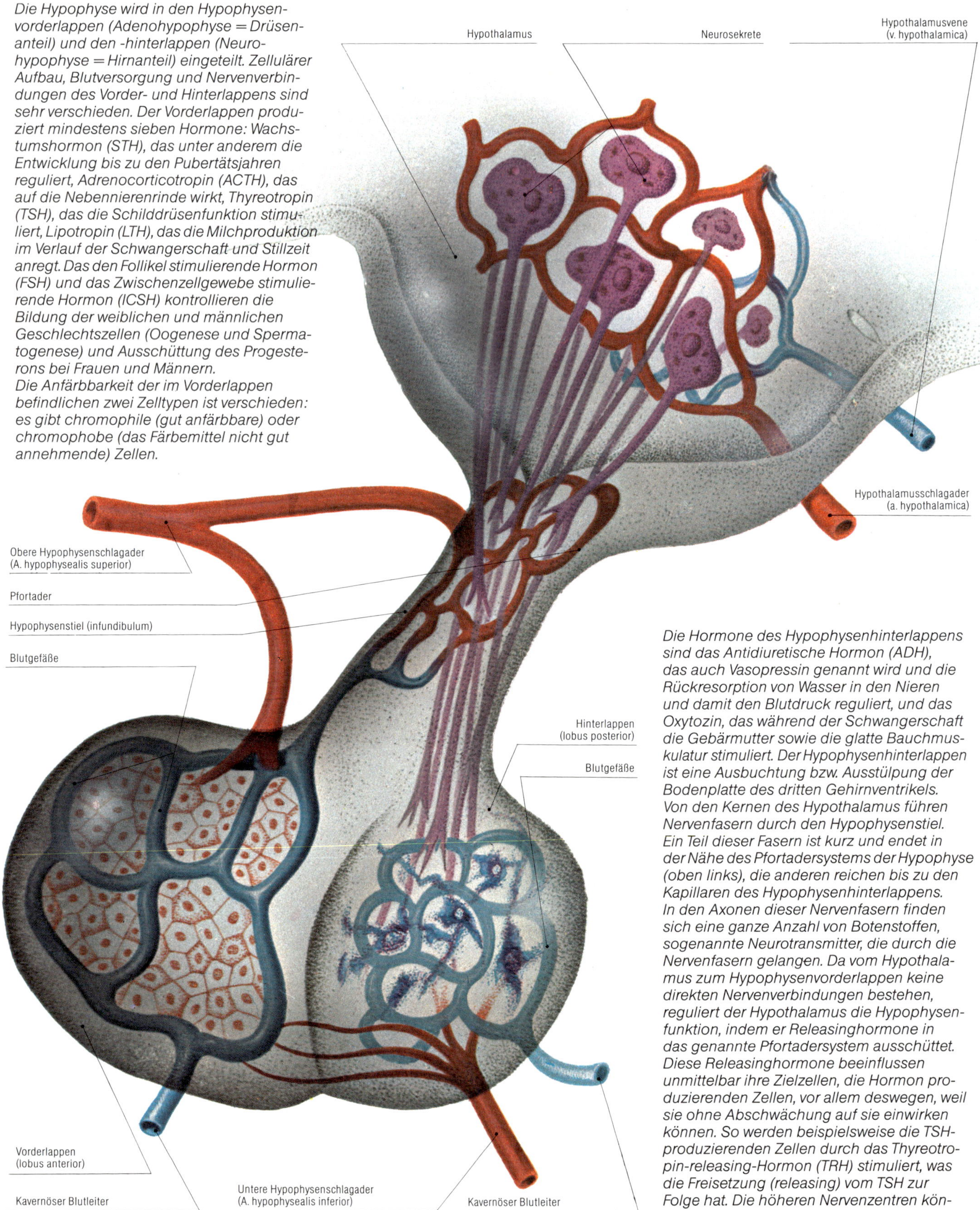


*Die Hormone des Hypophysenhinterlappens sind das Antidiuretische Hormon (ADH), das auch Vasopressin genannt wird und die Rückresorption von Wasser in den Nieren und damit den Blutdruck reguliert, und das Oxytozin, das während der Schwangerschaft die Gebärmutter sowie die glatte Bauchmuskulatur stimuliert. Der Hypophysenhinterlappen ist eine Ausbuchtung bzw. Ausstülpung der Bodenplatte des dritten Gehirnventrikels.*
*Von den Kernen des Hypothalamus führen Nervenfasern durch den Hypophysenstiel. Ein Teil dieser Fasern ist kurz und endet in der Nähe des Pfortadersystems der Hypophyse (oben links), die anderen reichen bis zu den Kapillaren des Hypophysenhinterlappens.*
*In den Axonen dieser Nervenfasern finden sich eine ganze Anzahl von Botenstoffen, sogenannte Neurotransmitter, die durch die Nervenfasern gelangen. Da vom Hypothalamus zum Hypophysenvorderlappen keine direkten Nervenverbindungen bestehen, reguliert der Hypothalamus die Hypophysenfunktion, indem er Releasinghormone in das genannte Pfortadersystem ausschüttet. Diese Releasinghormone beeinflussen unmittelbar ihre Zielzellen, die Hormon produzierenden Zellen, vor allem deswegen, weil sie ohne Abschwächung auf sie einwirken können. So werden beispielsweise die TSH-produzierenden Zellen durch das Thyreotropin-releasing-Hormon (TRH) stimuliert, was die Freisetzung (releasing) vom TSH zur Folge hat. Die höheren Nervenzentren können also eine Hormonabsonderung der Hypophyse direkt über den Hypothalamus „veranlassen".*

# Die Schilddrüse

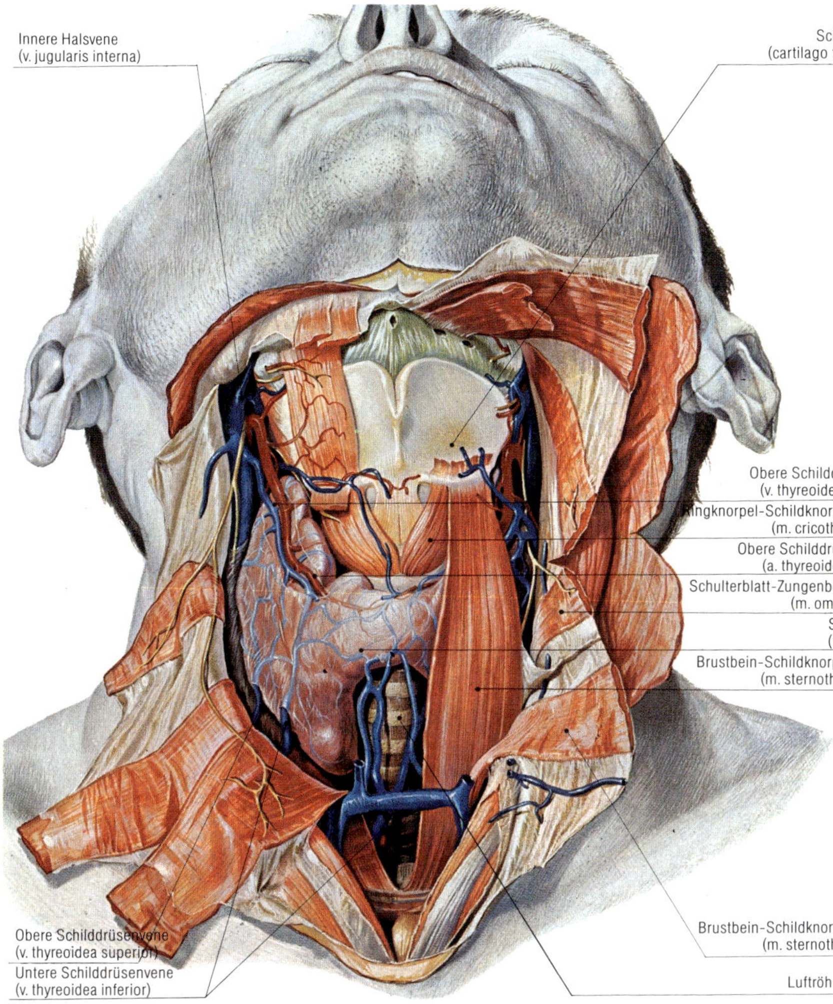


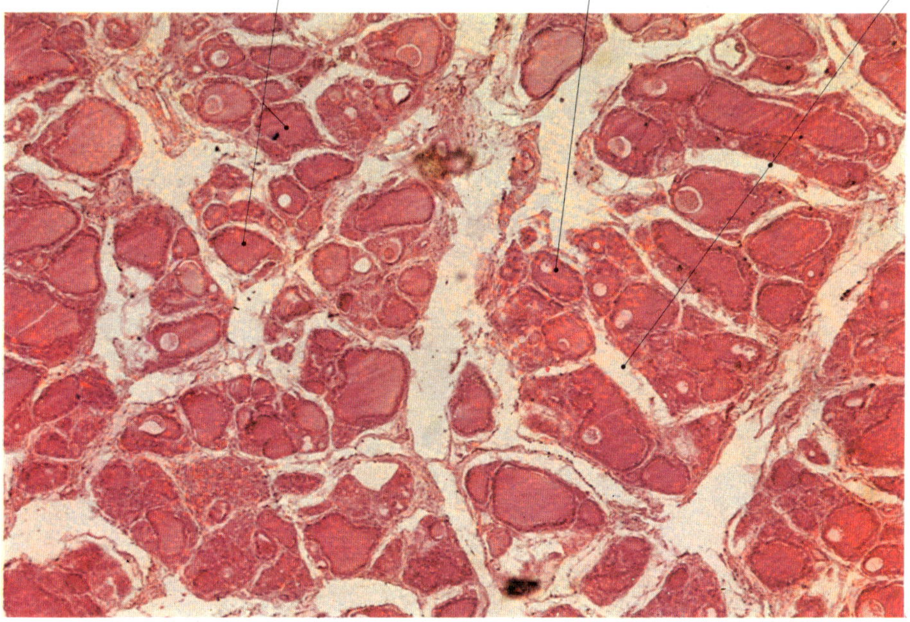


*Die Schilddrüse ist reich durchblutet und liegt an der Vorderseite des Halses (linkes Bild). Sie besteht normalerweise aus zwei Lappen, die durch den Isthmus miteinander verbunden sind, ist von einer dünnen Bindegewebskapsel umschlossen und durch feine Bindegewebssepten unterteilt. Die Drüsenzellen scheiden Thyroxin in die Follikel (Hohlräume) aus, in denen das jodfertige Hormon an Kolloid gebunden „gestapelt" wird (s. unten links). Zwischen den Follikeln liegen einige andere Zellen, die Kalzitonin (ein weiteres Schilddrüsenhormon, das u. a. den Knochenabbau hemmt) abgeben. Das von den Follikeln abgesonderte Thyroxin regt den Stoffwechsel der Körperzellen an. Wenn zuviel Thyroxin gebildet wird, kommt es zur Schilddrüsenüberfunktion (Hyperthyreose). Symptome sind überwärmte, rote Haut, hervorstehende Augen, Herzklopfen und Zittern. Häufig ist die Schilddrüse vergrößert (Kropf). Eine Schilddrüsenunterfunktion (Hypothyreose) beim Neugeborenen kann die Entwicklung des Gehirns schwer beeinträchtigen und den sogenannten Kretinismus mit Oligophrenie (extreme Mangelbegabung) und Minderwuchs verursachen. Beim Erwachsenen führt eine Unterfunktion zur Verlangsamung von Stoffwechsel, oft auch geistiger Tätigkeit, oder zur Verquellung des Unterhautbindegewebes (Myxödem).*
*Die beiden Tomographiebilder zeigen zwei Strumatypen: eine Basedow-Struma bei Hyperthyreose, die von zahlreichen Gefäßen durchzogen ist, und eine knotige Struma.*

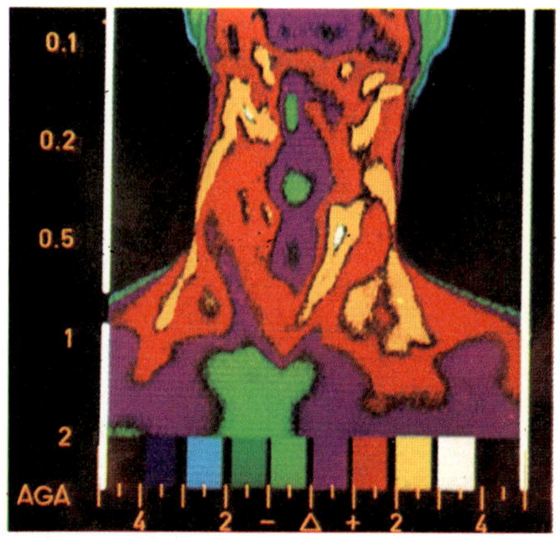


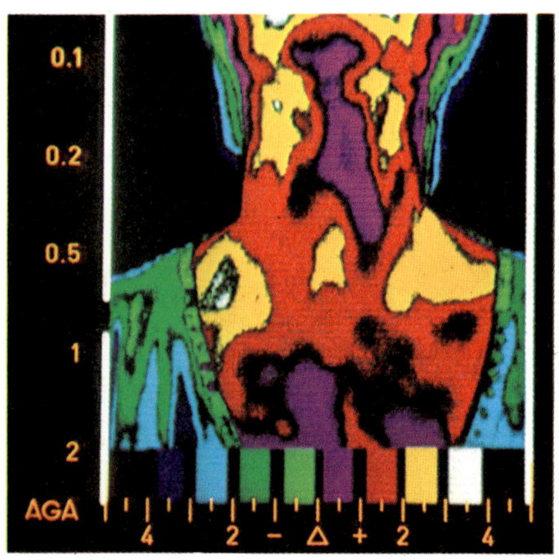

Normaler Befund

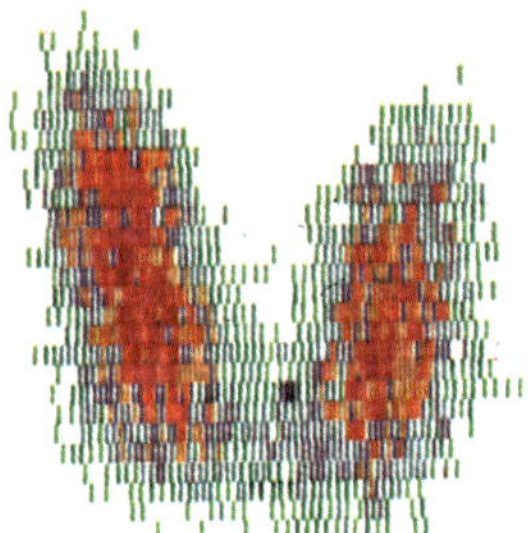

Veränderte Lage

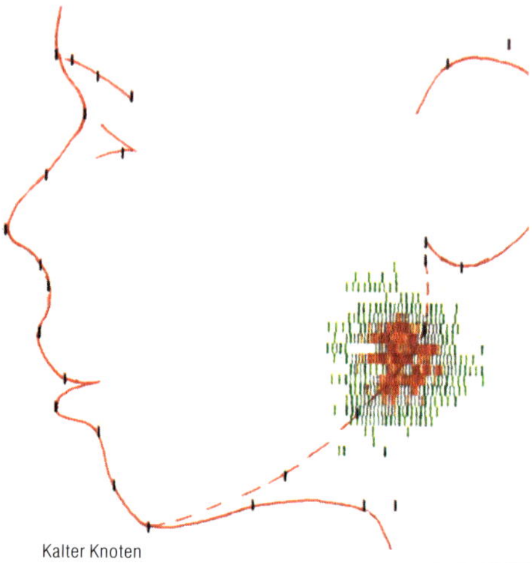

Kalter Knoten

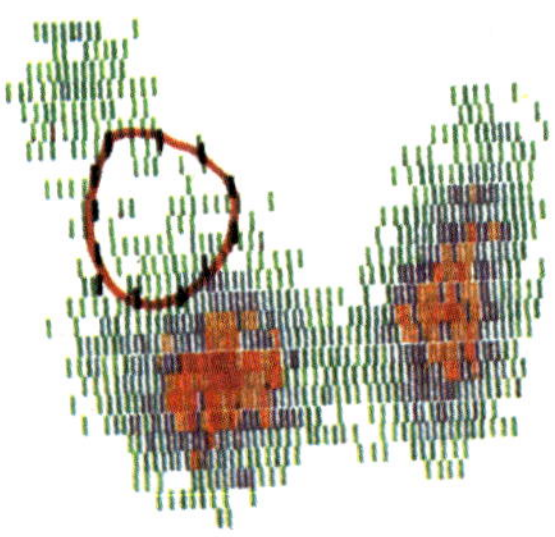

Knotenkropf

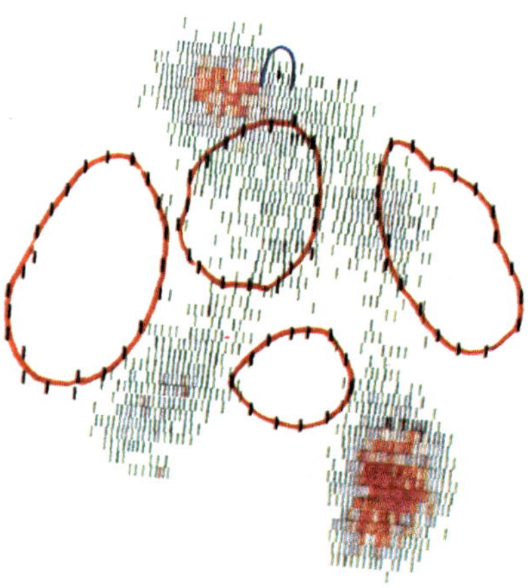

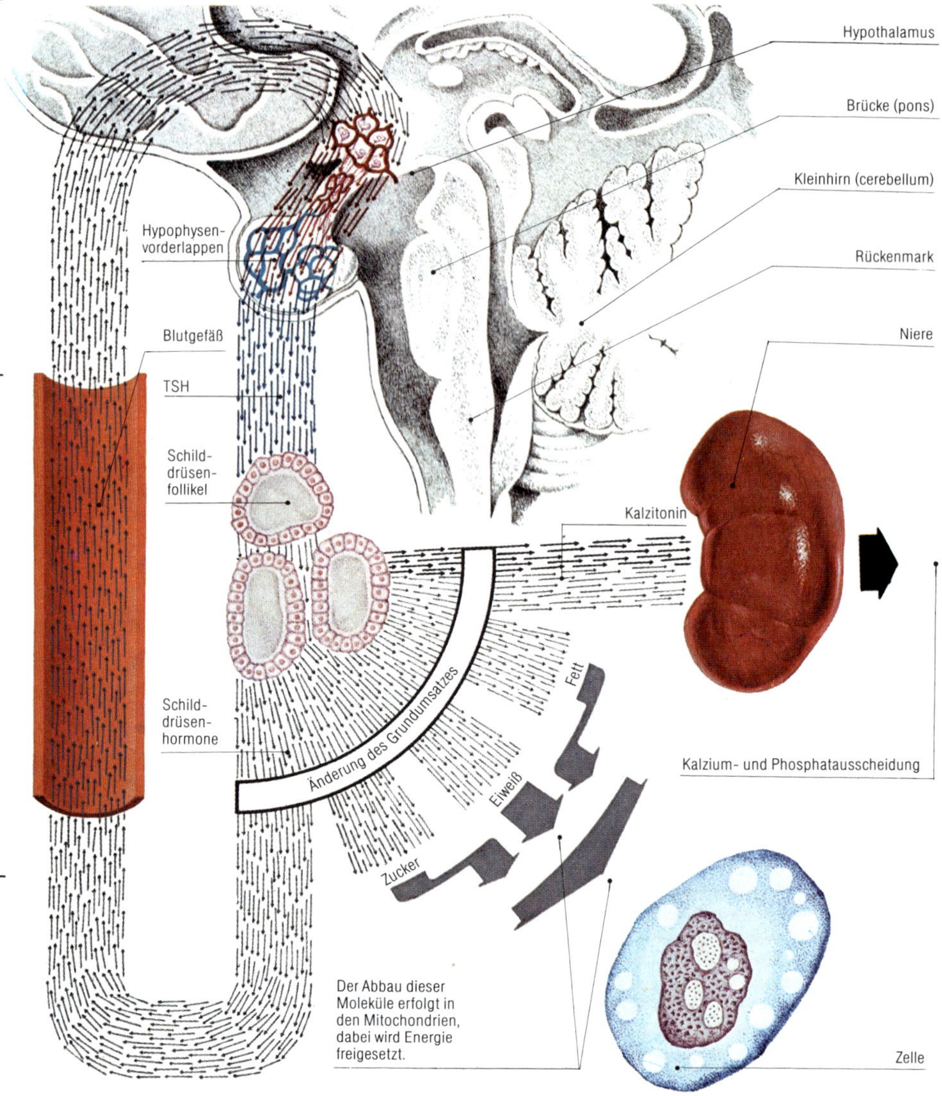


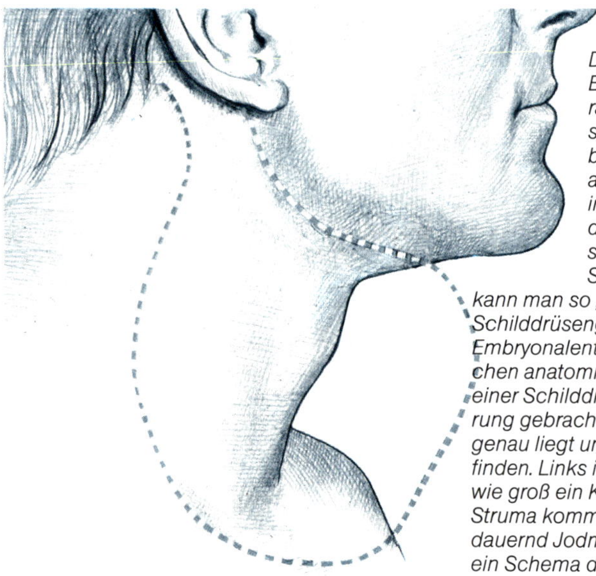

*Die Szintigramme (links) sind ein Beispiel für die Anwendung radioaktiven Jods bei Schilddrüsenuntersuchungen. Der Patient bekommt eine Spritze mit radioaktivem Jod, das sich besonders in den aktivsten Zonen der Schilddrüse anreichert. Mißt man anschließend die Radioaktivität der Schilddrüse mit einer Kamera, kann man so „heiße Knoten" entdecken. Schilddrüsengewebe kann sich während der Embryonalentwicklung außerhalb der üblichen anatomischen Lokalisation bilden. Vor einer Schilddrüsenoperation muß in Erfahrung gebracht werden, wo die Schilddrüse genau liegt und wo exakt sich die Knoten befinden. Links in der Zeichnung ist ersichtlich, wie groß ein Kropf (Struma) werden kann. Die Struma kommt in Gebieten vor, in denen andauernd Jodmangel herrscht. Oben sehen Sie ein Schema des Rückkopplungsmechanismus, der die Schilddrüsenfunktion reguliert.*

# Bauchspeicheldrüse (Pankreas)

*Die Bauchspeicheldrüse liegt hinter dem Magen. Sie funktioniert sowohl als endokrine, als auch exokrine Drüse. Die im Pankreas gebildete Verdauungsflüssigkeit beinhaltet reichlich Enzyme, die Kohlenhydrate, Eiweißstoffe und Fette spalten. Zusammen mit der Galle fördert diese Verdauungsflüssigkeit die Verdauung im Zwölffingerdarm (s. links). In der Bauchspeicheldrüse sind die Langerhans-Inseln verteilt. Die Langerhans-Insel-Zellen, in denen man unterschiedlich anfärbbare Zellarten erkennen kann (A- und B-Zellen), produzieren Glukagon und Insulin. Ihre Aufgaben liegen im Bereich des Kohlenhydratstoffwechsels. Auf der Computertomographie links unten ist der Pankreaskopf oberhalb eines Wirbels zu erkennen.*

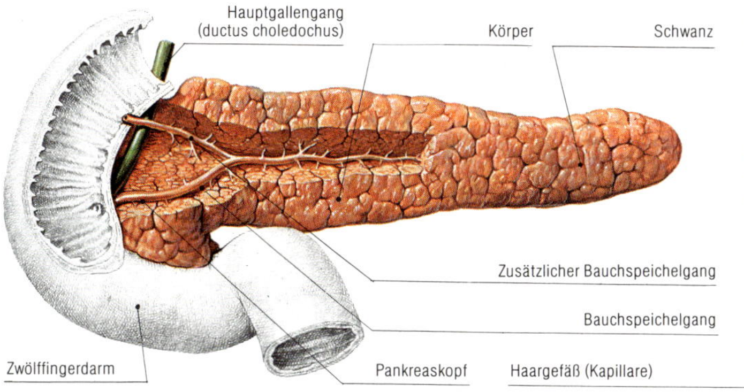


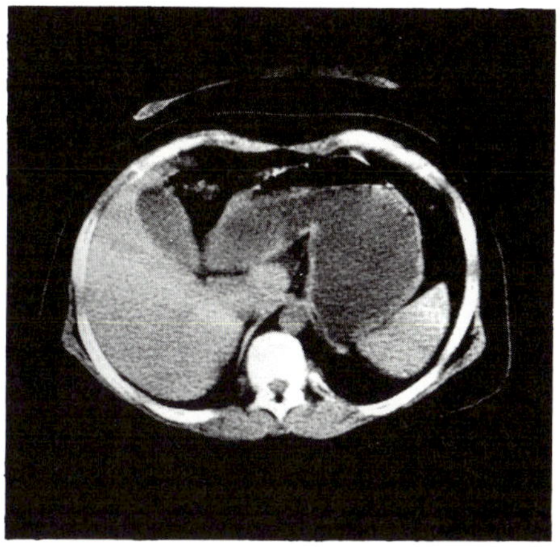

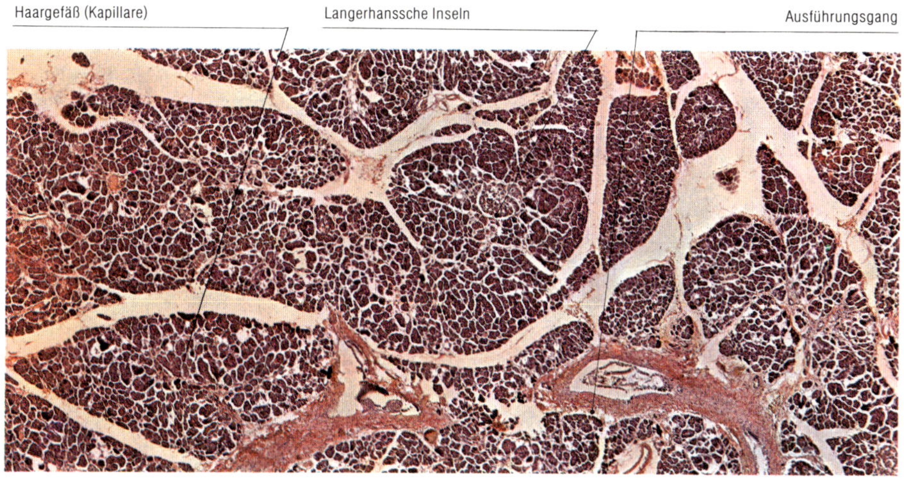


*Das Insulin hat bedeutende Auswirkung auf den Stoffwechsel (Schema rechts). Es vergrößert die Durchlässigkeit (Permeabilität) der Zellmembran für Glukose und den Aufbau von Glykogen in der Leber. Insulin fördert die Aufnahme von freien Fettsäuren in das Fettgewebe. Die Phosphorylierung (Aktivierung von Glukose) und deren anschließende Oxydation folgt in der Glykolyse, im Zitratzyklus, in der Atmungskette. Dabei entsteht Energie in Form von ATP. Der Insulinmangel verursacht Zuckerkrankheit, bei der der Blutzucker erhöht und der Stoffwechsel gestört ist. Der Mangel an Insulin beeinträchtigt die Glukoseaufnahme in die Zellen; sie verarmen an Glukose. In diesem Fall werden Fettsäuren und Eiweißstoffe als Energieträger abgebaut. Der Organismus reguliert den Blutzuckerspiegel in sehr engen Grenzen, weil Zucker die einzige Energiequelle des Gehirns ist.*

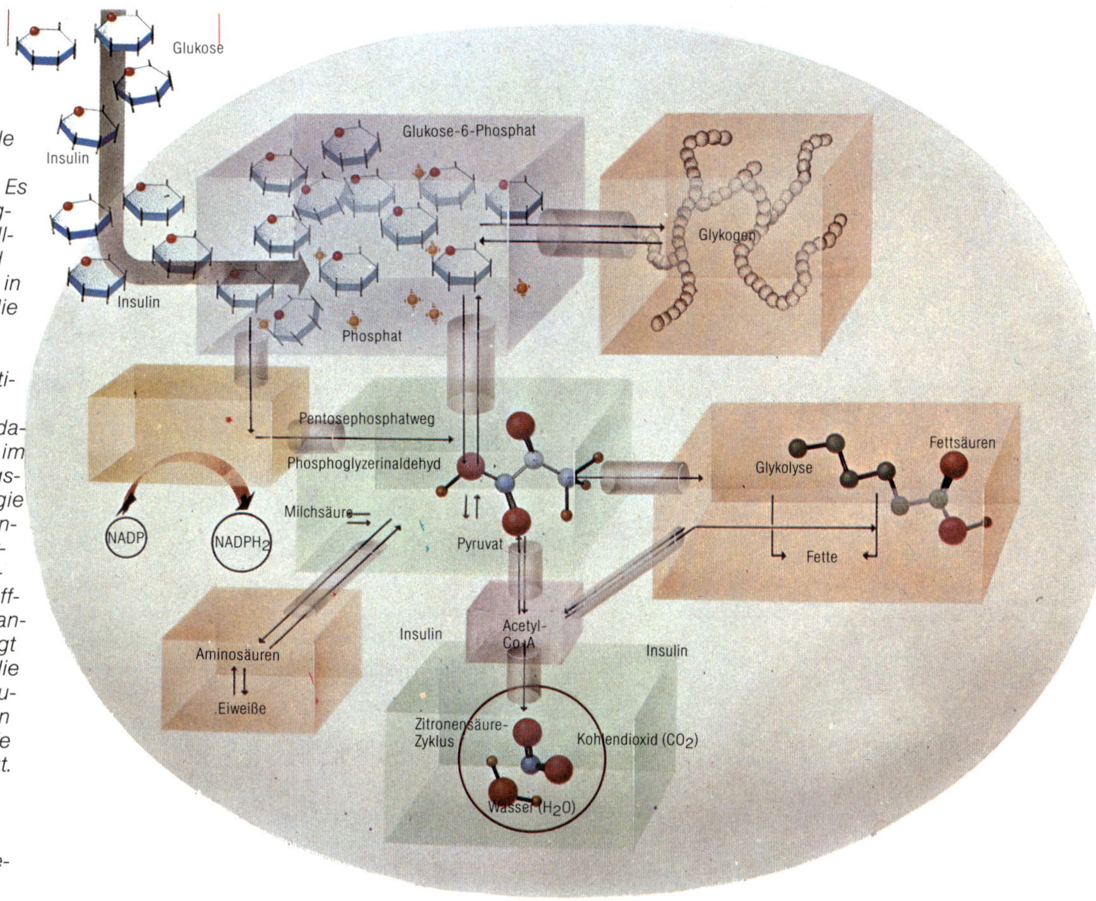

# Nebennieren

*Die paarigen Nebennieren befinden sich oberhalb der Nieren. Die beiden Nebennieren bestehen aus Rinde und Mark (s. unten links), wobei die Rinde aus drei Schichten aufgebaut ist. Die wichtigsten Nebennierenrindenhormone sind Glukokortikoide (wie Kortisol), die auf den Kohlenhydratstoffwechsel einwirken, Mineralokortikoide (wie Aldosteron), die in den Nieren die Rückresorption von Natriumsalzen und die Ausscheidung von Kaliumsalzen fördern, sowie Geschlechtshormone (wie Androgene und Östrogene), die die Entstehung der äußeren Geschlechtsmerkmale beeinflussen.*
*Die chromaffinen Zellen des Nebennierenmarks schütten unter der Wirkung einer Stimulation durch das sympathische Nervensystem große Mengen von Adrenalin und Noradrenalin in Streß- und Angstsituationen sowie bei Gefahr aus.*

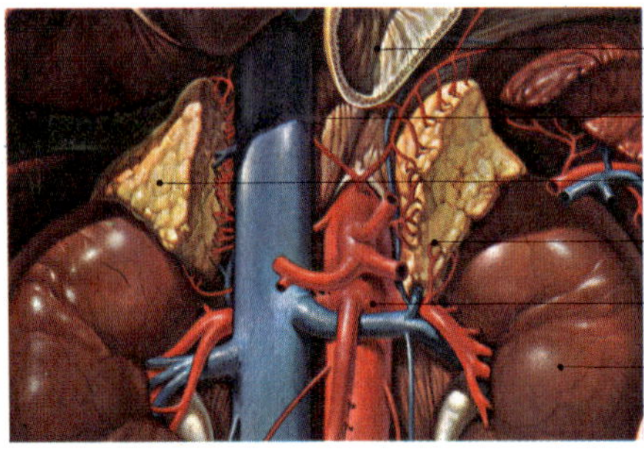


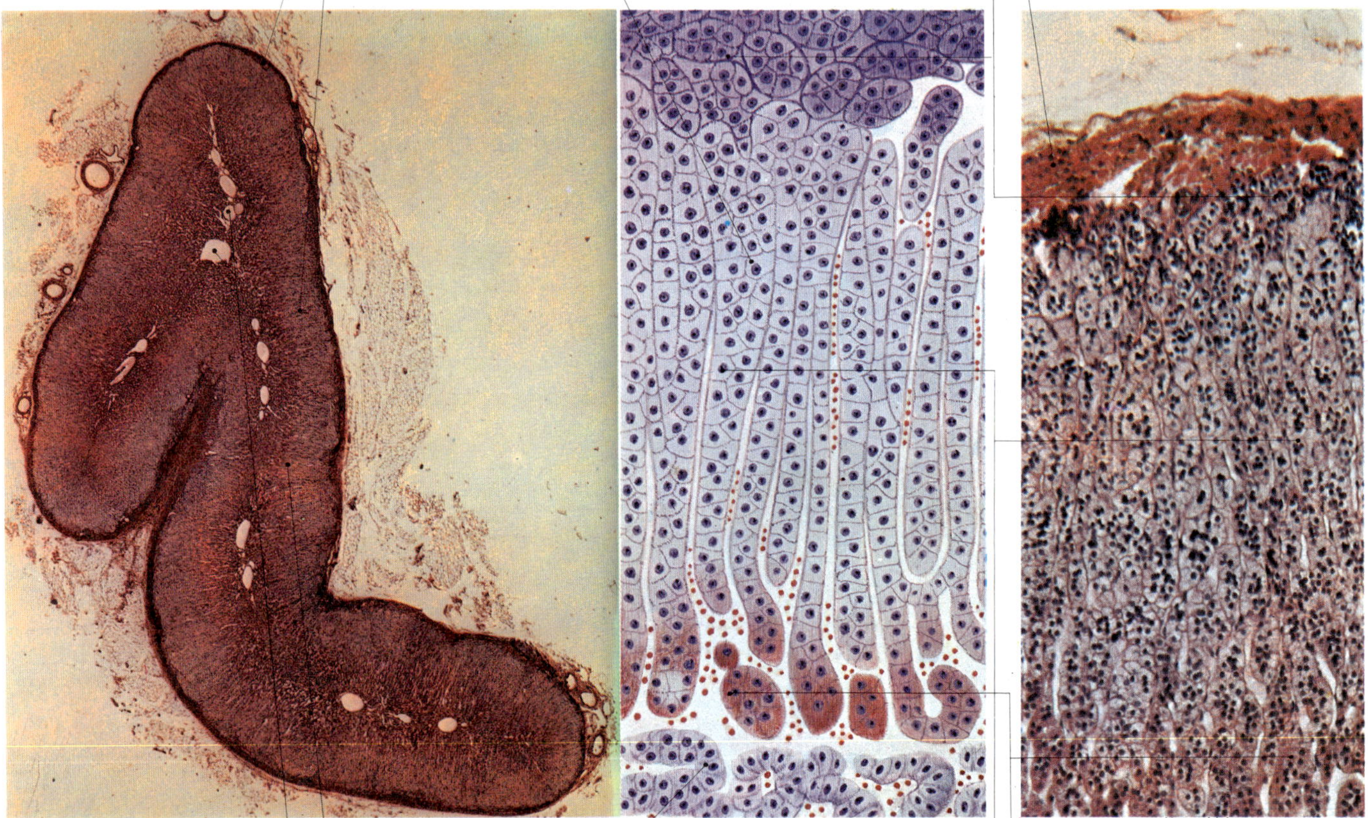


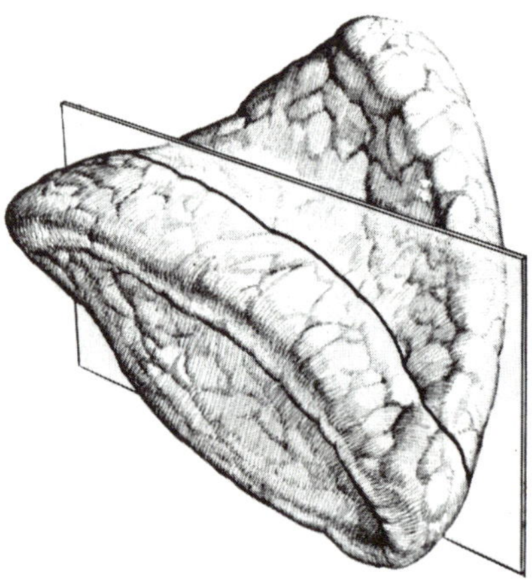

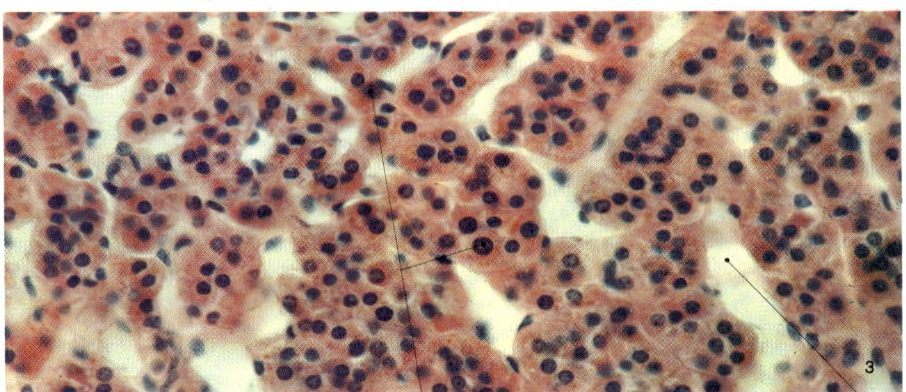

## Nebenschilddrüse

*Die Nebenschilddrüsen bestehen aus den vier linsenförmigen Epithelkörperchen, die sich an der Hinterfläche der Schilddrüse befinden (s. unten). Sie werden aus der unteren Schilddrüsenarterie mit Blut versorgt. Die Nebenschilddrüsen sind sehr wichtig für die Regulierung des Kalziumgehaltes im Blut.*

*Die Regulierung des Kalzium- und Phosphatgehaltes im Blut ist abhängig von der Nahrung, den Mineralstoffreserven im Knochengerüst und von den in den Nieren stattfindenden Resorptionsvorgängen (s. unten). Eine zu hohe Ausscheidung des Nebenschilddrüsenhormons (Parathormon) führt zum Mineralstoffmangel im Knochengerüst und steigert den Kalziumgehalt des Urins.*

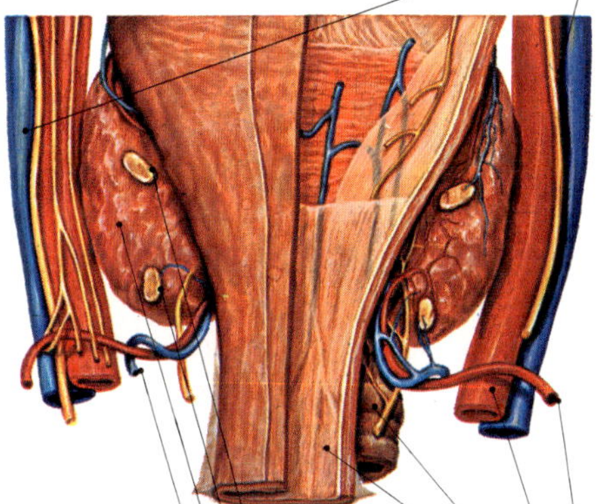


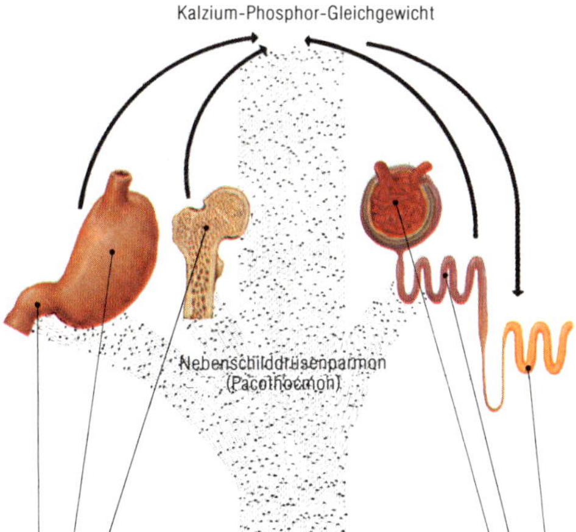


## Zirbeldrüse (Epiphyse)

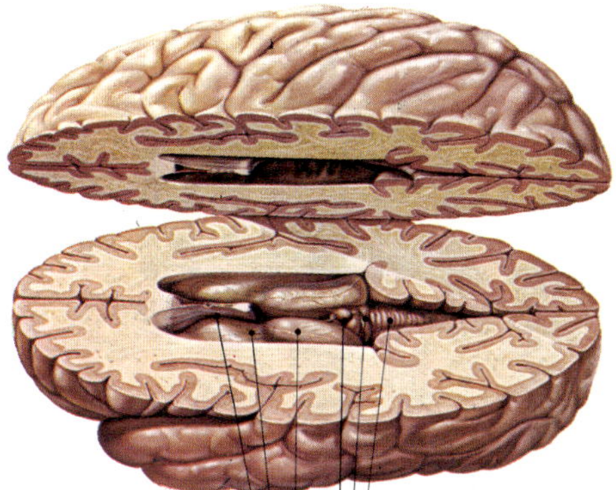


*Die Zirbeldrüse ist ein kleines, erbsenförmiges endokrines Organ im Gehirn, das auf dem Grund des dritten Hirnventrikels sitzt. Sie ist sehr stark durchblutet. Zuweilen kann sie im Alter verkalken und wird dadurch ein gut erkennbarer Orientierungspunkt für Röntgenologen. Die Funktion der Epiphyse beim Menschen ist noch nicht vollkommen geklärt.*

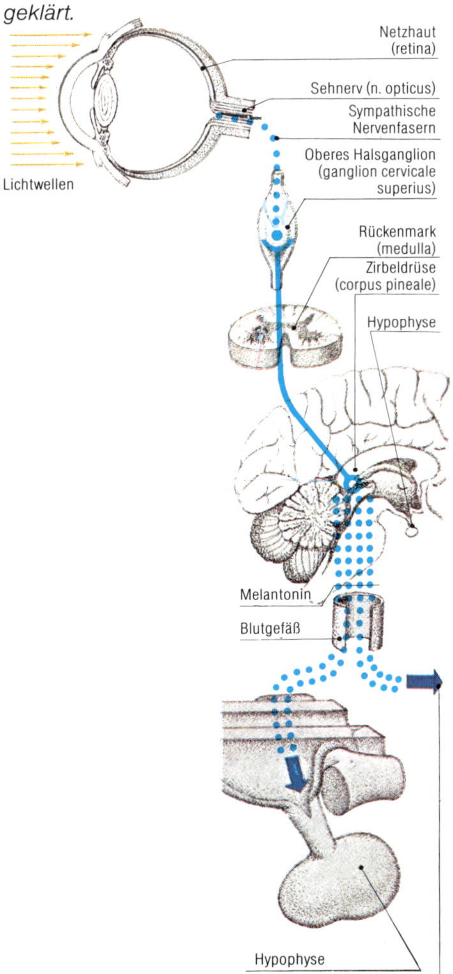


## Thymus

*Der Thymus ist ein zum lymphatischen System gehörendes Organ, das beim Neugeborenen am größten ist. Nach Erreichen der Geschlechtsreife verkümmert er. Das unpaare Organ liegt hinter dem Brustbein (s. unten). Der Thymus enthält thymusabhängige Lymphozyten (T-Lymphozyten), die für die Immunabwehr wichtig sind, sowie Retikulumzellen.*

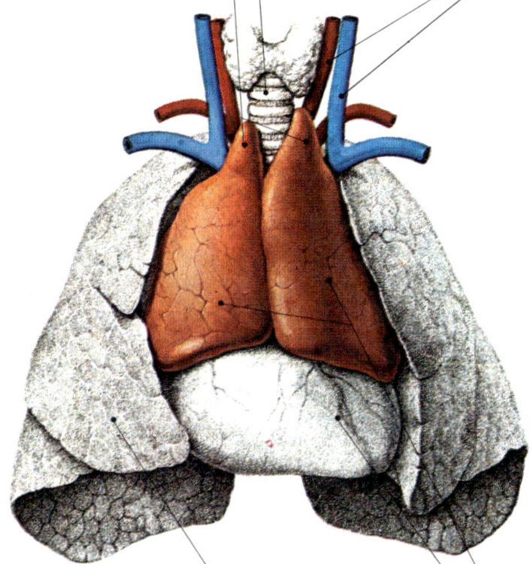


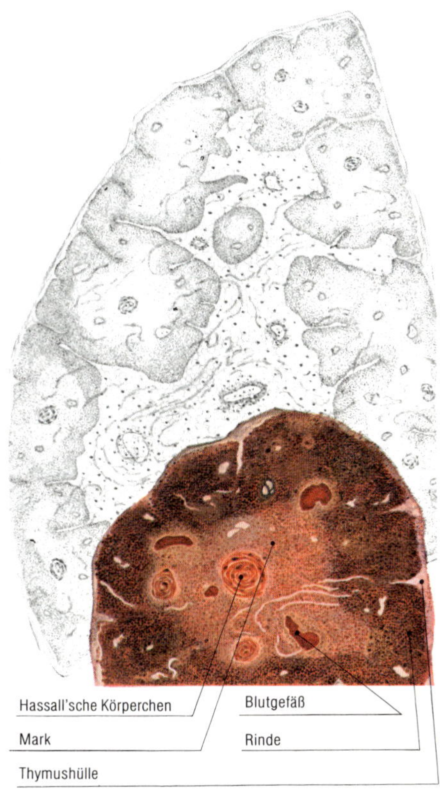

# Das Nervensystem

Der Grund dafür, daß der Mensch über anderen lebendigen Organismen steht, ist die Vielfalt und Vielseitigkeit des Nervensystems, dessen Funktionen trotz intensiver Forschungsbemühungen bis jetzt in vielen Details noch nicht erklärt werden können. Aufbau und Funktionsweise sind mit allen Erscheinungsformen unseres Lebens verbunden. Milliarden von Nervenzellen, die durch unzählbare Synapsen miteinander in Verbindung stehen, sind nötig für die verschiedensten physischen und psychischen, intellektuellen, abstrakten und konkreten, analytischen und konstruktiven Aktivitäten. Obgleich die Mikroprozessortechnologie in den letzten Jahren Riesenfortschritte gemacht hat, ist das Gehirn weiterhin der vielseitigste „Computer", den man kennt. Dennoch verbraucht es weniger Energie als eine Glühbirne. Zusammenfassend kann man sagen, daß das Nervensystem zwei Aufgaben hat: es erhält das innere Gleichgewicht des Organismus und paßt es an Veränderungen der Umwelt an.

Alle Lebewesen zeigen Reaktionseigenschaften auf verschiedenen Entwicklungsniveaus, aber nirgendwo sind sie so komplex entwickelt wie im menschlichen Nervensystem. So wird z.B. ein bestimmtes neues Reizmuster im Gehirn mit ähnlichen, bereits bekannten Mustern verglichen. Beim Vorliegen mehrerer Reaktionsmöglichkeiten erfolgt die Wahl aufgrund von Erfahrung. Die entsprechende Handlung wird ausgeführt und danach im Hinblick auf die von ihr verursachten Folgen überprüft. Falls die getroffene Entscheidung zum Erfolg führt, wird das Reizmuster, die Überlegung und die Reaktion im Gedächtnis gespeichert: das Gehirn „lernt".

Dieser Vorgang ist beim Menschen so differenziert entwickelt, daß Reaktionsentscheidungen allein aufgrund von abstrakten Überlegungen gefällt werden, eine persönliche, konkrete Erfahrung ist nicht notwendig. Zusätzlich erhält das Gehirn ständig Information aus Sinneswahrnehmungen über das periphere Nervensystem, das aus verschiedenen Rezeptoren hochspezialisierter Sinneszellen bis zu einfachen Nervenendigungen aufgebaut ist. Die Wahrnehmungen breiten sich über komplizierte Verschaltungen im Zentralnervensystem aus, plötzlich wird eine geeignete Antwort auf ein bestimmtes Reaktionsmuster ausgelöst. Die gezielten Impulse werden entlang efferenten (ausführenden) Nervenbahnen zum Zielorgan vermittelt. Manchmal geschieht dies reflektorisch, wobei höhere Zentren die Vorgänge beeinflussen können.

Das Gehirn liegt geschützt in der Schädelhöhle und läßt sich in verschiedene Bereiche einteilen: Rautenhirn (Rhombenzephalon), Mittelhirn (Mesenzephalon), Zwischenhirn (Dienzephalon) und Endhirn (Telenzephalon). Das Rautenhirn wird wiederum in verlängertes Rückenmark (Myelenzephalon) und Hinterhirn (Metenzephalon) unterteilt. Das Hinterhirn besteht aus Hornbrücke (Pons), Rautengrube und Kleinhirn. Das Zwischenhirn wird aus Thalamus, Hypothalamus, Zirbeldrüse und Hypophysenhinterlappen gebildet. Verlängertes Mark, Hirnbrücke und Mittelhirn werden auch als Stammhirn bezeichnet.

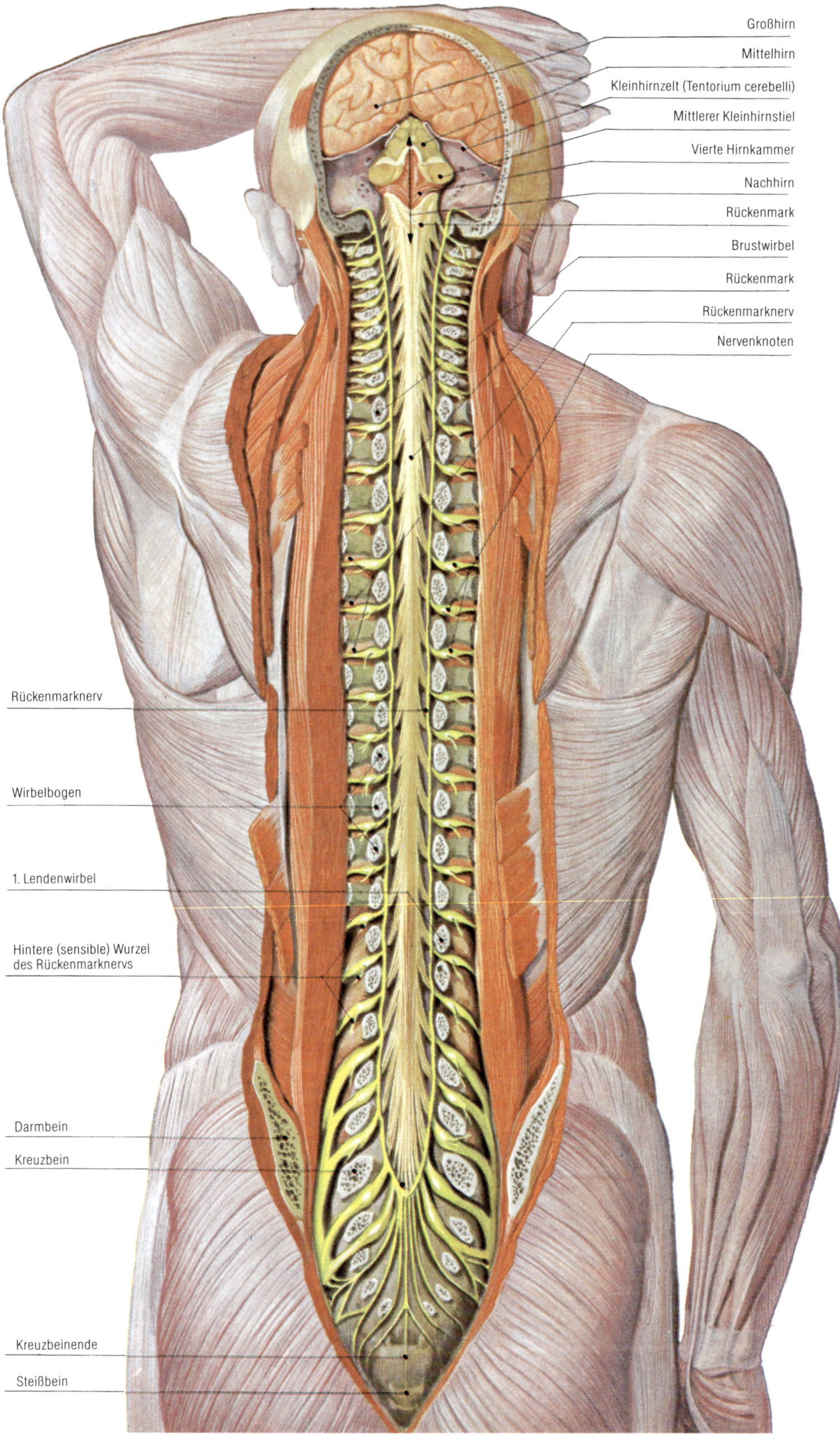

# Zentralnervensystem

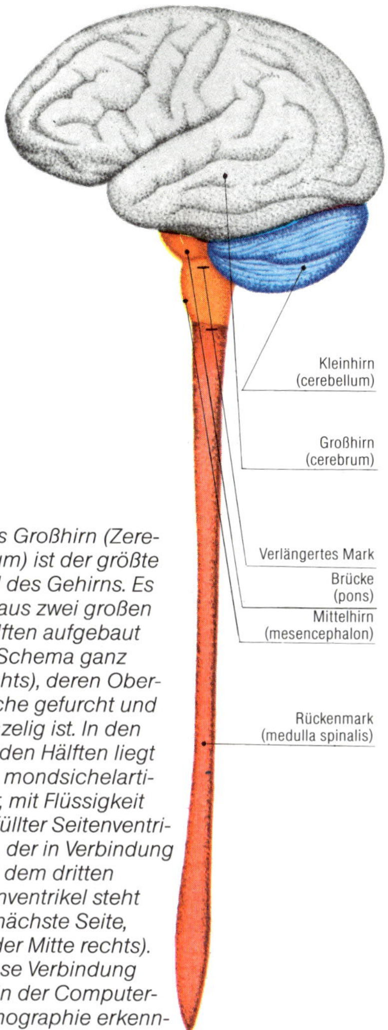


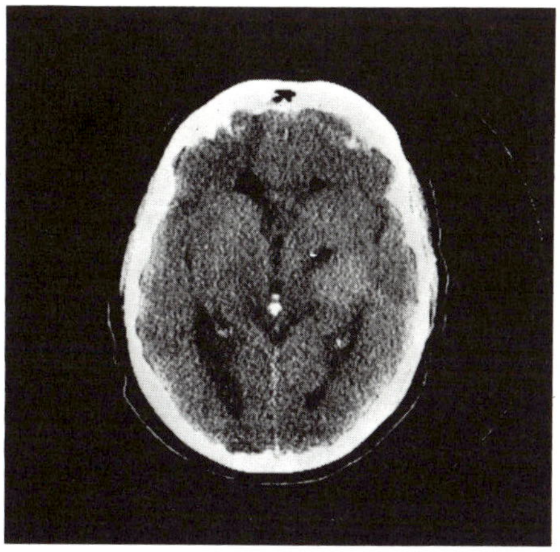

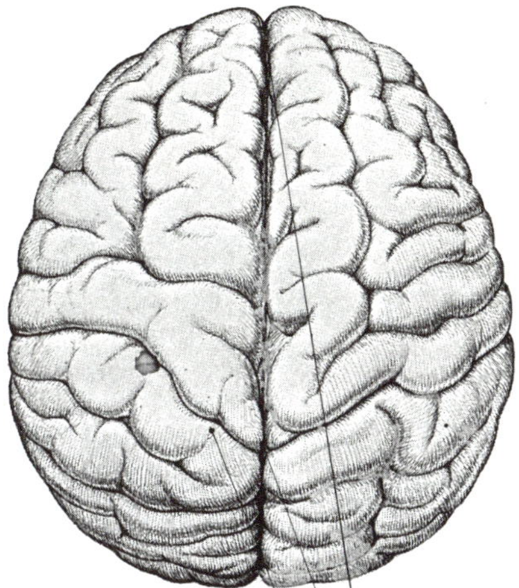


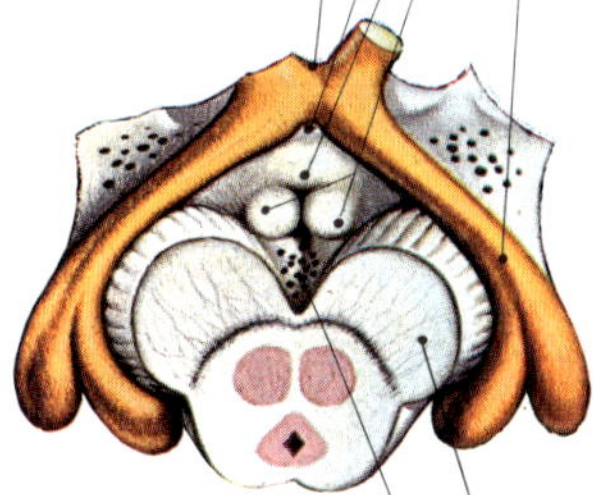


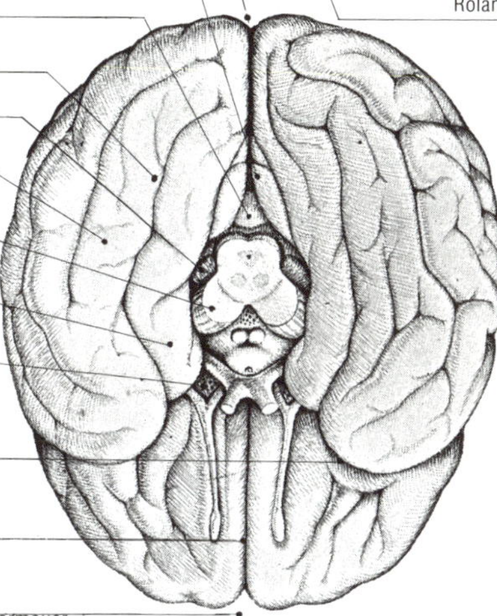


*Das Großhirn (Zerebrum) ist der größte Teil des Gehirns. Es ist aus zwei großen Hälften aufgebaut (s. Schema ganz rechts), deren Oberfläche gefurcht und runzelig ist. In den beiden Hälften liegt ein mondsichelartiger, mit Flüssigkeit gefüllter Seitenventrikel, der in Verbindung mit dem dritten Hirnventrikel steht (s. nächste Seite, in der Mitte rechts). Diese Verbindung ist in der Computertomographie erkennbar. Unter den Seitenventrikeln liegt der Thalamus. In der Mitte liegt die verkalkte Hirnanhangsdrüse, die in der Nähe des dunklen Umrisses des dritten Hirnventrikels zu erkennen ist. Unterhalb ist die Grube (Fossa interpeduncularis) zwischen den Kleinhirnschenkeln. Die Sehnervenbahnen sind gelb markiert. Der Thalamus (s. unten rechts) liegt strukturell an einer entscheidenden Schaltstelle. Die Thalamuskerne haben sehr viele Verbindungen untereinander, aber auch aufsteigende und absteigende Verbindungen zur Hirnrinde und anderen Hirnzentren. Die mannigfaltigen Verbindungen zu anderen Gehirnregionen zeigen, daß der Thalamus an der Koordination fast aller wichtigen Gehirnfunktionen beteiligt ist. Er ist auch mit den verschiedenen Sinnesfunktionen und Schmerzempfindungen verschaltet. Der Thalamus ist vermutlich auch an subjektiven Verarbeitungsprozessen in Zusammenhang mit Gefühlen, Willen und Persönlichkeitszügen beteiligt.*

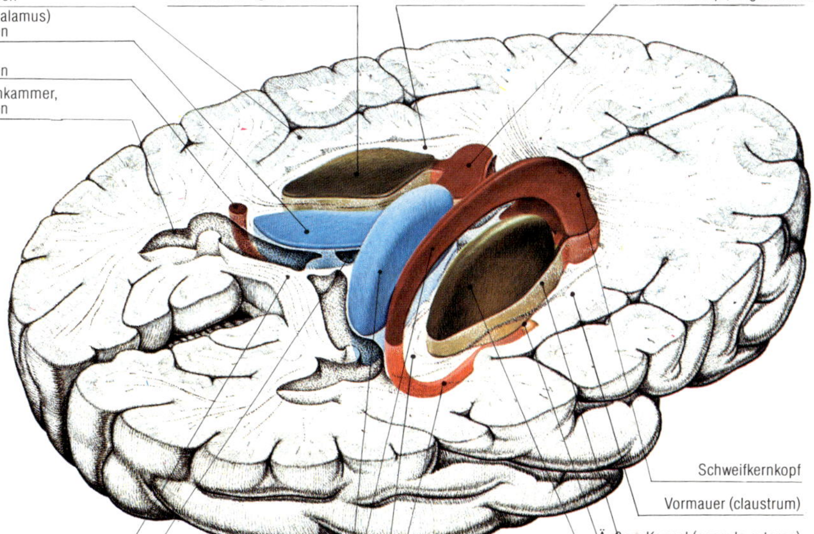

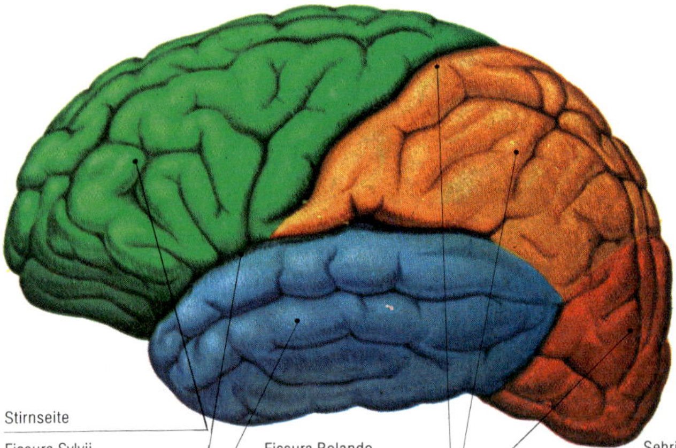


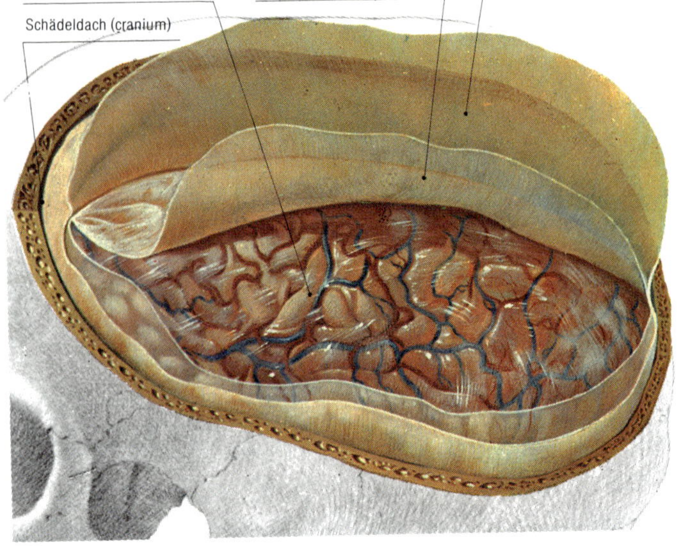


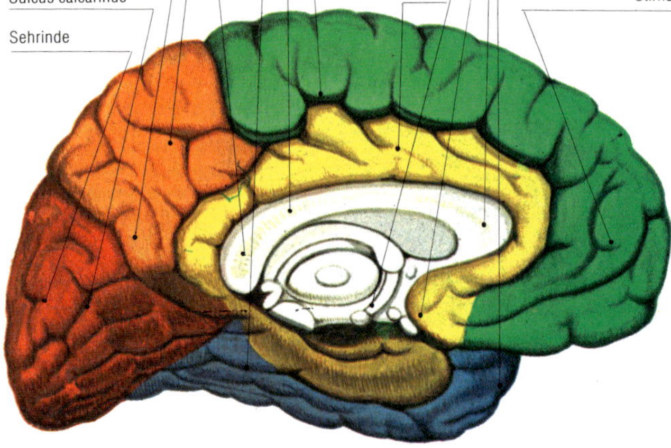


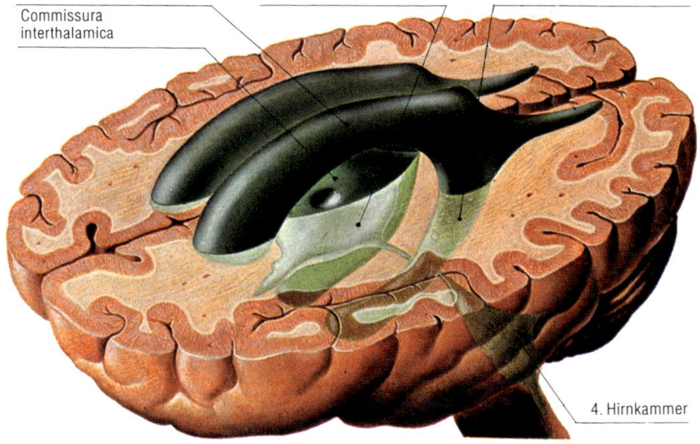


*Auf diesen Bildern sehen Sie die Hirnrinde von der Seite, und von der Mitte aus. Die innere Gehirnhaut, die Spinnwebenhaut (Arachnoidea) ist sehr dünn, aber von zahlreichen Blutgefäßen durchzogen (s. oben rechts). Durch gezielte Reizung verschiedener Stellen der Hirnrinde wurde geklärt, welches die wichtigsten Funktionen in den jeweiligen Hirnregionen sind. Die motorischen Zentren (s. Bild rechts unten) zeigen deutlich, wieviele Nerven insbesondere für die fein abgestimmten Bewegungen der Finger und der Hand oder für die Sprechfähigkeit notwendig sind.*

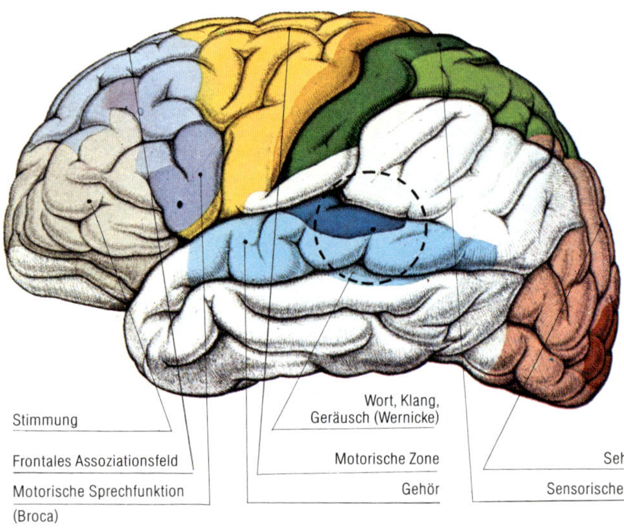


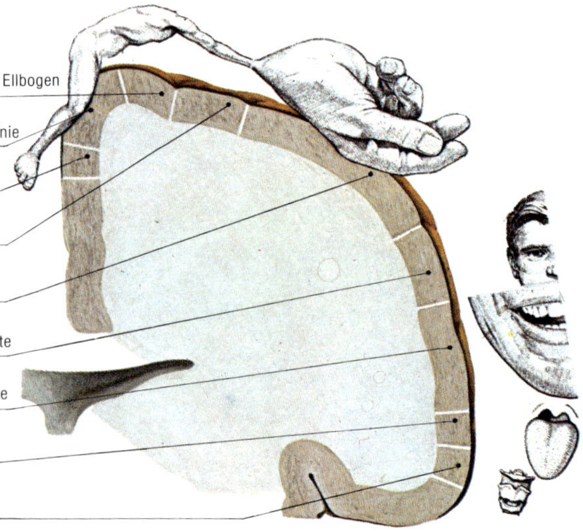

*Das Rückenmark ist die Verlängerung des zentralen Nervensystems, das im Wirbelkanal der Wirbelsäule (s. rechts) liegt. Absteigend wird es dünner, mit Ausnahme von Verdickungen im Bereich von Hals und Becken, von wo aus Verbindungen zu Nervengeflechten bestehen. Sowohl auf der Rückenals auch der Bauchseite gehen aus dem Rückenmark Nervenwurzeln ab, die durch die Rückenmarkshäute ziehen (s. außen re.). Sie vereinigen sich und bilden die Rückenmarksnerven. Unterhalb des zweiten Lendenwirbels geht das Rückenmark in einen dünnen Endfaden (Filum terminale) über. In der Mitte des Rückenmarks liegt die graue Substanz, in deren Zentrum sich ein kleiner Kanal befindet. Die graue Substanz wird von der aus markhaltigen Nervenfasern bestehenden weißen Substanz umhüllt (s. unten). Diese Nervenfasern transportieren von den Sinnesorganen aufgenommene Wahrnehmungen nach oben zum Thalamus und motorische Informationen aus Hirnrinde und Zwischenhirnkernen zur Peripherie hin.*

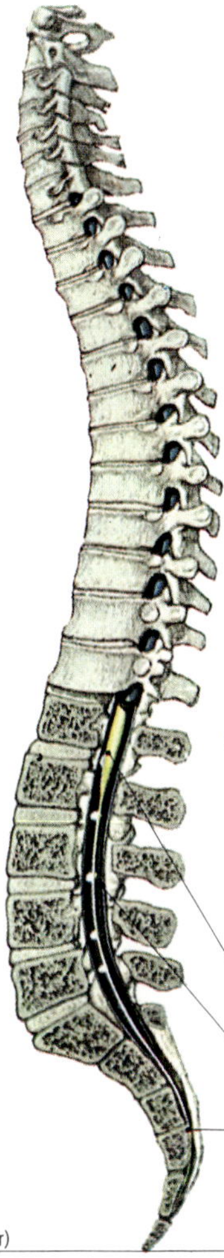


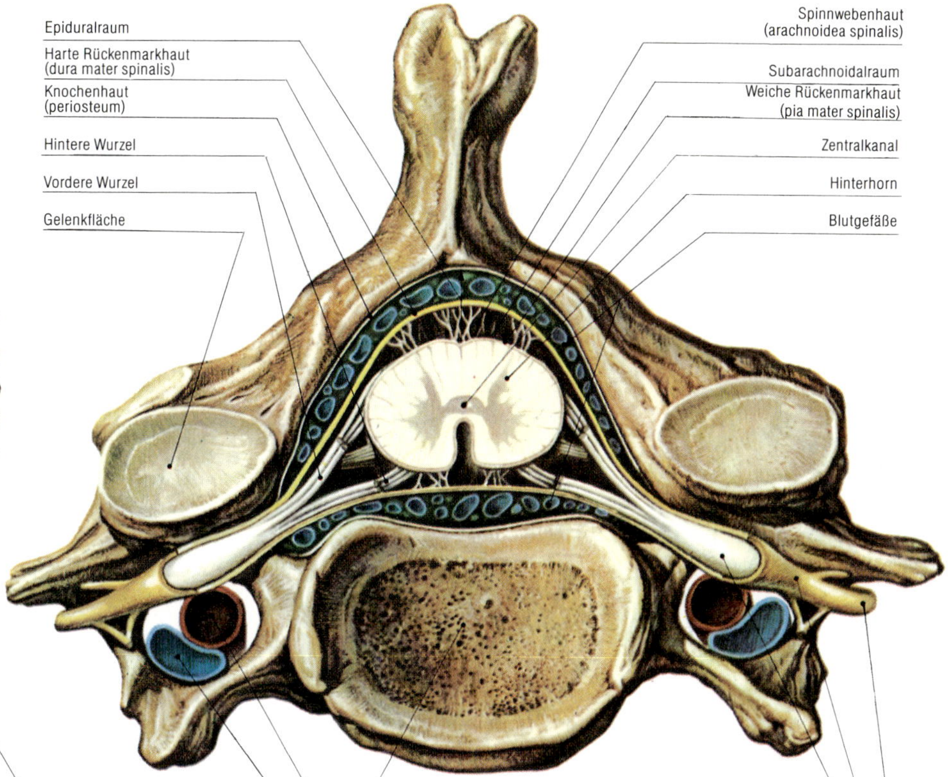


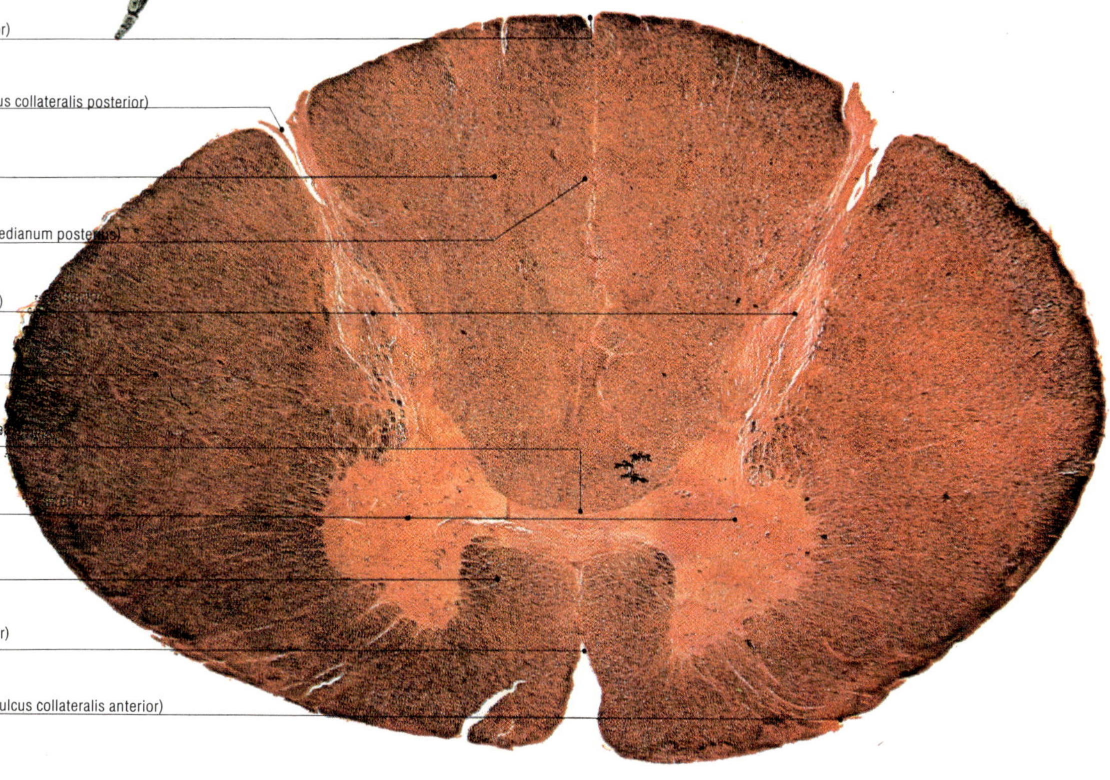

# Peripheres Nervensystem

*Die vordere und die hintere Wurzel der Rückenmarksnerven vereinigen sich zum Spinalnerven, der motorische und sensible Fasern enthält. In Höhe der Extremitäten bilden die vorderen Äste der Spinalnerven Geflechte, die Fasern aus verschiedenen Spinalnerven aufnehmen.*

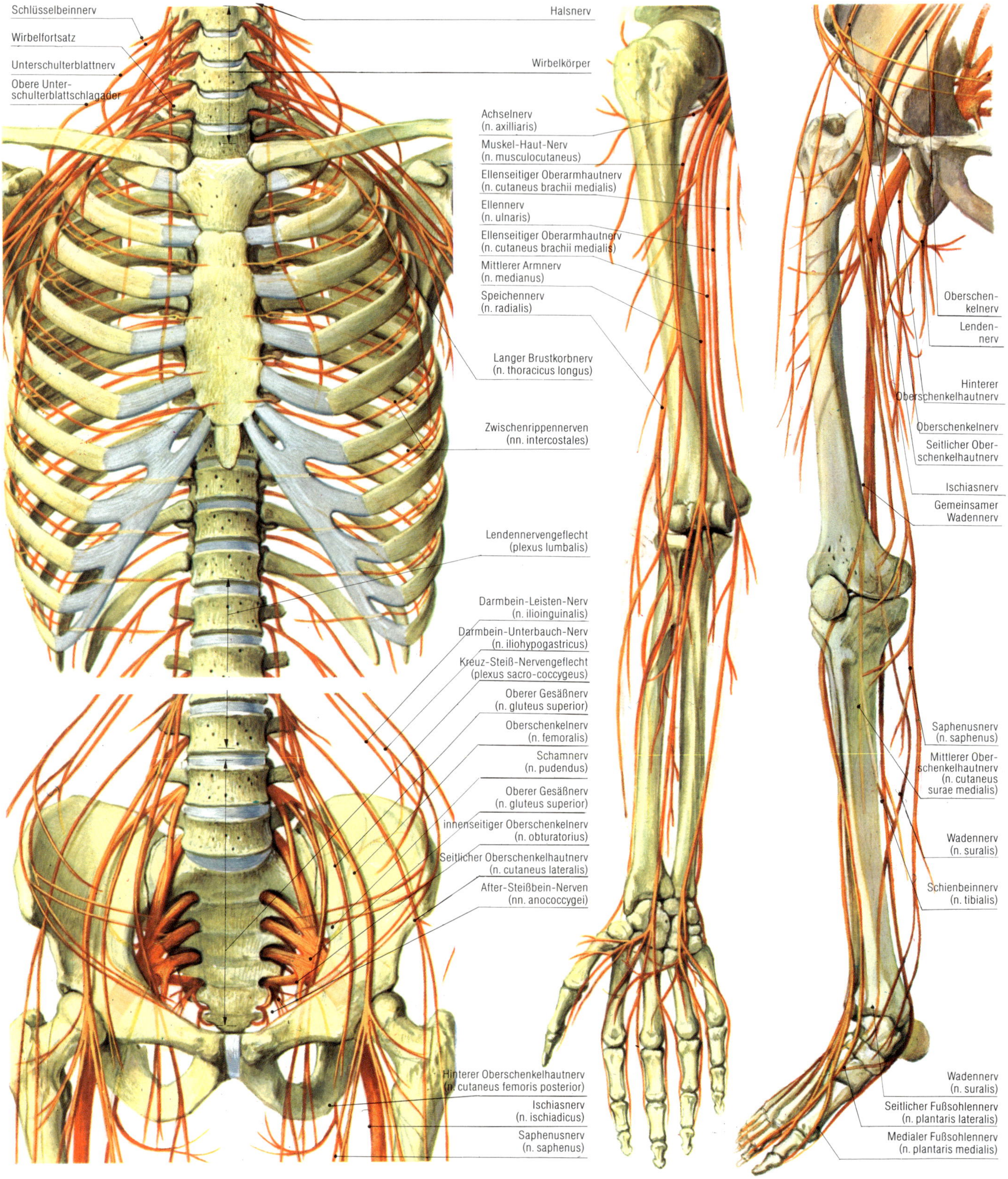

# Atmungsorgane

Sauerstoff ist lebensnotwendig. Der Stoffwechsel verbraucht Sauerstoff und produziert gleichzeitig Kohlendioxid. Bei einzelligen Lebewesen erfolgt dieser Gasaustausch durch Diffusion. Mehrzellige, höhere Organismen, wie zum Beispiel der Mensch, benötigen ein Transportsystem (Blut), das den Transport des Sauerstoffs ins Gewebe und den Abtransport des Kohlendioxids vom Gewebe ermöglicht. Der Gasaustausch erfolgt in den Lungen. Die oberen Atemwege reichen von der Nase bis zum Kehlkopf. Sie sind von einem Flimmerepithel bedeckt, in dem eine rege Blutzirkulation stattfindet.

Die eingeatmete Luft wird erwärmt und angefeuchtet, wenn sie an dem Flimmerepithel vorbeiströmt. In der Einatmungsluft befindliche Fremdpartikel haften sich an die dicke Schleimschicht an, und die Bewegungen der Flimmerhaare transportieren die Fremdpartikel mit dem Schleim zum Rachen (Pharynx), aus dem der Schleim abgehustet werden kann. Der Hustenreflex stellt eine Schutzfunktion des Kehlkopfes dar, er überwindet den Verschluß der Stimmritze und verhindert dadurch, daß Nahrung und Flüssigkeit in die unteren Atemwege geraten. Die wichtigste Aufgabe des Kehlkopfes ist die Lautbildung, die Produktion von Sprache. Das auf exakte nervöse Regulierung des Kehlkopfes sowie des Rachens und der Zungenmuskulatur beruhende Sprechvermögen ist ein äußerst wichtiger Faktor in der Entwicklung des Menschen.

Unterhalb des Kehlkopfes liegt die Luftröhre (Trachea), eine membranöse Röhre, die von Knorpelspangen verstärkt wird. Beim Erwachsenen ist die Luftröhre ca. 11 cm lang, sie teilt sich im Brustkorb in zwei Hauptbronchien auf. Diese verzweigen sich wiederum in kleinere, zu verschiedenen Lappen und Segmenten führenden Bronchien und schließlich in feinste Äste (Bronchiolen), die in den Lungenbläschen (Alveolen) enden. Die Lungenbläschen sind dünnwandige, traubenartige Gebilde. Obwohl die 300 Millionen Lungenbläschen auf kleinem Raum (Brustkorb) zusammengepreßt sind, ist deren Gesamtoberfläche 30mal größer als die Körperoberfläche des Menschen (bei Erwachsenen ca. 70 qm!). An den Wänden der Lungenbläschen liegen viele Kapillaren. Der Austausch von Sauerstoff und Kohlendioxid muß sehr schnell erfolgen, denn die roten Blutkörperchen (Erythrozyten) verbleiben in den Kapillaren weniger als eine Sekunde, bevor sie zur linken Herzhälfte und von dort aus in den großen Kreislauf zurückkehren.

Die Atemmuskulatur ist verantwortlich für die mechanische Arbeit der Lungenbelüftung. Das elastische Lungengewebe widersetzt sich der Einatmung, aber unterstützt passiv die Ausatmung. Die Atemwege stellen ein natürliches Hindernis dar, das bei jedem Atemzug überwunden werden muß. Dies wird dann ein wichtiger Faktor, wenn die Atemwege krankheitsbedingt verengt sind.

Der Brustkorb ist vom Lungenfell ausgekleidet, die Lunge vom Rippenfell umschlossen, beide Schichten bilden die Pleura. Zwischen dem Innen- und Außenblatt der Pleura befindet sich der Pleuraspalt, der mit Flüssigkeit gefüllt ist.

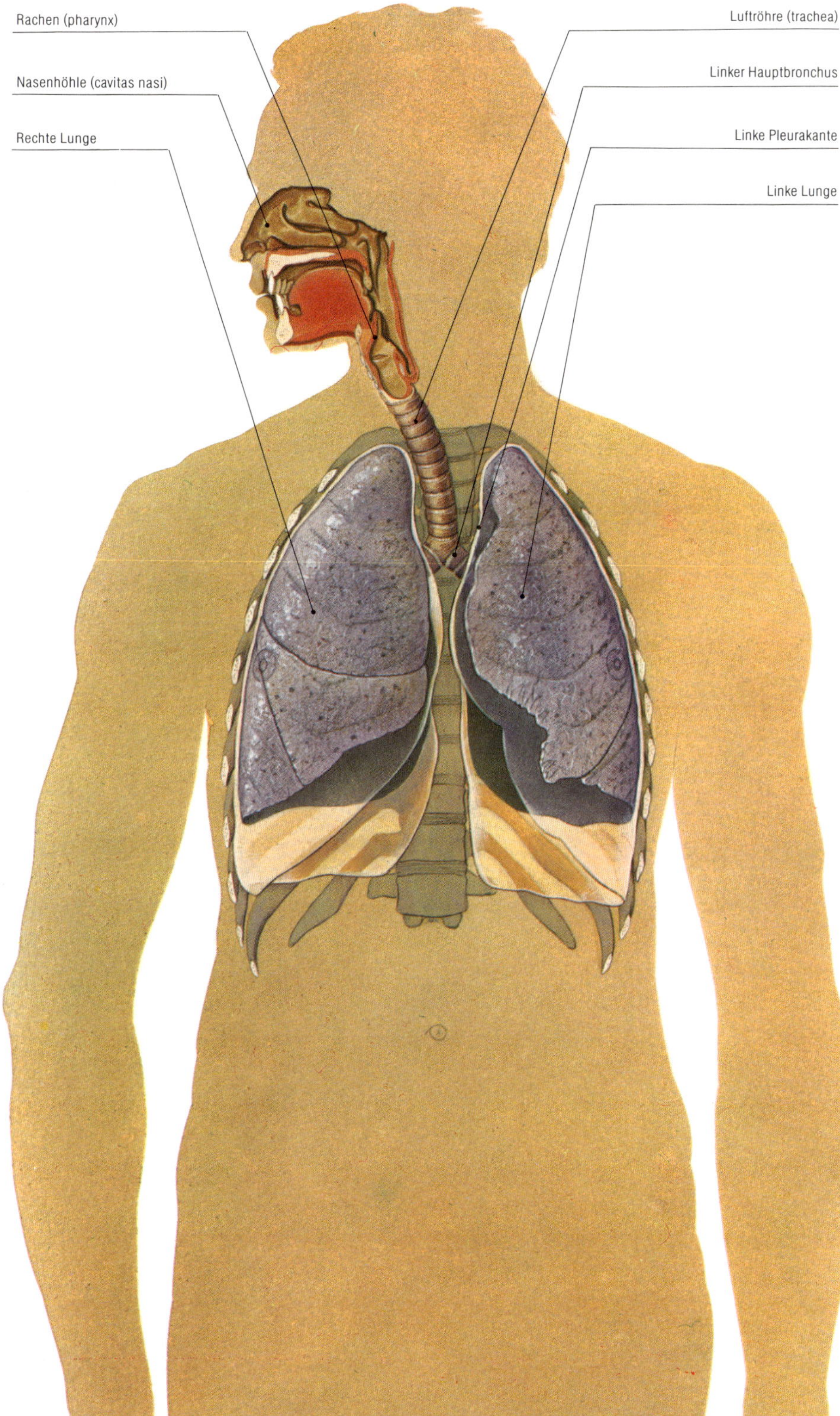


Weil zwischen den Blättern Unterdruck besteht, schmiegen sich die Lungen passiv den Bewegungen des Brustkorbes an. Dieses Prinzip kann mit Hilfe eines Beispiels veranschaulicht werden, indem eine mit einer Gummimembran verschlossene Retorte und zwei Luftballons benützt werden. Wenn die Membran gedehnt wird, entsteht ein Unterdruck und die Luftballons erweitern sich. Bei Verletzungen der Pleura kommt es zum Druckausgleich zwischen Außenwelt und Thorax, was das Zusammenfallen der Lunge zur Folge hat.

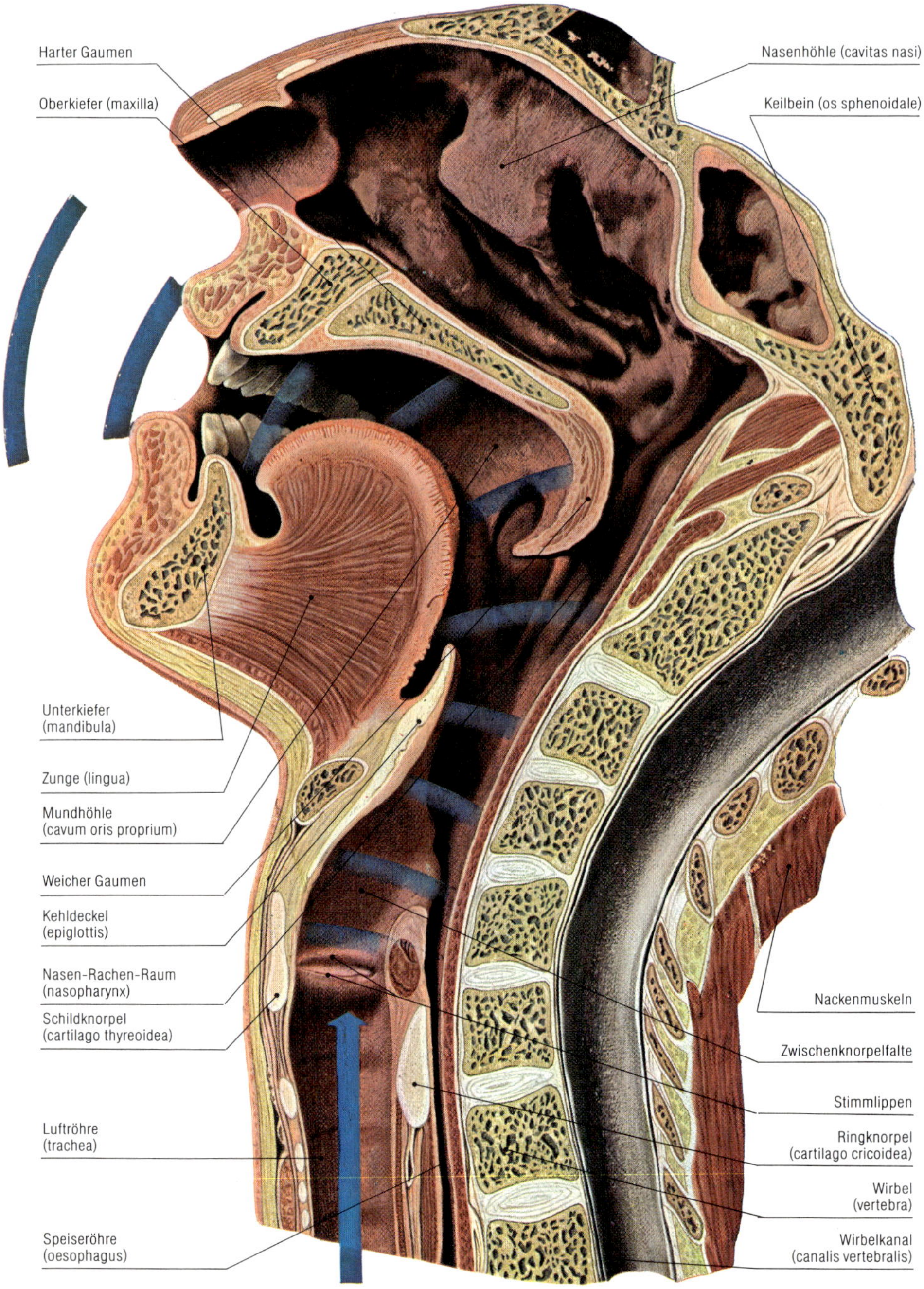


*Das Zwerchfell (Diaphragma) ist der wichtigste Atemmuskel (s. unten). Indem sich die Muskeln zwischen den Rippen zusammenziehen, vergrößert sich der Durchmesser und das Volumen des Brustkorbes (blaue Linien) bei der Einatmung.*

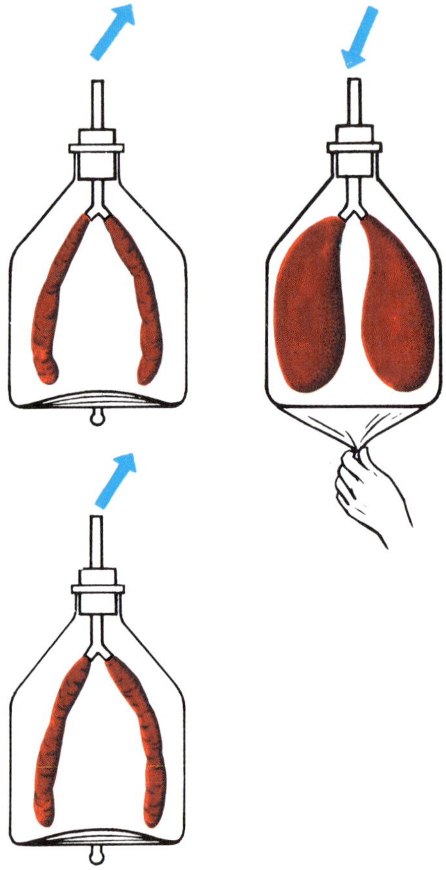

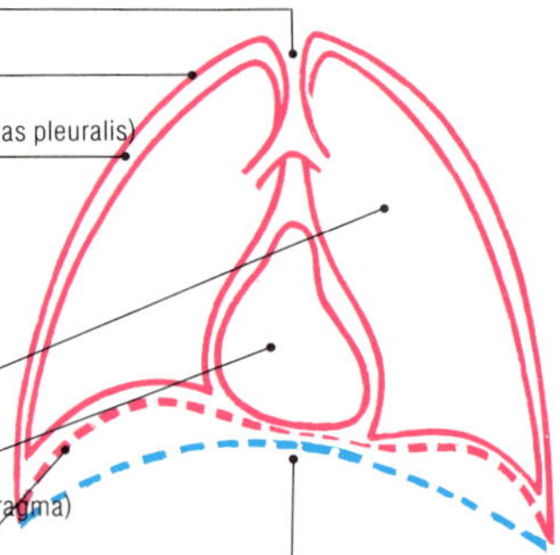


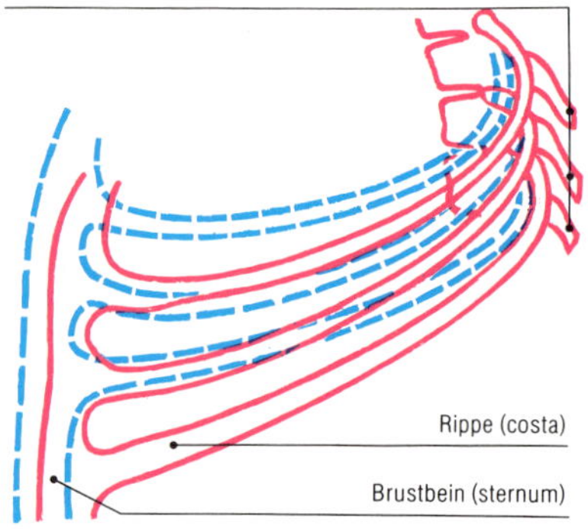


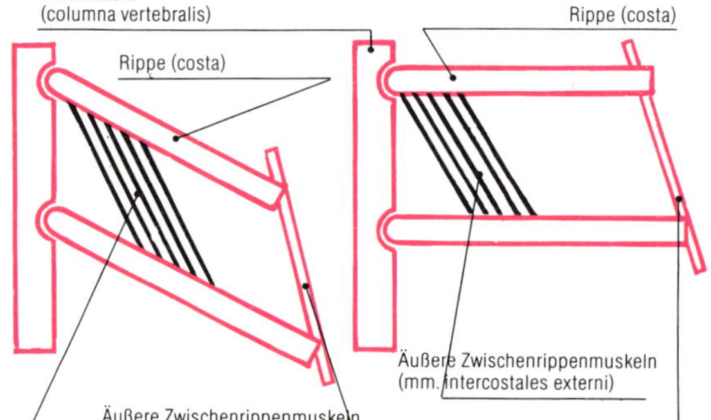

*Die Atemmuskulatur (sie funktioniert anders als die Herzmuskulatur) hat keine selbständige rhythmische Funktionsweise, sondern die Atmung wird von bestimmten Zellen des Hirnstamms und des Rückenmarks reguliert, die zum Zentralnervensystem gehören.*
*Ein Teil davon regelt die Einatmung, ein Teil die Ausatmung, es wird von Ein- und Ausatmungszentren gesprochen. Diese werden wiederum von höheren Hirnzentren beeinflußt. Das Atemzentrum erhält Informationen über den Funktionsgrad der Atmung über Nervenimpulse von Lungen- und Muskelrezeptoren bzw. durch chemische Reize von Chemorezeptoren in der Aorta und in der Haupthalsschlagader (s. unten), die auf den Sauerstoffgehalt des Blutes reagieren. Direkt auf das Atemzentrum wirkt der Kohlendioxidgehalt des Blutes, auch der pH-Wert der Rückenmarksflüssigkeit spielt eine Rolle.*

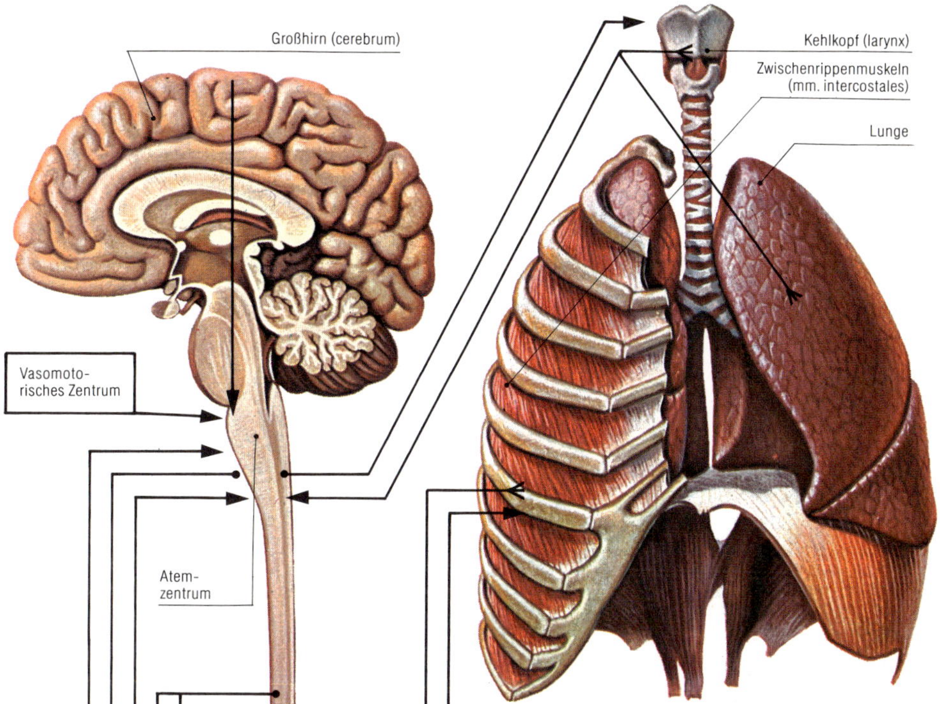


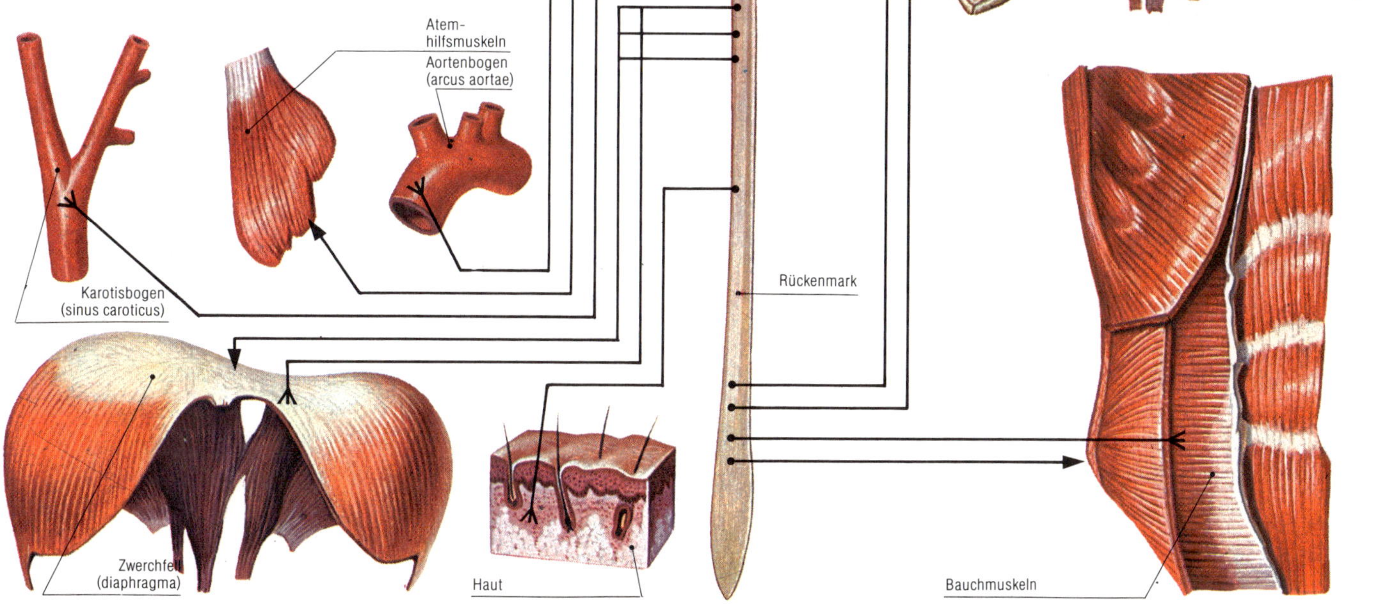


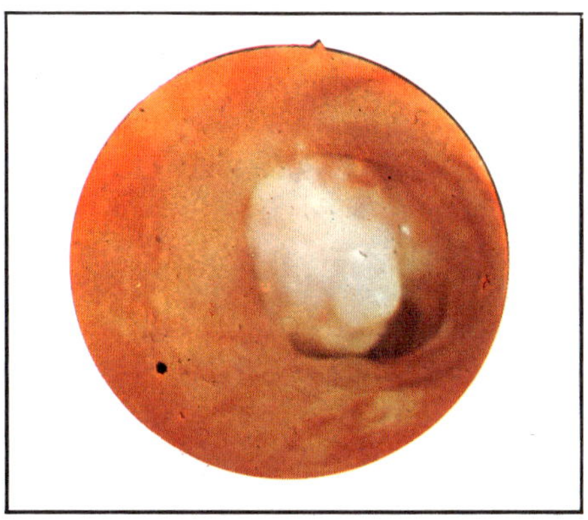

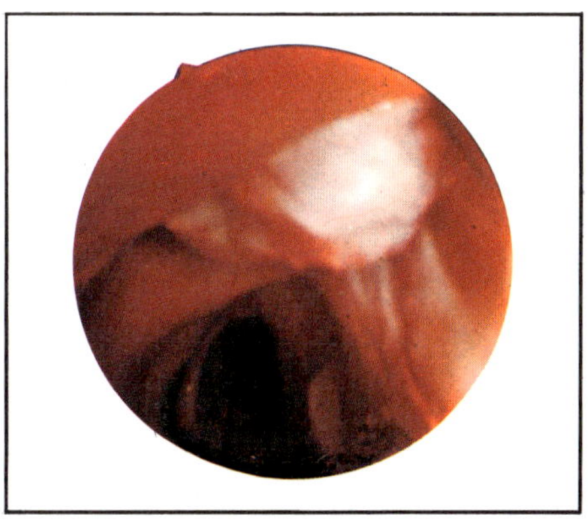

*Diese Bilder sind während einer Untersuchung der Bronchien aufgenommen worden. Links ist ein polypartiges Adenom sichtbar, das fast das gesamte verzweigte System der Bronchien ausfüllt. Auf dem zweiten Bild ist ein bösartiger Tumor an der Bronchialwand zu erkennen. Tumoren der Lunge werden besonders bei starken Rauchern beobachtet; mit einer Gewebeentnahme wird die Diagnose histologisch gesichert. Die modernen Glasfaser-Bronchoskope sind elastischer und zuverlässiger als die alten starren Bronchoskope.*

# Teil II
# Sportphysiologie

Marita Sandström

# 1. Bewegungslernen und Bewegungsentwurf

## Einleitung

Die Motorik wird hauptsächlich durch die „stumme" (nicht dominante) Hälfte des Großhirns, bei einem Rechtshänder also durch die rechte Hemisphäre, gesteuert. Von den Sinnesorganen kommende Informationen werden schnell in den Hirnregionen für visuelle und räumliche Eindrücke bearbeitet und in bewegte Bilder umgewandelt. Die rechte Hemisphäre arbeitet nonverbal - man spricht von Intuition, von innerer Anschauung. Diese ergibt sich unmittelbar aus der Vernetzung einer gewaltigen Menge von Informationen, die nicht Schritt für Schritt analysiert wurden. Ein intuitives Erlebnis wird in der rechten Hemisphäre gespeichert und kann später wieder abgerufen werden. Diese komplexen Bewegungsbilder steuern die Motorik vor allem dann, wenn viele Muskelgruppen gleichzeitig aktiv sind, z. B. in verschiedenen Spielen oder beim Skilaufen.

Ebenso wichtig wie Bewegung ist das Entspannen der Muskulatur nach der Belastung. Auch dazu wird die rechte Hemisphäre benötigt. Die Konzentration des Denkens auf Inhalte, die in der wort- und „sorglosen" Gehirnhälfte verarbeitet werden, führt zur physischen und psychischen Entspannung (Abb. 1).

Die Bewegungsbefehle gehen vom Gehirn aus und werden vom Stütz- und Bewegegungsapparat ausgeführt. Von seiner Struktur und seinem Zustand hängt es ab, wie gut wir unsere tägliche Arbeit meistern und ob wir im Sport erfolgreich sind.

Im Folgenden betrachten wir die Funktionsweise des Nervensystems und des Stütz- und Bewegungsapparats, wobei das Nervensystem im Mittelpunkt steht.

## Von der Stellung zur Bewegung

Unter **Stellung** wird hier die unbewegte (statische) Lage eines Körperteiles verstanden. Die Stellung der Extremitäten, des Rumpfes und des gesamten Körpers wird mittels Muskelarbeit aufrechterhalten. **Gleichgewicht** bedeutet das Beibehalten einer bestimmten Körperposition. Durch Bewegung ändert sich diese Lage. Die Bewegung beginnt in einer Stellung und endet in einer anderen. Stellungen und Bewegungen können bewusst (gewollt) oder automatisch (reflektorisch) sein.

Das Zusammenspiel zwischen Stellungen und Bewegungen ist besonders wichtig, wenn es um das Erlernen einer neuen Bewegung geht. Bevor ein neuer Bewegungsablauf erlernt werden kann, muss die neue Stellung des Körpers bzw. der Extremitäten beherrscht werden.

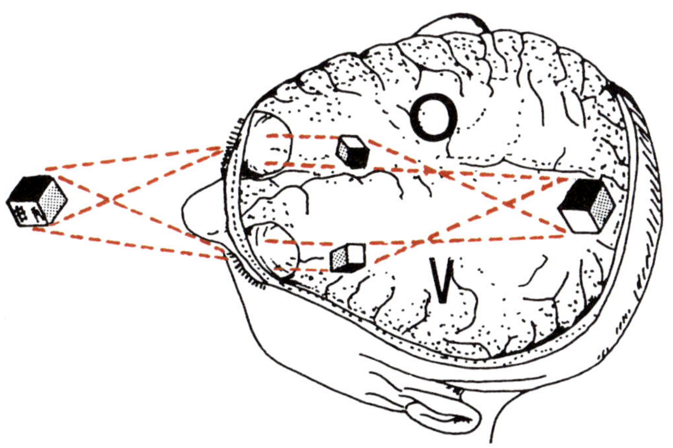


**Abb. 1** Das visuelle und räumliche Gedächtnis sind in der rechten (O), das verbale und analytische Gedächtnis in der linken (V) Hemisphäre lokalisiert.

## Erlernen von Bewegungen (motorisches Lernen)

Die motorischen Fertigkeiten eines Neugeborenen sind recht begrenzt. Die meisten Bewegungen müssen erst noch erlernt werden. Wahrscheinlich verfügt das Nervensystem jedoch schon bei der Geburt über eine Vielzahl verschiedener motorischer Programme oder Programmteile, die durch Übung aktiviert werden können und sich dann zu funktionierenden Bewegungsabläufen zusammenfügen. Verschiedene Forscher gehen davon aus, dass im Laufe der ersten drei Lebensjahre eine Aktivierung oder der Einbau von Grundprogrammen der meisten - auch sporttechnischer - Bewegungen im Nervensystem stattfindet.

Motorisches Lernen verläuft in drei Phasen. Es beginnt mit der kognitiven Phase, in der das Kind begreift, „was gemacht werden soll". Danach folgt die assoziative, verbindende Phase, in der es erkennt, „wie die Bewegung erfolgen soll". In der letzten, automatischen Phase beherrscht es die Bewegung vollständig, ohne daran denken zu müssen.

Bis zum zweiten Lebensjahr spielt für das motorische Lernen der Lage- und Bewegungssinn, vermittelt über die so genannten Propriorezeptoren, die entscheidende Rolle. Später dominiert der Gesichtssinn. Er wird nach Automatisierung eines Bewegungsablaufes nur noch zur Einleitung und gelegentlichen Kontrolle der Bewegung benötigt.

Das Wesentliche beim Erlernen neuer Bewegungsabläufe ist die Aneignung der zeitlich richtigen Einsatzfolge der Muskulatur mit dem Ziel einer reibungslosen Folge von Gelenk- und Muskelbewegungen (Koordination). Als Faustregel beim motorischen Lernen gilt: „Wir lernen durch Tun und tun nur, was wir gelernt haben". Im motorischen Gedächtnis werden die Informationen sowohl über die Empfindungen während der Bewegung als auch über deren Resultate gespeichert. Beide, Bewegungsgefühl und Resultat, beeinflussen die für eine motorische Leistung so wichtige Motivation. Das kommt besonders deutlich im Sport zum Ausdruck. Des weiteren wird motorisches Lernen durch den Wachheitszustand, die Konzentrationsfähigkeit und Stimmung beeinflusst. Müdigkeit, Zerstreutheit oder Niedergeschlagenheit verzögern motorisches Lernen. Belohnung hingegen beschleunigt alle Formen des Lernens, sei es theoretisches Lernen oder Einüben einer sportlichen Technik.

Motorische Programme werden in verschiedenen, miteinander in Wechselwirkung stehenden Teilen des Zentralnervensystems (ZNS) gespeichert. Die Aufgabe der Sensorik dürfte darin bestehen, diese Programme „auf dem Laufenden" zu halten - mit anderen Worten, Informationen über den Verlauf der motorischen Leistung zu vermitteln und gleichzeitig eventuelle Fehlleistungen mit Hilfe des Kleinhirns zu korrigieren.

# Erlernen von Fertigkeiten

Fertigkeiten werden im Verlauf der Entwicklung entsprechend dem jeweiligen Reifegrad des ZNS erlernt. So ist auch die Entwicklung des Körperschemas (body scheme, body consciousness) und des Körperbildes (body image) ein allmählich ablaufender Vorgang (Abb. 2).

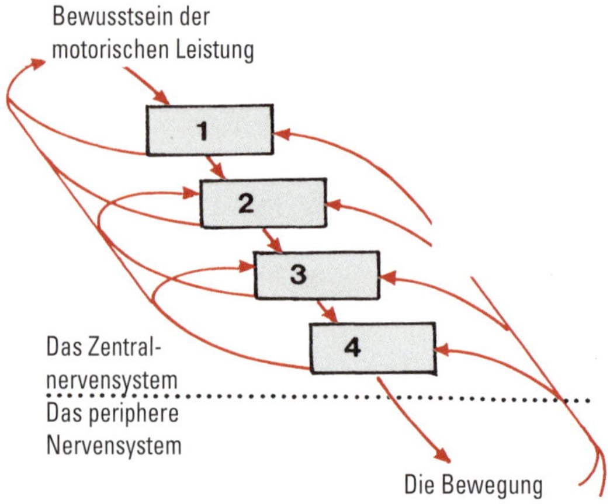


**Abb. 2** Schema zur Konstruktionshierarchie von Bewegungsprogrammen. 1 Wahl des Bewegungsziels, 2 Wahl der ausführenden Muskeln, 3 Zeitliche Koordination der Bewegungen, 4 Steuerung des Kraftaufwandes.

Das Körperschema umfasst die Wahrnehmung der eigenen Bewegungen, die Wahrnehmung der eigenen Umgebung, die Vorstellung vom eigenen Leistungsvermögen und alle Gefühlserlebnisse, die damit verbunden sind. Je genauer ein Mensch sein Körperschema kennt, desto besser kann er seine Motorik beherrschen.

Durch Wahrnehmen des **kinästhetischen Sinnes** (Bewegungsempfindung als Teil der Tiefensensibilität, bei dem Muskelspindeln, Gelenkrezeptoren und Druckrezeptoren der Haut Informationen vermitteln) kann das Körperbewusstsein verbessert werden. Die kinästhetischen Reize werden in der Großhirnrinde entschlüsselt und zu Informationen über die bei der Bewegung eingesetzte Kraft und über die räumliche Lokalisation der beteiligten Gelenke umgewandelt (Abb. 3).

Beim Körperbild handelt es sich um ein „psychisches Körpermodell", um die Vorstellung über den eigenen Körper. Ist das Körperbild nur schwach ausgepägt, so ist auch die Körperhaltung meistens schlecht. Sportliche Tätigkeit erhöht das Selbstbewusstsein und steigert die Muskelkraft. Beides bessert das Körperbild und oft auch die Körperhaltung. Ein gesundes Körperschema und gesundes Körperbild sind Voraussetzungen für das problemlose Erlernen von Fertigkeiten.

Maßstab für den Entwicklungsstand einer motorischen Fähigkeit ist die Effektivität einer motorischen Leistung. Die Effektivität wiederum wird am Aufwand an Sauerstoff und Energie gemessen. Ein unerfahrener Schwimmer verbraucht für eine bestimmte Strecke fünfmal so viel Energie wie ein erfahrener.

Die Grundlage allen Könnens ist Übung, also die Wiederholung einer bestimmten physischen oder psychischen Leistung, entweder systematisch oder in Verbindung mit dem Alltagsleben, bis sich der Organismus anpasst und zu höherer Leistung fähig wird. Es ist wichtig,

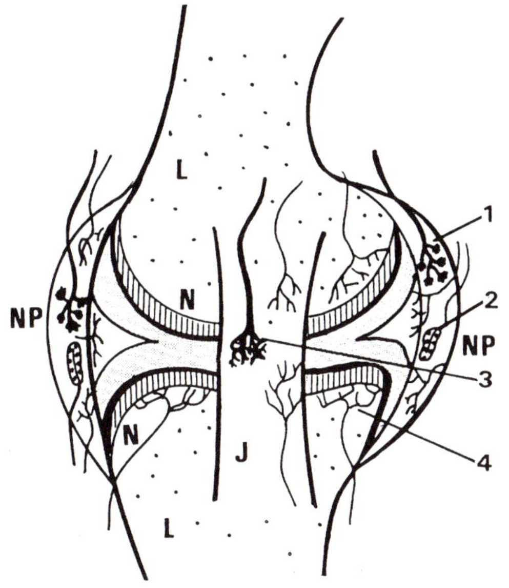


**Abb. 3** Gelenkrezeptoren. 1 Stellungsrezeptor, 2 Rezeptor zur Wahrnehmung der Bewegungsschnelligkeit, 3 Stellungsrezeptor, 4 Schmerzrezeptor. L Knochen, J Sehne bzw. Ligament, N Gelenkknorpel, NP Gelenkkapsel.

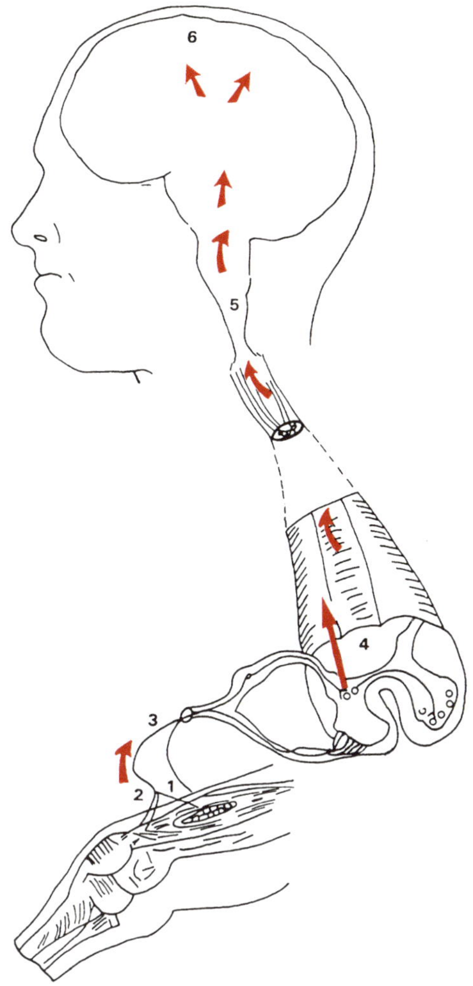


**Abb. 4** Kinästhetischer Sinn. 1 Muskelspindel, 2 Gelenkrezeptoren, 3 sensorischer Nerv, 4 Rückenmark, 5 Formatio reticularis, 6 Großhirn.

gerade die Bewegungen zu üben, mit deren Hilfe man mehr leisten will. „Ein Ruderer muss das Rudern, ein Läufer das Laufen üben." Disziplinunspezifisches Üben wirkt nur unterstützend, verbessert das Können aber nicht.

Ob Arbeit oder Sport, es gelten dieselben physiologischen Gesetze. Gewohnte, wiederholt geübte Arbeitsweisen bringen bessere Leistungen hervor. Das „Geheimnis" der Übung besteht u. a. darin, dass weniger Energie für die Kontrolle des Gleichgewichts gebraucht wird, dass weniger unnötige Muskelbewegungen ausgeführt werden, dass die Bewegungsrichtung der Extremitäten präziser wird und dass die Aktivität der bewegungshindernden Gegenspieler (Antagonisten) der betroffenen Muskeln abnimmt.

Entscheidend für die Entwicklung von Fertigkeiten ist die Sensitivität des kinästhetischen Sinnes (Abb. 4), genauer die Fähigkeit des Übenden, die eingesetzte Kraft und die Gelenkstellungen während der Bewegung wahrzunehmen. Die Sensitivität des kinästhetischen Sinnes - und damit auch die motorische Lernfähigkeit als Voraussetzung für die Entwicklung von motorischen Fertigkeiten - variiert stark von Mensch zu Mensch. Bei Sportlern ist sie nach allgemeiner Ansicht häufig überdurchschnittlich gut.

Unter Begabung werden alle leistungsbeeinflussenden Faktoren verstanden, die sich durch Übung nicht ändern lassen. Begabung ist zum Teil angeboren, zum Teil wohl während der ersten Lebensjahre erwerbbar. So lässt sich das für den Eiskunstlauf erforderliche Halten des Gleichgewichts in der Kindheit relativ schnell erlernen, nach dem 40. Lebensjahr jedoch nur langsam und mühevoll; ein entsprechendes Leistungsniveau ist nicht mehr erreichbar.

## Ist die Reaktionszeit genetisch determiniert?

Wie oben angedeutet, ist die Begabung zumindest teilweise angeboren. Gilt das auch für die Reaktionszeit, die im Sport oft eine entscheidende Rolle spielt? Unter Reaktionszeit wird die Zeitspanne zwischen dem Setzen eines sensorischen Reizes und dem Beginn der Bewegung verstanden. Wie schnell ein Reiz zur Bewegung führt, ist individuell sehr unterschiedlich und hängt unter anderem von Alter und Geschlecht ab. Am kürzesten ist die Reaktionszeit zwischen dem 20. und 30. Lebensjahr, bei Männern im Durchschnit kürzer als bei Frauen. Außerdem variieren die Reaktionszeiten verschiedener Körperteile: manchmal ist die Reaktionszeit der Arme bedeutend kürzer als die der Beine. Es ist noch ungeklärt, inwieweit die Reaktionszeiten verschiedener Körperteile genetisch determiniert sind und in welchem Maße sie sich durch Übung beeinflussen lassen.

Früher wurden Sportler dazu angewiesen, vor dem Startschuss an die Startbewegung zu denken (motorische Bereitschaft). Die meisten reagieren jedoch schneller, wenn sie sich nur auf das Startsignal konzentrieren. Durch diese sensorische Bereitschaft können sie gelernte Reflexe ausnutzen; sie versuchen nicht, Bewegungen in der Startsituation neu zu programmieren. Leistungssportler haben eine kürzere Reaktionszeit als Breitensportler. Dies ist jedoch nicht nur auf das Training, sondern auch auf die Leistungserwartungen zurückzuführen.

# Leistungsbeeinflussende psychologische Faktoren

Manche Autoren sind der Ansicht, dass nicht physische, sondern psychische Faktoren die Grenzen der Leistungsfähigkeit bestimmen. Zu solchen psychischen Faktoren zählen die Motivation, die Steuerung der Kraftentwicklung im Großhirn sowie der allgemeine Aktivierungsgrad des Organismus.

Unter Motivation wird die Gesamtheit verschiedener, zu einer bestimmten Handlung führender Motive verstanden. Sie sind entweder bewusst - wie Siegeswille - oder unbewusst, z. B. im Schmerzgedächtnis verankert.

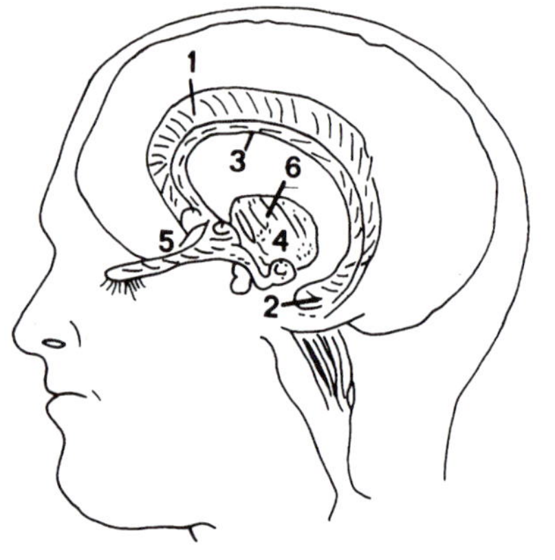


**Abb. 5** Hirnstrukturen, die am Entstehen von Motivation und Wohlbehagen beteiligt sind. 1 limbischer Hirnlappen, 2 und 3 Hippokampus und davon ausgehende Bahnen, 4 Hypothalamus, 5 Geruchsnerv, 6 Thalamus. Alle genannten Strukturen gehören zum limbischen System.

Das Motiv als psychologischer Begriff entspricht weitgehend dem Bedürfnis als physiologischem Begriff. Einige Bedürfnisse sind angeboren und dienen der Erhaltung des Lebens, etwa das Bedürfnis nach Nahrung, Wasser und Wärme. Erlernt hingegen ist das Bedürfnis, Geld zu besitzen, oder das Bedürfnis, etwas anderes als Wasser zu trinken.

Sowohl angeborene als auch gelernte Bedürfnisse werden befriedigt, wenn entsprechende Anweisungen vom Hippokampus, einem halbmondförmigen, in den Schläfenlappen vorspringenden Wulst der Großhirnrinde, an das übrige Nervensystem gegeben werden. Wahrscheinlich speichert der Hippokampus außerdem die Erinnerung daran, ob die Befriedigung eines Bedürfnisses von Wohl- oder Missbehagen begleitet wurde. Diese beiden Erlebnisse üben eine starke Wirkung auf unser Verhalten aus. Es wurde sogar behauptet, dass das ganze menschliche Verhalten darauf ausgerichtet ist, Wohlbehagen zu erleben und Missbehagen zu vermeiden (Abb. 5).

Beim Sport ist das durch den Sieg erlebte positive Gefühl ein derart starker Motivationsfaktor, dass der Sportler den Schmerz, negative Gefühle und die Übelkeit durch Atemnot viel besser erträgt als „normale" Menschen. Die im motorischen Gedächtnis eines Sportlers gespeicherten Informationen über Empfindungen und Resultate in Verbindung mit einer motorischen Leistung scheinen resultatsbetont zu sein.

# Steuerung der Krafterzeugung im Großhirn

Es ist nicht ohne weiteres möglich, das physiologische Maximum der muskulären Kraftleistung zu erreichen. Das wird durch die Aktivität der Großhirnrinde verhindert. Dieser Mechanismus soll wahrscheinlich vor übermäßiger Ermüdung schützen. Unter bestimmten Umständen (Gefahr, Hypnose, Anstieg des Adrenalinspiegels im Blut, lautes Brüllen vor einer sportlichen Leistung) werden jedoch überdurchschnittlich viele Kraftproduktions-Einheiten freigesetzt. Vielleicht trägt außerdem Training durch Einfluss auf die Aktivität der Großhirnrinde zur vermehrten „psychischen Kraftproduktion" bei. Durch Üben und lautes Brüllen vor einer Anstrengung kann also zusätzliche Energie vom Gehirn „freigesetzt" werden. (Die adrenalinartig wirkenden Amphetamine im Sport sollen hier nicht besprochen werden, da ihre Anwendung gefährlich und verboten ist.)

# Die Wirkung des allgemeinen Aktivierungsgrades auf das Leistungsvermögen

Das Gehirn funktioniert nur optimal, wenn es durch sehr unterschiedliche Reize angeregt wird. Alle sensorischen Reize werden in die Formatio reticularis eingespeist, die sich vom verlängerten Mark bis ins Zwischenhirn erstreckt. Hier werden die Reize in Nervenzellen verarbeitet, die den Erregungszustand der Großhirnrinde steuern, also ihr Aktivationsniveau bzw. ihre Aktionsbereitschaft verändern. Ein allzu hoher Aktivierungsgrad wirkt sich nachteilig auf das Leistungsvermögen aus. Die Konzentration wird gestört, die Muskelbewegungen werden zuckend, und ihre zeitliche Koordination leidet. Entsprechend führt ein allzu niedriger Aktivierungsgrad zur Verlangsamung der Bewegungen und zur ungenügenden Kraftentwicklung (Abb. 6).

Es gibt für jede Leistung einen optimalen Erregungszustand (Abb. 7). Vor allem hat jedes Individuum sein Aktivierungsniveau, bei dem es am besten funktioniert. Die optimale Wettkampfbereitschaft ist von der Persönlichkeit des Sportlers abhängig. Extrovertierte Menschen erbringen auch bei hohem Aktivierungszustand gute Leistungen, während das Leistungsvermögen introvertierter Persönlichkeiten darunter deutlich leidet.

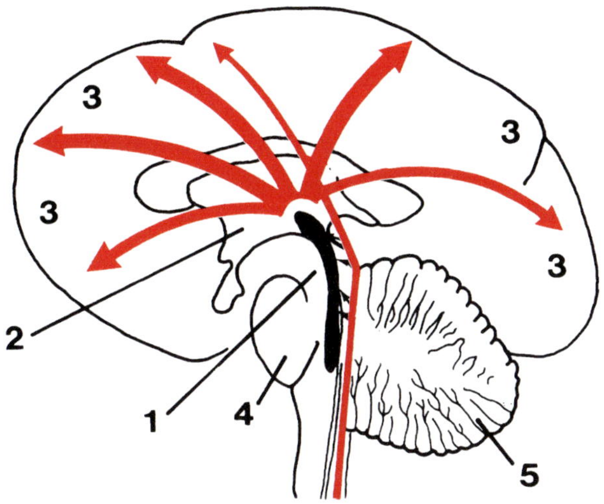


**Abb. 6** Formatio reticularis und ihre Verbindungen zum Großhirn. 1 Formatio reticularis, 2 Thalamus, 3 Großhirnrinde, 4 Brücke, 5 Kleinhirn.

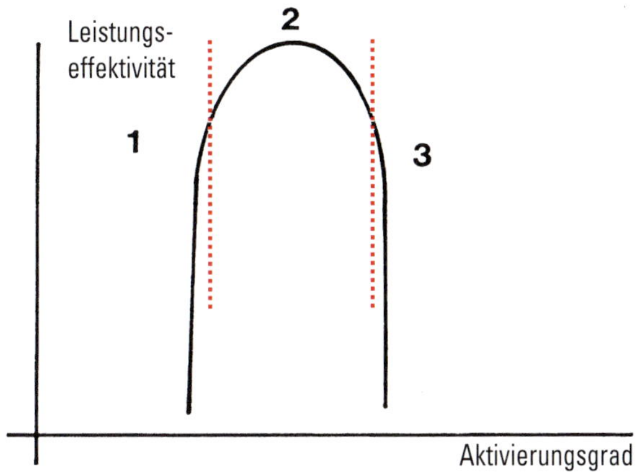


**Abb. 7** Einfluss des Aktivierungsgrades auf das Leistungsvermögen (Yrkes-Dodson-Gesetz).
Phase 1: Die Reize verbessern das Leistungsvermögen
Phase 2: Die Reize haben keinen Einfluss auf das Leistungsvermögen
Phase 3: Die Reize verschlechtern das Leistungsvermögen
Es scheint für jede Aufgabe einen optimalen Aktivierungsgrad zu geben. Ist der Aktivierungsgrad zu hoch, wird die gleichzeitige Wahrnehmung verschiedener Dinge beeinträchtigt. Emotionen (z. B. Stress) erhöhen den Aktivierungsgrad.

# 2. Steuerung der Motorik

## Bestimmung einer motorisch adäquaten Stellung

Jede Bewegung beginnt und endet in einer Stellung. Zuständig für die nervöse Kontrolle der motorisch adäquaten Stellung sind die Basalganglien und die prämotorische Großhirnrinde. Vorbedingung für alle Stellungen und Bewegungen sind einerseits ein genügend hoher Muskeltonus - nur so lässt sich eine Stellung aufrechterhalten - und andererseits ein hinreichend niedriger Tonus - nur so sind Bewegungen möglich.

## Muskelspannung (Muskeltonus)

Selbst ein voll entspannter Muskel ist noch einer Kraft ausgesetzt, die ihn zu dehnen versucht. Dieser Widerstand wird passive Muskelspannung bzw. passiver Muskeltonus genannt. Er wird durch die parallel-elastischen Komponenten des Muskels erzeugt, zu denen die Sarkolemme (Zellmembranen) der Muskelfaser mit den Bindegewebsstrukturen (Faszien) des Muskels zählen. Ebenfalls elastisch sind die Zytoplasmen der Muskelfaser. Des weiteren hängt der passive Muskeltonus wahrscheinlich noch von den serienelastischen Komponenten ab, zu denen die Myosingelenke gehören. In einem Muskel befinden sich auch im entspannten Zustand einige an den Aktinfilamenten befestigte Myosingelenke, die beim Dehnen nachgeben (Abb. 8).

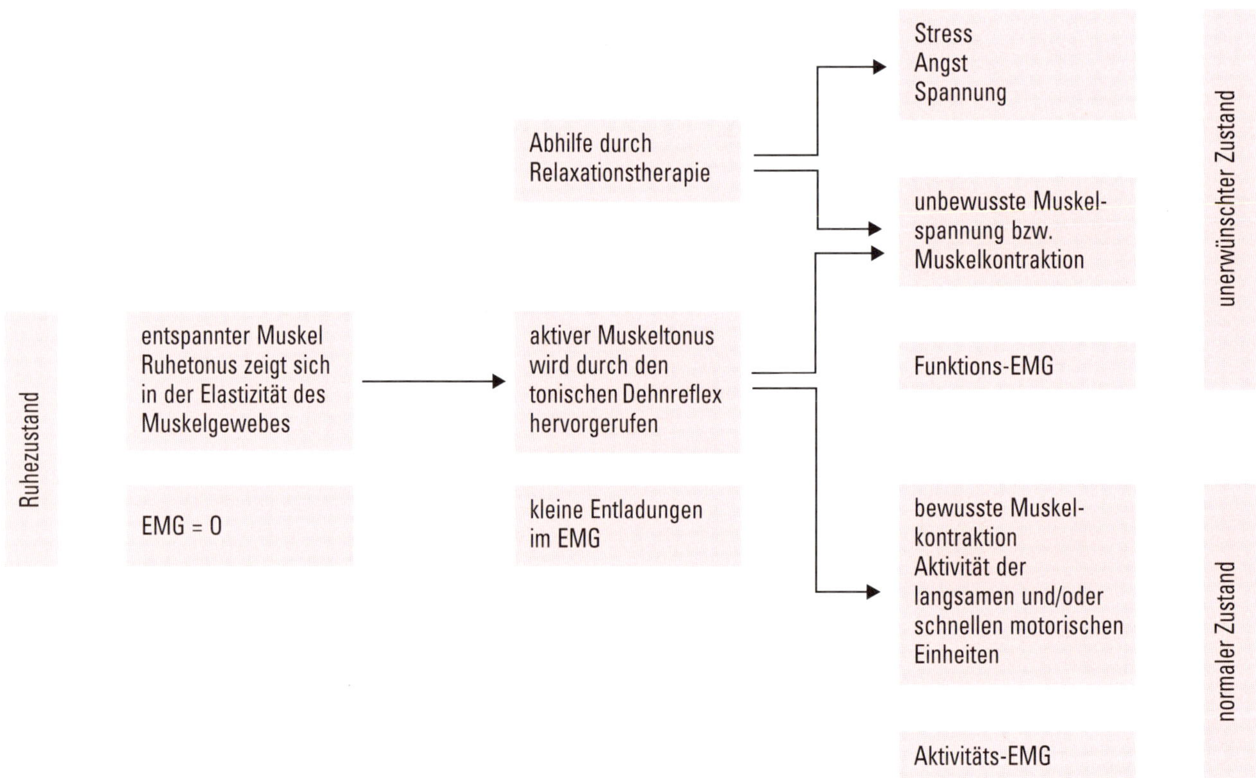


Abb. 8

Während des Wachens und zum Teil auch während des Schlafes besteht jedoch ein aktiver Muskeltonus. Die Formatio reticularis sensibilisiert während des Wachseins die kleinen Alpha-Motoneuronen (motorische Nervenzellen) im Rückenmark für Dehnungen. Tritt eine Dehnung ein, werden die muskulären Dehnrezeptoren, die Muskelspindeln, gereizt und geben daraufhin den Alpha-Motoneuronen einen Aktionsbefehl. Die Muskelspindeln reagieren schon auf kleinste, schwerkraftbedingte Dehnungen; die sensibilisierten Alpha-Motoneuronen antworten mit einer schwachen Muskelkontraktion. Sie ist gerade so stark, dass die Dehnung der Muskelspindeln aufgehoben wird. Ein neuer Aktionsbefehl erfolgt erst, wenn die Spindeln wieder von der Schwerkraft gedehnt werden (Abb. 9).

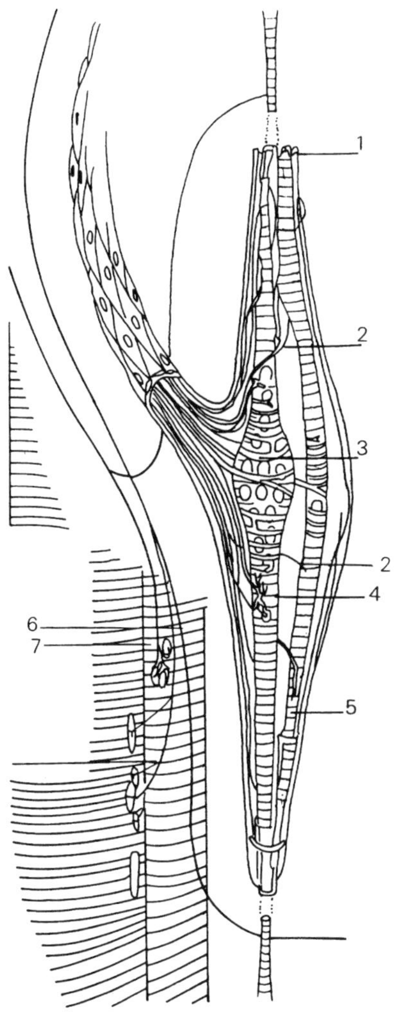


**Abb. 9** 1 Kapsel der Muskelspindel, 2 γ-Motoneuron, 3 Anulospiral-Endung, 4 Muskelspindelzelle (Kernsackzelle), 5 Muskelspindelzelle (Kernkettenzelle), 6 α-Motoneuron, 7 motorische Nervenfaser.

Der Muskeltonus, der für eine Stellung erforderlich ist, wird also durch das Großhirn und die Basalganglien gesteuert; diese erhalten ständig taktile Informationen von Gelenken und Muskeln, aufgrund derer sie beurteilen, ob und wie der Dehnreflex zu ändern wäre. Die Dehnung der Muskelspindeln kann auch vom Gehirn aus gesteuert werden. Allerdings wird in diesem Fall nur die Rezeptorregion gedehnt, was jedoch ausreicht. Diese Dehnung löst einen Aktionsbefehl an die Alpha-Motoneuronen aus, die wiederum eine reflektorische Muskelkontraktion herbeiführen (Abb. 10).

Die Wahrnehmung einer Lage setzt voraus, dass die Hirnrinde entsprechende Reize erhält. Früher glaubte man, diese Reize kämen von den Gelenkrezeptoren und Änderungen der Gelenkwinkel würden als Lageänderungen wahrgenommen. Das scheint jedoch nicht der Fall zu sein. Vielmehr beruht die Wahrnehmung der Lage wahrscheinlich auf der Aktivität der Muskelspindeln und der Druckrezeptoren in der Haut über den Gelenken.

Das Erlernen einer neuen Bewegung beginnt mit dem Erlernen der neuen Körperstellung. Die meisten Grundstellungen und -bewegungen werden wahrscheinlich im Laufe der ersten drei Lebensjahre erlernt. Allerdings wird die Gleichgewichtskontrolle - das Beibehalten einer gewissen Stellung, während sich die Stützfläche bewegt - erst später vollständig erreicht.

Das Beherrschen der aufrechten Stellung ist ein wichtiger Teil der Gleichgewichtskontrolle. Die auslösenden Reize für die komplizierten, gleichgewichtsunterhaltenden Bewegungsserien entstammen den Bogengängen des Innenohrs (Abb. 11).

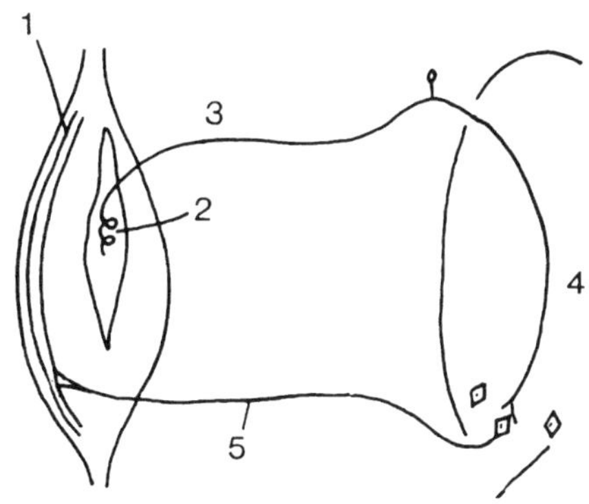


**Abb. 10** Funktionsschema einer Muskelspindel.
1 quer gestreifte Muskelfaser (Extrafusalfaser), 2 primäre sensible Endung der Muskelspindel (Anulospiral-Endung), 3 sensible Nervenfaser der Muskelspindel, 4 Rückenmark, 5 α-Motoneuron.

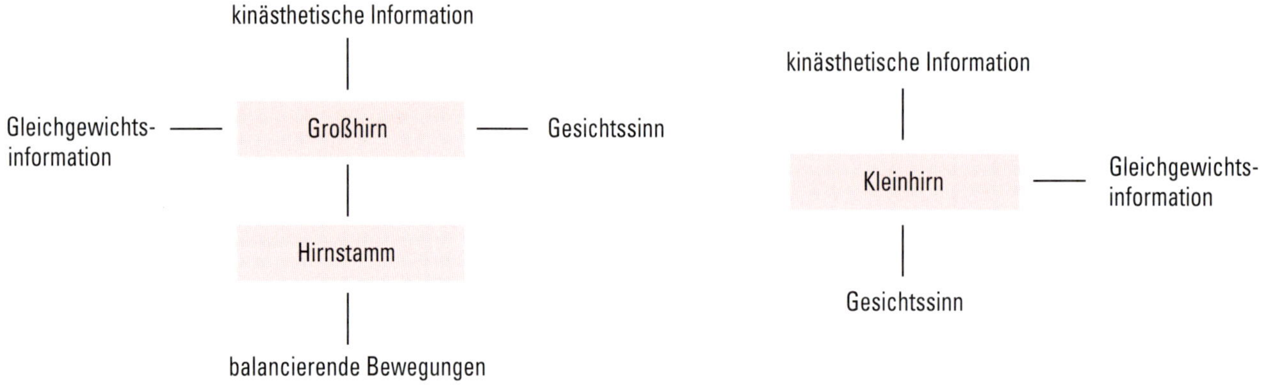


**Abb. 11** Das Großhirn analysiert anhand visueller und statischer Informationen, ob sich der Kopf oder die Umgebung bewegt. Fehlerhafte Informationen von den Gleichgewichtsorganen können durch den Gesichtssinn korrigiert werden. Außerdem wird das Großhirn durch den kinästhetischen Sinn über die Körperstellung und Motorik informiert. Auf diese Weise kommt es zur Wahrnehmung des Gleichgewichts. Das Kleinhirn wird mit derselben Information versorgt wie das Großhirn. Hier wird beurteilt, ob der Körperschwerpunkt infolge einer Lageveränderung bzw. Bewegung von der Mittellinie abweicht. Gleichgewichtskorrigierende Bewegungen werden zusammen vom Groß- und Kleinhirn „geplant".

# Aufrechte Stellung und Gleichgewicht

Das Gleichgewichtsorgan befindet sich im Innenohr, hinter und oberhalb der Schnecke. Es besteht aus drei Bogengängen (Canales semicirculares) und aus zwei Säckchen (Utriculus und Sacculus). Die membranbegrenzten Bogengänge und die Säckchen enthalten dieselbe Flüssigkeit, Endolymphe, wie die Schnecke, mit der sie auch in Verbindung stehen. Sie sind von perilymphatischen Räumen umgeben. Jeder Bogengang hat an einem Ende eine Erweiterung, die Ampulle, in der sich die Mechanorezeptoren befinden; sie reagieren auf die Winkelbeschleunigung des Kopfes. Die lineare Beschleunigung des Kopfes wird dagegen von den Mechanorezeptoren des Utriculus und des Sacculus wahrgenommen.

Die Gleichgewichtsrezeptoren in den Bogengängen des Innenohrs zählen zu den Propriozeptoren (Stellungs- und Bewegungsrezeptoren). Die Bogengänge sowie das große und kleine Vorhofsäckchen des Innenohrs bilden den Vestibularapparat, der die Orientierung im Raum ermöglicht.

Der Vestibularapparat vermittelt ständig Informationen über die Haltung und Bewegungen des Kopfes in Bezug auf das Gravitationsfeld. Diese Informationen dienen dem Zentralnervensystem dazu, aufrechte Stellung und Blickrichtung während Kopfbewegungen beizubehalten. Wenn der Vestibularapparat gestört ist, wird die Motorik durch den Gesichtssinn gesteuert. Dann ist es schwierig, die aufrechte Stellung im Dunklen oder auf unebenem Gelände zu erhalten.

Die Zellkörper der Nervenfasern, die von verschiedenen Rezeptoren ausgehen, befinden sich im Ganglion vestibulare in der Nähe des Gleichgewichtsorgans. Davon ausgehende Fasern verbinden sich mit den Hörnervenfasern aus dem Ganglion spirale und bilden zusammen den VIII. Hirnnerv.

## Bogengänge

Die Bogengänge sind halbkreisförmige, mit Endolymphe gefüllte Gänge, je drei in beiden Ohren. Diese Gänge befinden sich auf drei rechtwinklig zueinander angeordneten Ebenen: einer horizontal und die zwei anderen vertikal. Daher spricht immer einer von ihnen auf die Bewegungen des Kopfes an. In der Ampulle, einer Erweiterung an einem Ende jedes Bogenganges, befinden sich Haarzellen. Diese werden von einer gallertartigen Substanz bedeckt. Bei einer Drehung des Kopfes ändert sich der innere Druck, die Endolymphe gerät in Strömung, die Haarzellen werden gebogen und die von ihnen ausgehenden sensiblen Fasern des VIII. Hirnnervs gereizt. Wird z. B. eine Versuchsperson auf einem Drehstuhl nach rechts gedreht, bewegt sich die Endolymphe des waagerechten Bogenganges im rechten Ohr zur Ampulle hin und im linken von ihr weg. Wird die Drehung langsamer oder hört sie auf, strömt die Endolymphe in die entgegengesetzte Richtung (Abb. 12).

Die Stimulierung der Bogengangrezeptoren bewirkt auch eine rhythmische Augenbewegung, den Nystagmus. Wird eine Versuchsperson nach rechts gedreht, bewegen sich die Augen während der Beschleunigung langsam nach links und dann schnell nach rechts. Das

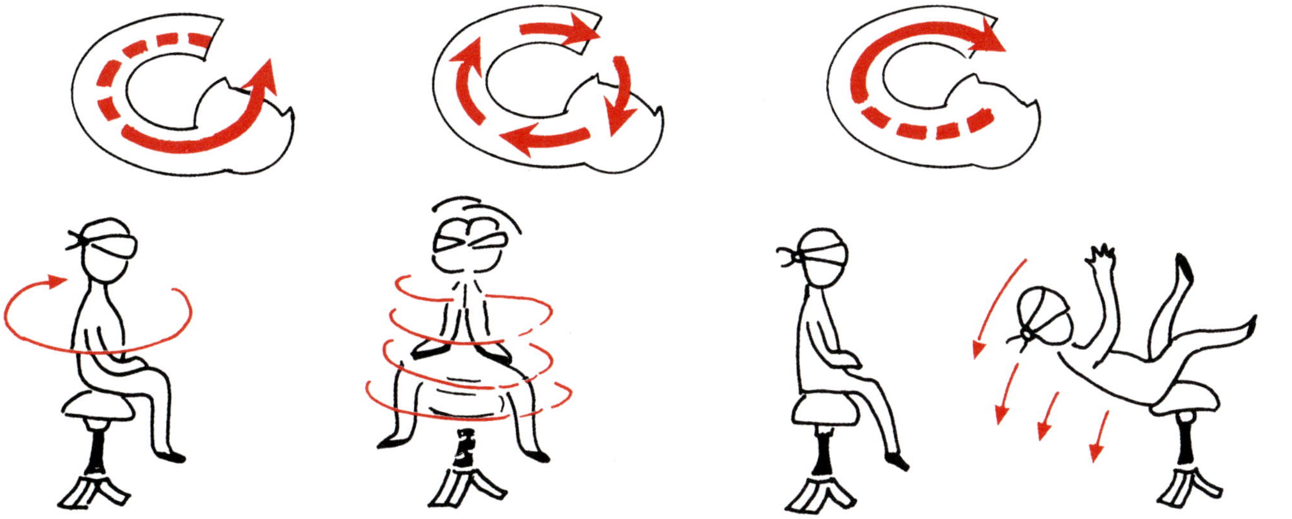

**Abb. 12** Die Strömung der Endolymphe in den Bogengängen bei horizontaler Drehbewegung. Beim plötzlichen Bewegungsstopp bewegt sich die Endolymphe weiter. Die Rezeptoren werden gereizt und leiten dem Gehirn Fehlinformationen über eine Bewegungsfortsetzung in entgegengesetzter Richtung weiter. Wenn außerdem der Gesichtssinn ausgeschaltet wird, entsteht im Gehirn ein Informationskonflikt, der zum Gleichgewichtsverlust führt.

wiederholt sich, bis die Geschwindigkeit der Drehbewegung konstant wird. Wenn sich die Drehung wieder verlangsamt, setzt auch der Nystagmus wieder ein - aber jetzt richtet sich die schnelle Phase nach links. Die Bogengänge reagieren also auf Änderungen der Geschwindigkeit.

## Großes und kleines Vorhofsäckchen

Im großen und kleinen Vorhofsäckchen befinden sich ebenfalls Haarzellen, die zu Rezeptorengruppen, sog. Sinnesfeldern (Maculae), angeordnet sind. Auch auf diesen Haarzellen liegt eine gallertartige Substanz. In sie sind kleine Kalksteine (Otolithen) eingelagert. Sie sind an den Haarzellspitzen befestigt und wirken auf sie mit einer Kraft ein, die von der Kopfstellung abhängt. Bei aufrechtem Kopf drücken die Otolithen mit ihrem ganzen Gewicht auf die Haarzellen; wird der Kopf geneigt, ändert sich dieser Druck. Somit liefern Haarzellen und Otolithen Informationen über die Kopfstellung im Gravitationsfeld. Diese Informationen - wie auch die Informationen von den Bogengängen - werden über den VI-II. Hirnnerv in die Vestibularganglien vermittelt (Abb. 13).

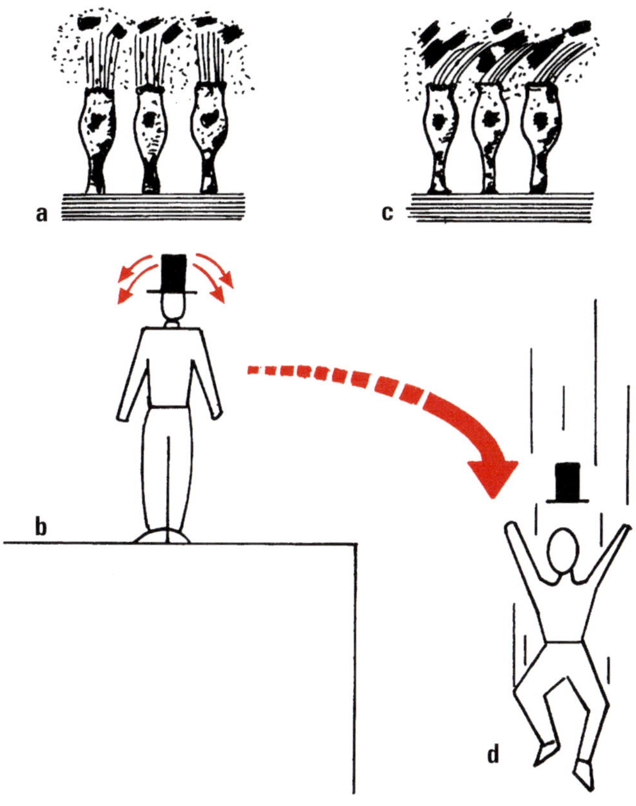


**Abb. 13** Funktion des großen und kleinen Vorhofsäckchens. **a** Die Kalksteinchen üben einen gleichmäßigen Druck auf die Haarzellen aus und reagieren auf Veränderungen (**b**). **c** Wenn man sich vorwärts bewegt oder in einem Lift „fällt", „fallen" auch die Kalksteinchen durch Wirkung der Schwerkraft auf die Haarzellen. Dies erzeugt ein Gefühl von einer Änderung der Kopfstellung im Raum (**d**).

## Gleichgewichtsreaktionen

Wie die Reaktionen, die das Gleichgewicht erhalten, im ZNS gesteuert werden, ist nach wie vor weitgehend unklar. Einige Autoren sind der Ansicht, dass Informationen aus Groß- und Kleinhirn im verlängerten Mark (Medulla oblongata) koordiniert und zu einer Gleichgewichtsreaktion mit einer entprechenden Bewegungsfolge umgewandelt werden. Beim Schwindel ist wahrscheinlich die Wahrnehmung des Gleichgewichts gestört, nicht die Vorgänge der Steuerung oder Umsetzung. Der für die Gleichgewichtsreaktionen erforderliche Muskeltonus wird vom Kleinhirn gesteuert.

Gleichgewichtserhaltende Reaktionen entwickeln sich im Laufe der ersten fünf Lebensjahre. Entwicklungsstörungen des Kindes beeinflussen die motorische Leistung, sodass diese beispielsweise auf dem Niveau der Kriechphase stagnieren kann.

Mit Hilfe des Gesichtssinnes kann das Gleichgewicht auch dann erhalten werden, wenn die Bogengänge funktionsuntüchtig sind. Der Gesichtssinn ist also quasi übergeordnet. Aus der Gegenüberstellung visueller und aus den Bogengängen stammender statischer Informationen kann das Gehirn schließen, ob sich der Kopf oder die Umgebung bewegt.

Das Gehör ermöglicht ebenfalls eine Orientierung in der Umgebung. Zur Erhaltung des Gleichgewichts trägt es dagegen nicht bei.

# Steuerung der Motorik im Gehirn

Es gibt im Gehirn verschiedene anatomische Regionen und Strukturen, die mit der Planung und Ausführung von Bewegungen zu tun haben. Hierzu zählen unter anderem die supplementäre, die prämotorische und die primär motorische Region der Hirnrinde, die Stammganglien, Regionen der Kleinhirnrinde, des Hirnstamms und des Rückenmarks. Verschiedene Zellen derselben Region werden in unterschiedlichen Situationen aktiv. Beispielsweise gibt es in der Substantia nigra, die zu den Stammganglien gehört, gewisse Zellen, die nur auf afferente (zufließende) sensorische Reize ansprechen. Andere Zellen wiederum reagieren nur auf motorische Reize, die von anderen Hirnstrukturen weitergeleitet werden. Auch lassen sich in diesen Ganglien Zellen lokalisieren, die nur auf Impulse aus den Gedächtnisregionen reagieren. Diese Tatsachen zwingen zur Revision der klassischen Auffassung, dass die Stammganglien nur Erzeuger von Muskelspannung und Reflexbewegungen seien (Abb. 14).

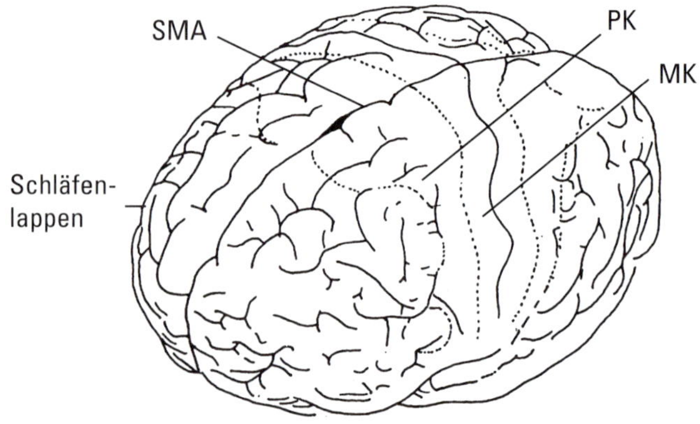


**Abb. 14** Lokalisation der SMR (SMA). MK motorischer Kortex, PK prämotorischer Kortex.

Zu überdenken sind auch die Theorien über die Funktionen des Kleinhirns, der primären motorischen Hirnrinde, der prämotorischen Region sowie der supplementären motorischen Rindenregion.

## Supplementäre motorische Rindenregion

Die Großhirnrinde besteht zu 90 Prozent aus mikroskopischen Modulen - Funktionseinheiten, die nach heutiger Auffassung die Basis für Gedächtnis, Bewusstsein und Gedanken bilden.

Diese Module setzen sich aus jeweils etwa 2000 bis 3000 Pyramidenzellen zusammen. Die Pyramidenzellen haben mittels ihrer Axone Verbindungen sowohl mit anderen Modulen derselben Hirnhälfte als auch - über das Corpus callosum - mit den Modulen der gegenüberliegenden Hemisphäre. Jedes Modul vermittelt Informationen zu etwa 50 weiteren Modulen und empfängt Informationen von entsprechend vielen anderen Modulen (Abb. 15).

Die supplementäre motorische Rindenregion (SMR) des Gehirns weist etwa 30000 Module auf, die aus jeweils etwa 3000 Zellen bestehen. Ein Teil dieser Zellen wird immer dann aktiviert, wenn eine Bewegung geplant wird.

Man nimmt an, dass die Intention, die „Idee" der Bewegung (Bewegungsentwurf), in den assoziativen Rindenregionen entsteht. Diese Intention wird in die Module der supplementären motorischen Rindenregion gelbitet, die zur Aktivität angeregt werden. Die Aktivität setzt sich während der ganzen motorischen Leis-

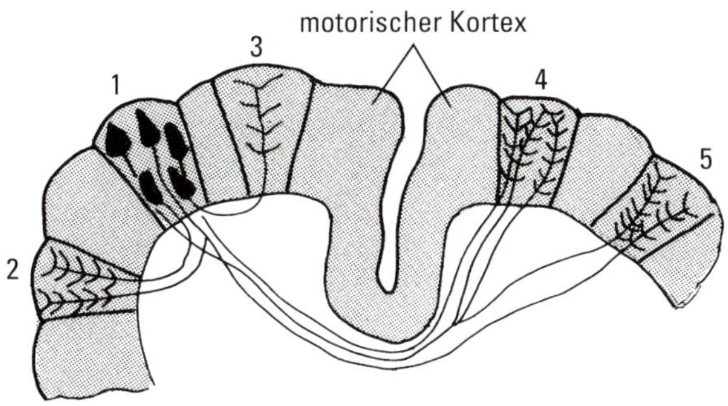


**Abb. 15** A. Modul 1 steht in Verbindung mit Modul 2 und 3 derselben Hemisphäre und mit Modul 4 und 5 der entgegengesetzten Hemisphäre.

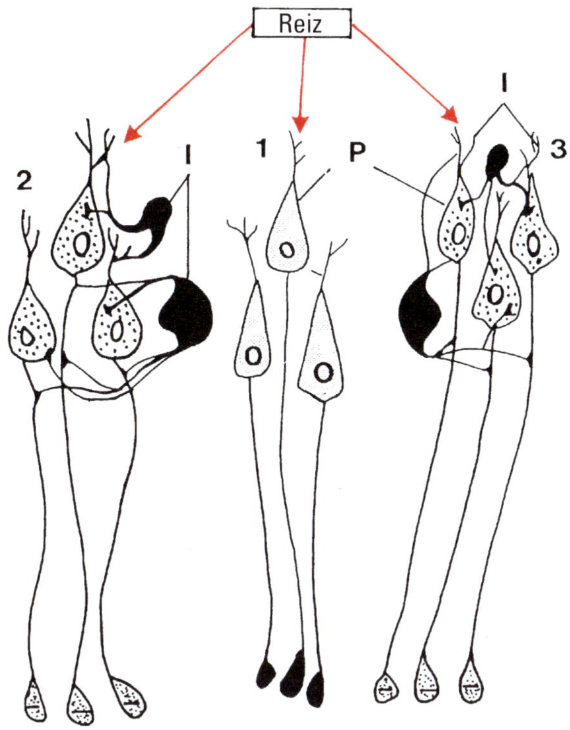


**Abb. 16** Modul 2 und 3 werden während der Aktivität des Moduls 1 durch inhibitorische Zellen (I) gehemmt. Dies ermöglicht eine präzise Feinabstimmung. P Pyramidenzelle, I inhibitorische Zelle.

tung fort. Sie ist aber ebenso rege, wenn die motorische Leistung nur in Gedanken vollzogen wird (Abb. 16).

Erinnerungs- und Wunschbilder, Gefühle und Vorstellungen können auch eine Intention hervorrufen und dadurch die Module aktivieren. Durch Zusammenwirken aller genannten Faktoren können die SMR-Module vermutlich Bewegungsprogramme erlernen und speichern. Diese Speicher sind mit der Kartei eines Bibliothekskatalogs verglichen worden, die Informationen über die vorhandenen Bücher enthält, während sich die eigentlichen Bücher (die motorischen Schemata) an einem anderen Ort (im ZNS) befinden. Wird eine Bewegung automatisiert, erlischt die Steuerfunktion der SMR-Module. Diese Aufgabe wird vermutlich von der Kleinhirnrinde übernommen.

Die SMR wird auch als die Region des mentalen Trainings bezeichnet. Einseitiger Verlust ruft keine Ausfälle der Motorik hervor, während beidseitiger Verlust bzw. Schädigung die irreversible Unfähigkeit zu willkürlicher Motorik und damit zusätzlich eine motorische Aphasie zur Folge hat.

## Prämotorische Hirnrinde

Bevor eine Bewegung eingeleitet wird, können sich Rumpf und Extremitäten in einer unbewegten Stellung bzw. Lage befinden. Die Steuerung der Stellungsstatik scheint in der prämotorischen Rindenregion stattzufinden. Von diesem Steuerungszentrum werden auch die Augen-Hand-Koordination und das Zusammenspiel der Extremitäten entscheidend beeinflusst.

Einseitige Läsionen dieser Region machen sich vor allem bei schnellen, visuell gesteuerten Handbewegungen, etwa dem Fangen eines Balles bemerkbar. Eine beidseitige Läsion erschwert es, bestimmte Körperstellungen einzunehmen.

## Primär motorische Rindenregion (motorischer Kortex)

In der primär motorischen Hirnrinde ist die gesamte Muskulatur durch Nervenzellen „repräsentiert" (Abb. 17). Entgegen früheren Auffassungen werden Muskelbewegungen von dieser Region nicht selbständig ausgelöst; vielmehr führt sie nur aus, was von der SMR, den Stammganglien und der Kleinhirnrinde befohlen wird. Die Funktion dieser Region hängt entscheidend von der Funktionsfähigkeit der Formatio reticularis ab.

Eine Schädigung der primären motorischen Rinde führt zur reversiblen halbseitigen Lähmung.

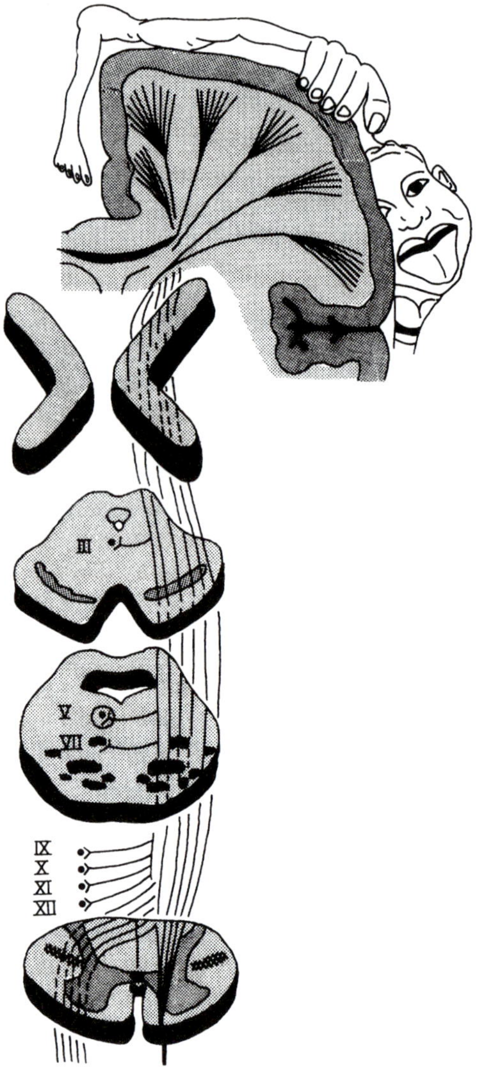


**Abb. 17** Die Repräsentation der Muskulatur und Motorik im zentralen Nervensystem befindet sich im motorischen Kortex. Je komplizierter die Bewegungssteuerung, desto größer ist das entsprechende kortikale Areal. Das Training von Beckenbewegungen und das Erlernen der richtigen Körperhaltung erfordert relativ viel Zeit, weil die Steuerung dieser Funktionen in der motorischen Rinde wenig Platz hat. Durch konsequentes Üben lässt sich aber auch dieses Hindernis überwinden.

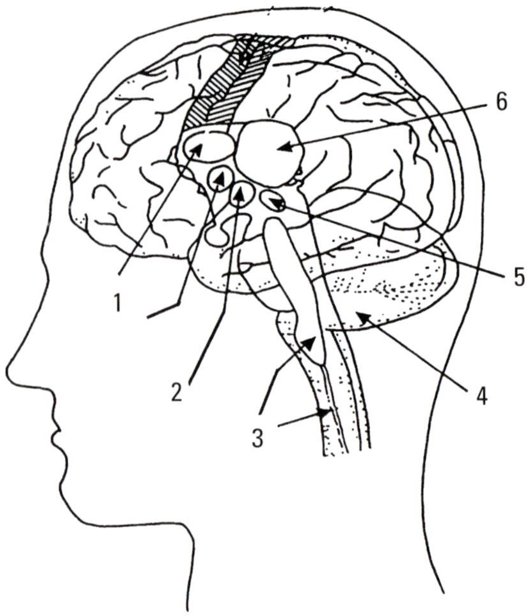


**Abb. 18** Stammganglien (Basalganglien). 1 Putamen und Gobus pallidus, 2 Substantia nigra, 3 Formatio reticularis, 4 Kleinhirn (gehört nicht zu den Stammganglien), 5 Nucleus ruber, 6 Nucleus caudatus.

## Stammganglien (Basalganglien)

Zu den Stammganglien zählen Nucleus caudatus, Putamen und Globus pallidus in den inneren Teilen des Großhirns sowie Substantia nigra und Nucleus ruber im Mittelhirn (Abb. 18). Sie bilden eine funktionelle Einheit. Diese erzeugt den statischen Muskeltonus, die Begleitbewegungen und für die Statik wichtige innere Bewegungen, die ohne sensorische Reize ausgelöst werden.

Es wurde behaupet, die Stammganglien seien eine Bahn, über die die restliche Hirnrinde mit den Stirn-(Frontal-)lappen, also mit einer Region, an deren Intaktheit die Persönlichkeit gekoppelt zu sein scheint, kommuniziert. Es wird angenommen, dass der Wille zu einer motorischen Leistung über die Stammganglien vermittelt wird. Wie dies aber geschieht, wissen wir nicht.

## Kleinhirn

Das Kleinhirn besteht aus der grauen Rindenschicht und dem weißen Mark, das vier paarige Kerne enthält.

Im Rindenlager befinden sich etwa 30 Millionen Purkinjesche Zellen, die ihnen zuströmende Informationen verarbeiten und speichern. Diese Informationen sind entweder sensorische Afferenzen aus der Peripherie oder gespeicherte Informationen aus anderen Teilen des ZNS. Sensorische Informationen, die die Purkinjeschen Zellen unmittelbar aktivieren, werden über aufsteigende Fasern aus dem Hirnstamm übermittelt, gespeicherte, bestätigende Informationen hingegen über die Moosfasern aus der Pons (Hirnbrükke). Allerdings erreichen diese Impulse die Purkinjeschen Zellen nicht direkt, sondern über granulierte Zellen, deren Dendritenfortsätze zwischen den Dendriten der Purkinjeschen Zellen ein „Telefonnetz" bilden.

Bei einem Klavierspieler werden z. B. mit Hilfe dieser „Telefondendriten" und der Synapsen der aufsteigenden Fasern sensorische und früher gespeicherte Informationen über eine bestimmte Tonfolge so koordiniert, dass die propriozeptive Information aus den Fingern auf der Tastatur sich mit der auditiven Information verbindet. Dazu wird die gespeicherte Information über die Bedeutung der Noten mittels der Moosfasern weitergeleitet. Eigentlich „lernen" die Purkinjeschen Zellen das Klavierspielen, indem sie die Bewegungsautomatik ermöglichen. Die Ausführung wird über die Großhirnrinde gesteuert. Neben der Bewegungsautomatik werden der statische Muskeltonus, die Bewegungsamplituden und -koordination durch das Kleinhirn gesteuert.

Kleinhirnläsionen können, je nach Lokalisation, alle genannten Funktionen beeinträchtigen.

## Hirnstamm und Rückenmark

Der Hirnstamm - verlängertes Mark (Medulla oblongata), die Brücke (Pons) und das Mittelhirn - enthält Kerne und Nervenbahnen, die für die gesamte Motorik unbedingt notwendig sind. Normalerweise ist die Funktion des Hirnstamms den höheren Ebenen des ZNS untergeordnet. Daher werden vom Hirnstamm keine Reflexbewegungen mehr ausgelöst, sobald das Großhirn voll funktionsfähig ist.

Viele Kerne im Hirnstamm, z. B. der Nucleus-vestibularis-Komplex, zeigen eine hohe Spontanaktivität, die unter anderem vom Kleinhirn aus unterdrückt wird.

Im Bereich des Hirnstammes befinden sich viele Funktionszentren des vegetativen (autonomen) Nervensystems. Ihn durchzieht bis zum Mittelhirndach auch die Formatio reticularis, die den Aktivierungsgrad des Großhirns steuert. Läsionen des Hirnstamms rufen z. B. Muskelkrämpfe und Reflexausfälle sowie Störungen vegetativer Funktionen und der Schlaf-Wach-Steuerung hervor.

Das Rückenmark enthält eine Unzahl fertiger Bewegungsmodelle, die in höheren ZNS-Teilen koordiniert, aktiviert und inhibiert werden. Im gesunden Organismus funktioniert das Rückenmark nie selbstständig.

Eine Querschnittläsion des Rückenmarks führt zuerst zur schlaffen, später zur spastischen Lähmung. Außerdem entstehen Sensibilitätsausfälle und Störungen autonomer Reflexe.

# 3. Physiologie des Muskelgewebes

## Physische Aktivität und Homöostase

Physische Aktivität definiert Prof. Ilkka Vuori als Muskelkontraktionen plus alle Veränderungen im Organismus, die zur Unterhaltung der Kontraktionen erforderlich sind. Als körperliches Training wird eine physische Aktivität bezeichnet, die willkürlich und zielgerichtet durchgeführt wird. Die physische Aktivität belastet den Organismus, der sich an den neuen physiologischen Zustand anpassen muss (Adaptation). Diese Anpassung erfolgt mit Hilfe sog. homöostatischer Mechanismen. Der Organismus strebt also nach einem physiologischen Gleichgewichtszustand, nach einer Homöostase, die der jeweiligen Belastung entspricht (Abb. 19). Die Homöostase setzt auch ein chemisches Gleichgewicht voraus. Dieses ist dadurch gekennzeichnet, dass die Muskelzellen genug Sauerstoff und Nährstoffe zur Verfügung haben und dass sich in ihnen keine Stoffwechselprodukte, etwa Kohlendioxid oder Milchsäure, angesammelt haben.

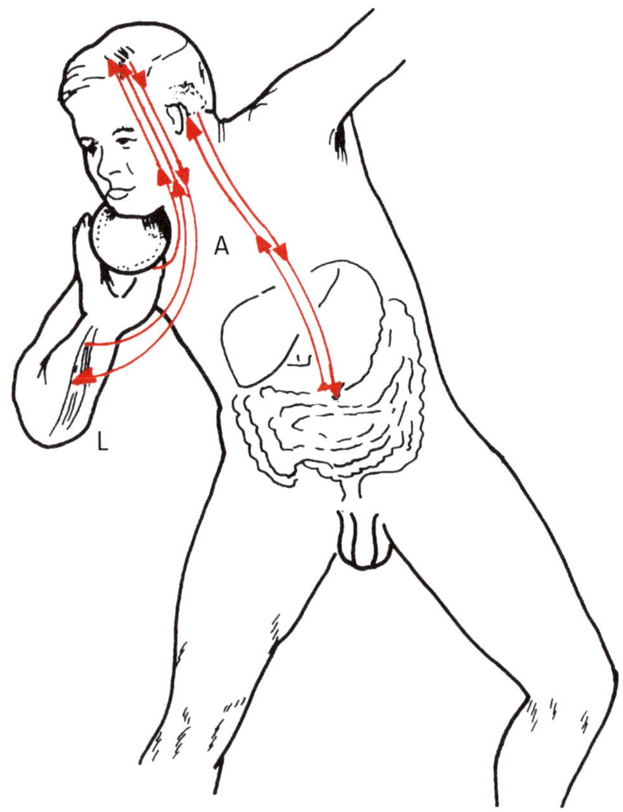


**Abb. 19** Physische Aktivität ruft eine Störung der Homöostase im Organismus hervor. Der Organismus passt sich an die Belastung an und versucht mit Hilfe des Nervensystems und endokriner Organe ein neues Gleichgewicht einzustellen. A autonomes (vegetatives) Nervensystem, L Motoneuron.

Die Homöostase wird von den endokrinen Organen und dem vegetativen (autonomen) Nervensystem aufrechterhalten. Beide sind in ihrer Funktion vom Hypothalamus, einer Struktur des Zwischenhirns, abhängig. Mit dem Beginn der Belastung erhöht sich die Sekretion katabol wirkender Hormone, die die Umwandlung von Nährstoffen in Energie fördern. Außerdem wird der sympathische Teil des autonomen Nervensystems aktiviert. Die Phase der Erholung hingegen ist durch die Wirkung aufbauender, anaboler Hormone und durch die Aktivität des parasympathischen Nervensystems charakterisiert.

Der Organismus kann vom Hypothalamus über das Blut so beeinflusst werden, dass er den Anforderungen des Belastungs- bzw. Ruhezustands gerecht werden kann. Hypothalamische Zellen überwachen ständig die Blutspiegel von Glukose, Fettsäuren, Elektrolyten und Hormonen. Sie kontrollieren auch Wassergehalt und Temperatur des Bluts. Eine Änderung der Zusammensetzung oder Temperatur des Bluts führt zu Änderungen der vom Hypothalamus geregelten Funktionen. Dadurch wird sichergestellt, dass Muskelstoffwechsel und -kreislauf der jeweiligen physischen Aktivität angepasst sind. Der Hypothalamus ist auch an der Regelung der Lungenventilation während der Belastung beteiligt.

Die Funktionen des Nervensystems und die endokrinen Funktionen ändern sich also entsprechend den physiologischen Bedürfnissen der Muskulatur immer dann, wenn wir vom Ruhezustand in eine Bewegung übergehen. Mit dem Anstieg der physischen Aktivität werden auch diese Änderungen immer effektiver – ebenso wie die Vorgänge, die danach der Erholung dienen.

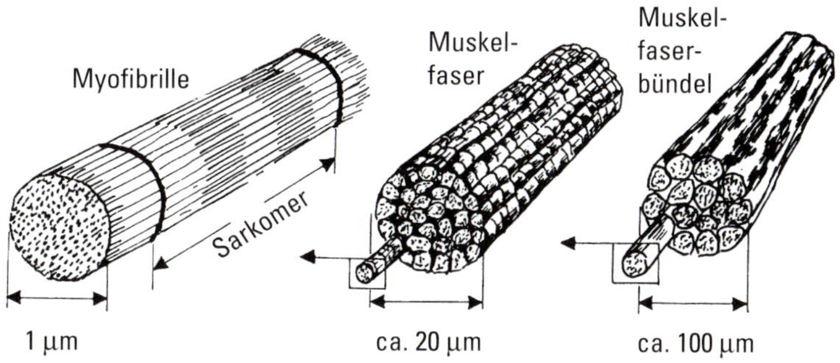


**Abb. 20** Struktur des quer gestreiften Muskels.

# Motorik und Muskelgewebe

Willkürmotorik wird mit Hilfe der quer gestreiften Muskulatur ausgeführt, die so bezeichnet wird, weil verschiedene Strukturkomponenten der Muskelzellen bzw. Muskelfasern Licht unterschiedlich brechen und unter dem Mikroskop das Bild von Querstreifen ergeben. Mehrere zehntausend Muskelzellen finden sich in einem quer gestreiften Muskel. Zum Beispiel besteht der zweiköpfige Oberarmmuskel, der Bizeps, aus etwa 580000 Zellen. Die Länge einer Muskelfaser variiert von 1 mm bis zu 15 cm. Ihr Querschnitt beträgt 100 Mikrometer, also 0,1 mm. Was wir im Beefsteak für eine Faser halten, ist in Wirklichkeit ein Muskelfaserbündel. Eine Muskelzelle (Faser) ist gerade noch mit bloßem Augen sichtbar. Zur Betrachtung der Strukturen in der Zelle braucht man ein stark vergrößerndes Mikroskop. In jeder einzelnen Muskelfaser befinden sich nämlich Tausende kleiner Myofibrillen. Jede Myofibrille wiederum besteht aus etwa 4000 Strukturteilen, den Sarkomeren. Sie bewerkstelligen die Muskelverkürzung und erzeugen damit die Muskelkraft. Die Aktin- und Myosinfilamente jedes Sarkomers gleiten während der Muskelaktivität ineinander und befestigen sich aneinander. Jedes Sarkomer besteht aus etwa 3000 Aktin- und Myosinfilamenten. Was wir als eine Muskelanspannung wahrnehmen, kommt also durch die Aktivität von Tausenden von Muskelzellen und Millionen von Sarkomeren zustande (Abb. 20).

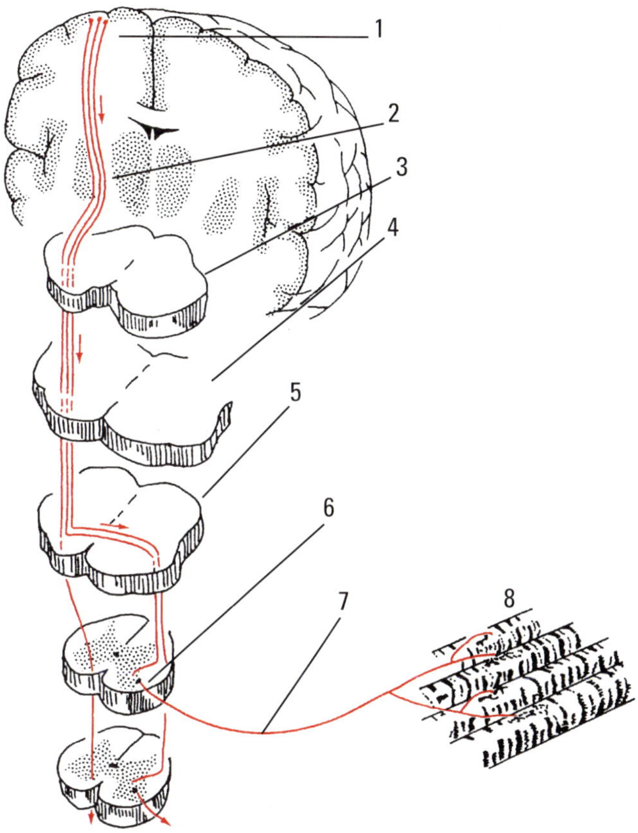


**Abb. 21** α-Motoneurone des Rückenmarks sind über die Pyramidenbahn mit dem motorischen Kortex verbunden. Sie innervieren ihrerseits die quer gestreifte Muskulatur. Willkürliche Bewegungen werden über Pyramidenbahnen ausgelöst. 1 motorischer Kortex, 2 Pyramidenbahn, 3 und 4 Brücke, 5 verlängertes Mark, 6 α-Motoneuron (Bewegungsrezeptor) des Rückenmarks, 7 Axon des α-Motoneurons, 8 Muskelzellen.

# Verkürzung des quer gestreiften Muskels

Die Verkürzung des quer gestreiften Muskels setzt den Impuls eines motorischen Nerven voraus. Motorische Nerven gehen vom Rückenmark oder Hirnstamm aus. Sie bestehen aus Hunderten motorischer Axone (Neuriten). Zum Beispiel enthält ein Motoneuron des Bizepsmuskels etwa 700 motorische Axone. Die Endung jeder Bewegungsnervenzelle (Alpha-Motoneuron) kann sich in Hunderte, sogar Tausende Verzweigungen teilen. Jede dieser Verzweigungen bildet mit der Muskelzelle eine neuromuskuläre Verbindung, über die die Nerven-

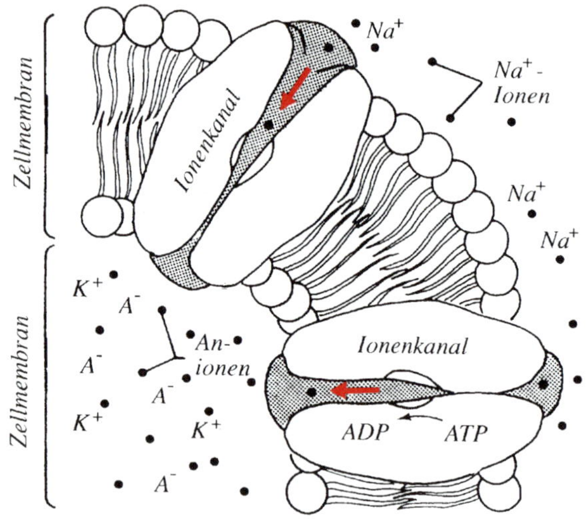


**Abb. 22** Die Differenz der Ionenkonzentration im Ruhezustand wird durch die membranständige Natrium-Kalium-Pumpe aufrechterhalten. Durch die Wirkung eines Nervenimpulses öffnen sich die Ionenkanäle, eine Flut von Natriumionen dringt in das Zellinnere ein. Das löst die Zellaktivität aus.

impulse auf die Muskelzelle übertragen werden. Die Reizübertragung erfolgt mit Hilfe eines Überträgerstoffes (Transmitter), bei neuromuskulären Verbindungen mit Hilfe des Azetylcholins (Abb. 21).

Wieviele Verbindungen ein Motoneuron mit den Muskelzellen hat, hängt von der Größe des Neurons ab. Die Motoneuronen lassen sich in drei Größenklassen einteilen; sie bilden mit den Muskelzellen unterschiedlich große funktionale Einheiten (motorische Einheiten). Die motorische Einheit einer kleinen Nervenzelle lässt sich leichter aktivieren als die eines großen Neurons und ermüdet langsamer als die großen.

Wenn das Motoneuron vom Gehirn oder von den sensiblen Organen aus einen Reiz, einen Aktionsbefehl erhält, wird es aktiviert; dann wird der von der Nervenendigung freigesetzte Überträgerstoff (Transmitter) an die Muskelzelle weitergeleitet. Der Überträgerstoff verbindet sich mit bestimmten Rezeptoren des Sarkolemms und bewirkt dessen Aktivierung, mit anderen Worten seine Depolarisierung. Das bedeutet, dass aus der extrazellulären Flüssigkeit 5000-mal mehr Natriumionen in den Intrazellulärraum strömen als in Ruhe. Gleichzeitig treten Kaliumionen aus der Zelle aus. Dieses Phänomen liegt allen Funktionen einer lebendigen Zelle zugrunde (Abb. 22).

Damit sich eine Muskelfaser verkürzen kann, muss die durch den Nervenimpuls hervorgerufene elektrische Aktivierung, die Depolarisierung, das Zellinnere erreichen. Hier befinden sich nämlich die Mikrostrukturen, die letzten Endes die Verkürzung erzeugen. Das Sarkolemm (Abb. 23) reicht in Form von T-Röhrchen in die Muskelfaser hinein. Durch diese Röhrchen wird die Depolarisation in den Intrazellulärraum fortgeleitet. Dicht an den T-Röhrchen befinden sich parallel zu den Myofibrillen sackartige Strukturen, das sarkoplasmatische Retikulum, das als Kalziumspeicher der Muskelfaser fungiert. Die Depolarisation springt von den T-Rührchen auf das sarkoplasmatische Retikulum über, das mit Freisetzung von Kalzium in das Zytoplasma der Muskelzelle (Sarkoplasma) reagiert. Die Konzentration des Kalziums in den Muskelzellen steigt auf das 1000fache des Wertes im Ruhezustand an. Eine Muskelzelle enthält mehrere Myofibrillen, die ihrerseits längs in Sarkomere unterteilt sind. Begrenzt wird jedes Sarkomer durch zwei bindegewebige Z-Membranen. Jedes Sarkomer besteht aus dünnen, an den Z-Membranen befestigten Aktinfilamenten, und aus dickeren Myosinfilamenten, die sich zwischen die

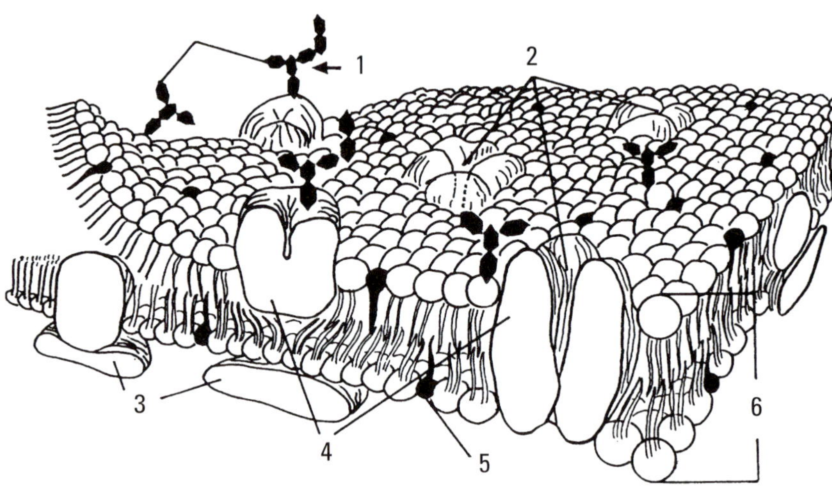


**Abb. 23** Schematischer Aufbau des Sarkolemms (Zellmembran der Muskelfaser). 1 histologische Markerstoffe, 2 $Na^+$-Ionen, 3 und 4 Proteine, 5 Cholesterin, 6 Fette.

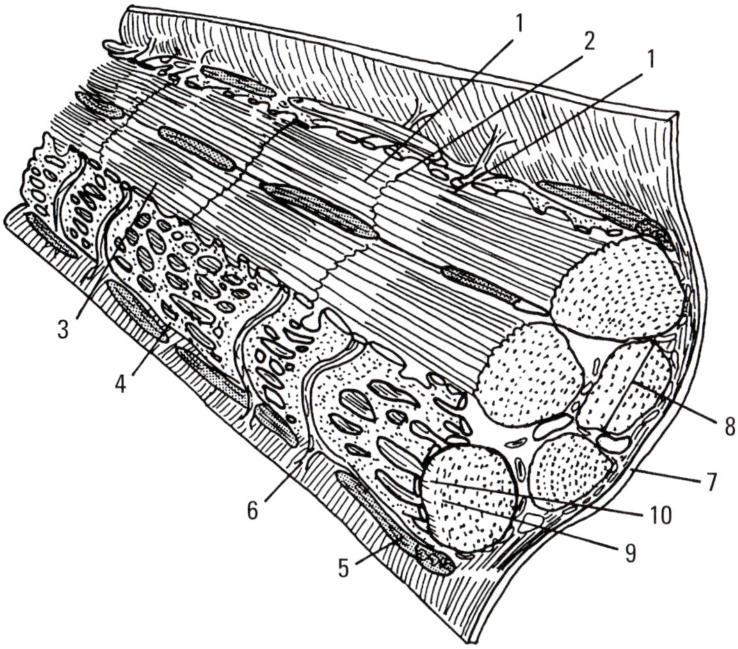


**Abb. 24** Struktur der Muskelfaser.
1 Aktinfilament. Die Struktur zwischen zwei Z-Membranen bezeichnet man als ein Sarkomer. In den Sarkomeren befinden sich dünne Aktinfilamente, die an den Z-Membranen befestigt sind (2). Zwischen den Aktinfilamenten liegen die dickeren Myosinfilamente (3). Das sarkoplasmatische Retikulum fungiert als Kalziumspeicher (4). ATP wird von den Mitochondrien (5) bereitgestellt. Eine Depolarisation wird durch T-Röhrchen von der Zellmembran ins Zellinnere geleitet (6). 7 Sarkolemm. 8 Myofibrille, die sich aus Aktinfilamenten (9) und Myosinfilamenten (10) zusammensetzt.

Aktinfilamente schieben, wobei sich die Angaben „dick" oder „dünn" im Größenbereich von millionstel Zentimetern bewegen (Abb. 24).

Nach Diffusion in die Sarkomere binden sich die Kalziumionen an die Troponin-Tropomyosine der Aktinfilamente; sie öffnen das „Troponin-Tropomyosin-Schloss". Dadurch werden an den Aktinen Bindungsstellen frei, an die sich die Enden der Myosinfilamente heften können. Die Enden der Myosinfilamente sind gelenkartig gebaut. Wenn sich die Myosingelenke an den Aktinen befestigen und zur Mittellinie hin bewegen, werden die Aktine mitgezogen. Weil die Aktinfilamente ihrerseits an den Z-Membranen befestigt sind, nähern sich die angrenzenden Z-Membranen eines Sarkomers einander. Folglich wird das Sarkomer kürzer. Die Millionen Sarkomere einer Muskelfaser verkürzen sich gleichzeitig: Ergebnis ist die Muskelkontraktion (Abb. 25 u. 26).

Eine Bewegung der Myosingelenke verkürzt die Muskelfaser um etwa 1 Prozent. Damit sich die Muskelzelle auf die Hälfte ihrer vollen Länge verkürzt, muss sich die Bewegung der Myosingelenke über 50-mal wiederholen. Das setzt ständige Nervenimpulse voraus, die aus dem sarkoplasmatischen Retikulum ausreichend Kalzium freisetzen.

Nach jeder der kleinen Schiebebewegungen lösen sich die Myosingelenke vom Aktin, um sich an einer anderen Stelle erneut zu befestigen.

Das Myosingelenk wird als Zwischenbrücke bzw. Querbrücke (cross-bridge) bezeichnet. Es dürfte recht stark sein, denn die Kräfte der Myosingelenke addieren sich zu der Kraft der Muskelverkürzung.

Die Bewegung der Myosingelenke, somit die Krafterzeugung, verbraucht Energie. Am Ende jedes Myosingelenkes befindet sich ein ATP-Molekül. Es ist die chemische Speicherform der Muskelenergie. Wenn sich das Myosingelenk aus seinem Ruhewinkel von 90° in den Befestigungswinkel von 50° bewegt und sich mit dem Aktin verbindet, kommt es zur Spaltung des ATP-Moleküls unter gleichzeitiger Freisetzung von Energie. In diesem Prozess werden auch Magnesiumionen verbraucht. Das Myosingelenk kann noch 5° weiter bewegt werden, aber dann reicht die Energie nicht einmal zur Lösung der Aktinverbindung aus. Wenn kein neues ATP gebildet wird, bleiben Myosin und Aktin weiter miteinander verbunden; die Muskelkontraktion wird nicht aufgehoben. Es kommt zur Muskelstarre, zum Rigor. Bei der Totenstarre (Rigor mortis) haben sich die ATP-Speicher aller Muskeln entleert, und die Produktion von neuem ATP hat aufgehört (Abb. 27).

Zur lokalen Entleerung der zellulären ATP-Speicher kann es durch Zugwirkung kommen; dies führt zum Muskelkrampf. Normalerweise produzieren jedoch die Mitochondrien der Muskelzellen ausreichend ATP, um eine Kontraktion auszulösen.

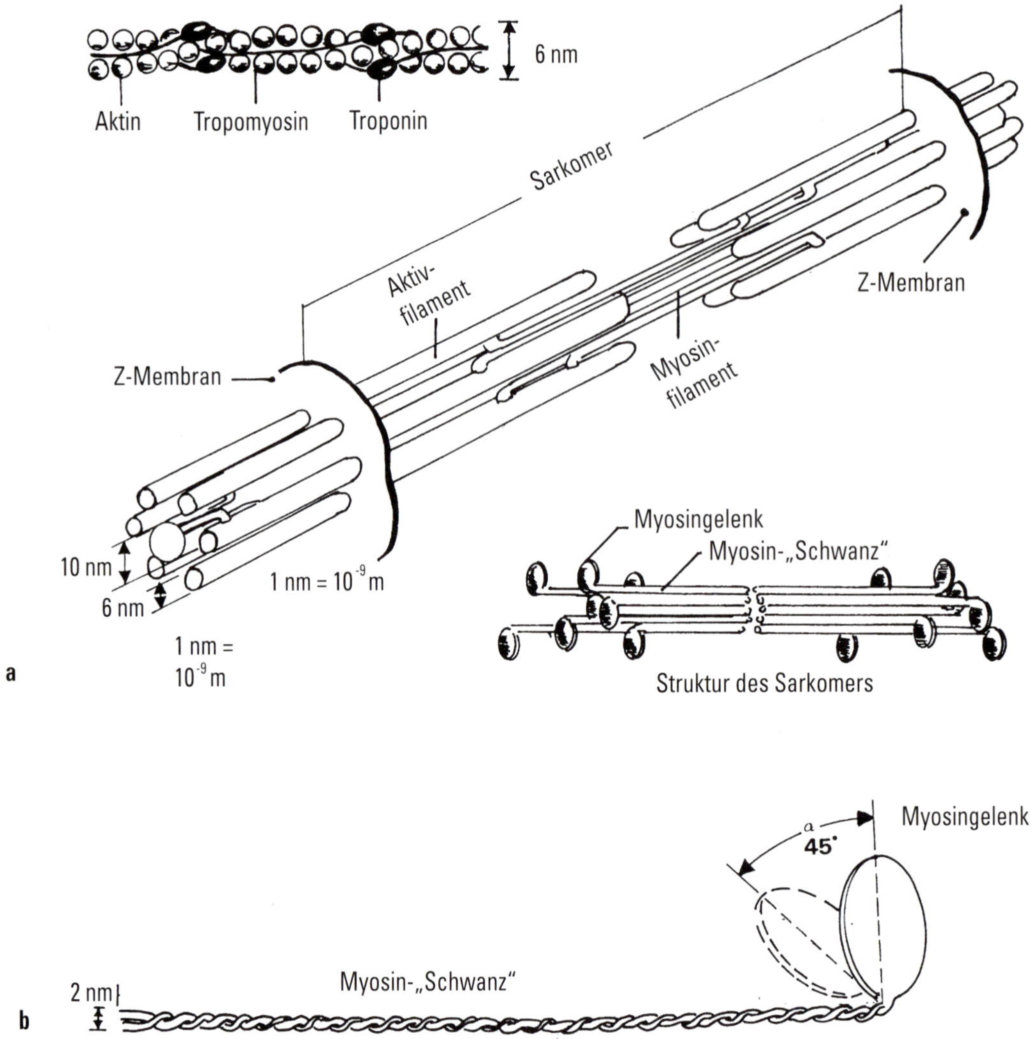


**Abb. 25 a** Schematische Darstellung eines Sarkomers. **b** Myosinmolekül und die Bewegungswinkel des Myosingelenks.

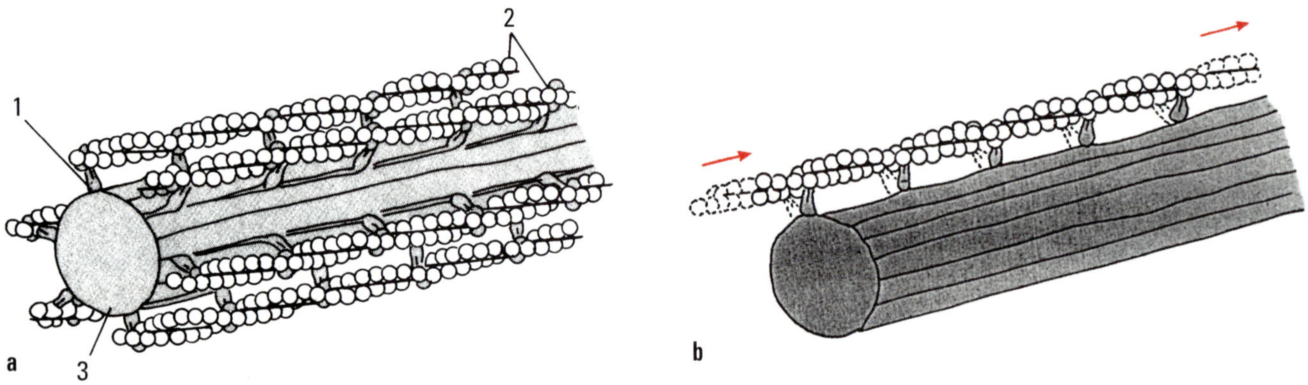


**Abb. 26** Durch die Bewegung der Myosingelenke gelangen die Aktinfilamente zur Mittellinie des Sarkomers hin. Die Verschiebung von Millionen von Aktinfilamenten addiert sich zur sichtbaren Muskelkontraktion.
**a** Die Myosingelenke befestigen sich an den Aktinen.
1 Myosingelenk bzw. Querbrücke, 2 dünne Aktinfilamente und Regulatorproteine, 3 dickes Myosinfilament.
**b** Die Myosingelenke werden gebogen und ziehen die Aktine zur Mittellinie des Sarkomers. Die Gelenke lösen sich und befestigen sich erneut, solange neue Nervenimpulse zu der Muskelzelle strömen.

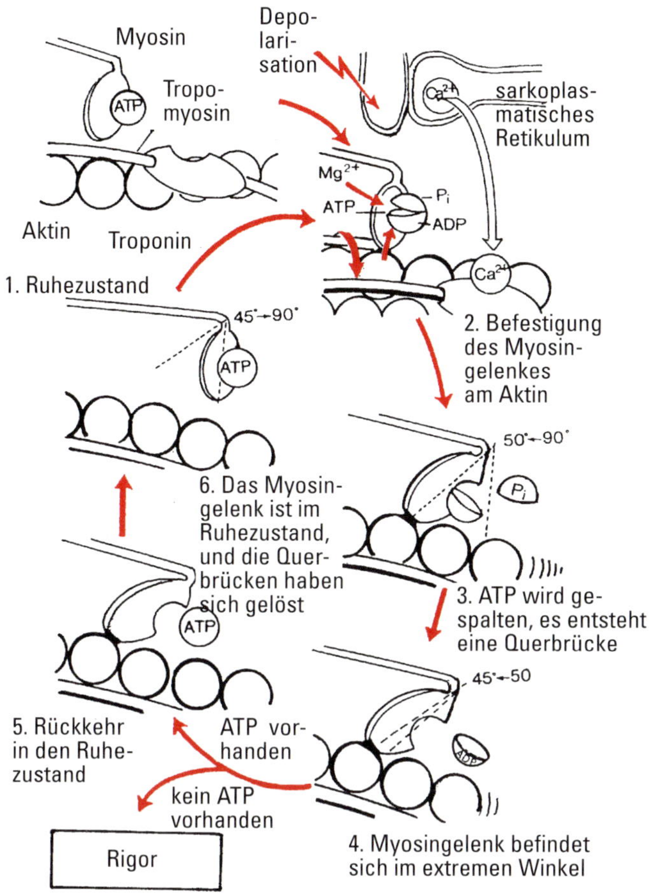


**Abb. 27** Bewegungen des Myosingelenkes im Verhältnis zum ATP. Entstehung von Querbrücken zwischen Myosin und Aktin.

Wenn keine Reize mehr zur Muskelzelle gelangen, werden die Kalziumionen wieder vom sarkoplasmatischen Retikulum aufgenommen. Die Myosin-Befestigungspunkte an den Aktinfilamenten werden durch das Troponin-Tropomyosin-Schloss gesperrt. Es erfolgt ein aktiver Transport von Natriumionen aus den Muskelzellen. Daneben strömen Kaliumionen in die extrazelluläre Flüssigkeit, und die Muskelfaser verliert für eine Zeit lang ihre Funktionstüchtigkeit. Die Ermüdung der Muskeln scheint zumindest teilweise durch den Kaliumausstrom aus der Zelle bedingt zu sein.

Sinkt die Leistungsfähigkeit der Muskelzellen, muss das Gehirn entsprechend effektiver arbeiten, um die zur muskulären Arbeit erforderliche Kraft erzeugen zu lassen. Dadurch wird auch das Gehirn ermüdet. Der Belastungsschmerz ist auf die Zerreißungen des sarkoplasmatischen Retikulums und der Z-Membranen zurückzuführen (siehe auch S. 79).

# Energiegewinnung

Enzyme sind Verbindungen, die in allen Zellen des Organismus aktiv sind. Sie haben die Aufgabe, chemische Zellreaktionen zu katalysieren.

Die zelluläre Enzymkonzentration ist um so höher, je aktiver die Zelle arbeitet. Oxidative (aerobe) Enzyme benötigen Sauerstoff, glykolytische (anaerobe) hingegen nicht.

Wenn Muskelzellen bei Sauerstoffbalance arbeiten, werden bei erhöhter Muskeltätigkeit vermehrt oxidative Enzyme gebildet, wobei die Belastbarkeit der Zelle verlängert wird.

Kurzzeitige, hohe Belastungen führen zur vermehrten Induktion glykolytischer Enzyme und verbessern damit die Fähigkeit der schnellen Krafterzeugung.

Die Enzyme setzen sich meist aus einem Proteinanteil (Apoenzym) und einem Nichtproteinanteil (Koenzym), z. B. Vitamin oder Spurenelement, zusammen. Den Proteinanteil kann der Organismus in genügender Menge aus Aminosäuren aufbauen, Vitamine oder Spurenelemente sind oft nicht ausreichend vorhanden. In diesem Fall kann weder die Enzymkonzentration noch die Leistungsfähigkeit durch Training erhöht werden.

Enzym = Koenzym + Apoenzym

Enzyme der Muskelzellen wirken intrazellulär (z. B. Kreatinkinase). Eine Erhöhung des Blutspiegels dieser Enzyme ist ein Zeichen von Ermüdung oder Schädigung der Muskelzelle.

Verdauungsenzyme hingegen wirken extrazellulär. Sie werden von Drüsen des Verdauungstrakts (z. B. Bauchspeicheldrüse = Pankreas) in den Verdauungskanal sezerniert. Deren Anreicherung im Blut oder Urin weist auf eine Erkrankung, z. B. auf eine Pankreatitis (Bauchspeicheldrüsenentzündung) hin.

Die zur Muskelarbeit erforderliche chemische Energie, also die Energie des ATP, lässt sich letzten Endes aus der Sonnenenergie zurückführen. Grüne Pflanzen sind imstande, durch den Assimilationsprozess Sonnenenergie in chemische Formen von Energie umzuwandeln. Sie wird in den Nährstoffen (Kohlenhydrate, Fette und Eiweiße) gespeichert. Alle Nährstoffe werden im Laufe des Stoffwechsels letztlich in dieselbe Substanz, nämlich zu ATP, umgewandelt.

Die Energie des ATP-Moleküls befindet sich in den intramolekulären Phosphatverbindungen. Wenn diese abgebaut werden, wird Energie freigesetzt. Der Abbau kann nur durch das Enzym ATPase stattfinden.

Enzyme sind Proteinverbindungen, die für die chemischen Reaktionen auf Zellebene unentbehrlich sind. Sie werden in den Organellen der Zellen gebildet. Ihre Konzentration variiert je nach Art und Höhe der Belastung. Ihre Wirksamkeit hängt teilweise von der Azidität der Zelle, also von der Wasserstoffionen-Konzentration (pH-Wert) in der Zelle, ab. Wasserstoffionen entstehen u. a. beim Abbau des ATP, weil Wassermoleküle an der Reaktion beteiligt sind (Abb. 28).

Sofern die Muskelzelle genug Sauerstoff zur Verfügung hat, bereiten die Wasserstoffionen keine Probleme, weil sie für andere sauerstoffabhängige Reaktionen verwendet werden. Bei hoher Belastung hingegen deckt die Sauerstoffzufuhr des Muskels nicht den Bedarf. Dann sammelt sich ein Teil der bei der ATP-Spaltung freigesetzten Wasserstoffionen in den Muskelzellen an. Das Zytoplasma wird saurer, sein pH-Wert sinkt. Dies wiederum führt unter anderem zur Verlangsamung der ATPase-Aktivität. Die Energieproduktion wird gedrosselt,

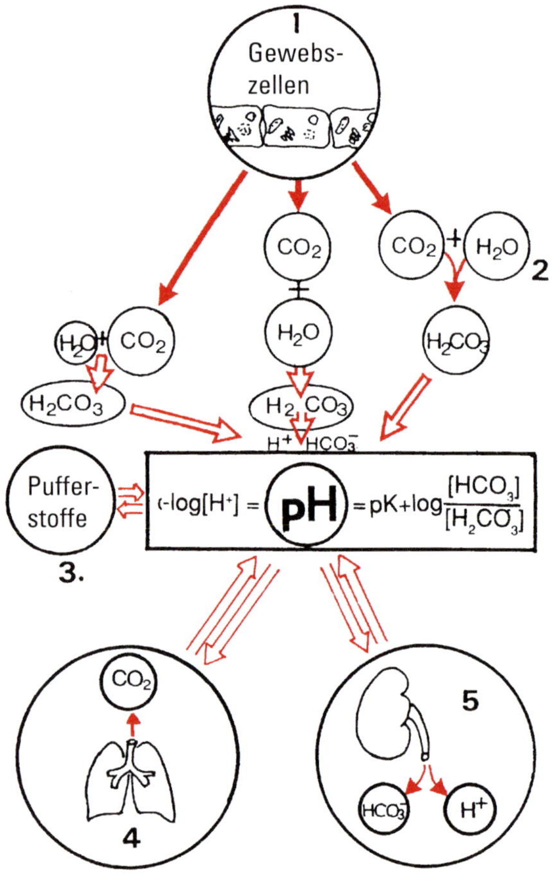


**Abb. 28** Regelung der Wasserstoffionen-Konzentration, d. h. des pH-Wertes. 1 Beim Abbau von Nährstoffen wird in den Zellen Kohlendioxid ($CO_2$) gebildet. 2 Das $CO_2$ reagiert mit Wasser ($H_2O$) oder der Zellflüssigkeit, wobei Kohlensäure ($H_2CO_3$) entsteht. Diese zerfällt schnell in Wasserstoff ($H^+$) und Bikarbonat ($HCO_3^-$). Die Konzentration von Wasserstoffionen wird durch Puffersysteme (3), durch die Atmung (4) und durch die Urinausscheidung über die Nieren (5) herabgesetzt. Sie sind an der pH-Regelung beteiligt.

der Muskel ermüdet. Er begrenzt also selber seine Leistungsfähigkeit, wenn die Belastung zu hoch wird.

Nicht nur für die ATP-Spaltung, auch für den Aufbau von ATP wird Sauerstoff benötigt. Bei genügender Sauerstoffzufuhr werden in den Mitochondrien Nährsubstrate der Muskelzellen in ATP umgewandelt. Diesen Vorgang bezeichnet man als Zellatmung.

Bei der Zellatmung entstehen aus einem Zuckermolekül (Glukose) 36 ATP-Moleküle, aus einem Fettmolekül (Triglyzerid) 436 ATP-Moleküle; der ATP-Gewinn aus einem Aminosäuremolekül - Aminosäuren sind Bestandteile von Eiweißen - entspricht dem der Glukose. Proteine werden nur bei lang andauernder Belastung als Energiequelle genutzt. Voraussetzung ist, dass die Vorräte der Muskel- und Leberzellen an Enzymen, die zu Energie freisetzenden Reaktionen gebraucht werden, ausreichend groß sind.

Nur etwa 40 Prozent des Energiegehalts der Nährsubstrate können für die Bildung des ATP genutzt werden; der Rest (60 Prozent) wird als Wärme freigesetzt. Bei dem Aufbau von ATP in den Mitochondrien handelt es sich um **aerobe Energieproduktion** (Abb. 29a), weil der Prozess ohne Sauerstoff nicht ablaufen kann. Dieser Vorgang wird auch Zitronensäure-Zyklus bzw. Krebs-Zyklus genannt. (Hans Krebs wurde im Jahre 1953 unter anderem für seine Entdeckung des Zitronensäure-Zyklus mit dem Nobelpreis ausgezeichnet.)

Unter hoher Belastung reicht die Sauerstoffzufuhr zum Muskel nicht aus, um seinen Sauerstoffbedarf zu decken. Die Muskelarbeit hört jedoch nicht unverzüglich auf; die Belastung kann fortgesetzt werden, indem das für die Muskelkontraktion erforderliche ATP nunmehr glykolytisch, d. h. durch Spaltung von Zucker, ohne Sauerstoff (anaerob), gebildet wird. Die **anaerobe Energiegewinnung** (Abb. 29b) geschieht mit Hilfe zytoplasmatischer Enzyme im Zytoplasma. Bei anaerober Arbeitsweise können jedoch aus einem Glukosemolekül nur drei ATP-Moleküle gebildet werden (während, wie gesagt, bei aerober Energieproduktion 36 entstehen).

Bei der glykolytischen Energiegewinnung wird ein Teil der Glukose über Brenztraubensäure in Milchsäure umgewandelt. Milchsäure ist eine relativ starke Säure. Ein Großteil der Milchsäure-Moleküle löst sich im zytoplasmatischen Wasser, wobei Wasserstoffionen der Milchsäure freigesetzt werden. Dadurch sinkt der pH-Wert im Zytoplasma. Der pH-Wert fällt auch ab, weil bei der Abspaltung des ATP Wasserstoffionen frei werden; dieser Vorgang scheint für die Muskelermüdung der wichtigere zu sein. Entscheidend hängt die Ermüdung jedoch davon ab, wie effektiv der Organismus frei werdende Wasserstoffionen binden kann. In den Muskelzellen, in der extrazellulären Flüssigkeit und im Blut gibt es Puffersubstanzen, die Wasserstoffionen binden können. Damit können die

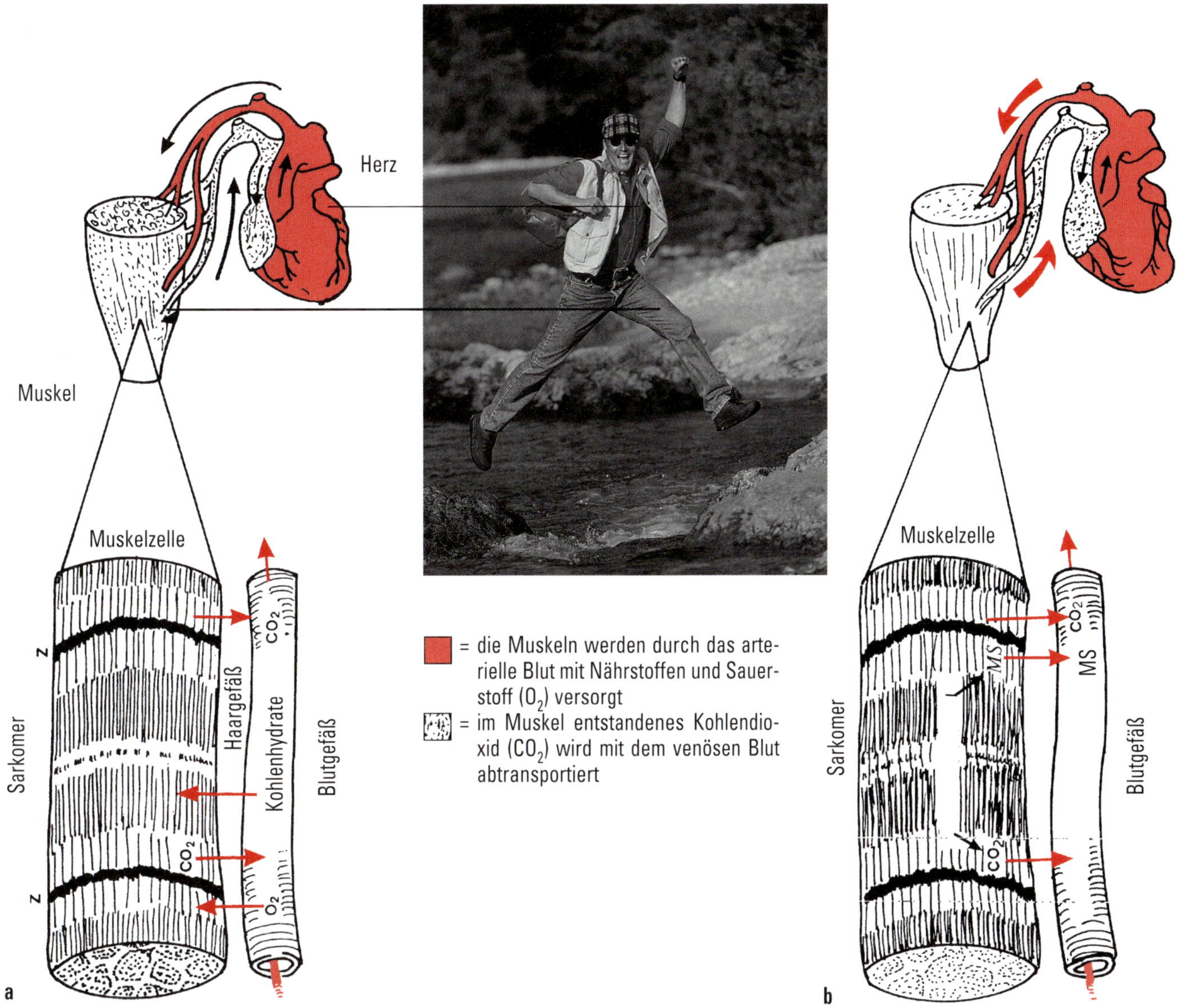


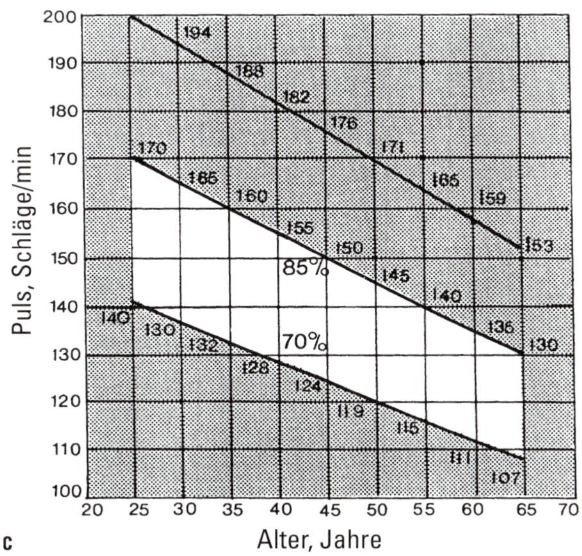


**Abb. 29 a** Aerobe Belastung. Ruhiges Gehen, Jogging oder Radfahren sind Beispiele für eine aerobe Belastung, während der die Muskeln ihre Kontraktionsenergie (ATP) mit Hilfe von Sauerstoff aus den Nährstoffen gewinnen. Milchsäure wird kaum produziert.
**b** Anerobe Belastung. Bei dieser höheren Belastung werden weniger ATP-Moleküle gebildet; es kommt zur glykolytischen Energiegewinnung, bei der mehr Milchsäure produziert wird.
**c** Wenn die Aktivität im hellen Pulsbereich stattfindet, kommt es nicht zur Ansammlung von Milchsäure (MS) im Blut.

Puffersubstanzen die Übersäuerung des Muskels verlangsamen und seine Ermüdung verzögern. Die Konzentration der Puffersubstanzen wird durch Training erhöht.

Die bei der anaeroben Muskelarbeit entstandene Milchsäure (in der Salzform als Laktat bezeichnet) wird relativ schnell - zum Teil schon während der Belastung - abgebaut (siehe auch S. 93).

## Muskuläre Phosphatspeicher

Die ATP-Speicher der Muskelzellen sind nicht groß. Schätzungsweise betragen sie bei einer 75 kg schweren Person mit 20 kg Muskelmasse etwa 100 millimol. Diese Energiemenge entspricht ca. 4 Kilojoule bzw. 1 Kilokalorie. Das reicht bei maximaler Muskelbelastung für zwei Sekunden aus. In einer Studie wurde festgestellt, dass die ATP-Speicher nach fünfmonatigem Krafttraining um 18 Prozent größer waren als vorher.

Die Muskelzellen verfügen jedoch über einen weiteren Phosphatspeicher, das Kreatinphosphat, das zu Beginn einer Belastung an den Enden der Myosingelenke zerfällt. Diese Reaktion findet mit Hilfe des Enzyms Kreatinkinase statt. Dabei wird ATP freigesetzt. Kreatinkinase wird in der Fachliteratur auch Kreatinphosphokinase bzw. Kreatinphosphotransferase genannt. Abkürzungen für Kreatinkinase sind CK oder CPK.

Man rechnet mit 340 millimol Kreatinkinase pro 20 kg Muskelmasse - eine Menge, die 15 Kilojoule bzw. 3,6 Kilokalorien entspricht. Bei maximaler Belastung reichen die Kreatinphosphatspeicher etwa sechs Sekunden lang zur ATP-Produktion. Nach fünfmonatigem Krafttraining waren die Kreatinphosphatspeicher um 22 Prozent größer geworden.

Kreatinkinase ist nicht nur für die Spaltung des Kreatinphosphats und die ATP-Gewinnung wichtig. Mit ihrer Hilfe werden auch Muskelermüdung, Schmerzen und die Erholung nach Belastung beurteilt. Während der Muskelarbeit werden offenbar immer einige Muskelzellen geschädigt. Sie werden nicht unbedingt zerstört, aber die Durchlässigkeit ihrer Sarkolemme und anderer Strukturen für Kreatinkinase nimmt zu. Diese diffundiert dann von der Interzellularflüssigkeit ins Blut und kann hier gemessen werden.

## Zusammenfassung

Muskelzellen gewinnen ihre Energie wie alle Zellen im Organismus aus ATP. Die chemische Energie des ATP wird in den Aktin- und Myosinfilamenten der Muskelzelle in mechanische Energie, also Muskelkraft, umgewandelt. Auch alle weiteren Funktionen der Muskelzelle wie Aufbau und Erneuerung von Enzymen und Muskelproteinen (Aktin und Myosin) oder die Bildung von Energiespeichern sind von ATP abhängig. Im Ruhezustand wird ein Großteil des ATP zu diesen anabolen (aufbauenden) Funktionen verwendet.

Während der Muskelarbeit wird ATP zur Aufspaltung von Nährstoffen gebraucht, denn es ist der Treibstoff der ATP-Produzenten, der Mitochondrien. In diesem Fall handelt es sich um katabole Funktionen. Damit das Gleichgewicht zwischen Anabolie und Katabolie in der Muskelzelle erhalten bleibt, muss die Zelle ausreichend mit Blut bzw. Nährstoffen versorgt werden. Die Qualität der Nahrung wiederum entscheidet, ob den Enzymen der Muskelzellen genügend Vitamine und Spurenelemente zur Verfügung stehen.

## Auswirkung der Belastung auf die verschiedenen Energiequellen

In Ruhe wird das für die Zellfunktionen erforderliche ATP aus Kohlenhydraten und Fetten gewonnen. Für kurzfristige intensive Arbeit werden zuerst Phosphate und danach fast ausschließlich Kohlenhydrate als Energiequelle genutzt. Dafür stehen den Muskelzellen sowohl die Blutglukose (Blutzucker) als auch die Glykogenspeicher der Muskeln und der Leber zur Verfügung. Glykogen ist die Speicherform der Glukose. Der Glykogenvorrat in der Muskulatur beträgt etwa 400 g, in der Leber etwa 100 g.

Der Abbau der Glykogenvorräte setzt ein, wenn die Konzentration des „Stresshormons" Adrenalin im Blut steigt. Während einer langen Belastung werden außerdem Fette zur Gewinnung von Energie verwendet. Von den Fettzellen wird Speicherfett in Form von Triglyzeriden freigesetzt. Diese Freisetzung bewirken Adrenalin, Noradrenalin, Kortisol und das Wachstumshormon. Die Sekretion dieser Hormone und in der Folge der Abbau von Fetten als Energiequelle lassen sich durch Training erhöhen. Das hat nebenbei einen ästhetisch günstigen Effekt, reduziert aber auch die Ermüdbarkeit. Der Abbau der Glykogenvorräte in Muskeln und Leber provoziert nämlich unvermeidlich ein Ermüdungsgefühl - allerdings sind die Befunde verschiedener Autoren diesbezüglich etwas unterschiedlich. Dagegen weiß man, dass die Leistungsintensität drastisch abfällt, wenn die Nahrung zu wenig Glukose enthält, um einen ständigen Wiederaufbau der Glykogenvorräte zu sichern. Obwohl also die Energie bei lange anhaltender Belastung hauptsächlich aus den Fetten gewonnen wird, müssen die Glukosespeicher ausreichend gefüllt und der Glukosespiegel im Blut hoch genug sein (Tab. 3).

In welchem Grade die Muskelarbeit den Organismus belastet, wird durch Messung des Sauerstoff- und Energieverbrauchs beurteilt. Weil Sauerstoff zur Freisetzung der Energie aus den Nährstoffen verwendet wird, sind diese beiden Faktoren unmittelbar miteinander verbunden. Bei der Gewinnung von ATP aus 1 Gramm Glukose wird 1 Liter Sauerstoff verbraucht; als Resultat wird eine Energie von 21 Kilojoule (5,2 Kilokalorien) freigesetzt. Beim Abbau von 1 Gramm Eiweiß bewegen sich Sauerstoffverbrauch und freigesetzte Energie in derselben Größenordnung. Aus Fett hingegen werden 39 Kilojoule (9,7 Kilokalorien) Energie pro 1 Liter Sauerstoff gewonnen.

Der Sauerstoffverbrauch des Organismus wird anhand der Sauerstoffaufnahme gemessen. Sie gibt Auskunft darüber, wie viel Sauerstoff pro Zeiteinheit vom Blut in die Gewebe aufgenommen wird. Sie wird mit der folgenden Gleichung beschrieben:

$$VO_2 = \text{Puls} \times \text{Schlagvolumen} \times AVO_2\text{-Differenz.}$$

Diese Gleichung wird in Tab. 1 erläutert.

In Tab. 2 wird die Beziehung zwischen Belastungsintensität und Sauerstoffverbrauch dargestellt.

Auf die Bedeutung verschiedener Nährstoffe für die Muskelarbeit wird an anderer Stelle eingegangen.

**Tab. 1** Die maximale Sauerstoffaufnahme bzw. die aerobe (oxidative) Kapazität.

| |
|---|
| $VO_2max$ = Puls × Schlagvolumen × $AVO_2$-Differenz. Die Variationsbreite beträgt 2 bis 6 l/min |
| Puls × Schlagvolumen × Herzminutenvolumen, Variationsbreite 5–25 l/min |
| $AVO_2$-Differenz = Unterschied der Sauerstoffkonzentration von arteriellem und nervösem Blut. Sie gibt an, wieviel Sauerstoff (in ml) von einem Liter Arterienblut in den Geweben bleibt. Die Differenz wird durch die Hämoglobin-Konzentration des Blutes und die Sauerstoffsättigung des Hämoglobins beeinflusst. |

**Tab. 2** Beziehung zwischen Belastungsintensität und Sauerstoffverbrauch.

| Belastung | Intensität (Watt) | Sauerstoffverbrauch (l/min) |
|---|---|---|
| Ruhe | 0 | 0,25 |
| Gehen | 50 | 0,9 |
| Radfahren | 100 | 1,5 |
| Laufen | 150 | 2,1 |
| Waldarbeit | 200 | 3,0 |
| maximal | 400 | 6,0 |

# Motorische Einheiten

Als motorische Einheit bezeichnet man einen motorischen Nerven und die von ihm innervierte Gruppe von Muskelfasern.

Energieverbrauch und Krafterzeugung sind nicht in allen Muskelzellen gleich. Der Mensch hat eine gewisse Anzahl von roten, weißen und gemischten Muskelfasern - ihr jeweiliger Anteil ist wahrscheinlich genetisch determiniert. Man nimmt an, dass die Eigenschaften der Muskelzellen damit zusammenhängen, wie groß der Zelleib des innervierenden Alpha-Motoneurons im Rückenmark ist. Die ATP-Produktion roter Muskelzellen erfolgt mittels aerober Aufschlüsselung von Nährstoffen, also mit Hilfe von Sauerstoff. Daher weisen sie hohe Konzentrationen aerob aktiver, sog. oxidativer Enzyme auf. Diese befinden sich in den zahlreichen Mitochondrien der Zellen. Die Aktivität der Enzyme und der Mitochondrien wird durch die Anwesenheit des Myoglobins, das Sauerstoff bindet, gefördert.

Die roten Muskelzellen werden von einem dichten Kapillarnetz umgeben, das die Sauerstoffzufuhr garantiert. Ihre Kraftproduktion läuft langsam ab. Aber sie sind auch imstande, lange zu kontrahieren. Sog. postu-

**Tab. 3** Leistungsbegrenzende Faktoren bei Belastungen verschiedener Dauer.

| 0–10 (s) | 10–60 (s) | 1–60 (min) | 60–120 (min) | 2–5 (h) | Über 5 (h) |
|---|---|---|---|---|---|
| anaerobe Energieproduktion, Reaktionszeit, Kraft, Gewandtheit, Beweglichkeit | anaerobe Kapazität, Kraft und Gewandtheit | $VO_{2max}$ Kraft | Wasser- und Elektrolytverlust, Wärmehaushalt $VO_{2max}$ | Glykogenspeicher, Wasser- und Elektrolytverlust, Wärmehaushalt, Mobilisierung der Fettspeicher, $VO_{2max}$ | Mobilisierung der Fettspeicher, Proteinreserven, Belastbarkeit von Knochen und Gelenken |

Motivation, allgemeiner Aktivierungsgrad und zerebrokortikale Regelung der Kraftproduktion wirken in jeder Phase.

rale Muskeln, verantwortlich für die Haltung des Menschen, sind reich an roten Muskelzellen.

Weiße Muskelzellen hingegen bilden das erforderliche ATP ohne Sauerstoff, also anaerob. Die ATP-Gewinnung erfolgt glykolytisch – daher sind weiße Zellen reich an glykolytischen Enzymen. Sie sind imstande, viel Kraft schnell zu erzeugen. Andererseits ermüden sie auch schnell.

Die gemischten Zellen sind sowohl zur aeroben als auch zur anaeroben ATP-Gewinnung fähig. Im Hinblick auf die Kraftproduktion liegen sie ebenfalls zwischen den roten und weißen Fasern. Bei genügend langem Training, wenigstens sechs Monate, wandeln sich gemischte Zellen eventuell zu roten Fasern – vorausgesetzt, dass das Training aerob gewesen ist.

## Kraftproduktion in den motorischen Einheiten

Ein Motoneuron bildet mit den Muskelzellen eine funktionelle, die sog. motorische Einheit. Alle Muskelfasern innerhalb derselben motorischen Einheit sind gleich, also entweder rote, gemischte oder weiße Fasern. Motorische Einheiten sind die kleinsten Einheiten der Kraftproduktion der Muskeln. Wenn das zuständige Motoneuron einen Funktionsbefehl erhält, kontrahieren alle Fasern der Einheit. Weil die Fasern einer motorischen Einheit im Muskel verteilt sind, verkürzt sich der ganze Muskel gleichmäßig. Haben die Fasern einer Einheit keine Zeit, sich vor dem nächsten Aktionsbefehl zu entspannen, kommt es zur Summation der Einzelzuckungen und damit der Kraftproduktion. Dieser Zustand wird als **Tetanisierung** bezeichnet; die Kraftproduktion der motorischen Einheit hat dabei ihr Maximum erreicht. Ist zur Ausführung der Muskelarbeit noch mehr Kraft erforderlich, erteilt das Gehirn Befehle an andere motorische Einheiten (Rekrutierung weiterer motorischer Einheiten).

Wenn die Belastung gering ist, werden die kleinen roten motorischen Einheiten zur Krafterzeugung verwendet. Nimmt die Belastung zu, aktivieren sich auch die gemischten Einheiten. Bei maximalen Anforderungen werden außerdem die großen weißen Einheiten zur Arbeit herangezogen. Rote Einheiten ermüden deutlich langsamer als die gemischten und weißen. Es stellt sich daher die Frage, warum nicht die ganze Muskulatur ausschließlich aus ihnen besteht. Hierbei dürfte es sich um eine Anpassung im Laufe der Entwicklung handeln: Erstens verlieren rote Einheiten einen Teil ihrer Kapazität bei schnellen Kontraktionen, die in „fight-or-flight"-Situationen nach wie vor notwendig sind. Zum anderen sind Durchblutung und Metabolismus der roten Fasern in Ruhe bedeutend höher als die der weißen Fasern. Rote Fasern verbrauchen auch in Ruhe große Mengen ATP. Dabei entsteht viel Wärme, die an die Umgebung abgegeben wird. Die von den roten Fasern abstrahlende Wärme könnte für den Wärmehaushalt problematisch werden, wenn nicht die roten Fasern und Einheiten tief in den Muskeln lägen. Weiße motorische Einheiten hingegen passen besser in die oberflächlichen Muskeln. Sie haben eine geringe Ruhedurchblutung, der Wärmeverlust ist unbedeutend. Auch wird kein ATP für einen intensiven Ruhestoffwechsel verschwendet. Trotzdem sind sie bei plötzlichen Anstrengungen und Gefahrensituationen zur schnellen Kraftproduktion imstande.

Die gemischte motorische Einheit erscheint als die beste Alternative. Sie ist relativ unermüdlich, kann sich schnell verkürzen und entspannen, sie kann entweder aerob oder anaerob arbeiten. Gemischte Einheiten eignen sich zur Erzeugung phasischer Bewegungen. Ihre Kraftproduktion in den verschiedenen Bewegungsphasen ist effektiv. Ihre Aktivationsschwelle liegt nur wenig höher als die der roten. Außerdem wird ihre Funktion durch zahlreiche Verbindungen mit den Muskelspindeln begünstigt.

Eine Mischung von roten und gemischten Einheiten wäre funktionell optimal. Man findet sie auch bei einigen trottenden Tierarten, zu deren Bewegungsmodellen Springen und Galoppieren jedoch nicht gehören. Ausdauertraining scheint weiße motorische Einheiten in gemischte umzuwandeln. Wird das Training eingestellt, bilden sich diese Veränderungen jedoch rasch zurück. Möglicherweise sind gemischte Einheiten dem Organismus letzten Endes jedoch „zu teuer", weil sie mehr Sauerstoff und Energie verbrauchen als weiße Einheiten.

## Elastische Elemente des Muskels

Es gibt im Muskelgewebe elastische Strukturen, die in Bezug auf die Sarkomere entweder neben- oder hintereinander liegen. Die parallelen (nebeneinander liegenden) elastischen Komponenten (PEK) umfassen die Zellmembranen (Sarkolemme) und Bindegewebsstrukturen wie die Faszien der Muskeln. Sie verhindern die Loslösung der Sarkomerfilamente voneinander, wenn der Muskel im Ruhezustand gedehnt wird. Zu den sequentialen (hintereinander liegenden) elastischen Komponenten (SEK) werden die Sehnen und Ligamente sowie die Myosingelenke gezählt. Ihre Elastizität kommt bei der isometrischen Kontraktion des Muskels zum Aus-

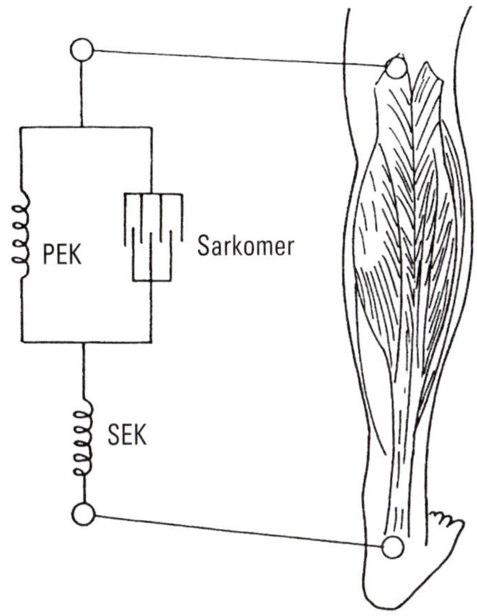


**Abb. 30** Die sequentialen (SEK) und parallelen (PEK) elastischen Komponenten im Muskel.

druck. Die SEK werden etwas gedehnt, während sich der Muskel nicht verkürzt (Abb. 30).

Viele Muskelbewegungen entstehen durch Wiederholen von Dehnung und Verkürzung. Die verkürzende Kontraktion zur Muskelmitte hin folgt also auf eine dehnende. Während einer dehnenden Kontraktion entsteht in den SEK elastische Energie wie in einer Feder, die gestreckt wird. Erfolgt die verkürzende unmittelbar nach der dehnenden Kontraktion, setzt sich die in den SEK gespeicherte Energie frei und trägt zur Kraft der verkürzenden Kontraktion bei. In Muskeln mit einer Vielzahl von weißen, schnellen motorischen Einheiten wird während der Dehnphase mehr elastische Energie gespeichert als in Muskeln, die reich an roten, langsamen Einheiten sind.

## Erfassung der elektrischen Aktivität im Muskel

Die Ableitung des Elektromyogramms (EMG) gibt Aufschluss über die neuromuskuläre Aktivität (Abb. 31). Zahlreiche Faktoren beeinflussen den Kurvenverlauf, etwa anatomische und physiologische Eigenschaften, die Steuerung durch das periphere Nervensystem sowie Eigenschaften und Anwendungsart des Messgeräts selbst.

Wie bereits dargestellt, ist die motorische Einheit die Basiseinheit des aktiven Muskels. Impulse der motorischen Nerven führen zur Depolarisation der Zellmemb-

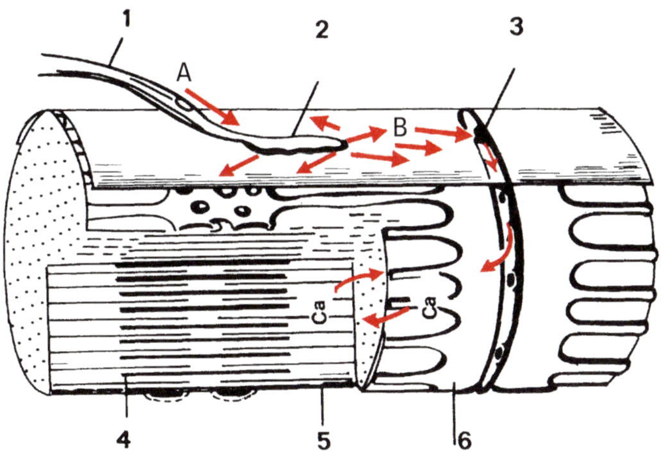


**Abb. 31** Entstehung des EMG-Signals. 1 Motoneuron, 2 motorische Endplatte, A Nervenimpuls (Depolarisation), der sich über die Zellmembran der Muskelfaser in beide Richtungen ausbreitet, 3 T-Röhrchen, durch das die Erregung in den Intrazellulärraum gelangt, 4 Myosinfilament, 5 Aktinfilament, 6 sarkoplasmatisches Retikulum, aus dem Kalziumionen ($Ca^{2+}$) freigesetzt werden, die eine Muskelkontraktion auslösen.

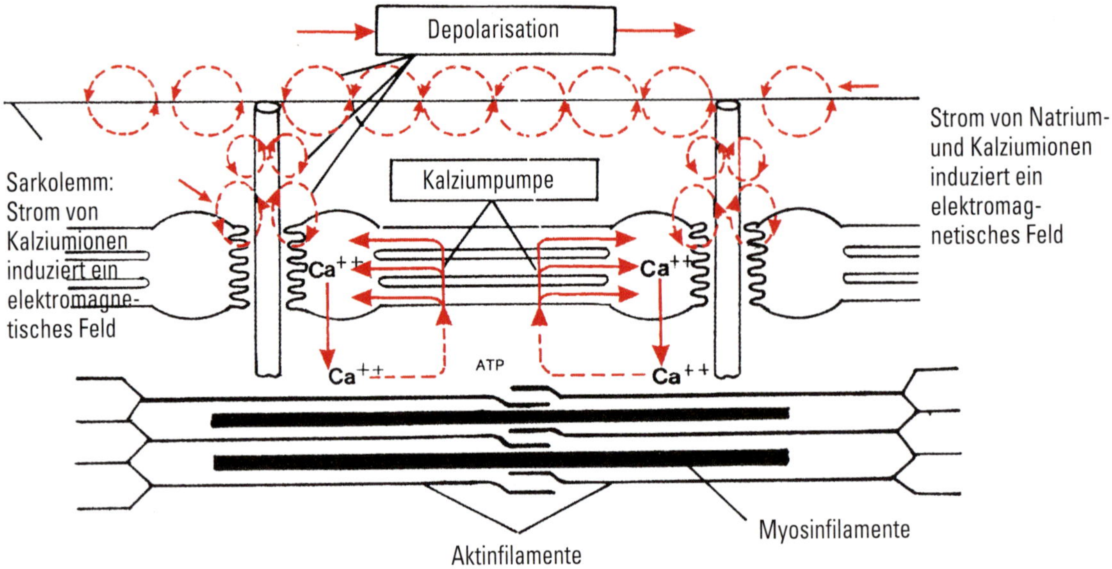


**Abb. 32** Entstehung von elektromagnetischen Feldern in der Muskelzelle, deren Intensität und Änderungen mit dem EMG erfasst werden.

ran der motorischen Einheit. Die Depolarisation breitet sich entlang dem motorischen Nerven aus und gelangt über die motorische Endplatte zur Muskelzelle. Die Depolarisation und damit verbundene Ionenströme rufen in der Nähe der Muskelzelle ein elektromagnetisches Feld hervor. Mittels Elektroden lassen sich die Spannungsänderungen (Aktionspotentiale) in diesem elektromagnetischen Feld erfassen (Abb. 32).

Mit Hilfe des EMG kann dem Sportler gezeigt werden, welche Muskelgruppen er einsetzen soll. Kontrollierte Muskelaktivität kann die Leistung erheblich steigern. Ferner erlaubt das EMG, Ermüdung und Krafterzeugung zu beobachten; so lässt sich mit ihm die derzeitige Leistungsfähigkeit des Sportlers „voraussagen".

# 4. Muskelermüdung und Muskelkraft unter Belastung

## Allgemeine Ermüdung

Physiologisch betrachtet kann die Ermüdung in eine allgemeine und eine lokale Form unterteilt werden. Arbeit führt zu Ermüdung, wenn die Homöostase, der innere Gleichgewichtszustand des Organismus, gestört wird. Neben dem subjektiven Ermüdungsgefühl ruft eine Störung der Homöostase objektiv fassbare physiologische Veränderungen hervor. Das subjektive Ermüdungsgefühl wird von der Arbeitsumgebung entscheidend beeinflusst - und davon, wie der Mensch seine Arbeit empfindet. Es wurde beobachtet, dass sich eine befriedigende Arbeit, die Spaß macht, auch auf die Freizeit und das Ermüdungsgefühl nach dem Arbeitstag auswirkt. Menschen mit einer abwechslungsreichen, interessanten Arbeit zeigen oft eine vielseitige Freizeitgestaltung, während eine monotone Arbeit ohne Herausforderung eine Passivität erzeugt, die auch die Freizeit mit prägt. Man spricht von erlernter Hilflosigkeit, die auch außerhalb des Arbeitslebens zum Ausdruck kommt.

Verschiedene Forscher haben versucht, Zusammenhänge zwischen subjektivem Ermüdungsgefühl und objektiv fassbaren physiologischen Variablen wie dem Milchsäurespiegel im Blut zu finden. Solche Zusammenhänge zwischen der psychischen und physischen Aktivität lassen sich bei Sportlern während großer, lang andauernder Belastungen erkennen. Bei Menschen, die mittelschwere oder leichte Arbeit leisten, kann hingegen das Ermüdungsgefühl nicht mit physiologischen Veränderungen erklärt werden. Allerdings hat Ästrand berichtet, dass ein subjektives Ermüdungsgefühl entsteht, wenn eine Person acht Stunden lang arbeitet und dabei über 40% ihrer maximalen Sauerstoffaufnahme (aerobe bzw. oxidative Kapazität) beansprucht.

Wenn die maximale Sauerstoffaufnahme einer Person mit der Gleichung

$$VO_{2max} = \text{Puls} \times \text{Schlagvolumen} \times AVO_2\text{-Differenz}$$

beschrieben wird (siehe auch S. 73), lässt sich errechnen, wie viel Sauerstoff die Gewebe pro Zeiteinheit aus dem arteriellen Blut aufnehmen können. Wenn also die maximale Sauerstoffaufnahme einer Person 2,0 Liter/Minute beträgt, ermüdet dieser Mensch bei einer Aktivität, die 0,8 Liter Sauerstoff pro Minute verlangt. Eine solche Arbeit entspricht der Belastung von 50 Watt und ist in Bezug auf den Sauerstoffverbrauch dem Gehen vergleichbar. Entscheidend ist wahrscheinlich, dass die Arbeit den ganzen Tag dauert. Das Ermüdungsgefühl hängt aber auch mit dem normalen Tag-Nacht-Rhythmus zusammen. Denn gegen Abend steigen Pulsfrequenz und Körpertemperatur. Wir wissen also nicht sicher, in welchem Maße die Ermüdung auf die Arbeitsbelastung zurückzuführen und inwieweit sie an den Tag-Nacht-Rhythmus gekoppelt ist.

## Lokale Ermüdung

Die lokale Ermüdung, also die Muskelermüdung, wird definiert als „Unfähigkeit, eine ausreichende Kraftentwicklung aufrechtzuerhalten“. Der Psyche und den subjektiven Gefühlen kommt auch bei der lokalen Ermüdung eine gewisse Bedeutung zu. Die Ermüdung wird nicht wahrgenommen, wenn man etwas Interessantes zu tun hat. Ebenso können Muskelschmerzen ignoriert werden, wenn das Ziel der Leistung als wichtig genug angesehen wird. Darüber hinaus ist man in solch einer Situation imstande, mehr Muskelkraft zu entwickeln als sonst.

Die Erklärung liegt in der Funktionsweise des Zentralnervensystems. Man geht davon aus, dass positive Stimmung und gute Arbeitsmotivation die Alpha-Motoneuronen, die die quer gestreiften Muskeln versorgen, von der kortikalen Hemmwirkung befreien. Dann können viele motorische Einheiten ihre maximale Kraft entwickeln, mit anderen Worten, in der tetanischen Frequenz kontrahieren. Dies bedeutet, dass die Fasern der motorischen Einheit so viele Impulse erhalten, dass sie keine Zeit haben, sich zu entspannen. Ist noch mehr Kraft erforderlich, aktiviert das ZNS weitere motorische Einheiten.

Offenbar ist die Kraftentwicklung in gewohnten Arbeitsstellungen am besten. Anscheinend wird die nervöse Steuerung der für eine gewisse Arbeitsleistung erforderlichen Muskeln erlernt, auch wenn dies unbewusst geschieht. Das Nervensystem hat eine zentrale Rolle bei der Kraftentwicklung einer motorischen Einheit und damit bei der Entstehung der lokalen Ermüdung. Auf Zellebene können der lokalen Ermüdung viele verschiedene Faktoren zugrunde liegen.

Die Ermüdung des Muskels geht mit typischen Veränderungen im Elektromyogramm (EMG) einher. Die Amplitude wird größer und der Rhythmus langsamer. Das hängt wahrscheinlich mit Funktionsstörungen der membranösen Ionenpumpe zusammen, aufgrund derer sich die elektrischen Eigenschaften des Sarkolemms verändern, was sich mit dem EMG erfassen lässt. Auch kann sich die Funktion intrazellulärer Strukturen so ändern, dass Ermüdung eintritt. Der Transport von Kalziumionen vom sarkoplasmatischen Retikulum zu den Verbindungsstellen des Troponin-Tropomyosin-Schlosses auf den Aktinfilamenten kann so gestört werden, dass die normale Verkürzung der Muskelfaser verhindert wird. Wahrscheinlich wird der Transport von Kalziumionen durch die steigende Azidität (Übersäuerung) der Zelle beeinträchtigt. Die Azidität steigt an, d. h. die Wasserstoffionen-Konzentration wird größer bzw. der pH-Wert sinkt, wenn die Energiegewinnung wegen ungenügender Blut- und Sauerstoffzufuhr anaerob, also ohne Sauerstoff, geschieht. Die Wasserstoffionen werden beim anaeroben Energiestoffwechsel von der Milchsäure und vom ATP freigesetzt.

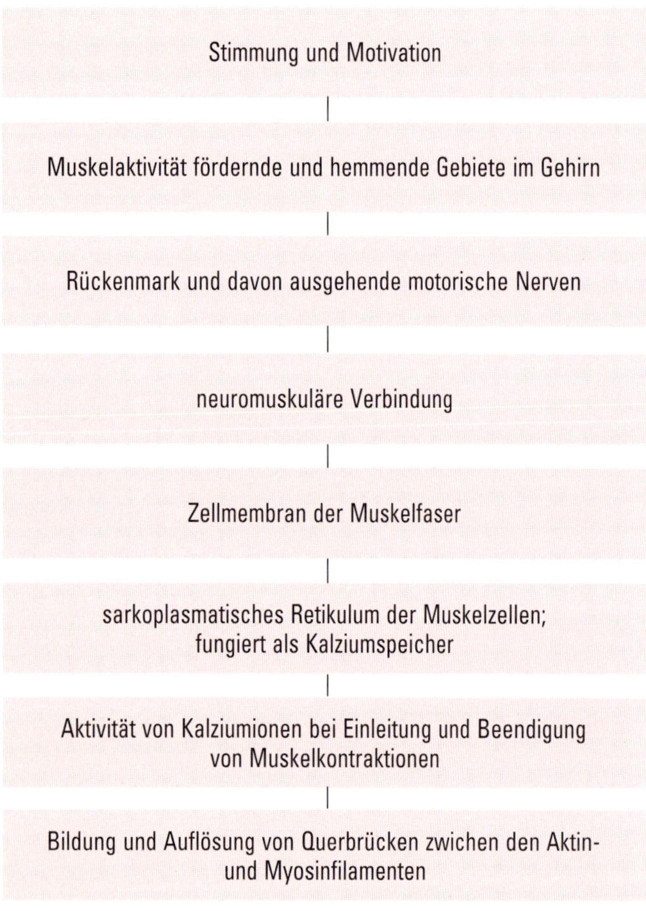


**Abb. 33** Ermüdungsschema (Edwards, 1983). Eingeschränkte Funktion auf einer dieser Ebenen führt zu Ermüdung. Solche Mängel können auch gleichzeitig auf verschiedenen Ebenen auftreten.

Die Toleranz gegenüber steigender Azidität ist unterschiedlich. Spitzensportler vertragen unter Umständen um ein Vielfaches höhere Milchsäure-Konzentrationen als Hobbysportler. Ihre Muskelzellen können also trotz hoher Wasserstoffionen-Konzentrationen arbeiten. Das wird dadurch erklärt, dass eine regelmäßige physische Aktivität das Vermögen des Organismus verbessert, Wasserstoffionen zu puffern.

Im unten stehenden Schema (Abb. 33) sind verschiedene Faktoren aufgezählt, die zur Ermüdung beitragen können.

# Wiederherstellung

Die meisten Untersuchungen zur Erholung nach einer Belastung sind an Sportlern durchgeführt worden. Dabei wurden das Wiedererreichen des Ruhepulses und die Regulation des Wärmehaushalts, das Abtragen der Sauerstoffschuld und der Neuaufbau von Energievorräten beobachtet. Die vorausgehende Belastung war meistens intensiv langandauernd. Diese Versuchssituationen sind also nicht mit der alltäglichen Arbeit vergleichbar, die hauptsächlich unter Sauerstoffgleichgewicht (steady state) stattfindet und von Pausen unterbrochen wird.

Die Erholung nach normaler Arbeit ist unter anderem anhand der Harnkonzentrationen von sog. Stresshormonen, Adrenalin und Noradrenalin, untersucht worden. Nach Frankenhauser kehrten die Adrenalinspiegel bei Frauen, die zwei Monate lang Überstunden gemacht hatten, während der Freizeit nicht auf das Ausgangsniveau zurück. Adrenalin hindert den Organismus daran, sich zu beruhigen, denn es erhält eine hohe Herzfrequenz, einen hohen Blutdruck und einen hohen Aktivierungsgrad aufrecht. Das parasympathische Nervensystem hingegen steuert die Verdauung und Energiespeicherung im Organismus. Es beruhigt den Puls und senkt den Blutdruck; so wird auch das Einschlafen vom parasympathischen Nervensystem gesteuert. Solange der Adrenalinspiegel im Blut erhöht ist, kann sich der Organismus nicht erholen.

Verschiedene Mechanismen der Wiederherstellung werden in einem späteren Kapitel (siehe S. 90) abgehandelt.

# Kraftentwicklung

Muskelkraft kann nur durch Training vergrößert werden. Die Trainingsbelastung soll dabei die tägliche Durchschnittsbelastung überschreiten. Um vermehrte Kraft zu entwickeln, muss man dreimal wöchentlich trainieren. Die Kraft nimmt zu, bevor die Muskeln größer werden. Durchschnittliche Hobbysportler erzielen mit niedrigen Belastungen, aber vielen Wiederholungen die besten Resultate. Möglicherweise werden die Muskelzellen durch Training zur vermehrten Aufnahme von Aminosäuren aus dem Blut angeregt. Aus den Aminosäuren werden die „Kraftentwicklungsproteine", die Aktin- und Myosinfilamente, aufgebaut.

# Entwicklung von Ausdauer

Die Ausdauer, d. h. die optimale Anpassung des Sauerstoffverbrauchs der Muskulatur, wird am besten entwickelt, wenn unter Sauerstoffgleichgewicht trainiert wird. Der Anstieg der Atemfrequenz weist in der Regel darauf hin, dass der Sauerstoffbedarf die Zufuhr überschreitet. Die Entwicklung der Ausdauer beruht vor allem auf Anpassungsprozessen der aerob arbeitenden roten Muskelfasern. In ihnen wird die Anzahl der Mitochondrien, der „Kraftwerke der Zelle", erhöht, gleichzeitig nimmt die Aktivität verschiedener Enzyme zu. Der Gehalt an sauerstoffbindendem Myoglobin wird höher, und die Zuckervorräte (Glykogen) wachsen. Außerdem werden vermehrt Fette zur Energiegewinnung benutzt.

# Belastungsschmerz

Der dumpfe Muskelschmerz ist schwer lokalisierbar – wahrscheinlich, weil in den Muskelfasern keine Schmerzrezeptoren vorhanden sind. Muskelschmerzen gehen von den Wänden der Blutgefäße, dem Bindegewebe, den Faszien und den Ansatzpunkten der Sehnen aus (Abb. 34).

Charakteristischerweise manifestieren sich die Belastungsschmerzen erst einige Stunden nach Ende der Belastung. Sie lassen sich auf verschiedene Faktoren zurückführen, unter anderem auf Einrisse der Z-Membranen des Sarkomers, Änderungen des osmotischen Drucks und darauf folgende Schwellung in der Umgebung der Muskelfaser, auf Einrisse der muskulären Bindegewebsstrukturen oder auf einen reflektorischen Spasmus. Den Belastungsschmerzen geht eine lange oder hohe Belastung voraus. Nach exzentrischer Belastung treten mehr Schmerzen auf als nach konzentrischer Arbeit. Treppen hinunterzulaufen bringt also eher Schmerzen als das Treppensteigen aufwärts.

Auch häufiges Wiederholen derselben Bewegung über längere Zeit oder Einsatz falscher Muskeln bei einer Leistung führt zum Belastungsschmerz. Hier ruft die mechanische Abnutzung dieselben Schmerzreaktionen hervor, die bei Gewebsläsionen auftreten. Es kommt zur sterilen (abakteriellen) Entzündung. Wenn sich Muskeln, Sehnen oder Schleimbeutel entzünden, werden schmerzerregende Prostaglandine aktiviert. Darüber hinaus wird von den Mastzellen Histamin freigesetzt, das zu Schwellung und Schmerzen beiträgt.

Einigen Studien zufolge heilen die durch exzentrische Muskelarbeit entstandenen Sarkomerläsionen (Einrisse der Z- Membranen) binnen fünf bis sechs Tagen, sofern man wegen der Schmerzen nicht Ruhe einhält, sondern sich leicht bewegt (aber kein Jogging!). Lassen die Muskelschmerzen nach, sinkt der Kreatinkinasespiegel im Plasma. Die Zellmembran der Muskelfaser ist wieder intakt, und Enzyme wie z. B. Kreatinkinase treten nicht mehr aus.

Wie aus Tab. 4 ersichtlich, hängt der Kreatinkinasespiegel im Plasma nicht unmittelbar von den Muskel-

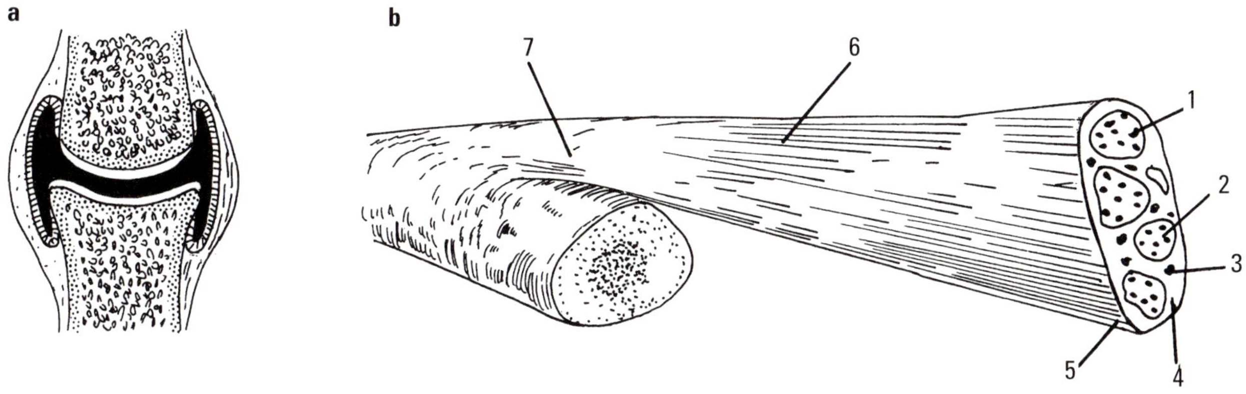


**Abb. 34 a** Gelenk mit Gelenkkapsel. **b** Knochen. 1 Muskelzelle (Muskelfaser), 2 Endomysium (Bindegewebe zwischen den Fasern), 3 Gefäß, 4 Perimysium (Bindegewebe zwischen den Faserbündeln), 5 Epimysium (Deckmembran des Muskelfaserbündels), 6 Muskel, 7 Sehne.

**Tab. 4** Zusammenhang des Kreatinkinase-Spiegels im Plasma und der Muskelschmerzen.

| Belastungstyp | Relativer Grad der wahrgenommenen Schmerzen | | Zunahme der Kreatinkinaseaktivität (%) |
|---|---|---|---|
| | nach 5 h | nach 25 h | |
| exzentrisch | 2,3 | 5,5 | 35,8 |
| isometrisch | 1,5 | 3,2 | 34,0 |
| konzentrisch | 1,0 | 1,0 | 37,6 |

Keine Wahrnehmung von Schmerzen gilt als 1,0.

schmerzen ab. Faktoren, die zu Schmerzen und Ermüdung beitragen, sind in dem Schema nach Edwards (S. 78) beschrieben worden.

# Statische Muskelarbeit und Muskelschmerzen

Statische Muskelarbeit verlangsamt sowohl die Durchblutung als auch die Zirkulation der Lymphe. Daher sind z. B. die Muskeln des Schultergürtels gezwungen, weitgehend anaerob zu arbeiten, die zur Arbeit erforderliche Energie (ATP) also ohne Sauerstoff zu gewinnen. Dabei entsteht Milchsäure, die wegen der schwachen Zirkulation nur langsam aus den Muskelzellen und dem gesamten Muskel entfernt wird. Die Ansammlung der Milchsäure in den Zellen lässt den pH-Wert sinken bzw. die Azidität zunehmen. Das wiederum reizt die Schmerzrezeptoren im Muskel. Die Schmerzreize breiten sich auf die Muskelspindelneuronen aus, die für den Muskeltonus verantwortlich sind. Durch Tonuserhöhung wird die Zirkulation weiter gehemmt und der Schmerz noch intensiver.

Auch Zugluft führt im Bereich des Schultergürtels zur verstärkten Muskelspannung. Wenn die Raumtemperatur unter 20 °C fällt oder wenn es zieht, fangen die Muskeln an, durch Zittern Wärme zu produzieren. Die Muskelspannung steigt, immer mehr Muskeln schmerzen.

# Triggerpunkt-Schmerz

Auch im gesunden Muskel kann man durch Tasten eine druckempfindliche Stelle finden, von der Schmerzen ausstrahlen. Etwa 70% bis 90% dieser Triggerpunkte liegen an Akupunktur-Punkten. Die Zellen eines Triggerpunktes haben einen niedrigen pH-Wert und einen regen Metabolismus; oft ist das sarkoplasmatische Retikulum geschädigt.

# Rückenschmerzen

## Schmerzursachen im Bereich des unteren Rückens

Bei der Entstehung von Schmerzen am unteren Rücken wirken stets viele Faktoren zusammen. Eine ursprünglich kleine strukturelle Läsion in den funktionellen Einheiten des Rückens (Abb. 35 a und b) kann einen Teu-

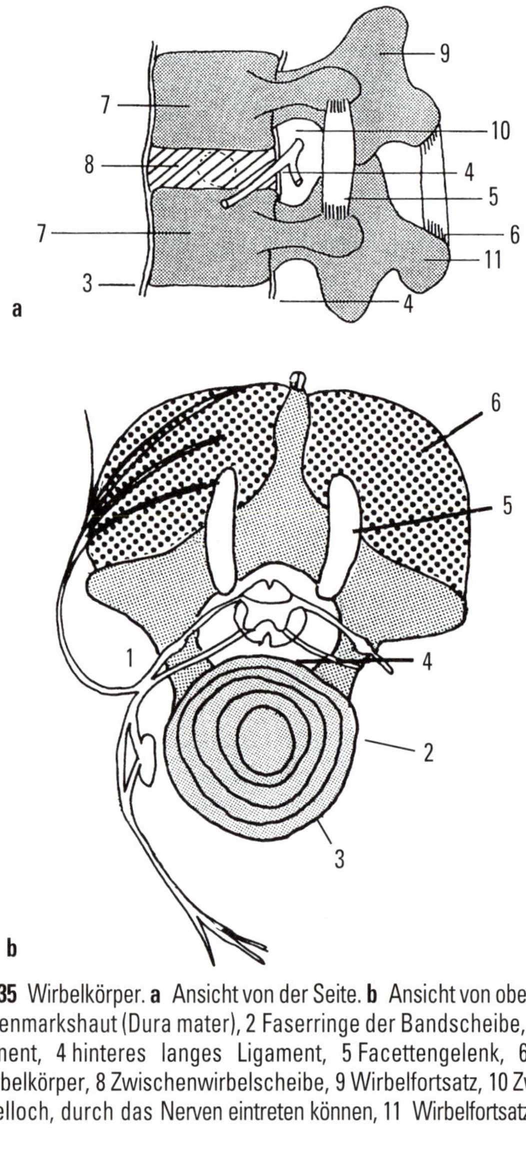


**Abb. 35** Wirbelkörper. **a** Ansicht von der Seite. **b** Ansicht von oben. 1 harte Rückenmarkshaut (Dura mater), 2 Faserringe der Bandscheibe, 3 langes Ligament, 4 hinteres langes Ligament, 5 Facettengelenk, 6 Muskel, 7 Wirbelkörper, 8 Zwischenwirbelscheibe, 9 Wirbelfortsatz, 10 Zwischenwirbelloch, durch das Nerven eintreten können, 11 Wirbelfortsatz.

felskreis in Gang setzen: Neben dem ursprünglichen Faktor führen dann auch viele sekundäre Veränderungen der Muskeln, Gelenke und Ligamente zu Schmerzen.

Zur Gewebsläsion gesellt sich immer eine mehr oder weniger starke Entzündung. Dabei handelt es sich jedoch nicht um eine bakterielle oder virale Entzündung, sondern um eine Reaktion des Organismus auf den Gewebsschaden. Es werden chemische Substanzen freigesetzt und aktiviert, die die klassischen Entzündungsreaktionen [Rubor (Rötung), Tumor (Schwellung), Calor (Wärme), Dolor (Schmerz) und Functio laesa (beeinträchtigte Funktion)] hervorrufen.

Die wichtigsten Ursachen für Gewebsläsionen mit Entzündung im Bereich von Sehnen, Sehnenansätzen und Gelenken sind:

- falsche Arbeitsstellung oder allgemein falsche Haltung (ausgeprägte Lordose = „Hohlkreuz")
- zu hohe Belastung
- über längere Zeit immer wiederholte, gleichmäßige physische Aktivität
- falscher Trainingsaufbau

Auf diese Weise entstandene mechanische Schäden führen zu folgenden Reaktionen:

- Zerstörung einzelner Zellen und Aktivierung schmerzverursachender Substanzen
- Zerstörung von Kollagen, elastischen Fasern und Fettgewebsstrukturen
- Erhöhung der Kapillardurchblutung in den benachbarten Geweben
- Veränderung der Durchlässigkeit von Kapillarwänden mit nachfolgender Schwellung und Schmerzen
- reflektorische Verkürzung (Spasmus) der anliegenden Muskeln. Dieser Spasmus ist schmerzhaft und schränkt die Bewegungsfähigkeit ein. Die Propriozeptoren (Muskelspindeln und Gelenkrezeptoren) des spastisch steifen Rückens können keine mit der Schmerzsensation konkurrierenden Reize zum Rückenmark senden, um die „Schmerzpforte" zu schließen. Die Entzündungsreaktion dauert etwa vier Tage an.

## Heilung eines Gewebsschadens

Die Heilung eines Gewebssschadens kann kaum beschleunigt, wohl aber verzögert werden. Auch die Art des Heilungsprozesses lässt sich beeinflussen. Es ist bekannt, dass geschädigtes Gewebe nie ganz wiederhergestellt wird. Bänder und Gelenkkapselstrukturen heilen zwar ab, aber die bindegewebige Kollagenstruktur ändern sich irreversibel, Nerven- und Muskelzellen erneuern sich nicht, sondern das Muskelgewebe wird durch die Bildung von Narben- bzw. Bindegewebe repariert. Bildung von Bindegewebe, vor allem von Kollagen, ist wichtig für das Abheilen von Weichteilläsionen. Dieser Prozess beginnt etwa am dritten Tag nach der Schädigung, wenn also die Entzündung noch nicht abgeklungen ist.

Die Wiederherstellung der Durchblutung im Bereich der Läsion beginnt schon zwölf Stunden nach dem Geschehen. Innerhalb von drei Tagen werden neue kapillaren gebildet. Das ist insofern wichtig, als die kollagenbildenden Fibroblasten viel Sauerstoff und nahrung benötigen, um die Gewebsläsion reparieren zu können.

Vollständige Ruhe verzögert die Durchblutung der Region und somit die Aufnahme der Entzündungsflüssigkeit in Lymphgefäße und Venen. Außerdem wird die Funktion der Fibroblasten beeinträchtigt. Ohne Belastung während des Heilungsprozesses organisiert sich das von den Fibroblasten gebildete Kollagen zufällig im Gewebe. Das Resultat ist eine schwache Narbe, die sich unbelastet völlig zusammenzieht.

Die Belastung soll spätestens am fünften Tag nach der Schädigung, d. h. dem Einsetzen der Rückenschmerzen, beginnen und mindestens sechs Monate lang fortgesetzt werden, denn während dieser Zeit wird noch neues Kollagen gebildet.

Ein guter Heilungsverlauf und das Widererlangen einer optimalen Funktion des Gewebes setzen eine gewisse Organisation der neuen Kollagenfasern im Gewebe voraus. Diese wird durch die Belastung gesteuert, ob es sich um einen Muskel, ein Ligament oder eine Kapselstruktur handelt.

Das Resultat ist weniger gut, wenn das Gewebe zu lange nach der Schädigung entlastet wird. Obwohl schmerzhaft, begünstigt die Mobilisation den Heilungsprozess und verhilft zum besseren Ergebnis.

# Muskelkrampf bzw. Muskelspasmus

Beim Muskelkrampf bzw. Muskelspasmus handelt es sich um eine Reaktion des Muskels auf eine Gewebsläsion und auf den dadurch bedingten Schmerz. Der Organismus versucht, das Gebiet zu versteifen, um es ruhigzustellen und vor weiterer Schädigung zu schützen. Spastische Muskeln erzeugen Milchsäure, die nicht abtransportiert wird, weil die Durchblutung durch den Spasmus beeinträchtigt ist. Die Milchsäure verstärkt den Schmerz, was wiederum zur erhöhten Spannung führt, und so weiter.

Die Zirkulation im spastischen Muskel kann durch Massage verbessert werden. Gleichzeitig entstehen konkurrierende Reize, die die Schmerzempfindung im Gehirn unterdrücken. Sowohl Kälte- als auch Wärmebehandlungen wirken relaxierend, wenn auch durch unterschiedliche Mechanismen. Wenn der Muskel wieder eingesetzt werden kann, erzeugen normale Bewegungen ebenfalls Reize, die mit dem Schmerz konkurrieren.

Wahrscheinlich resultieren Krämpfe aus einem chemischen Ungleichgewicht im Muskelgewebe. Beim Magnesiummangel wird der normale ATP-Metabolismus unterbunden; es entstehen Rigor-Komplexe in den Sarkomeren. Hierbei handelt es sich um miteinander verbundene Aktin- und Myosinfilamente (lösbar nur durch erneute Bindung von ATP an die Myosinköpfe). Die entsprechenden Muskelfasern bleiben also verkürzt. Kaliummangel prädisponiert ebenfalls zu Muskelkrämpfen. Kalium ist für den Übergang von der Aktivität zurück zum Ruhestand erforderlich. Ohne Kalium bleibt der Muskel verkürzt oder in einem überreaktiven Zustand, in dem auch kleinste Reize eine Verkürzung auslösen. Ferner zählt Vitamin-B-Mangel zu den Faktoren, die Muskelkrämpfe provozieren können. In diesem Fall kann die Störung in dem überaktiven Motoneuron liegen.

Nicht selten setzen Krämpfe in der Nacht ein. Wahrscheinlich haben sich hierbei die Muskelspindeln eines übersäuerten oder chemisch unausgewogenen Muskels gegenüber Dehnung sensibilisiert. Im Schlaf können auch kleinste Dehnbewegungen die Muskelspindeln dazu veranlassen, eine reflektorische Muskelverkürzung zu erzeugen. Aus ähnlichen Gründen (Übersäuerung) treten auch Krämpfe ein, wenn ein Muskel sofort nach einer Belastung gedehnt wird.

## Auswirkungen der Belastung auf die Sehnen

Das Bindegewebe der Sehnen und Ligamente besteht aus Fibroblasten, den Stammzellen bindegewebiger Zellen, aus Fibrozyten, den eigentlichen Bindegewebszellen, sowie aus Kollagen- und Elastinfasern und einer gallertigen Zwischensubstanz. Die Kollagenfasern sind zum größten Teil für die Zugfestigkeit der Sehnen verantwortlich. Diese wiederum kann durch physische Aktivität gesteigert werden. Es kommt zur Anreicherung von Mukopolysacchariden und Hydroxyprolin in der Zwischensubstanz. Ferner werden die Zellkerne größer und die Kollagenfasern dicker. Die Anzahl der Querbrücken zwischen den Kollagenfasern wird hingegen reduziert. Nach Schädigung des Sehnengewebes kann der Heilungsprozess durch physische Aktivität beschleunigt werden.

Es wurde vermutet, dass die bei der Muskelarbeit entstehende Milchsäure in die Sehnen diffundiert und kollagenbildende Enzyme aktiviert. Dies konnte jedoch nicht bestätigt werden.

## Auswirkungen der Belastung auf die Gelenkknorpel

Knorpelgewebe ist nicht durchblutet. Seine Nährstoff- und Sauerstoffversorgung hängt von der Gelenkflüssigkeit ab, die in den schwammartig funktionierenden Gelenkknorpel gepumpt wird. Innerhalb von zehn Minuten kann es dabei zu einer über 10%igen Verdickung des Knorpels kommen.

Die Kollagenfasern des Gelenkknorpels sind so angeordnet, dass er sehr belastungsfähig ist. Gemäß neuerer Untersuchungen können jedoch allzu hohe Belastungen die Proteoglykane der Zwischensubstanz reduzieren, was den Knorpel erweichen lässt. Dies passiert jedoch auch, wenn der Knorpel überhaupt nicht belastet wird.

Die Menisken im Kniegelenk und die Zwischenwirbelscheiben haben eine andere Struktur als die Gelenkknorpel mit ihrer harten Oberfläche. Mit zunehmendem Alter wird die Gefäßversorgung dieser Faserknorpel spärlicher, was sich auf ihren Flüssigkeitsgehalt auswirkt. Der Knorpel wird trockener und spröder; er kann leichter geschädigt werden.

## Belastbarkeit des Knochengewebes

Wenn das Längenwachstum abgeschlossen ist, bleiben Degeneration und Regeneration des Knochengewebes im Gleichgewicht. Im Knochengewebe befinden sich kleine Gruppen von Osteoklasten (knochenabbauenden Zellen). Wenn sie aktiviert werden, „verzehren" sie den Knochen. Während etwa drei Wochen bilden sie kleine Höhlen von 1 mm Durchmesser und einigen Millimetern Länge. Dann verschwinden sie, die Höhlen werden von Osteoblasten (knochenaufbauenden Zellen) gefüllt, und die Bildung von neuem Knochengewebe setzt ein. Es dauert mehrere Monate, bis die Höhlen wieder gefüllt sind. Die Neubildung hört auf, wenn Blutgefäße in die Region hineinwachsen.

## Bedeutung der Knochenneubildung

Die Belastbarkeit der Knochen kann erhöht werden. Es kommt zur strukturellen Anpassung an die Belastung. Altes, schwaches und sprödes Knochengewebe wird ersetzt.

# Reaktion des Knochengewebes auf Belastung

Ständige Belastung erhöht die Aufnahme von Kalziumsalzen in das Knochengewebe und die osteoblastische Knochenbildung. Vermutlich ruft die Druckbelastung der Knochen piezoelektrische Phänomene hervor. Der Druck in dem belasteten Gebiet bewirkt eine negative Ladung, während überall sonst im Knochen eine positive Ladung herrscht. Man hat festgestellt, dass der dadurch bedingte schwache elektrische Strom die Osteoblastenaktivität und damit die Bildung des Knochens in den druckbelasteten Regionen stimuliert.

Eine Zugbelastung hingegen führt zur Aktivierung der Osteoklasten und zur vermehrten Resorption.

# Osteoporose (Knochenschwund)

In der Menopause sinkt die ovarielle Östrogenausscheidung ab, bis sie im Klimakterium ganz eingestellt wird. Obwohl das Östrogen nach heutigem Wissen die Aktivität der Knochenzellen nicht direkt beeinflusst, gibt es wahrscheinlich mehrere indirekte Wirkmechanismen. Zwischen Knochenaufbau und -abbau herrscht ein dynamisches Gleichgewicht. Offenbar wird dieses Gleichgewicht nach Einstellung der Östrogenproduktion gestört. Östrogen begünstigt nämlich durch Stimulierung der Vitamin-D-Aktivität die Kalziumabsorption aus dem Verdauungskanal in das Blut. Das von der Schilddrüse gebildete Hormon Kalzitonin unterstützt wiederum die Aufnahme von Kalzium in das Knochengewebe. Vermutlich können Östrogene die Wirkung des Kalzitonins intensivieren. Knochenabbauendes Hormon, das Parathormon, wird in den Nebenschilddrüsen gebildet. Wahrscheinlich hemmt das Östrogen seine Aktivität. Sinken die Östrogenspiegel, wird weniger Knochen gebildet und vorhandener verstärkt abgebaut. Es kommt zum Knochenschwund (Osteoporose). Bis zum 70. Lebensjahr kann etwa ein Drittel der Knochenmasse abgebaut werden.

Rauchen und Magerkeit sind Faktoren, die zur Osteoporose prädisponieren. Durch die Wirkungen des Nikotins kann die Menopause - und somit die Entwicklung der Osteoporose - verfrüht eintreten. Nach der Menopause wird im Fettgewebe östrogenartiges Hormon gebildet. Wenn aber nur wenig Fettgewebe vorhanden ist, bleibt auch die Hormonproduktion niedrig, das Risiko der Osteoporose ist höher.

Bei jungen Frauen, die Leistungssport betreiben, kann die Menstruation durch den Wettkampfstress ausbleiben, die normale Östrogenbildung ist gestört. Schon während der Adoleszenz kann Knochenschwund einsetzen.

Mit ausreichender Kalziumzufuhr lässt sich dem Knochenschwund vorbeugen.

# Anpassung des Kreislaufs an die Belastung

Die Leistungsfähigkeit hängt entscheidend davon ab, wie gut das Herz-Kreislauf-System die Gewebe mit Blut zu versorgen vermag, also vom Herzminutenvolumen und der Verteilung des Bluts in die Gewebe.

# Herzfrequenz (Puls)

Der Ruhepuls ist individuell unterschiedlich. Er hängt von der durch den Grundumsatz bedingten Höhe des Herzminuten- und -schlagvolumes ab. Der Maximalpuls hingegen ist bei gesunden Personen altersabhängig; er wird mit zunehmendem Alter langsamer. Unter maximaler Belastung wird die maximale Herzfrequenz unabhängig von der Leistungsfähigkeit sehr schnell erreicht, innerhalb von etwa 10 Sekunden.

# Schlagvolumen

Das Schlagvolumen korreliert mit der Körpergröße, der Körperhaltung und dem Grad der physischen Aktivität. In Ruhe wird das maximale Schlagvolumen im Liegen erreicht, weil das Herz dann am besten gefüllt werden kann. Beim Aufstehen geht das Schlagvolumen um ein

Drittel zurück. Dies wird durch einen Anstieg der Herzfrequenz kompensiert, sodass das Herzminutenvolumen konstant bleibt. Unter Belastung in aufrechter Haltung wird das Schlagvolumen zunächst größer, erreicht jedoch bei einer Herzfrequenz von 110 bis 120 Schlägen pro Minute sein Maximum. Danach bleibt es stabil, und der Zuwachs des Minutenvolumens hängt nur noch von der Erhöhung der Herzfrequenz ab. Bei Belastungen im Liegen wird das Schlagvolumen nur geringfügig erhöht.

# Verteilung des Blutes

Unter Belastung verengen sich wegen der erhöhten sympathischen Aktivität die Gefäße, die für den peripheren Widerstand verantwortlich sind; dieser steigt somit an. Dank Autoregulation der aktiven Gewebe werden jedoch die arbeitenden Muskeln mit mehr arteriellem Blut versorgt als etwa Haut, Nieren, Verdauungstrakt oder ruhende Muskeln. Je geringer das Leistungsvermögen und das maximale Minutenvolumen sind, desto ausgeprägter ist die periphere Kontraktion und die Umverteilung des Blutes.

# Auswirkungen des Trainings auf den Kreislauf

Wie sich langfristiges Training auf den Kreislauf auswirkt, hängt von Art und Umfang der Übungen ab. Bei sog. Volumenarbeit des Herzens, wenn also der Einsatz großer Muskelgruppen dazu zwingt, ein hohes Minutenvolumen aufrechtzuerhalten, nimmt das Schlagvolumen am stärksten zu.

Um einen günstigen Effekt zu erzielen, sollte eine Trainingseinheit etwa 15 bis 20 Minuten dauern. Von Ausmaß und Dauer der Belastung hängt es ab, wie stark der Organismus das Herzschlagvolumen erhöht. Beim Gewichtheben beispielsweise handelt es sich um isometrische Arbeit von kurzer Dauer, bei der die Leistung von der Muskelkraft abhängt. Obwohl das Herz durch den plötzlichen Anstieg des Blutdrucks belastet wird, muss sich der Kreislauf vergleichsweise wenig anpassen. Dasselbe gilt für sog. Intervallübungen: Die Dauer der einzelnen Leistung bleibt kurz, das Training wirkt sich kaum auf das Schlagvolumen aus.

Zunehmende Ausdauer ist an ein größeres Schlagvolumen gekoppelt. Das für eine bestimmte Leistung erforderliche Minutenvolumen wird dann folglich mit weniger Herzschlägen erreicht – der Arbeitspuls wird also niedriger. Weil das Training das Minutenvolumen in Ruhe nicht beeinflusst, wird durch das größere Schlagvolumen auch der Ruhepuls langsamer.

# Blut

Die Sauerstoffversorgung der Gewebe wird bestimmt vom Herzminutenvolumen, der Hämoglobin-Konzentration des Bluts und von der Fähigkeit der Gewebe, Sauerstoff aus dem Hämoglobin aufzunehmen. Der meiste Sauerstoff ist an das Hämoglobin gebunden, der Anteil des im Blut gelösten Sauerstoffs ist unbedeutend. Das Gesamthämoglobin ist von der Hämoglobin-Konzentration der roten Blutkörperchen, vom Hämatokrit (Menge der Blutkörperchen pro Liter Blut) und vom Blutvolumen abhängig. Ein gewisses Plasmavolumen ist für den Transport der roten Blutkörperchen notwendig.

Lange Belastungen führen durch Schwitzen zum Flüssigkeitsverlust. Wenn nicht entsprechend Flüssigkeit wieder zugeführt wird, kommt es zur Dehydratation (Abnahme des Körperwassers). Dadurch fällt das Leistungsvermögen ab.

Die Abgabe von Sauerstoff an das Gewebe ist von der Temperatur, dem pH-Wert und der Konzentration des 2, 3-Diphosphoglyzerats im Gewebe abhängig. Erhöhte Temperatur und 2,3-DPG-Konzentrationen sowie herabgesetzter pH- Wert fördern die Freisetzung von Sauerstoff aus dem Hämoglobin.

Ausdauertraining erhöht deutlich die Transportkapazität des Bluts für Sauerstoff. Die Hämoglobin-Konzentration steigt an, die Zahl der roten Blutkörperchen erhöht sich, und das Plasmavolumen nimmt zu. Darüber hinaus kommt es zur Erhöhung der 2,3-DPG-Konzentration im Gewebe.

Der Unterschied zwischen den Sauerstoff-Konzentrationen des arteriellen und venösen Bluts, die $AVO_2$-Differenz, gibt Aufschluss über die Fähigkeit der Muskeln, Sauerstoff aus dem Blut aufzunehmen. Wurde aus dem arteriellen Blut viel Sauerstoff aufgenommen, enthält das venöse Blut entsprechend weniger Sauerstoff. Die Durchblutung eines Muskels wird durch die Muskelverkürzung beeinträchtigt.

Die Sauerstoff-Konzentration des aus einem Muskel kommenden venösen Bluts kann sogar auf 15 ml/l sinken, während sie im arteriellen Blut etwa 200 ml/l beträgt. Im gemischten Hohlvenenblut liegt die Sauerstoff-Konzentration in Ruhe bei etwa 150 ml/l, kann aber während einer Belastung auf 30 bis 40 ml/l abfallen. Bei steigendem Verbrauch von Sauerstoff ergibt sich eine Erhöhung der $AVO_2$-Differenz.

# Wasser- und Wärmehaushalt bei Belastung

Muskeln erzeugen Wärme. In Ruhe stammt etwa ein Viertel der gesamten Wärme des Organismus von den Muskeln. Unter Belastung erhöht sich ihre Wärmeproduktion drastisch. Ein Anstieg der Körpertemperatur um 1 °C bis 2 °C beschleunigt chemische Reaktionen, Nervenleitung, synaptische Übertragung und die Verkürzung der Muskelfasern.

Überschüssige Wärme wird hauptsächlich durch Schwitzen, zu einem kleineren Teil auch über Wärmeabstrahlung und mit der Ausatmungsluft abgeleitet. Die Effizienz der Wärmeableitung wird beeinflusst von Luftfeuchtigkeit, -temperatur und -strömung.

Das hypothalamische Wärmezentrum reagiert auf den Anstieg der Temperatur, indem es die Konstriktion oberflächlicher Hautgefäße verhindert. Das begünstigt die Hautdurchblutung und damit die Wärmeabstrahlung. Die Mechanismen der Schweißsekretion sind wenig bekannt. Man weiß, dass sie mit einem Anstieg der sympathischen cholinergen Schweißdrüsen-Aktivität und der Synthese von Bradykinin (ein Gewebshormon) verbunden sind. Der Anteil der Hautdurchblutung am Herzminutenvolumen kann 30% betragen.

Während hoher Belastung können bis zu 2 Liter Flüssigkeit in einer Stunde mit dem Schweiß ausgeschieden werden. Außerdem gehen gewisse Mengen mit dem Harn und der Ausatmungsluft verloren. Während einer lang andauernden Belastung müssen diese Verluste ausgeglichen werden, um die Schweißsekretion in Gang zu halten. Der kritische Faktor der Flüssigkeitszufuhr ist die Aufnahmefähigkeit des Verdauungstrakts: Unter Belastung wird nur etwa ein Liter Flüssigkeit vom Verdauungskanal absorbiert.

Zum Teil wird der Flüssigkeitsverlust durch sog. metaboles Wasser ausgeglichen, von dem etwa 1,1 Liter pro 350 g metabolisierte Glukose freigesetzt wird. Obwohl mit dem Schweiß unter anderem große Mengen Natrium verloren gehen, kommt es erst nach länger dauernden Anstrengungen zum Elektrolytmangel.

# Autonomes Nervensystem und Belastung

Schon während der Vorbereitung auf eine anstrengende Leistung wird das sympathische Nervensystem aktiviert: Der Puls wird schneller, das Herzminutenvolumen größer, der Blutdruck steigt, die Ventilation nimmt zu, und der Stoffwechsel wird angeregt. Diese Leistungsbereitschaft hat eine Schutzfunktion, sie wird durch die Aktivierung autonomer kortikaler und hypothalamischer Zentren hergestellt.

Während das sympathische Nervensystem aktiviert wird, wird das parasympathische System gehemmt. Ferner ändert sich in der Vorbereitungsphase die Durchblutung der Skelettmuskeln. Es kommt zur sympathischen cholinergen Vasodilatation, die die Blutzufuhr zu den Muskeln schon erhöht, bevor deren Sauerstoffverbrauch zunimmt.

Parallel zur Belastung durch Muskelarbeit erhöht sich die Aktivität des sympathischen Nervensystems. Die sympathische Aktivität wird durch Meldungen der Muskel- und Gelenksensoren an das vasomotorische Zentrum aufrechterhalten. Ein weiterer Stimulationsfaktor bei steigender Belastung ist die partielle Hemmung der Barorezeptoren (Druckrezeptoren), die normalerweise den Blutdruck zügeln. Deren Inhibierung erlaubt die außergewöhnliche Zunahme von Herzfrequenz und Blutdruck unter Belastung.

Jahrelanges Training lässt die Herzfrequenz bei standardisierter Belastung sinken, damit wird auch der parasympathische Tonus niedriger. Parallel mit dieser Verschiebung des Gleichgewichts im autonomen Nervensystem nimmt das Herzschlagvolumen zu. Die Information darüber wird wahrscheinlich über die Baro-rezeptoren vermittelt, sodass sich das Herzminutenvolumen im Verhältnis zum Belastungsgrad kaum ändert.

# Auswirkung der Belastung auf die Atmung

Im gesunden Organismus ist die Atemfrequenz ein begrenzender Faktor der Leistungsfähigkeit, nicht aber der Gasaustausch zwischen Alveolen und Blut. Das Hämoglobin im arteriellen Blut ist auch bei hohen Belastungen fast maximal mit Sauerstoff gesättigt. Wegen verstärkter Ventilation sinkt der Kohlendioxid-Partialdruck sogar, weil mehr $CO_2$ abgeatmet wird. Bei niedrigem Luftdruck wie im Gebirge oder bei einigen Lungenkrankheiten wird jedoch ein Teil des Bluts, das durch die Lunge fließt, nicht mit Sauerstoff gesättigt.

Wenn man mit maximaler Herzfrequenz (teilweise anaerob) arbeitet, ist es immer noch möglich, Atemfrequenz und -tiefe willkürlich zu steigern. Mit wachsender Belastung nimmt jedoch der Sauerstoffbedarf der Atemmuskeln selbst rasch zu. Bei maximaler Arbeit beanspruchen sie schon etwa 10% des gesamten Sauerstoffverbrauchs.

Ventilation und Sauerstoffverbrauch nehmen zunächst mit steigender Belastung gleichermaßen zu, dann aber wird die Ventilation ungleich schneller. Subjektiv wird das als Atemlosigkeit empfunden. Zu welchem Zeitpunkt sie einsetzt, hängt von der individuellen Sauerstoffaufnahme ab.

# Ventilation, Lungenvolumina und -kapazitäten

Die Luftmenge, die normalerweise ein- bzw. ausgeatmet wird, bezeichnet man als Atemzugvolumen (AZV). In Ruhe beträgt es ca. 500 ml. Das Atemzugvolumen kann durch das inspiratorische (IRV) und das exspiratorische Reservevolumen (ERV) erhöht werden.

| Hier die Richtwerte: | |
|---|---|
| Atemzugvolumen (AZV) = | 500 ml |
| Inspiratorisches Reservevolumen (IRV) = | 3300 ml |
| Exspiratorisches Reservevolumen (ERV) = | 1000 ml |
| Vitalkapazität = AZV + IRV + ERV = | 4800 ml |

Die Vitalkapazität variiert je nach Geschlecht, Körperbau und Alter zwischen 3600 und 6000 ml.

Auch nach tiefster Ausatmung bleibt in der Lunge immer etwas Luft zurück. Dieses sog. Residualvolumen beträgt rund 1200 ml. Wenn es mit der Vitalkapazität zusammengerechnet wird, erhält man die Totalkapazität von etwa 6000 ml.

Die Größe der Ventilation ergibt sich aus Atemzugvolumen und Atemfrequenz. Weil das Volumen der eingeatmeten Luft etwas größer ist als das der ausgeatmeten, legt man bei der Berechnung der Ventilation normalerweise die Luftmenge zugrunde, die in einer Minute ausgeatmet wird (Atemminutenvolumen).

# Alveolare Ventilation

Unter alveolarer Ventilation wird die Luftmenge verstanden, die der Belüftung der Alveolen zugute kommt. Sowohl die Ein- als auch die Ausatmungsluft mischen sich im sog. funktionellen Totraum der Lunge. Der funktionelle Totraum erstreckt sich von der Nasenöffnung zu den Bronchiolen und beträgt etwa 150 ml (Abb. 36). Die Effektivität der alveolären Ventilation sagt aus, wie viel Sauerstoff die Alveolen erreicht und wie viel Kohlendioxid abtransportiert wird.

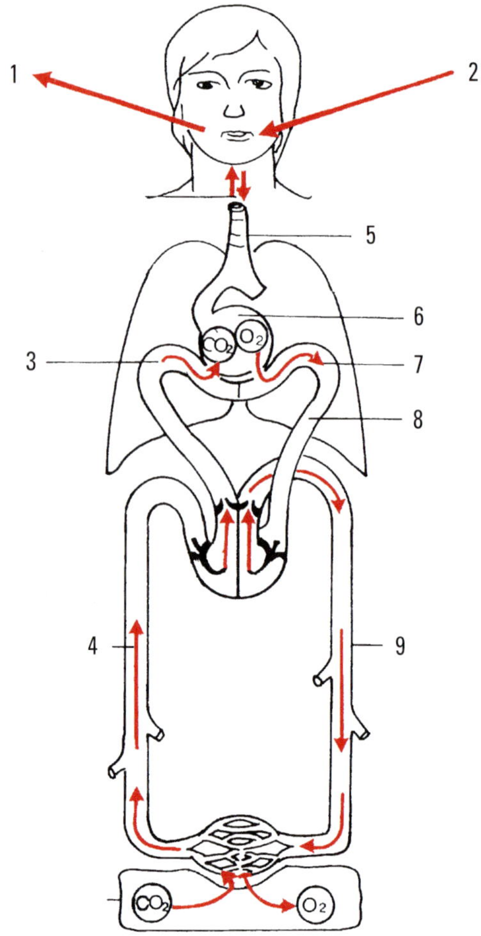


**Abb. 36** Transport von Gasen in der Atemluft. 1 Ausatmung ($CO_2$), 2 Einatmung ($CO_2$), 3 Lungenschlagader, 4 venöses Blut, 5 Totraum, 6 Lungen und Alveolen, 7 sauerstoffreiches Blut, 8 Lungenvenen, 9 arterielles Blut.

Die alveoläre Ventilation berechnet sich aus Atemzugvolumen abzüglich Totraum (siehe oben) mal Atemzüge pro Minute; sie beträgt im Durchschnitt (500 ml - 150 ml) × 16 = 5600 ml/min (siehe Tab. 5).

Schnelles, oberflächliches Atmen ist relativ unergiebig, weil sich die Atemgase der Ein- und Ausatmungsluft kaum mischen. Die Sauerstoffversorgung der Alveolen ist unbefriedigend, ebenso der Abtransport von Kohlendioxid. Bei Belastung erweitern sich die Luftwege, und die Mischzeit der Atemgase verkürzt sich; das Totraumvolumen kann sich sogar auf 4000 ml erhöhen. Dann ist die Ventilation nicht mehr effektiv. Optimal gemischt werden die Atemgase, wenn der Totraum durch die Belastung um etwa 100 ml erhöht wird. Das wird mit einer Belastungsintensität von 100 Watt erreicht.

**Tab. 5** Die Alveolarventilation.

| Atemvolumen (ml) | Totraum (ml) | Atemfrequenz (pro min) | Alveolarventilation (ml/min) |
|---|---|---|---|
| Normalzustand 500 | 150 | 12 | 4200 |
| Hypoventilation 250 | 150 | 24 | 2400 |
| Hyperventilation 1000 | 150 | 6 | 5100 |

Neben dem Gasaustausch findet im Totraum die Befeuchtung, Reinigung und Wärmung der Einatmungsluft statt.

# Atemarbeit und Belastung

Lungenelastizität, Atemwegswiderstand und Turbulenz des Luftstroms sind Faktoren, die die Ventilation beeinflussen. Außerdem hängt sie von Faktoren ab, die den Atemrhythmus regeln, etwa von der Funktion des Nervensystems und der Zusammensetzung des Bluts.

Unter Atemarbeit versteht man die Arbeit der Atemmuskeln, mit der die Atemluft in die Alveolen und die verbrauchte Luft wieder nach außen transportiert wird. Sie zeigt sich in Form der Atembewegungen. Um die für den Gasaustausch erforderlichen Druckdifferenzen in der Lunge zu erzeugen, müssen der Brustkorb und das Lungengewebe elastisch und der Durchmesser der Atemwege ausreichend groß sein. Die Atemarbeit kann man in Compliance- und Resistancearbeit unterteilen.

## Compliance

Die Elastizität des Brustkörpers und Lungengewebes wird mit dem Terminus Compliance, Dehnfähigkeit, beschrieben. Sie erlaubt, die Volumenänderungen in der Lunge zu beurteilen, die durch die Atemarbeit und die damit verbundenen Druckänderungen bewirkt werden.

$$\text{Compliance} = \frac{\text{Änderung des Lungenvolumens}}{\text{Änderung des Druckes}} = \frac{V}{p}$$

Normalerweise kommt es bei einer Druckerhöhung von 1 cm $H_2O$ (= 11,17 mmHg) zu einer Volumensteigerung von 200 ml.

Alle Faktoren, die die Elastizität des Brustkorbs bzw. Lungengewebes vermindern, erhöhen die Atemarbeit. Hierzu zählen Lungenfibrose, Pneumonie und Flüssigkeitsstauung in der Lunge beim Lungenödem.

Übergewicht kann die Atmung ebenfalls erschweren. Der Druck der unteren Brustkorbteile wird positiv; dadurch werden die Alveolen und die sie versorgenden Bronchiolen zusammengedrückt. Der Gasaustausch wird verhindert. Die Durchblutung bleibt zwar normal, mangels Gasaustausch sinkt jedoch die Sauerstoffsättigung des Bluts. Ferner werden Residualvolumen und exspiratorisches Reservevolumen reduziert.

## Resistance

Der Atemwegswiderstand, die Resistance, hängt vom Durchmesser der Atemwege und von der Turbulenz des eingeatmeten Luftstroms ab. Der Durchmesser der Atemwege wird unter anderem von folgenden Faktoren beeinflusst:

- Kontraktionsgrad der glatten Muskulatur der großen Atemwege
- Dicke der Schleimhaut
- Schleimmenge in den Atemwegen

Die Kontraktion der glatten Muskulatur der großen Atemwege - die Bronchokonstriktion - wird durch das parasympathische Nervensystem gesteuert. Eine Verringerung des Durchmessers auf die Hälfte führt gemäß dem hagenPoiseuilleschen Gesetz zur 16fachen Erhöhung des Atemwegswiderstandes:

$$R = \frac{8 \times \text{Atemwegslänge} \times \eta}{\pi r^4}$$

wobei R = Widerstand; $\eta$ = (Luft-)Viskosität; r = Radius.

Der Normalwert für den Atemwegswiderstand beträgt 1,6 cm $H_2O$ (0,16 kPa) pro Liter Luft und Sekunde.

Faktoren, die eine Bronchokonstriktion auslösen können, sind Staub, Rauch, giftige Gase und reflektorische Aktivierung des parasympathischen Nervensystems.

### Zigarettenrauch

Einatmen von Zigarettenrauch führt schon nach wenigen Sekunden zur zwei- bis dreifachen Erhöhung des Atemwegswiderstandes. Diese Wirkung hält 10 bis 30 Minuten lang an. In Ruhe ist das unbedeutend, denn erst eine vier- bis fünffache Erhöhung des Widerstandes geht mit dem Gefühl erschwerter Atmung einher.

Unter Belastung ist die Wirkung des Zigarettenrauchs jedoch deutlicher. Dabei ist der eigentliche Schadstoff nicht Nikotin, sondern kleine Partikel des Rauches, deren Durchmesser weniger als ein Mikron (1 m) betragen. Sie reizen die Rezeptoren der Atemwege und lösen so die Bronchokonstriktion aus. In den verengten Luftröhren wird infolge des Reizes außerdem vermehrt Schleim produziert, der nicht abtransportiert wird, weil auch die Aktivität der Zilien (kleine Flimmerhärchen), die normalerweise für den Abtransport sorgen, gelähmt wird. All das führt zu einer verminderten Ventilation. Außerdem steigt der Kohlenmonoxidspiegel; dadurch wird der Sauerstofftransport im Blut beeinträchtigt. Darüber hinaus wird die Aktivität der bakterienfressenden Makrophagen in den Alveolen durch den Zigarettenrauch gehemmt.

## Physische Belastung

Bei hoher Reaktionsbereitschaft der Atemwege können physische Belastungen zur Bronchokonstriktion führen. Eine kalte und trockene Atemluft erhöht die Reaktionsbereitschaft, doch durch Aufwärmen und Befeuchten der Luft hingegen kann die Konstriktion verhindert werden. Auslöser der Konstriktion ist nicht die Belastung an sich, sondern die damit verbundene Wärmeabgabe und Abkühlung der Atemwege. Als weitere Auslöser kommen zum Beispiel auch Histamin und die Freisetzung des Prostaglandin $F_2$ in Frage.

Der mit einem asthmatischen Anfall oder Allergie verbundenen Bronchokonstriktion liegt dagegen ein anderer Mechanismus zugrunde; hier werden vor allem die kleinen Atemwege verengt.

## Bronchodilatation bzw. Relaxation von glatten Muskeln

Impulse des sympathischen Nervensystems und das vom Nebennierenmark ausgeschüttete Adrenalin können die Kontraktion der glatten Muskeln aufheben, die Atemwege weiten sich. Diese Mechanismen werden bei physischer Belastung und in Alarmsituationen („Fight-or-flight“) aktiviert. Sympathomimetisch (= ähnlich wie der Sympathikus) oder adrenalinartig wirkende Medikamente werden zur Beseitigung von Bronchospasmen eingesetzt.

## Turbulenz des Luftstroms

Der Luftstrom bewegt sich in den Atemwegen in erster Linie laminar, ohne Wirbelbildung. Das garantiert einen minimalen Strömungswiderstand. Wenn die Geschwindigkeit des Luftstroms zunimmt oder die Atemwege enger werden, kommt es zu Wirbelbildung, zu turbulenter Strömung, und der Atemwegswiderstand steigt. Am ausgeprägtesten ist die Zunahme des Widerstands in Atemwegen, deren Innendurchmesser mehr als 2 mm beträgt.

Normalerweise kommt es unter Belastung zur turbulenten Strömung. Für Patienten mit eingeschränkter Ventilation (Asthma, Bronchitis) kann das problematisch werden. Sie müssen langsam atmen, um die Stromgeschwindigkeit niedrig zu halten und so Turbulenzen möglichst zu vermeiden.

Bei Nasenatmung ist der Widerstand zwei- bis dreimal so groß wie bei Mundatmung. Unter hoher physischer Belastung oder auch bei Asthma wird daher oft durch den Mund geatmet.

## Umfang der Atemarbeit

Der Umfang der Atemarbeit wird anhand des Sauerstoffverbrauchs errechnet. In Ruhe sind für den Transport von einem Liter Luft nur 0,5 ml Sauerstoff erforderlich. Wenn also die Ventilation 6 l pro Minute beträgt, verbrauchen die Atemmuskeln nur 6 ml Sauerstoff pro Minute. Physische Belastung lässt den Sauerstoffverbrauch der Atemmuskeln allmählich ansteigen. Bei einer Ventilation von 100 l/min beträgt er schon 800 ml/min. Raucher verbrauchen das Doppelte an Sauerstoff wie Nichtraucher. Wenn junge Erwachsene das Rauchen aufgeben, verschwinden die Störungen der Atemfunktion innerhalb weniger Tage. Im mittleren oder höheren Lebensalter hingegen dauert diese Normalisierung Monate, manchmal Jahre.

## Atemrhythmus und Belastung

Mit steigender Belastung erhöht sich die Ventilation linear. Auch bei höchster Anstrengung werden jedoch kaum mehr als 50% der Vitalkapazität eingesetzt. Das resultiert daraus, dass der Organismus die Atemtiefe und -frequenz so zu balancieren versucht, dass der Energieverbrauch der Atmung möglichst gering bleibt.

**Tab. 6** Anpassung der Respiration an die Belastung.

| Belastung am Fahrradergometer (Watt) | Sauerstoffaufnahme (l/min) | Ventilation (l/min) | Milchsäurekonzentration im Blut (mmol) |
|---|---|---|---|
| Ruhe 0 | 0,24 | 10 | – |
| Gehen 5 km/h 50 | 0,5 | 25 | 2,5 |
| Radfahren „Normalgeschwindigkeit" 100 | 1,5 | 40 | 3,0 |
| schwere körperliche Arbeit, z. B. Schnee schaufeln 150 | 2,1 | 58 | 6,0 |
| Maximalbelastung, 200 oder mehr | 2,8–3,6 | 85–110 | 8,4–14,0 |

Weil die Atmung mit der Zunahme der Ventilation schneller wird und sich die Atemfrequenz oft nach der zu leistenden Arbeit richtet (z. B. beim Radfahren), ist es ungünstig, zu tief und ungleichmäßig zu atmen.

Der Anstieg der Atemfrequenz bei Belastung wird durch Impulse ausgelöst, die aus dem motorischen Kortex und Hypothalamus sowie von den Rezeptoren aktiver Muskeln stammen und das Atemzentrum aktivieren. Die Zunahme der Blutazidität und die Abnahme der Sauerstoff-Konzentration spielen ebenfalls eine Rolle bei der Anpassung der Ventilation an die Belastung, indem sie eine Wirkung auf das Atemzentrum ausüben.

# Atemlosigkeit

Wenn die Ventilation 50% der Maximalkapazität erreicht, entsteht beim Übenden oft das Gefühl, keine Luft mehr zu bekommen. Die Atemlosigkeit ist unangenehm, ihr Entstehungsmechanismus nicht genau bekannt. Cambell hat angenommen, dass die Empfindung von den Muskelspindeln der Interkostalmuskeln ausgelöst wird, wenn der Atemrhythmus den Anforderungen der Belastung nicht entspricht. Eventuell sind der Atem- und Beinrhythmus im Verhältnis zueinander im Ungleichgewicht, und das Gehirn wird informiert, dass die motorische Leistung nicht reibungslos vor sich geht. Bei welchem Grad dieses Ungleichgewichts das Gefühl der Atemlosigkeit entsteht, hängt auch von Lernprozessen ab: Durch Fortsetzen der Belastung etwa ist es möglich, den Zeitpunkt der einsetzenden Atemlosigkeit hinauszuzögern.

Die Ansammlung von Milchsäure im Blut führt wahrscheinlich nicht als solche zur Atemlosigkeit, kann damit aber einhergehen. Sie führt zur hyperventilation, also zur Intensivierung der Ventilation, was als erschwerte Atemarbeit empfunden werden kann (Tab. 6).

## Transport des Sauerstoffs aus der Einatmungsluft in das Blut

Sauerstoff in der eingeatmeten Luft

↓

Sauerstoff-Konzentration in den Alveolen

↓

Sauerstoff-Konzentration im arteriellen Blut

↓

Sauerstoff-Konzentration des Hämoglobins

↓

Sauerstoffmenge im Arterienblut
(ca. 200 ml Sauerstoff/Liter Blut)

↓

Sauerstoff-Konzentration im Venenblut

## Faktoren, die den Sauerstofftransport regulieren

- Sauerstoffpartialdruck in der Einatmungsluft
- Ventilation und Alveolenventilation
- Diffusionskapazität des Sauerstoffs
- Lungenperfusion (-durchblutung)
- Blutstrom an die Alveole
- Sauerstoffabgabe in das Gewebe
- Azidität im Gewebe (pH-Wert)
- Kohlendioxid-Konzentration im Gewebe
- Hämoglobin-Konzentration im Blut (g/100 ml)
- Sauerstoffaufnahme-Fähigkeit und Blutversorgung von Geweben
- enzymatische Aktivität der Zellen (rote und weiße Muskelfasern)

# 5. Wiederherstellung nach Belastung

Unter Wiederherstellung wird das Rückgängigmachen derjenigen Veränderungen verstanden, die durch die physische Aktivität im Stoffwechsel entstanden sind. Im weiteren Sinne bedeutet Wiederherstellung auch die Rückkehr von Muskeln und Sehnen in ihre Ruhelänge, das Wiedererlangen des urprünglichen Funktionszustandes von Kreislauf und Atmung sowie die Normalisierung der hormonellen Reaktionen. Alles in allem handelt es sich darum, die Homöostase wieder herbeizuführen.

Im folgenden betrachten wir die Wiederherstellung des Muskelstoffwechsels. Sie durchläuft folgende Phasen:

- Aufbau der Phosphatvorräte im Muskel
- Normalisierung der Sauerstoffkonzentration des Myoglobins
- Wiederaufbau der Glykogenvorräte und Abtransport von Milchsäure aus dem Blut und den Muskeln

## Sauerstoffschuld

In Verbindung mit der Wiederherstellung wird oft die Sauerstoffschuld erwähnt. Dieser Begriff sei hier definiert:

Der Anteil des Sauerstoffverbrauchs in der Wiederherstellungsphase, der den Verbrauch in Ruhe überschreitet, wird als Sauerstoffschuld bezeichnet. In diesen Phasen kann der Sauerstoffverbrauch bis zu 40 Liter pro Stunde betragen, während im Ruhezustand nur 18 Liter pro Stunde benötigt werden. Außerdem wird Sauerstoff früheren Auffassungen entgegen nicht nur zur Aufspaltung der während der Belastung entstandenen Milchsäure verwendet, sondern auch zu folgenden wiederherstellenden Funktionen und Reaktionen:

- erhöhte Anforderungen an den Stoffwechsel und damit Anstieg des Sauerstoffbedarfs
- erhöhte Aktivität von Herz und Atemmuskeln
- Aufbau von muskulären Phosphatvorräten (ATP und Kreatinphosphat)
- Wiederauffüllung der Sauerstoffvorräte des Myoglobins
- Aufspaltung von Milchsäure

**Tab. 7** Sauerstoffverbrauch für verschiedene wiederherstellende Funktionen.

| | **Sauerstoffverbrauch (l)** |
|---|---|
| ATP- und Kreatinphosphat-Bildung | 2,18 |
| Wiederherstellung der Sauerstoffkonzentration in der Gewebsflüssigkeit | 0,02 |
| Wiederherstellung der Sauerstoffkonzentration im Blut | 0,40 |
| Auffüllung des Sauerstoffspeichers im Myoglobin | 0,20 |
| Sauerstoffverbrauch des Atem- und Kreislaufsystems während der Wiederherstellung | 0,10 |
| Sauerstoffverbrauch zum Abbau von Milchsäure | 5,38 |
| **insgesamt** | **8,28** |

Tab. 7 stellt den Sauerstoffverbrauch für verschiedene wiederherstellende Funktionen bei einem 70 kg schweren Mann nach einer erschöpfenden Belastung dar.

## Auffüllung der Phosphatspeicher

Das Wiederauffüllen der Vorräte an Kreatinphosphat vollzieht sich schnell: Schon 20 Sekunden nach Abschluss der Belastung sind sie halb gefüllt. Alles in allem dauert die Wiederherstellung 2 bis 3 Minuten. Bei Intervallbelastungen werden die Phosphatspeicher also schon während einer kurzen Ruhepause wieder aufgefüllt; die Ansammlung von Milchsäure in den Muskeln infolge anaerober Energiegewinnung wird vermieden.

Die Phosphatvorräte werden durch das bei Abspaltung von Kohlenhydraten und Fetten entstehende ATP erneuert. Teils wird das ATP als solches gespeichert, teils wird es zur Bildung des Kreatinphosphats genutzt. Die Auffüllung von ATP- und Kreatinphosphatvorräten wird auch als alaktische Abtragung der Sauerstoffschuld bezeichnet.

## Auffüllung von Myoglobin-Sauerstoffvorräten im Muskel

Myoglobin ist eine hämoglobinartige, sauerstoffbindende Substanz. Rote Muskelfasern sind reich an Myoglobin, das ihnen auch die rote Farbe verleiht. Bei einer 70 kg schweren Person bindet Myoglobin etwa 330 ml Sauerstoff in den Geweben. Wahrscheinlich erleichtert Myoglobin die Aufnahme des Sauerstoffs aus dem Blut in die Mitochondrien der Muskelzellen, wo er für die Gewinnung von ATP aus Kohlenhydraten und Fetten erforderlich ist. Man nimmt an, dass Myoglobin eine Kette von der Zellmembran der Muskelzelle in die Mitochondrien bildet. Dieser Kette entlang wird Sauerstoff von Myoglobinmolekül zu Myoglobinmolekül transportiert, bis er die Mitochondrien erreicht.

Die Sauerstoffvorräte des Myoglobins werden innerhalb einer Minute nach Ende der Belastung wieder aufgefüllt.

## Wiederaufbau der Glykogenvorräte im Muskel

Glykogen kann zur ATP-Bildung sowohl aerob (mit Sauerstoff) als auch anaerob (ohne Sauerstoff) aufgespalten werden. Somit ist es eine wichtige Energiequelle für die Muskelarbeit. Die Reduzierung der Glykogenvorräte führt zur Ermüdung. Wie schnell sie aber wieder aufgefüllt werden, hängt vom Kohlenhydratgehalt der Nahrung sowie von Grad und Dauer der Belastung ab. Läuft man zum Beispiel an drei aufeinander folgenden Tagen 16 Kilometer, werden die muskulären Glykogenvorräte dermaßen ausgebeutet, dass ein Wiederaufbau 46 Stunden dauert. Die Reduzierung tritt auch auf, wenn die Nahrungszufuhr am Tage der Belastung ausreichend ist. Am schnellsten vollzieht sich der Wiederaufbau während der ersten zehn Stunden des Wiederherstellungsprozesses.

Bei Intervallbelastungen beginnt der Wiederaufbau schon 30 Minuten nach Abschluss der Belastung, auch wenn keine Kohlenhydrate verzehrt werden. Im Gegensatz zu einer länger andauernden Belastung führt eine Intervallbelastung nicht zur Entleerung der Glykogenvorräte der Leber. Dadurch kann die Leber den Glukosespiegel im Blut auf einem so hohen Niveau halten, dass die Muskeln daraus ihre Glykogenspeicher auffüllen können. 24 Stunden nach Abschluss einer Intervallbelastung sind die Glykogenspeicher wieder voll. Am schnellsten wird in den ersten fünf Stunden aufgefüllt.

Wenn die muskulären Glykogenvorräte vollständig geleert werden, können die Muskeln doppelt so viel Glukose aufnehmen und speichern (sog. Kohlenhydrattanken) wie normalerweise.

## Abbau der Milchsäure in Muskeln und Blut

Milchsäure wird in gewissen Mengen auch in ruhenden Muskeln gebildet, aber mit Hilfe des Sauerstoffs aus dem Myoglobin bzw. Kreislauf rasch abgebaut. Auch ist der Organismus in der Lage, die Menge an Milchsäure, die bei leichter Belastung entsteht, problemlos völlig abzubauen. Wenn aber beispielsweise beim Laufen große Muskelgruppen eingesetzt werden, übersteigt der Sauerstoffbedarf 50% der individuellen maximalen Sauerstoffaufnahme. Wenn diese Belastung einige Minuten lang andauert, entstehen große Mengen Milchsäure, die sich auch im Blut ansammeln.

Die Ventilation erhöht sich mit Steigerung der Belastung. Ab einer gewissen Grenze nimmt die Ventilation unverhältnismäßig stark zu. Früher wurden die Ansammlung von Milchsäure im Blut und die dadurch bedingte Reizung der Atemzentren dafür verantwortlich gemacht. Man setzte bei 4 mmol Milchsäure pro Liter Blut eine anaerobe Schwelle an. Versuche haben jedoch gezeigt, dass dieser Schwellenwert individuell sehr unterschiedlich ist. Wenn mit einer bestimmten Belastungsintensität gearbeitet wurde, empfanden einige Probanden die Arbeit als schwer (das heißt, die anaerobe Schwelle war erreicht), sobald die Milchsäure-Konzentration im Blut 2,3 mmol/l betrug. Andere erreichten die Schwelle erst, wenn die Konzentration auf 6,1 mmol/l gestiegen war.

Weil sich also „die Ermüdungsschwelle" anhand der Milchsäure-Konzentration nur schwer bestimmen lässt, ist es wohl am besten, auf den Sportler selber zu hören, der es ja fühlt, wenn er müde wird. Eine leichte physische Aktivität – z. B. Gehen oder Joggen – in der Wiederherstellungsphase beschleunigt die Entfernung der Milchsäure aus dem Blut. Die Halbwertszeit der Milchsäure, d. h. die Zeit, in der die Hälfte der Milchsäure im Blut abgebaut wird, lässt sich auf diese Weise von 25 auf 11 Minuten reduzieren. Dabei wird Milchsäure als Energiequelle für aktive Muskeln genutzt. So gesehen wäre es besser, wenn sich Sportler auch in Pausen in Bewegung hielten (beispielsweise mit einem Fahrradergometer), anstatt sich sitzend auszuruhen.

**Tab. 8** Dauer der Wiederherstellung nach hoher Belastung.

| Gegenstand | Dauer der Wiederherstellung | |
|---|---|---|
| | maximal | minimal |
| ATP- und Kreatinphosphat-Speicher | 3 min | 2 min |
| Sauerstoffvorräte des Myoglobins | 2 min | 1 min |
| Glykogenspeicher im Muskel | 46 h | 10 h |
| Entsorgung der Milchsäure | 2 h | 1 h |
| während physischer Aktivität | 1 h | 30 min |

Die Sauerstoffschuld wird innerhalb von ein bis zwei Stunden nach Ende der Belastung abgetragen. Größtenteils wird die Milchsäure in den Muskeln zu ATP abgebaut, ein Teil aber auch in der Leber, in den Nieren und im Herzmuskel. Etwa 25% werden zu Glykogen umgewandelt. Ein gewisser Anteil wird auch in Proteine umgebaut. Die Höhe der Sauerstoffschuld variiert zwischen 8 und 16 (!) Litern. Etwa die Hälfte davon wird während der ersten 15 Minuten der Wiederherstellung abgetragen, 75% während einer halben Stunde und 95% innerhalb von einer Stunde. Der Sauerstoff wird zum Abbau der Milchsäure verwendet.

Tab. 8 gibt Aufschluss über die Auffüllung verschiedener Energievorräte nach Belastung.

## „Basentanken" und Sportgetränke zur Wiederherstellung

In den Zellen und im Blut gibt es sog. Puffersubstanzen (siehe auch S. 71). Zu diesen zählen die Phosphatverbindungen, das Kohlensäure-Bikarbonat-System und Proteine. Die Pufferstoffe enthalten stets einen Säureteil, der überflüssige Basen im Organismus binden kann, und einen Basenteil zur Bindung von Wasserstoffionen. Pufferbasen wirken also dem Anstieg der Azidität im Muskel entgegen.

Man hat versucht, die Azidität des Bluts vor einer sportlichen Leistung zu steigern, und zwar mit der Pufferbase der Muskelzellen, dem Natriumbikarbonat. Nach Ansicht mancher Forscher bessert sich die Leistungsfähigkeit von Läufern auf Strecken zwischen 400 m und 1500 m deutlich. Wenn die Azidität des Bluts, also seine Wasserstoffionen-Konzentration, nicht weiter steigen kann, wird die Ermüdung verschoben. Andererseits wird Natriumbikarbonat vom Blut in die Muskelzellen nur schleppend transportiert. In den Zellen ist jedoch seine Wirkung größer, denn die Verlangsamung der Funktion der Myosingelenke durch die Azidität ist eine der Ursachen der Ermüdung. Daher hat die Pufferbase bei Leistungen, die weniger als eine Minute dauern, noch keine Zeit zu wirken.

„Basentanken" ist jedoch ein fragwürdiges Mittel zur Besserung der Leistungsfähigkeit, weil dadurch der Flüssigkeitshaushalt der Zellen gestört wird und die Zellen dehydriert werden.

Physiologisches „Basentanken" durch vermehrten Verzehr von Obst- und Gemüsesorten, die reich an Natriumbikarbonat sind, ist hingegen gefahrlos. Auch Training führt zur Vermehrung der Puffersubstanzen im Organismus und stellt in diesem Sinne eine Art physiologisches „Basentanken" dar.

Während einer Belastung gelangt das Enzym Kreatinkinase von den Muskelzellen in das Blutplasma. Seine Konzentration im Plasma spiegelt auch den Wiederherstellungsprozess wider. Je langsamer die Senkung des Blutspiegels von Kreatinkinase, desto langsamer auch die Wiederherstellung. Mit Normalisierung der Funktion der Muskelzellmembranen nach der Belastung lässt der Kreatinkinaseausstrom nach. Die Einnahme von Salz-Zucker-Lösungen, sog. Sportgetränke, vor der Belastung beugt Zellmembranschäden vor und reduziert die Kreatinkinasekonzentration im Plasma. Dadurch gibt es in der Wiederherstellungsphase weniger reparaturbedürftige Zellmembranen, und die Wiederherstellung wird beschleunigt.

# Schlüsselwörter zur Bewegungsphysiologie

Marita Sandström

**aerob:**
mit Sauerstoff

**Aktinfilament:**
Teil der Myofibrille

**α-Motoneuron:**
motorische Nervenzelle

**anaerob:**
ohne Sauerstoff

**assoziativ:**
verbindend

**ATP:**
Adenosintriphosphat, wichtigster Energiespeicher und -überträger des Stoffwechsels

**Axon:**
Achsenzylinder einer Nervenzelle

**Basalganglien:**
Stammganglien; Anhäufung von Nervenzellen im Gehirn, die durch Querverbindungen zu einem System zusammengeschlossen sind; Schaltstelle für Muskeltätgkeit und Bewegungskoordination

**Bedürfnis:**
physiologische Entsprechung des Motivs

**Depolarisation:**
reversible Aufhebung des elektrischen Membranpotentials der Zelle durch einen Reiz

**Fibroblasten:**
Mutterzellen des Bindegewebes, die zur Heilung von Gewebsschäden erforderlich sind

**Ganglion:**
aus einer Anhäufung von Nervenzellen bestehender Nervenknoten

**Glykogen:**
Stärke; Glukosespeicherform des Menschen vor allem in der Leber und in der Muskulatur

**Glykolyse:**
Abbau von Glukose im Zytoplasma

**Hippokampus:**
halbmondförmige, in den Schläfenlappen vorspringende Wulst der Großhirnrinde; mit Motivation und Gedächtnis verbunden

**Homöostase:**
physiologischer Gleichgewichtszustand, den der Organismus aufrechtzuerhalten versucht

**Hormone:**
in spezialisierten Zellen gebildete Signalstoffe, die in den Kreislauf abgegeben werden und bestimmte Zellfunktionen anregen

**Hypothalamus:**
unterer Teil des Zwischenhirns; wichtigste Region der Homöostase-Regelung im Gehirn

**Intuition:**
Eingebung, unmittelbare Anschauung ohne empirische Erkenntnis

**kinästhetischer Sinn:**
Bewegungs- und Lagesinn (Muskelsinn)

**kognitiv:**
erkenntnismäßig

**Kollagen:**
starke, elastische Proteinfaser im Binde-, Knorpel- und Knochengewebe

**Kortex:**
Großhirnrinde

**Kreatinkinase:**
Enzym, das bei starker Muskeltätigkeit aus ADP + Kreatinphosphat ATP bildet, d. h. Energie liefert (Lohmann-Reaktion)

**Kreatinphosphat:**
Verbindung, die an der ATP-Bildung beteiligt ist

**Modul:**
funktionelle Einheit der Großhirnrinde

**Myofibrille:**
aus Aktin- und Myosinfilamenten aufgebaute Untereinheit der Muskelfaser

**Myoglobin:**
ein dem Hämoglobin ähnliches, sauerstoffbindendes Polypeptid in der Muskelzelle; dient der Muskelversorgung mit Sauerstoff

**Myosinfilament:**
Teil der Myofibrille

**Myosingelenk:**
das gelenkartig bewegliche Ende des Myosinfilaments

**Neuron:**
Nervenzelle

**oxydativ:**
Sauerstoff verbrauchend

**Proprio(re)zeptor:**
Wahrnehmung von Zustandsänderungen des Haltungs- und Bewegungsapparates

**Rigor:**
irreversible Starre

**Sarkolemm:**
Zellmembran einer Muskelzelle

**Sarkomer:**
Teil der Myofibrille; Grundeinheit der Muskelkontraktion

**Sarkoplasma:**
Myoplasma; Protoplasma der Muskelfaser

**sarkoplasmatisches Retikulum:**
Struktur in der Muskelfaser, die als Kalziumspeicher fungiert

**sensorisch:**
mit Empfindung verbunden

**SMR:**
supplementäre motorische Hirnrindenregion

**Soma:**
Nervenzelleib im Hirn, Rückenmark oder in einem Nervenganglion

**Tonus:**
Spannungs- bzw. Erregungszustand eines Gewebes, Muskels, Gefäßsystems

**T-Rohr:**
Sarkolemm-Sack, der in die Muskelzelle hineinragt

**Troponin und Tropomyosin:**
Regulatorproteine in den Aktinfilamenten, die bei der Muskelkontraktion wirksam sind

**Vestibulärorgan:**
Gleichgewichtsorgan

# Teil III
# Trainingsbetreuung

# 6. Allgemeines zur Muskelpflege

## Einleitung

Intensives Training ist eine große Herausforderung für die Wiederherstellungsmechanismen des Körpers. Leistungs- und Spitzensport werden heute berufsmäßig betrieben, was dazu geführt hat, dass viele Sportler Ganztagstraining durchführen. In einigen Disziplinen, die spezielle Gewandtheit und Techniken verlangen, wie Eiskunstlauf, üben die Sportler sechs bis acht Stunden täglich, oder sie absolvieren fünf bis sechs Trainingseinheiten pro Tag, etwa beim Gewichtheben nach der bulgarischen Methode. Um einen gleichmäßigen Trainingsfortschritt zu garantieren, ist es äußerst wichtig, dass sich der Sportler von einer Trainingseinheit erholt hat, bevor die nächste beginnt. Eine Kumulation von Trainingseinheiten ist bis zu einer gewissen Grenze erlaubt, um eine ausreichende Wirkung zu erzielen, aber das Einhalten der geplanten Erholungspausen ist unbedingt notwendig. Wird die Erholung zu lange verzögert, treten verschiedene Krankheitssymptome auf, damit wird auch die Trainingsintensität bzw. der Trainingseffekt reduziert.

## Übertraining

Überlastung lässt sich oft auf Übertraining zurückführen. Sie kann auch beim normalen Training auftreten, wenn gleichzeitig andere Belastungsfaktoren, etwa Schlafentzug, Unter- oder Fehlernährung, harte physische Arbeit oder; psychischer Druck vorliegen.

Die häufigsten trainingsbezogenen Überlastungsfaktoren sind wohl auf eine zu rasche Zunahme von Trainingsumfang und -intensität zurückzuführen. Zeichen nervlicher Überlastung werden oft ausgelöst, wenn man versucht, zu schwierige Bewegungsabläufe und -serien allzu schnell zu lernen. Manchmal sind die Trainingsmethoden zu einseitig. Die Vielseitigkeit von Übungen zählt zu den Grundpfeilern einer hinreichenden Wiederherstellung und ausgewogenen Entwicklung.

Die Beteiligung an zu vielen Wettkämpfen führt zum Überlastungszustand. Wettkampf bedeutet immer eine maximale Leistung. Auch wenn Wettkampf und Gewinnen an sich keine Spitzen- und Rekordleistungen erfordern, sind die Konzentration und Vorbereitung psychisch sehr anstrengend. Daher sollte auf eine intensive Wettkampfperiode immer eine ruhige, wiederherstellende Periode folgen, damit der Sportler seine psychischen und physischen Ressourcen wieder aufbauen kann.

Bei der Symptomatik des Übertrainings werden nach Israel ein Basedow- und ein Addison-Typ unterschieden. Der Basedow-Typ ist leicht zu erkennen, weil der Sportler sich krank fühlt und viele Symptome zeigt. Der Addison-Typ hingegen beginnt schleichend, der Sportler hat im Ruhezustand keine Symptome.

In Tab. 9 und 10 sind die Symptome des Übertrainings zusammengefasst. Zum anderen werden therapeutische Maßnahmen angegeben.

**Tab. 9** Symptome des Übertrainings (Israel, 1976).

| **Form des Übertrainingszustandes**<br>**Basedow-Typ (sympathisch)** | **Addison-Typ (parasympathisch)** |
|---|---|
| leichte Ermüdbarkeit | unverhältnismäßig leichte Ermüdbarkeit |
| Gereiztheit | Hemmung |
| Schlaftstörungen | Schlaf normal |
| Appetitlosigkeit | Appetit normal |
| Gewichtsverlust | kein Gewichtsverlust |
| Schwitzen, Nachtschweiß, feuchte Hände | Wärmehaushalt normal |
| dunkle Augenränder | – |
| Kopfschmerzen, Herzklopfen | – |

**Tab. 9** (Fortsetzung)

| Form des Übertrainingszustandes<br>Basedow-Typ (sympathisch) | Addison-Typ (parasympathisch) |
|---|---|
| stechender Schmerz und Angst | – |
| Puls beschleunigt | Puls verlangsamt |
| Grundumsatz gesteigert | Grundumsatz normal |
| Temperatur leicht erhöht | Temperatur normal |
| deutlicher Dermographismus | – |
| verlangsamte Rückkehr zum Ruhepuls nach Belastung | rasche Wiederherstellung der normalen Zirkulation nach Belastung |
| Blutdruck untypisch | diastolischer Druck während und nach Belastung über 13,33 kPa (100 mmHg) |
| Atemnot bei Belastung | keine Atemschwierigkeiten |
| Überempfindlichkeit gegenüber sensiblen (bes. auditiven) Reizen | – |
| schlechte Bewegungskoordination, oft zu starke Bewegungen | Bewegungsabläufe „eckig“ und unkoordiniert (nur bei hoher Belastungsintensität) |
| Reaktionzeit verkürzt, aber häufig Fehlreaktionen | Reaktionzeit normal oder verlängert |
| Zittern | – |
| Wiederherstellung verzögert | Wiederherstellung gut oder ausgezeichnet |
| innere Unruhe, Gereiztheit | Gleichgültigkeit, Gemütszustand normal |

**Tab. 10** Maßnahmen zur Behandlung des Übertrainingszustandes (Israel, 1976).

| Form des Übertrainingszustandes<br>Basedow-Typ (sympathisch) | Addison-Typ (parasympathisch) |
|---|---|
| Eliminierung von allen sozialen und biologischen Faktoren, die zum Übertraining führen | |
| deutliche Verminderung des Spezialtrainings: Grundausdauer, keine Übungen mit hoher Intensität. In schweren Fällen aktive Pause: Schwimmen, lustige Spiele, leichte Entspannungsgymnastik, Umgebungswechsel erwünscht. Leichte UV-Behandlung, leichte Massage, Wechselbäder mit verschiedenen Zusätzen (Brom, Baldrian), leichte Saunabäder | Verminderung des Trainingsumfangs, wechselhaftes Training, Intervalltraining ohne intensive Belastung, Spiele, Gymnastik (Entspannungs- und Schnellkraftübungen). Eventuell Umgebungswechsel (Reizklima, Meer), frische Luft, Sonnenlicht, starke Massage, starke Bäder, $CO_2$-Bäder. Kurzes, intensives Saunabaden mit kalten Bädern |
| vollwertige, reichliche, basische Nahrung, außerdem Multivitaminpräparate (Vitamin A, B, C); höchstens 2 g Protein pro kg Körpergewicht am Tag | vollwertige, dem Energieverbrauch entsprechende Nahrung (säurehaltig, vitamin- und proteinreich) |
| eventuell sedativ wirkende Medikamente, Aufbaupräparate, Alkohol in geringen Mengen, Schlafmittel | keine Medikamente, Bohnenkaffee (etwa 0,2 g Koffein) |
| Psychotherapie: dämpfend, entspannend | Psychotherapie: aktivierend |

# Symptome der Überlastung

Nach zu intensivem oder langem Krafttraining wird folgendes beobachtet:

- unelastische, steife und sich „prall“ anfühlende Muskeln
- Verschlechterung der schnellen Kraftentwicklung der Muskeln
- verlängerte Reaktionszeiten der Muskeln
- alle Trainingsformen werden als belastend empfunden
- schnelle Ermüdung
- deutliche Verschlechterung von koordinativen Bewegungen

*„Eine richtig dosierte und ausgeführte Kraftübung schränkt das weitere Training nicht ein und führt zu keiner Verschlechterung von Wettkampfleistungen.“*
*J. Raninen, 1987*

Ein Überlastungszustand lässt sich zwar anhand von Laboruntersuchungen feststellen, doch ist es besser, wenn der Trainer oder der Sportler die Symptomatik erkennen kann. Dann kann man entsprechend das Training erleichtern und physiotherapeutische oder vorsorgende Maßnahmen anwenden.

*„Trainingsbezogene Fehler sollen nie mit medizinischen Verfahren korrigiert werden."*
*K. Kuoppasalmi, 1986*

Nach einer langen, harten Krafttrainingsperiode können Überlastungssymptome auftreten:

Zu baldiges Wiederholen von Übungseinheiten stört den Überkompensationsrhythmus. Statt der gewünschten gleichmäßigen Zunahme der Leistungsfähigkeit kommt es zu einer Verschlechterung bei gleichzeitigen Überlastungserscheinungen und mangelnder Trainingsmotivation.

**Allgemeine Symptome:**
- erhöhter Ruhepuls
- deutlich verzögerte Wiederherstellung zwischen den Intervallen einer Krafttrainingseinheit
- Konzentrationsschwierigkeiten im Training und außerhalb
- verlangsamte Bewegungen bei Schnellkraftübungen, Unlust bei anstrengenden Übungen
- Schwierigkeiten bei schneller Kraftentwicklung
- geringes Steigerungsvermögen, keine Pulsbeschleunigung beim Training
- Nervosität, Gereiztheit

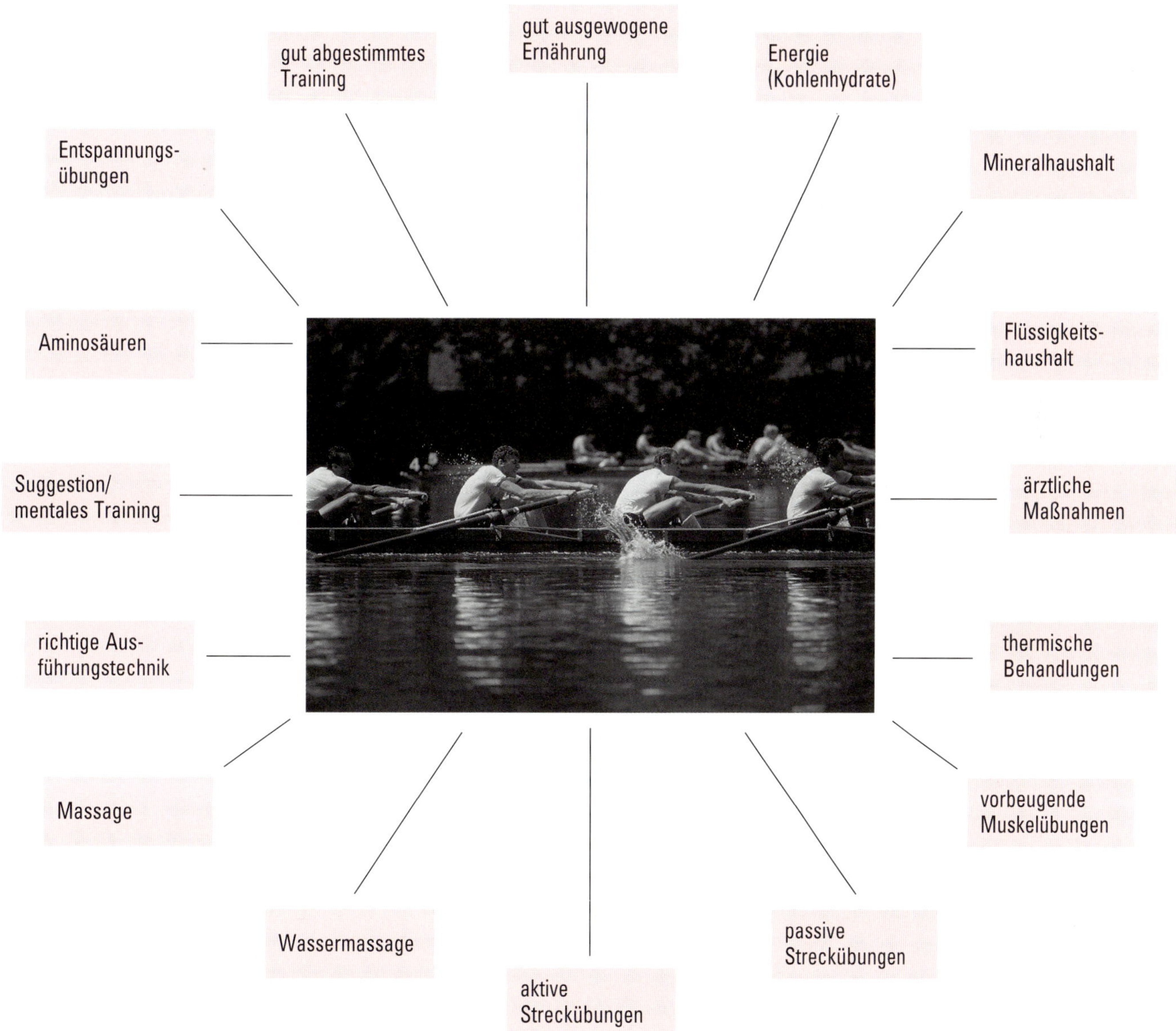


**Abb. 37** Bei der Planung der muskulären Betreuung eines Sportlers sind viele Begleitfaktoren zu berücksichtigen.

- Schlafstörungen und morgendliche Müdigkeit
- Appetitlosigkeit und Gewichtsabnahme

**Laborbefunde:**
- erniedrigte Hämoglobin- und Hämatokritwerte
- beschleunigte Blutsenkung
- Änderungen im Hormonhaushalt

**Lokale Symptome:**
- Muskel- und Sehnenschmerzen, die der Sportler selbst beobachten soll
- Schmerzen an Sehnenansatzpunkten
- Gelenkschmerzen und -steife
- nachlassende Elastizität der überlasteten Region
- verminderte Dehnbarkeit von Muskeln

Dem Überlastungszustand kann man vorbeugen, indem man alle Maßnahmen berücksichtigt, die die Wiederherstellung beschleunigen. Die Schnelligkeit der Wiederherstellungsprozesse variiert jedoch von Gewebe zu Gewebe.

Daher kann z. B. das Nervensystem weiter überlastet werden, wenn sich die versorgenden Maßnahmen nur auf eine äußerliche Behandlung der Muskeln konzentrieren. In einer solchen Situation handelt es sich nur um eine scheinbare Wiederherstellung. Die Manifestierung von Überlastungssymptomen wird verzögert, und das Training wird zu lange mit hoher Intensität fortgesetzt. Die Aufhebung eines derartigen Zustandes kann recht lange dauern.

Die Berücksichtigung der Gesamtsituation ist das wesentliche Prinzip der muskulären Betreuung. Wenn man sich allzu sehr auf Einzelheiten konzentriert, kann man nie ein perfektes Resultat erreichen. Energieverbrauch, Entstehung von Milchsäure und eventuelle Gewebsschäden (Schwellung) sind verschiedene Auswirkungen des Trainings. Entsprechend sind die wiederherstellenden Maßnahmen zu wählen. Es ist nicht ratsam, einen Muskel sofort nach einer anstrengenden, anaeroben Trainingseinheit zu massieren oder zu strecken. Der pH-Wert des Muskels ist gesunken, d. h. der Muskel ist übersäuert. Die Muskelspindeln eines übersäuerten Muskels reagieren auf Dehnung (Massage oder Streckübungen) besonders empfindlich; es kann zum reflektorischen Muskelkrampf kommen. Die Muskelpflege lässt sich schematisch wie in Abb. 37 zusammenfassen.

Beim sportlichen Training sollten Betreuer verschiedener Fachgebiete unter der Leitung des Trainers umfassend zusammenarbeiten (Abb. 38). Dies bedeutet jedoch nicht, dass der Sportler ständig einen Arzt oder Psychologen braucht, sondern dass er bei Bedarf zu diesen Fachleuten Zugang hat.

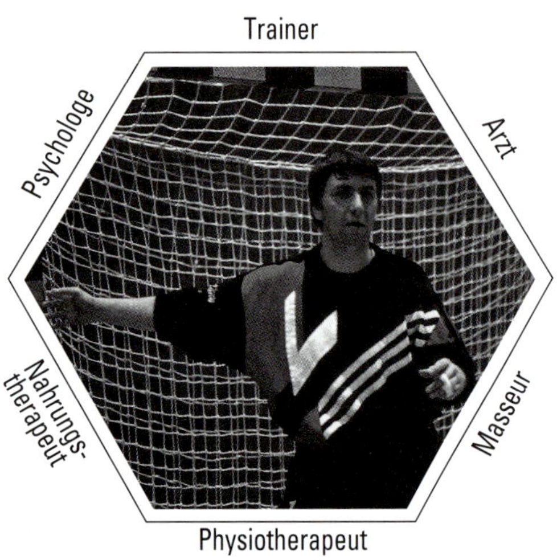


**Abb. 38** Sportliches Training ist Gruppenarbeit, in deren Mittelpunkt der Sportler steht. Experten verschiedener Fachbereiche arbeiten unter der Leitung des Trainers zusammen. Am täglichen Training sind nicht alle Betreuer aktiv beteiligt. Sie werden bei Bedarf herangezogen.

# Optimierung als Grundgedanke des sportlichen Trainings

Man versucht, das funktionelle Optimum zu erreichen. Vollkommenheit ist nicht möglich, gibt dem Streben aber eine sinnvolle Richtung.

In Bezug auf die Muskelpflege sollten Trainingseinheiten aus drei verschiedenen Phasen bestehen:
- vorbereitende Phase
- Wirkungsphase
- wiederherstellende Phase

Die **vorbereitende Phase** dient der Aufwärmung. Sie bereitet den Organismus auf die eigentliche Trainingseinheit vor.

In der **Wirkungsphase** wird der Körper Reizen ausgesetzt, die im neuromuskulären System Änderungen herbeiführen.

Die Aufgabe der **wiederherstellenden Phase** ist es, den Erholungsprozess zu gewährleisten. Nur so sind optimale Voraussetzungen für die nächste Trainingseinheit garantiert.

Die muskuläre Betreuung eines Sportlers bildet eine Ganzheit. Sie umfasst Maßnahmen, die den Sportler für die Leistung vorbereiten und die Wiederherstellung nach Training oder Wettkampf begünstigen.

Die vorsorgenden Maßnahmen dürfen jedoch nicht zum Selbstzweck werden. Vielmehr sollen sie den Trainingsprozess unterstützen.

Aus der Sicht des Sportlers lassen sich aktive und passive Maßnahmen unterscheiden. Zum Teil kann sie der Sportler selbst durchführen, zum Teil ist die Hilfe des Trainers, Masseurs oder Physiotherapeuten erforderlich.

# 7. Trainingsbezogene Faktoren der Muskelpflege

Für die Entwicklung des Sportlers ist es wichtig, dass sein Trainingsprogramm individuell geplant wird. Es soll den gesetzten Zielen, den persönlichen Voraussetzungen des Sportlers, seiner sportlichen Laufbahn, seinem Charakter und seinen individuellen Bedürfnissen Rechnung tragen. Letzteres ist wichtig, denn im Sport sollten immer eine gewisse Freude, Lust und Motivation gewahrt bleiben, sonst werden die erwünschten Resultate auch bei bestem physischem Training nicht erreicht.

Jede Muskelpflege wird nutzlos, wenn das Training auf Dauer zu hart ist. Wird der Sportler zu weit in einen Überlastungszustand getrieben, dann helfen keine äußeren Maßnahmen mehr. Ein richtig geplantes Trainingsprogramm stellt also auch den Grundstein der Muskelpflege dar.

Das Trainingsprogramm soll sowohl generell als auch lokal dem Prinzip der Superkompensation Rechnung tragen. Auf diese Weise wird eine ständige, gleichmäßige Entwicklung sichergestellt. Die lokale Wiederherstellung ist jedoch schwer messbar. Aus diesem Grunde ist eine vorbeugende Muskelpflege besonders dort angezeigt, wo die Belastung am härtesten ist.

Ein erfahrener Trainer ist imstande, den Ermüdungsgrad des Sportlers anhand verschiedener Leistungstests, des allgemeinen Aktivierungsgrades, des Verhaltens und der Anzeichen von Ermüdung zu beurteilen. Doch sind auch das Feedback des Sportlers und die Notizen des Trainingstagebuches für die Ermittlung der optimalen Trainingsintensität von erstrangiger Bedeutung.

Regelmäßige Kontrollen im Training garantieren, dass der Bewegungsablauf korrekt bleibt. Technische Fehler, Koordinationsschwächen und ermüdungsbedingte Fehler zählen zu den wichtigsten Ursachen von Sportverletzungen.

Lokale Überlastungssymptome, die zu Schäden führen, finden sich meist im Bereich von Fuß und Unterschenkel (Belastungsfrakturen, Metatarsalgien, Kompartment-Syndrome wie Syndroma tibialis medialis, Entzündungen der Achillessehnenregion). Der Trainer ist dafür verantwortlich, die Fehler zu finden, die zu Überlastung führen können. Besondere Beachtung soll er der Haltung von Fuß, Knie, Becken und Lendenwirbelsäule während der Bewegung schenken.

# 8. Maßnahmen des Sportlers bei der Muskelpflege

## Ausgewogene Lebensführung

Sport wird von jeher mit gewissen Idealen verbunden – mit ausgewogener Entwicklung des Körpers und Geistes, mit gesunder Lebensweise und mit Selbstdisziplin. Ohne sie kann der Sport seine Ziele nicht erreichen. Hinter einer perfekten sportlichen Leistung steht ein völlig gesunder Sportler – diese Perfektion wird nicht erreicht, wenn nach ihr nicht auch außerhalb der Sportplätze und Übungssäle gestrebt wird. Daher sollte sich ein Sportler mit hoch gesteckten Zielen entsprechende Lebensgewohnheiten aneignen.

Übermäßiger Alkoholkonsum belastet im Organismus das System, das für den Abbau von Schlackenstoffen, die beim Training entstehen, verantwortlich ist. Alkohol stört den Energiestoffwechsel, sodass der Blutzuckerspiegel nicht stabil bleibt. Dies verzögert die Wiederherstellung. Alkohol entzieht dem Körper Wasser und wirkt sich dadurch ungünstig auf den Wasserhaushalt aus. Daher sollte bei Gebrauch von Alkohol für eine ausreichende Flüssigkeitszufuhr gesorgt werden. In Verbindung mit einer Mahlzeit bringt Alkohol zusätzliche Kalorien und verschlechtert den Fettstoffwechsel, weil die Leber primär mit dem Abbau des Alkohols beschäftigt ist. Training unter Alkoholeinwirkung oder im Katerzustand ist für die Gesundheit gefährlich.

Ein Sportler soll nach einem möglichst regelmäßigen Tagesablauf leben. Die Zeit des Aufwachens und Aufstehens, wie auch die des Schlafengehens sollten möglichst konstant bleiben. Geht man hin und wieder später zu Bett und schläft am nächsten Morgen länger als normal, kommt es zu einer ähnlichen Störung der „inneren Uhr" wie bei einer Flugreise durch mehrere Zeitzonen. Der sensible, auf einen bestimmten Rhythmus eingestellte Körper des Sportlers kommt leicht aus dem Gleichgewicht, und die Qualität des Trainings leidet darunter. Auch die Einnahme der Mahlzeiten sollte einem regelmäßigen Rhythmus folgen.

Dennoch muss sich ein Sportler oft an veränderte äußere Bedingungen anpassen, z. B. in Trainingslagern und auf Wettkampfreisen. Außerdem darf man nicht vergessen, dass der Mensch eine psycho- und physiologische Gesamtheit bildet, dessen psychisches Wohlergehen leiden kann, wenn er niemals von strikten Regeln abweicht.

Die Bedeutung der Erholung im sportlichen Trainingsprozess wird nicht selten unterschätzt. Man glaubt, so viele Eigenschaften und Fähigkeiten schulen zu müssen, dass man sich aus Zeit- und Leistungsgründen nicht genügend Erholung gönnt. Bei der Beurteilung der Trainingsintensität sollte auch die Gesamtbelastung des Tages oder der Trainingsperiode berücksichtigt werden. Wenn der Sportler durch den Beruf stark beansprucht ist, sollten die kraftaufwendigsten Übungseinheiten auf Feiertage und Wochenenden gelegt werden, damit eine ausreichende Trainingsintensität gewährleistet bleibt. Der Sportler sollte dafür sorgen, dass der Ruhetag oder die Ruheperiode wirklich zur Erholung genutzt wird und er sich nicht etwa an einem turbulenten Squash-Match beteiligt. Das könnte auf andere Weise ausgleichend wirken, verwehrt aber dem müden Körper die notwendige Erholung.

Wird die Erholung längere Zeit vernachlässigt, verliert das Training an Intensität, die Leistungsbereitschaft lässt nach. Der angestrebte Trainingseffekt tritt nicht planmäßig ein, weil der Sportler nicht fähig ist, genügend intensive Übungseinheiten durchzuführen. Das Vernachlässigen der Erholung lässt sich mit keinen therapeutischen Maßnahmen kompensieren.

Trotz aller Kampagnen gegen Tabakkonsum wird in Sportlerkreisen das Rauchen und Schnupfen als Gefahr für die Gesundheit nicht ernst genug genommen. Die schädlichen Auswirkungen des Rauchens sind bekannt. Vor allem sollte man die durch das Nikotin verursachte Gefäßverengung bedenken, die die periphere Durchblutung in den Extremitäten verschlechtert. Darüber hinaus haben schwedische Forscher nachgewiesen, dass sich auch die Kapillaren an den Seiten der Wirbelsäule durch Nikotin zusammenziehen. Die Nährstoffversorgung der Bandscheiben ist von diesen Kapillaren abhängig. Wenn sie beeinträchtigt werden, kann es schon in jungen Jahren zu Bandscheibendegenerationen mit Rückenschmerzen kommen. Außerdem werden die Wirbelkörper schlechter durchblutet.

Die Finnen und auch die Deutschen zählen zu den größten Kaffee-Liebhabern der Welt. Im Sport gilt Koffein als Stimulans (Doping), wenn die Urinprobe eine Konzentration von 12mg/ml überschreitet. Der Effekt besteht darin, dass Koffein die Hirnrinde aktiviert und dadurch die Reaktionszeit verkürzen kann. Durch die Nebenwirkungen des Koffeins kann man weder Sportlern noch „normalen" Menschen einen übermäßigen Kaffeekonsum empfehlen; die Grenze dürfte bei zwei bis drei Tassen pro Tag liegen. Beim Sport ist die wichtigste Nebenwirkung des Koffeins der Wasserentzug (Dehydratation) des Körpers. Wenn Kaffee getrunken wird, sollte die Dehydratation durch Zufuhr anderer Flüssigkeiten kompensiert werden.

In verschiedenen Untersuchungen wurde nachgewiesen, dass Koffein die Kalziumspeicher des Körpers angreift und die Resorption von Mineralien und Spurenelementen aus dem Verdauungskanal beeinträchtigt. Der Zustand der Muskeln ist zum großen Teil vom Elektrolythaushalt abhängig. Daher sollte ein Sportler alles vermeiden, was den Wasser- und Elektrolythaushalt stören könnte.

Besonders Frauen sind auf eine ausreichende Kalziumzufuhr angewiesen, weil hormonale Veränderungen mit einem Kalziummangel im höheren Alter zum Knochenschwund, der Osteoporose, führen können. Vorbeugen lässt sich durch vielseitige physische Aktivität, ausreichende Kalziumzufuhr und ausgewogene Ernährung, die nicht zu reich an tierischem Eiweiß ist.

# Aufwärmen, Dehnübungen und Abkühlen

Viele Überlastungszustände und Sportverletzungen lassen sich auf eine mangelhafte Vorbereitung zurückführen. Die Vorbereitung auf eine Trainingseinheit oder einen Wettkampf variiert von Disziplin zu Disziplin. Sie kann innerhalb einer Sportart sehr unterschiedlich gestaltet werden. Wichtig ist, dass das Aufwärmen dem Sportler und der Sportart angepasst ist. Körperbau, Alter, Geschlecht, Sportart, Trainingsmethode und Lufttemperatur sind unter anderem Faktoren, die Umfang und Art des Aufwärmens beeinflussen.

Die Aufgabe des Aufwärmens besteht in erster Linie darin, dass alle Gewebe funktionell optimal vorbereitet sind. Sorgfältiges Aufwärmen reduziert das Verletzungsrisiko, weil die Durchblutung und Dehnbarkeit der Muskulatur verbessert wird. Die so produzierte Wärme bleibt jedoch nicht lange erhalten. Der Wärmeverlust hängt sowohl von der Bewegung des Sportlers als auch von der Bekleidung ab. Bei Sportarten mit langen Pausen, z. B. Sprung- und Wurfdisziplinen, sollte für eine ausreichende Bekleidung gesorgt werden, damit keine unnötige Energie für wiederholte Aufwärmübungen verloren geht.

Dehn- und Lockerungsübungen sind Teil des Aufwärmens. Die Dehnübungen dürfen nicht zu lang dauern, damit der Muskeltonus nicht sinkt, der für rasche Bewegungen und schnelle Kraftentwicklung erforderlich ist. Mit Dehnübungen prüft man, ob die Bewegungsfähigkeit den Anforderungen des Trainings oder Wettkampfs genügt. Nur die etwas steifen Muskeln dürfen länger gedehnt werden. Lockerungsübungen dienen der Entspannung und sollen die Reizempfänglichkeit erhöhen. Ein Außenstehender kann nicht sagen, wie lange man sich aufwärmen sollte. Der Sportler selbst muss seinen Aufwärmungsbedarf ermitteln und gegebenenfalls das Aufwärmprogramm ändern.

Mit allgemeinem Aufwärmen soll der Kreislauf angeregt werden. Dazu kann man laufen, springen, Rad fahren, Ski laufen usw. Ziel ist es, die Herzfrequenz zu erhöhen und so die Durchblutung des gesamten Körpers zu steigern.

Lokales (gezieltes) Aufwärmen richtet sich vor allem auf die Körperteile, die während der sportlichen Leistung besonders belastet werden. Es werden leichte Muskelübungen und spezifische, präzise Dehnübungen gemacht. So stellt man eine ausreichende Dehnbarkeit und Gelenkbeweglichkeit der betreffenden Körperregion sicher. Ein Speerwerfer sollte z. B. vor jedem Wurftraining oder Wettkampf mit Hilfe eines Gummibandes oder eines leichten Gewichtes speziell die Schulterrotatoren aufwärmen.

Das Aufwärmprogramm vor Training oder Wettkampf kann gleich gestaltet sein. Aufgrund der psychischen Belastung, die bei der Vorbereitung auf einen Wettkampf immer vorhanden ist, ist es ratsam, einige Entspannungsübungen miteinzubauen.

Für den Ablauf des sportlichen Trainings ist das Abkühlen ebenso wichtig wie das Aufwärmen. Damit kann der Abbau der während der Belastung gebildeten Milchsäure beschleunigt werden. Wenn man für 10–15 Minuten eine Herzfrequenz von 120–130 Schlägen pro Minute aufrechterhält, verwendet der Herzmuskel Milchsäure als Energiequelle.

Eine belastungsbedingte Muskelsteife kann mit lockeren rhythmischen Bewegungen und leichten Dehnübungen gemildert werden. Auch Selbstmassage und Ausschütteln der Muskeln tragen zur Entspannung und Wiederherstellung bei. Lang andauernde Dehnübungen sollten dagegen frühestens nach 30 Minuten, besser erst nach 2 Stunden durchgeführt werden.

# Bekleidung und Muskelpflege

Klimafaktoren sind beim Sport immer zu berücksichtigen. Richtige Bekleidung kann negative Auswirkungen auf Muskulatur und Gelenke verhindern. Als Richtlinie gilt es, die Temperatur- und Feuchtigkeitsänderungen am Körper des Sportlers möglichst gering zu hallen.

Training und Wettkämpfe in kaltem Klima erfordern eine ausreichende Bekleidung. Dabei sind die Gelenkregionen besonders zu berücksichtigen, da sie schlechter durchblutet sind als große Muskeln. Des weiteren sind sie über die Sehnenansätze, etwa die Achillessehne, hohen Belastungen ausgesetzt, weshalb man Hand- und Fußgelenkwärmer benutzen sollte. Der Kniebereich wird ebenfalls wenig durchblutet, und beim Sport befindet sich die Bekleidung meist direkt auf dem Knie, d. h. eine wärmende Luftschicht fehlt. Daher empfehlen sich Kniewärmer, besonders bei kaltem und windigem Wetter.

Kühlt der Körper aus, wird die Durchblutung der Muskeln herabgesetzt. Für eine aerobe Leistung werden sie nicht ausreichend mit Sauerstoff versorgt. So arbeiten die Muskeln schon bei geringen Belastungen unter anaeroben Bedingungen, es sammelt sich Milchsäure an, Muskelschmerzen (Muskelkater) sind die Folgen.

Wenn das Training oder der Wettkampf bei kaltem Wetter stattfinden und die Belastung von Pausen unterbrochen wird, sollte man während der Pausen immer für zusätzliche Bekleidung sorgen. So geht keine Energie für die Erhaltung der Körperwärme durch zusätzliche Aufwärmarbeit (Jogging) verloren.

Die Bekleidung sollte so gewählt sein, dass die Bewegungsfreiheit nicht eingeschränkt wird und sich sonst keine neuen Risiken ergeben. Mehrere Kleidungsstücke sind empfehlenswert, da sich zwischen ihnen warme Luftschichten bilden. Von einer „Vakuumbekleidung“ ist hingegen abzuraten, weil sie bei längerem Training zu starkem Schwitzen und dadurch zu unnötigen Flüssigkeitsverlusten führt. Wind ist mit entsprechender Wind- oder Regenkleidung abzuwehren, da dies die Auskühlung des Körpers steigert.

Das Material eines auf der Haut aufliegenden Kleidungsstücks sollte den Schweiß gut aufsaugen. Die Sportbekleidung sollte „atmen“, d. h. luftdurchlässig sein mit Ausnahme der Regenbekleidung, die den Körper vor Nässe schützen muss.

Bei kaltem Wetter verliert man erheblich an Körperwärme über die Kopfregion. Die Gefäße des Kopfes ziehen sich nicht in gleichem Maße zusammen wie die Blutgefäße im übrigen Körper. Daher sollte man bei kühlen Temperaturen eine Kopfbedeckung tragen. Zugluft und Wind wirken sich nachteilig auf Körpertemperatur und Kondition der Muskeln aus. Besonders empfindlich ist die Nacken-Schulter-Region. Ein hoher Kragen, Trainingsanzug mit Kapuze oder Halstuch sind bei windigen Sommertagen erforderlich, um unnötiger Nackensteife und Kopfschmerzen vorzubeugen.

Des weiteren ist der Unterleib vor Kälte zu schützen. Auskühlung führt leicht zu Entzündungen der Harnwege und Blase, bei Männern auch der Vorsteherdrüse. Es gibt sog. Wärmeshorts, die mit der übrigen Bekleidung getragen werden können.

Wenn der Organismus mehr Sauerstoff benötigt, als durch die Nasenatmung zugeführt werden kann, atmet man durch den Mund. Die Mundatmung führt bei kaltem Wetter zur Abkühlung des Körpers. Bei der Nasenatmung wird der Atem in den Nasenhöhlen so erwärmt und befeuchtet, wie es für die Lungen notwendig ist. Bei der Mundatmung hingegen gerät die kalte und trockene Luft direkt in die Bronchen, muss dort aufgewärmt und befeuchtet werden, bevor sie in die Lungen strömt. Dieser Prozess verbraucht Energie. Einige Sportler leiden an Belastungsasthma, das gerade bei kaltem und trockenem Wetter zunimmt. In diesen Fällen können Geräte zum Erwärmen und Befeuchten der Einatmungsluft Abhilfe leisten.

Ein Anstieg der Lufttemperatur übt sich bis zu einer gewissen Grenze auf Muskulatur und Gelenke positiv aus. Bei Hitze ist jedoch auf eine ausreichende Flüssigkeitszufuhr zu achten, weil vermehrtes Schwitzen schnell zur Dehydratation des Körpers führen kann. Wird der Flüssigkeitsverlust nicht durch gut resorbierbare Getränke ausgeglichen, kommt es zu Muskelkrämpfen. Auch auf den Kalzium-, Magnesium-, Natrium- und Kaliumgehalt ist zu achten (Mineralhaushalt), da dieser die Muskelkontraktion unmittelbar beeinflusst.

Finden Training oder Wettkampf in heißen Klimazonen statt, muss man einige Besonderheiten beachten. Da durch den Temperaturanstieg die Venenwände schlaffer werden und ihre Pumpleistung nachlässt, schwellen besonders Hände und Füße an. Diese Phase dauert etwa fünf Tage an und sollte bei der Reiseplanung einkalkuliert werden. Obwohl man sich in dieser Zeit „aufgedunsen“ fühlt, sollte man viel trinken.

Die Belastungen der Hitze lassen sich mit richtiger Bekleidung mildern. Der Kopf ist vor direkter Sonne zu schützen, wobei die Kopfbedeckung luftdurchlässig sein muss, wodurch die Abkühlung des Körpers über die Kopfpartie nicht behindert wird. Damit es zu keiner Schädigung der Haut durch die UV-Strahlung kommt (Sonnenbrand), muss man eine längere, direkte Sonneneinstrahlung vermeiden. Unter bestimmten Umständen kann UV-Strahlung den Trainingseffekt verbessern.

# Selbstmassage

Der Mensch legt instinktiv seine Hand auf eine schmerzende Körperstelle. Schon ein leichter Druck scheint den schlimmsten Muskelschmerz zu lindern. Daraus hat sich die Kunst entwickelt, schmerzhafte Muskeln und

Gelenke selbst zu massieren. Über intuitives Streichen und Drücken hinaus können dem Sportler die gleichen Massagetechniken beigebracht werden, die auch professionelle Masseure anwenden. Eine solche Selbstmassage kann für die Muskelpflege wertvoll sein. Der Sportler lernt seine Muskulatur zu untersuchen und zu beobachten. Er kann seinen Masseur auf die Problemstellen hinweisen.

Eine Selbstmassage erzielt nicht dieselbe Entspannung wie die Behandlung durch einen Masseur. Ein großer Teil der Muskeln, Sehnen und Sehnenansatzpunkte sind aber mit eigenen Händen erreichbar. Die Haltung bei der Massage sollte möglichst entspannt sein. Der zu massierende Körperteil wird so gestützt, dass man ihn nicht aktiv stillhalten muss.

Die Handgriffe der Selbstmassage unterscheiden sich nicht von der medizinischen Massage. Die Art der Massage hängt von dem gewünschten Effekt ab. Die Quermassage erhöht die Elastizität und regt den Stoffwechsel an. Streichen der Muskulatur reduziert Schwellungen. Durch Kneten wird die Dehnfähigkeit der Gewebe erhöht, durch Reiben wird die Muskulatur bearbeitet. Verschiedene Tastungen und Vibrationen wiederum stimulieren das neuromuskuläre System.

Die Belastung der Hände lässt sich mit verschiedenen Hilfsmitteln verringern. Mit einem Tuch können Muskeln geschüttelt und gerieben werden. Unter den Rücken können zwei miteinander verbundene Tennisbälle gelegt werden, ein Ball auf jeder Seite. Bewegt man den Oberkörper auf den Bällen hin und her, wird die Rückenmuskulatur gut massiert. Solche Hilfsmittel sollten keine raue Oberfläche haben, da sie leicht Kapillarschäden herrvorrufen, die wiederum die Muskelschmerzen verstärken.

## Dehnübungen

Beweglichkeit der Gelenke und Dehnbarkeit von Muskeln sind für optimale Bewegungsleistungen wichtig. Dabei sind mit den einzelnen Sportarten recht unterschiedliche Anforderungen verbunden. Um das Verletzungsrisiko gering zu halten, sollten alle Sportler neben der speziellen Beweglichkeit auch eine gewisse Grundgewandtheit aufweisen. Der Bedarf an Dehnübungen ist sehr individuell, d. h. der Maßstab sollte nicht der Durchschnitt der ganzen Mannschaft sein.

# 9. Die Rolle des Arztes für die Muskelpflege

Die Muskulatur eines Sportlers muss ärztlich betreut werden. Seine Tätigkeit gilt der Förderung von Gesundheit und Leistungsfähigkeit des Sportlers. Eine wichtige Aufgabe des Arztes ist, zur beschleunigten Wiederherstellung des neuromuskulären Systems physikalische Maßnahmen einzuleiten. Um hier erfolgreich zu sein, muss der Arzt die Gesetzmäßigkeiten im Sport kennen und mit der Biomechanik und Trainingsphysiologie vertraut sein.

Für die Sportmedizin ist es wichtig, dass Chirurgen und Orthopäden ihre Erfahrungen zur Verfügung gestellt haben. Manchmal verlangen die Folgen von Überlastung chirurgische oder orthopädische Maßnahmen.

Physiotherapeuten spielen eine zentrale Rolle für die Diagnose und Therapie funktioneller Störungen. Gerade über Wirkungen verschiedener physikalischer Behandlungen auf die Funktion und Versorgung von Muskeln und Gelenken werden in Zukunft neue Befunde und Erkenntnisse erwartet. Sportmedizinisch engagierte Ärzte leisten einen wertvollen Beitrag sowohl für die Behandlung als auch für den Schutz vor Verletzungen.

Mögliche medizinische Untersuchungen (Diagnostik) und Maßnahmen (Therapie) im Rahmen der muskulären Betreuung sind:

- klinische manuelle Untersuchungen
- Ultraschalluntersuchungen
- Röntgenuntersuchungen
- Computertomografie (Abb. 39)
- Magnetresonanztomographie
- EMG-Untersuchungen
- Arthroskopie
- Blutuntersuchungen
- hormonelle Untersuchungen
- Mineral- und Spurenelement-Analysen
- Injektionsbehandlungen
- medikamentöse Behandlung von Infektionen
- muskelchirurgische Maßnahmen
- Akupunktur
- Vitamintherapie
- Mineral- und Spurenelementtherapie
- muskelrelaxierende Medikation
- Physiotherapie

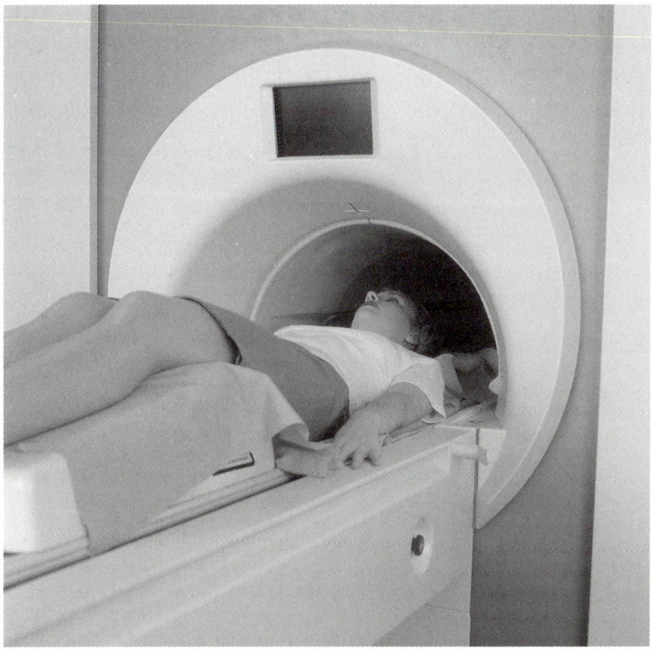

**Abb. 39** Computertomografie.

# 10. Physiotherapeutische Maßnahmen der muskulären Betreuung

## Ermittlung von Muskelbalance und Haltung – ausgleichende Maßnahmen

Rhythmisches, symmetrisches Arbeiten von Agonist-Antagonisten-Paaren ist Voraussetzung für die Entspannungs- und Dehnfähigkeit von Muskeln. Ist die Muskelbalance beeinträchtigt und wird die sportliche Leistung in einer funktionell schlechten Körperhaltung ausgeführt, kommt es unvermeidlich zu falschen Abfolgen und Rhythmen bei der Muskeltätigkeit. Der Tonus einer Muskelgruppe steigt, und die funktionell entgegenwirkende Muskelgruppe wird überdehnt. Beides stört den Normaltonus und führt im Muskel zum Ungleichgewicht von Sarkomeren und Filamenten. Der Muskel schmerzt, ist gespannt, reagiert schlecht und ist sehr verletzungsanfällig. Die Wiederherstellung der Muskelbalance ist neben trainingsmethodischen Faktoren die wichtigste Maßnahme für dauerhafte Resultate im Sport.

- **Aktive Dehnung:** der Muskel wird mit Hilfe eigener Bewegung maximal gedehnt
- **Passive Dehnung:** äußere Kraft; der entspannte Muskel wird z. B. durch einen Helfer gedehnt

## Aktive Dehntechniken, unterstützt vom Therapeuten oder Trainer

Wenn der Sportler Schwierigkeiten hat, mit eigenen Übungen einen befriedigenden Dehnungsgrad zu erreichen, kann sich die Hilfe einer anderen Person als nötig erweisen. Es können aktive Dehntechniken eingesetzt werden, bei denen der Muskel zur Aktivierung der Durchblutung zuerst gespannt wird. Nach ein paar Sekunden Entspannung dehnt der Therapeut oder der Trainer den Muskel, während der Sportler versucht, möglichst entspannt zu bleiben. Assistierte Dehnübungen dieser Art eignen sich besonders zur Dehnung in Problembereichen, z. B. der Lenden- oder Schulterregion. Bei Sportarten, die sehr hohe Beweglichkeit erfordern (Turnen, Eiskunstlauf, Ballett usw.), wird häufig diese Technik angewandt.

## Passive, vom Therapeuten ausgeführte Dehntechniken

Zur Erhöhung der Gelenkbeweglichkeit und der Dehnbarkeit von Muskeln können auch Methoden eingesetzt werden, bei denen der Sportler völlig passiv bleibt. Ihr Vorteil besteht darin, dass die Muskeln nicht ermüden. Daher eignen sich kurze passive Dehnübungen auch zur Vorbereitung auf den Wettkampf, vor allem wenn man außerdem die Nervosität des Sportlers dämpfen will.

## Massage als Bestandteil sportlicher Muskelpflege

**Definition:** Bei der Sportmassage handelt es sich um eine Massage, die zur Verbesserung sportlicher Leistungen eingesetzt wird. Dazu werden die Weichteile (Muskeln) mittels verschiedener Handgriffe wie Streichung, Reibung, Kneten, Vibration und Tasten behandelt.

### Prinzipien der Sportmassage

Der Masseur soll

- die verschiedenen Handgriffe, deren Unterschiede und Wirkungen kennen sowie deren Intensität berücksichtigen
- rechtzeitig und richtig massieren können
- über ausreichende Kenntnisse der Physiologie, Anatomie, Kinetik und Trainingslehre verfügen

- sich auf verschiedene Sportarten einstellen können
- seine eigene Arbeit analysieren und das Feedback des Sportlers nützen können
- dazu fähig sein, zusammen mit einem Sportler oder dessen Trainer ein sinnvolles Massageprogramm aufzustellen.

Als integraler Bestandteil der Gesundheitsvorsorge und Krankenpflege ist die anregende, wohltuende Wirkung der Massage schon lange bekannt. Sie ist heute neben Dehnübungen die häufigste pflegerische Maßnahme der muskulären Betreuung. Ihr Wert für die Unterstützung des sportlichen Trainings wird von niemandem in Frage gestellt, obwohl nicht alle Wirkmechanismen bekannt sind. Aufgrund spezieller Untersuchungen und langjähriger Erfahrungen sind für die Sportmassage bestimmte „Regeln" erarbeitet worden.

Sportmassage ist als unterstützende Maßnahme den Wettkämpfen und dem Training untergeordnet; sie darf nicht zur Routine werden, die jedes Mal nach dem gleichen Schema abläuft. Vielmehr soll sich die Massage nach der jeweiligen Situation richten und unter keinen Umständen den ursprünglichen Trainingsplan stören. Es soll vermieden werden, dass ein Sportler geplante Übungsinhalte nicht durchführen kann, weil die Massage am vorhergehenden Tag zu hart war. Die Massage sollte in den Trainingsplan integriert sein. Dies erfordert eine intensive Zusammenarbeit von Sportler, Trainer und Masseur.

Die Sportmassage kann in drei Bereiche gegliedert werden:

- pflegende und betreuende Sportmassage
- diagnostische Sportmassage
- therapeutische Sportmassage

Die Sportmassage kann über die Grundgriffe hinaus erweitert werden. Je nach Kunst des Masseurs, je nach Situation und Fall können auch andere Massagetechniken eingesetzt werden. Wichtig ist, dass die Behandlung immer zweckmäßig bleibt.

Folgende Techniken können bei der Sportmassage eingesetzt werden:

- Grundgriffe der klassischen Massage
- Quermassage
- schnelle Quermassage
- pumpende Massage
- tiefe Weichteilmobilisation
- Lymphdrainage
- Bindegewebsmassage
- Shiazu
- Wassermassage

## Betreuende Sportmassage

Die betreuende Massage wird zur Wiederherstellung der Muskulatur nach dem Training eingesetzt. Von den Grundgriffen lassen sich hierbei Streichung (wenig intensiv), Reibung, Kneten sowie relaxierendes Schütteln und Klopfen anwenden. Mittels pumpender Massage kann die Durchblutung gesteigert und gleichzeitig der Muskel gedehnt werden. Auch Lymphdrainage und Wassermassage dienen der Wiederherstellung. Stets sollte man sich der Funktion der betreuenden Massage bewusst sein; aus ihr ergibt es sich, dass sie nicht zu intensiv sein darf.

Wenn man intensive Muskelübungen durchführt – und ganz besonders, wenn man sich exzentrischer Methoden bedient –, entstehen in den Bindegewebsstrukturen von Muskeln mikroskopisch feine Risse, aus denen Gewebsflüssigkeit austritt. Schwellungen und Schmerzen sind die Folgen. Das Ausmaß des Gewebeschadens lässt sich durch die Bestimmung der Kreatinkinase-Konzentration (Muskelenzym) im Blut feststellen.

Während der Wiederherstellung beginnt der Körper mit der Reparatur der Schäden. Fibroblasten und Phagozyten werden aktiviert. Wenn man einen Muskel in dieser Situation heftig massiert, wird vermehrt Kreatinkinase freigesetzt, der Gewebeschaden breitet sich aus. Daher sollte die Massage nach einer Belastung immer schonend, schüttelnd und streichend sein. Für die Reparatur der Muskelschäden hat die Massage einen günstigen Effekt: Sie fördert die richtige Lage der Kollagene. Eine Massage zur richtigen Zeit, je nach Bedarf 30 bis 120 Minuten nach Training oder Wettkampf und in entsprechender Intensität durchgeführt, hat ingesamt eine vorteilhafte Wirkung.

## Diagnostische Massage

Für den Sportler kann auch eine untersuchende, diagnostische Massage in Frage kommen. Dabei beurteilt man den Spannungszustand der Muskulatur und sucht nach harten Stellen und Muskelkrämpfen. Ein erfahrener Masseur hat im Laufe der Jahre eine hervorragende Tiefentastfähigkeit entwickelt. Diese Erfahrungen sind – neben den anatomischen Kenntnissen – zur Einschätzung des Rehabilitationsbedarfs und bei der Aufstellung von Dehnungs- und Massageprogrammen zu berücksichtigen. Die diagnostische Massage findet ihre Fortsetzung in der therapeutischen (behandelnden) Sportmassage.

## Therapeutische Sportmassage

Beim Intensivtraining bis an die Grenzen der physischen Leistungsfähigkeit kommt es leicht zu Gewebeschäden. Die Therapie von akuten Weichteilläsionen beruht auf den Prinzipien der klassischen Akutbehandlung: sofortige Kompression (Druck), Hochlagerung zur Senkung des Blutdrucks und Kälteanwendung (Eis). Außerdem soll die Verletzung mittels Schienen oder ähnlichem ruhig gestellt werden. Zur Nachbehandlung von Verletzungen und chronischen Belastungsschäden haben sich viele manuelle Techniken bewährt: Zur Behandlung von Muskelrissen eignen sich Dehn- und Massagetechniken, da sie immer von Krämpfen begleitet sind, die eine Heilung verzögern. Zu frühes Dehnen jedoch übt eine Zugkraft auf das Narbengewebe aus und bringt zusätzliche Schäden mit sich. Die Massage kann direkt auf die Sehnenregion oder den intakten Teil des Muskels einwirken. Dazu können Quermassage, schnelle Quermassage, Bindegewebsmassage und tiefe Weichteilmobilisation eingesetzt werden. Bei diesen Techniken ist die Intensität sinnvoll zu dosieren.

Eine solche Behandlung kann u. U. schmerzhaft sein, aber wenn dem Patienten die Zielsetzung erläutert wird, gelangt man sicher zur Übereinstimmung und zum gewünschten Erfolg.

# Massage bei der Wettkampfvorbereitung

Beim Aufwärmen des Sportlers kann die Massage hilfreich sein, darf aber nicht die aktive Vorbereitung des Sportlers ersetzen. Vor wichtigen Wettkämpfen, wenn die psychische Anspannung sehr hoch ist, kann die vorbereitende Massage einen nervösen Sportler beruhigen. Die psychische Wirkung einer Massage darf nicht unterschätzt werden. Ein erfahrener Sportmasseur weiß einen Sportler je nach Bedarf zu beruhigen oder aufzumuntern (Abb. 44).

Die vorbereitende Massage soll die bevorstehende Leistung optimieren. Streichung und Quermassage dehnen und lockern die Muskulatur. Die Massage darf jedoch nicht zu lange andauern, damit die Entspannung nicht in Schlaffheit übergeht. Kräftige Schüttelgriffe erhöhen die Schnellkraft und Reaktionsbereitschaft der Muskeln. Nicht selten wird bei der vorbereitenden Massage ein Liniment aufgetragen, das die Durchblutung der Haut stimuliert. Sportmassage, Selbstmassage und andere Massagetechniken werden in einem anderen Kapitel erörtert (siehe S. 143).

# 11. Physiologie des Schmerzes

Marita Sandström

## Einleitung

Schmerz wird immer mehr mit der physikalischen Therapie behandelt. Durch die Forschung in der Physiologie sind die Wirkungen verschiedener Therapieformen besser bekannt als früher. Da sich die Patienten nicht mehr mit der bloßen Feststellung begnügen, die Behandlung werde schon helfen, muss der Therapeut über physiologische Wirkungen der jeweiligen Behandlung gute Kenntnisse haben.

Schmerz ist immer mit Stress verbunden. Der Körper wird in einen „Alarmzustand" versetzt, bei dem physiologische Mechanismen Gewebeschäden reparieren und eventuelle Krankheitserreger vernichten. Stress wird leicht zum „Distress", der mit durch Ungewissheit verursachte Angst verbunden ist.

Der Mensch ist dazu in der Lage, selbst starke Schmerzen zu ertragen, wenn er deren Ursache kennt und sie einordnen kann. Oft wird der Schmerz überschätzt und für gefährlich gehalten. Solch ein negatives Schmerzverhalten sollte bei einer physikalischen Therapie nicht verstärkt werden. Ist eine Behandlung schmerzhaft und wird der Schmerz unbewusst im Gedächtnis registriert, sollte der Therapeut vielmehr beim Patienten eine möglichst positive und zuversichtliche Einstellung dem Schmerz gegenüber schaffen. Dies setzt fundierte Kenntnisse des Therapeuten voraus.

Der Schmerz ist ein somatisches, das Leiden eher ein psychisches Phänomen. Die physikalische Therapie sollte sowohl den Schmerz als auch das Leiden lindern. Dabei könnte das Leiden mit Schmerzempfindlichkeit gleichgestellt werden. Obwohl es sich um ein psychisches Phänomen handelt, liegen ihm physiologische Mechanismen zugrunde.

Schmerzlindernde Substanzen – Endorphine (körpereigene morphinartig wirkende Neuropeptide) – werden in individuell unterschiedlicher Konzentration gebildet. Aus diesem Grunde wird etwa eine Knieverletzung nicht von jedem gleich schmerzhaft empfunden. Bei chronischen Schmerzzuständen ist im Organismus eine geringe Endorphinkonzentration vorhanden. Möglicherweise wird das Leiden von Patienten über die Neuropeptide beeinflusst. Wahrscheinlich beruht die analgetische Wirkung der Physiotherapie zum Teil auf dem sog. Plazebo-Effekt. Wenn der Patient an eine erfolgreiche Behandlung glaubt, werden in seinem Gehirn mehr solche schmerzlindernde Substanzen ausgeschüttet.

Die physikalische Schmerzlinderung beruht demnach nicht nur auf gewebsphysiologischen Veränderungen (Tab. 11).

**Tab. 11** Schmerzbegriffe

| |
|---|
| **Schmerzschwelle** |
| Die geringste Reizintensität, die in einer Versuchssituation eine Schmerzempfindung hervorruft. Die Schmerzschwelle ist bei allen gleich. So wird eine Gewebserwärmung auf 45 °C immer als schmerzhaft empfunden. |
| **Schmerztoleranz** |
| Die maximale Schmerzintensität, die eine Person ertragen kann. Die Schmerztoleranz variiert individuell und auch bei derselben Person von Situation zu Situation. Eine ärztliche Behandlung wird oft erst aufgesucht, wenn die Schmerztoleranz überschritten wurde. |
| **Schmerzempfindlichkeit** |
| Die Herabsetzung der Schmerztoleranz infolge der Lebenssituation (z. B. Stress) oder der Gewöhnung an Schmerzen („Schmerz lernen"). |

## Schmerzerfassung

Schmerz ist schwer zu beschreiben. Würde es sich um ein rein physiologisches Phänomen handeln (ein bestimmter Reiz ruft eine bestimmte Reaktion hervor), wäre der Zusammenhang eindeutig. Die Schmerzempfindung ist aber auch mit Lernprozessen („ein Mann weint nicht") und Emotionen verbunden, wodurch sie an Objektivität verliert. McGill und Melzack entwickelten einen Fragebogen, der in seiner finnischen Version sowohl im Labor als auch bei Feldstudien angewandt wurde. Er besteht aus zwanzig Fragen mit je drei bis fünf Unterpunkten. Während einer Therapie ist es nicht sinnvoll, täglich die Schmerzen und ihre Änderungen mit einem derartigen Formular zu beurteilen. Dagegen könnte der Physiotherapeut mit einer einfacheren Tabelle arbeiten, z. B.:

0 = keine Schmerzen
1 = leichte Schmerzen

2 = unangenehme Schmerzen
3 = angsterregende Schmerzen
4 = starke Schmerzen
5 = unerträgliche Schmerzen

## Schmerzrezeptoren und Axone

Schmerzrezeptoren verschiedener Gewebe sehen anatomisch ähnlich aus. Von der Funktion her gibt es jedoch mehrere Rezeptortypen, die auf unterschiedliche Reize reagieren. Haut, Sehnen und andere Bindegewebsstrukturen sind reich an druck- und dehnungsempfindlichen Schmerzrezeptoren. An Gefäßwänden und bindegewebigen Membranen der Muskulatur befinden sich Rezeptoren, die auf chemische Reize reagieren. Dies erklärt den Schmerz eines übersäuerten Muskels (Milchsäure) sowie Belastungsschmerzen, die durch Sauerstoffmangel entstehen.

Schmerzaxone, also Nervenfasern, leiten die Reizimpulse von den Schmerzrezeptoren in das Zentralnervensystem. Es werden strukturell und funktionell zwei Axontypen unterschieden. Die A-Delta-Axone dienen der schnellen und präzisen Erregungsleitung – die Geschwindigkeit beträgt 55 km pro Stunde. A-Delta-Reize rufen stechende oder schneidende Schmerzen hervor. Die C-Axone hingegen vermitteln verschiedenartige Schmerzreize, die durch Hitze, chemische Substanzen oder mechanische Reize verursacht werden. In den C-Axonen wird die Erregung mit einer Geschwindigkeit von 3,5 km pro Stunde weitergeleitet. C-Reize werden als brennend oder bohrend empfunden, chronische Schmerzen zählen zu diesem Typ. Bei einem Gewebeschaden entsteht in der Regel zuerst ein scharfer, dann ein länger anhaltender bohrender Schmerz. Er ist meist nur schwer erträglich und sehr angsterregend. Durch diese Art von Schmerz wird der Organismus aus dem Schlaf gerissen, da die C-Schmerzimpulse in die Formatio reticularis, die den allgemeinen Aktivierungsgrad steuert, vermittelt werden.

Muskelschmerzen sind oft bohrend und schwer zu lokalisieren. Am besten gelingt die Lokalisierung an tendomuskulären Übergangsstellen, die reich an Schmerzrezeptoren sind. Muskelschmerzen werden durch unzureichende Blutzufuhr und dadurch bedingten Sauerstoffmangel, durch erhöhte Azidität, entzündliche Reaktionen und dabei freigesetzte Substanzen wie Prostaglandine und Histamin sowie durch Mikrotraumen hervorgerufen.

## Schmerzbahnen

Über Schmerzaxone werden die Impulse in das Rückenmark und den Hirnstamm geleitet. In der grauen Substanz des Rückenmarks, die die Nervenzellkörper enthält, befindet sich die Substantia gelatinosa (gallertige Substanz), ein Bereich, in den die Schmerzimpulse besonders über C-Axone gelangen und in dem sie mit Zwischenneuronen Synapsen bilden. Dieselben Zwischenneuronen bilden auch mit Axonen Synapsen, die von den Druck- und Tastrezeptoren der Haut, den Muskelspindeln oder Gelenkrezeptoren kommen. Die Zwischenneuronen der Substantia gelatinosa werden als Schmerzpforte bezeichnet. Ihre Aktivität entscheidet, ob Schmerzimpulse bewusst werden oder nicht und wie häufig der Schmerz wahrgenommen wird. Wenn von der Schmerzregion z.B. Druck- und Schmerzimpulse gleichzeitig ausgehen, gelangen die Druckimpulse schneller in das Rückenmark als die Schmerzimpulse (sie werden über ein dickeres Axon vermittelt) und „schließen" die Schmerzpforte. Auf diese Weise wird ein Teil des Schmerzes nicht wahrgenommen. Vibrations-, Hitze-, Kälte- und Bewegungsimpulse sind ebenfalls in der Lage, mit den Schmerzimpulsen zu konkurrieren.

Die Schmerzpforte lässt sich am erfolgreichsten mit elektrischen Reizen schließen. Die Elektrotherapie ist zur Zeit die wirksamste schmerzlindernde Methode der physikalischen Therapie.

Wenn die Schmerzimpulse nicht blockiert werden, gelangen sie ins Gehirn und werden bewusst wahrgenommen. A-Delta- Schmerzen pflanzen sich entlang der neo-spinothalamischen Bahn fort, erreichen zuerst den Thalamus des Zwischenhirns, um danach weiter in die sensorischen Regionen der Großhirnrinde geleitet zu werden. Dort wird die Schmerzquelle präzise lokalisiert, wobei die Schmerzempfindung schon im Thalamus entsteht. Neben der Lokalisierung der Schmerzquelle beurteilt das Großhirn wahrscheinlich, wie sich der Organismus dem Schmerz gegenüber einstellt. Patienten mit geschädigten Frontallappen (persönlichkeitsbestimmende Großhirnregion) berichten zwar über eine Schmerzwahrnehmung, schenken ihr aber keine Beachtung.

Der C-Schmerz wird ebenfalls vom Rückenmark in den Thalamus des Zwischenhirns vermittelt, entlang der paleospinothalamischen Bahn. Von dort aus setzt er sich über das sog. limbische System (emotionserregende Hirnregionen) fort. Dies erklärt die Angst oder Depression, die meist mit dem C-Schmerz auftritt. Der C-Schmerz wird teilweise auch in die Großhirnrinde vermittelt, jedoch in solche Regionen des Frontallappens, die kaum imstande sind, die Schmerzquelle zu orten. Zur Lokalisierung der C-Schmerz-Quelle bedarf es der Hilfe von Tast-, Dehn- oder Druckrezeptoren. So ist es beispielsweise schwer, einen Knieschmerz einer bestimmten Struktur zuzuordnen. Wenn aber die Gelenkkapselwände aufgrund einer Ansammlung von Entzündungsflüssigkeit in dem Gelenk gedehnt werden, können die Dehnungsrezeptoren der Gelenkkapsel den Schmerz lokalisieren (Abb. 40).

In den schmerzlindernden Regionen im Zwischenhirn, genauer in den Wänden des dritten Hirnventrikels, hat man Nervenzellen entdeckt, die morphinartig wirkende Substanzen, Endorphine (Neuropeptide), ausscheiden. Diese „hirneigenen Morphine" sind wirksame Schmerzdämpfer. Sie können die schmerzaktiven Hirnregionen, wie den Thalamus, über die Hirn-Rückenmarkflüssigkeit (Liquor) erreichen. Wie die Freisetzung von Endorphinen durch die Schmerzimpulse ausgelöst wird, ist bisher nicht bekannt. Man weiß aber, dass dieser Effekt mittels Akupunktur und niederfrequenter Elektrotherapie auslösbar ist.

Endorphine aktivieren wahrscheinlich eine Nervenbahn, die in der Nähe des dritten Hirnventrikels ihren Ursprung hat. Sie geht vom Gehirn aus abwärts zum Rückenmark und endet neben den Zwischenneuronen der

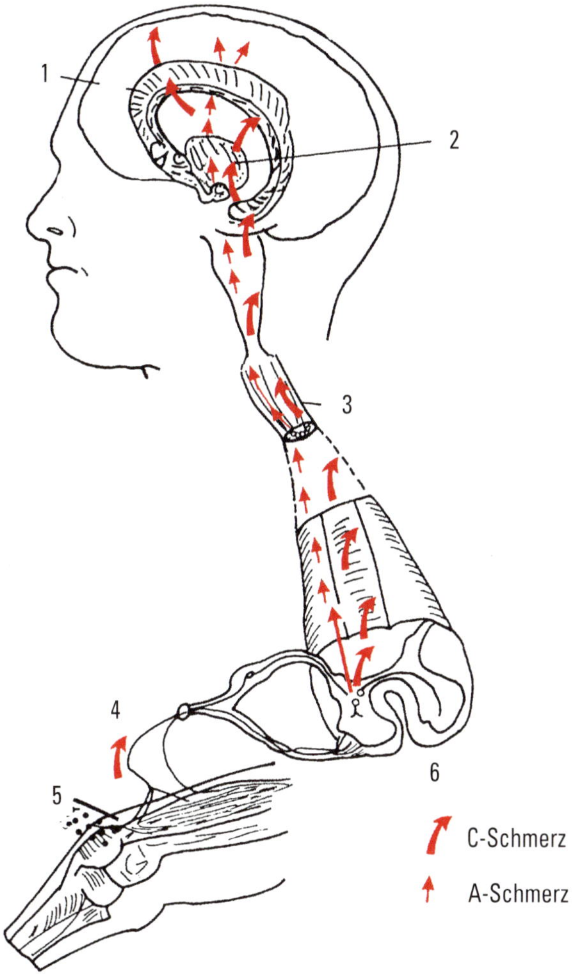


**Abb. 40** Schmerzbahnen. 1 limbische Hirnrinde, 2 Thalamus, 3 Formatio reticularis, 4 Schmerzneuronen, 5 Schmerzrezeptoren, 6 Rückenmark.

Substantia gelatinosa, der Schmerzpforte. Durch die Aktivierung der Bahn wird die Schmerzpforte „geschlossen" und die Wahrnehmung von Schmerzimpulsen blockiert. Die Überträgersubstanz dieser Bahn heißt Serotonin. Sie spielt auch in der Schlaf- und Stimmungsregelung eine wichtige Rolle. Wie schon erwähnt, werden chronische Schmerzen oft von Schlafstörungen und Depression begleitet. Vielleicht ist dafür ein Serotoninmangel mit verantwortlich. Es gibt Studien, die sich mit den Auswirkungen einer Serotoninzufuhr auf Schmerz, Schlafstörungen und Depressivität befassen. Dabei wurde den Patienten die Aminosäure Tryptophan, die Vorstufe des Serotonins, verabreicht. Die Resultate sind vielversprechend. Milchprodukte sind reich an Tryptophan. Vielleicht wirkt warme Milch, das herkömmliche Schlafmittel der Volksmedizin, sich also auch bei Schmerzen und Niedergeschlagenheit günstig aus.

# Elektrische Schmerztherapie

Die Schmerzlinderung, die durch verschiedene Formen der Elektrotherapie erreicht wird, kommt wahrscheinlich über mehrere Mechanismen zustande. Von ihnen sind jedoch nur einige bekannt. Man weiß, dass die Schmerzpforte mit Elektrotherapie „geschlossen" werden kann. Auch lässt sich die Ausschüttung von Endorphinen im Gehirn stimulieren. So kann die Schmerzwahrnehmung mit Hilfe von elektrischer Schmerztherapie gedämpft werden.

Zum Teil bestehen Wechselwirkungen zwischen den einzelnen Schmerzursachen: Einige Formen der Elektrotherapie verbessern die Durchblutung und die Zirkulation der Lymphe in bestimmten Geweben. Eine Herabsetzung der sympathischen Nervenaktivität führt zur Vasodilatation (Gefäßerweiterung). Andererseits kann die Elektrotherapie auch die Blutzufuhr in Gewebe vermindern, sodass die angesammelte Entzündungsflüssigkeit über Venen und Lymphgefäße abtransportiert wird. Beim Nachlassen der Schmerzen wird auch der reflektorisch schützende Muskelspasmus aufgehoben.

Diese Mechanismen können die Effekte aller elektrischer Schmerzbehandlungen verursachen. Durch die Wahl verschiedener Stromformen lassen sich manche Mechanismen beeinflussen. Die Behauptung, dass verschiedene Stromformen unterschiedliche Schmerzzustände lindern, ist so nicht ganz korrekt, da es insgesamt nur relativ wenige Schmerzursachen gibt. Mit verschiedenen Stromformen kann man schmerzbekämpfende Mechanismen (Kreislauf, Entschwellung) aktivieren oder den Schmerzimpulsen beim Eintritt in die Schmerzpforte „zuvorkommen".

# 12. Physikalische Schmerzlinderung

Marita Sandström

## Schmerzbekämpfung durch Wärme

Schon in der frühen Medizingeschichte wurde Wärme zur Schmerzbekämpfung eingesetzt. Heute weiß man, dass die Schmerzlinderung auf lokalen und auf zentralnervösen Wirkungen beruht. Die durch Wärme ausgelösten physiologischen Veränderungen im Organismus hängen davon ab, wie tief die Wärme in die Gewebe einwirkt und wie sehr sich deren Temperatur erhöht. Eine zu starke Erwärmung löst ihrerseits wieder Schmerzen aus.

Der Schmerz ist ein Signal, das vor einem möglichen Gewebsschaden warnt. Wenn die Temperatur von 50 °C überschritten wird, treten irreversible Strukturveränderungen des Kollagens auf, die für eine geänderte Gewebselastizität verantwortlich sind. Eine Erwärmung kann subjektiv als derart unangenehm wahrgenommen werden, dass man die Behandlung abbricht, auch wenn die applizierte Wärmeintensität im therapeutischen Bereich liegt.

## Lokale Auswirkung

### Anregung des Kreislaufs

Die Erhöhung der Gewebstemperatur regt den Kreislauf an, es kommt zur Erweiterung von Kapillaren und Arteriolen. Dies wird durch den lokalen Nervenreflex verstärkt. Die Wärme stimuliert weiterhin den Gewebsstoffwechsel; Kohlendioxid und andere Metaboliten reichern sich an und können die Vasodilatation (Gefäßerweiterung) noch weiter steigern.

Die Kreislaufstimulierung kann über folgende Mechanismen zur Schmerzlinderung beitragen:

- Lokaler Blutmangel (Ischämie) wird vermindert; der durch die Ischämie bedingte Muskelspasmus lockert sich. Bei der statisch arbeitenden Muskulatur des Schultergürtels sind Blutmangel und Muskelspasmen oft die Schmerzursache.
- Schmerzerregende Substanzen (Prostaglandine), die in Verbindung mit einer Gewebsläsion bzw. Entzündung Freigesetzt wurden, werden durch die gesteigerte Durchblutung abtransportiert.
- Der erhöhte Gewebsdruck (Schwellung) wird gesenkt, der Schmerz unter Umständen gelindert. Hier Erzielen Kältebehandlungen oft bessere Resultate.

Bei gesteigerter Kreislauftätigkeit werden reichlich Sauerstoff und Nährstoffe in die Schmerzregion transportiert und von den Zellen zur Reparatur des Gewebes benutzt. Des weiteren transportiert das Blut Antikörper und Leukozyten, die zerstörte Zellstrukturen oder Bakterien und Viren beseitigen. Ein gewöhnliches Influenza-Virus kann beispielsweise noch ein Jahr nach einer Grippe die Ursache schmerzender, schlecht durchbluteter Nacken- und Schultermuskeln sein.

### Erhöhung der Kollagen-Elastizität

Eine Ursache für Schmerzen in der unteren Rückenpartie liegt darin, dass die Rückenmuskeln und -ligamente nicht täglich in physiologisch richtiger Weise und in ausreichendem Umfang gedehnt und belastet werden. Eine ergonomisch falsche Arbeitsstellung trägt zum Nachlassen der Gewebeelastizität des unteren Rückens und zur sog. fibrotischen Verkürzung bei. Wird der Rücken plötzlich überdurchschnittlich belastet, kommt es leicht zu Verletzungen der Muskulatur (Muskelriss) und der Bindegewebsstrukturen. Dem folgt reflektorisch eine schützende Kontraktion (Spasmus) der Rückenmuskeln mit Schmerzen.

Eine höhere Kollagen-Elastizität ermöglicht eine bessere Gelenkbeweglichkeit; die Bindegewebsstrukturen in Muskulatur, Sehnen, Ligamenten und Gelenkkapselwänden werden weniger leicht geschädigt. Kollagen ist der Grundbaustein aller Bindegewebe. Durch Wärme wird Kollagen weicher und dehnfähiger. Damit können sich unter anderem die anatomischen Strukturen des Rükkens besser der Belastung anpassen, und die Wahrscheinlichkeit von Schäden und Schmerzen nimmt ab.

## Auswirkung auf das ZNS

### Gate-control-Theorie

Melzack und Wall haben im Jahre 1965 ihre Theorie über die Schmerzlinderung aufgrund der sog. Pfortenkontrolle (gate control) dargelegt. Trotz heftiger Kritik ist diese Theorie nach wie vor aktuell. Danach können thermische Reize, die auch in der Schmerzregion entstehen, Wahrnehmung von Schmerzimpulsen im Rückenmark blockieren (neurophysiologische Grundlagen siehe S. 112).

### Schmerzlinderungsmechanismen im Hirnstamm

Um eine Schmerzlinderung auf der Ebene des Hirnstamms zu bewirken, sollte die Intensität der Wärmereize die Schmerzschwelle fast überschreiten. Solche Wärmeimpulse setzen möglicherweise endogene Opiate oder Endorphine aus den Wänden des dritten Hirnventrikels frei, die die Schmerzempfindung erniedrigen bzw. die Schmerztoleranz erhöhen.

Ebenso ist denkbar, dass sowohl die Wärmebehandlung als auch andere physikalische Therapieformen die Endorphinausschüttung über einen psychischen Weg anregen. Vielleicht beruht die Schmerzlinderung zum Teil auch auf dem Plazebo-Mechanismus.

# Schmerzbekämpfung durch Kälte

Auch Kälte wird seit jeher ohne Kenntnis der physiologischen Wirkungen zur Schmerztherapie eingesetzt. Hierbei lassen sich hauptsächlich zwei Mechanismen unterscheiden: die Wirkung auf den lokalen Kreislauf und auf das Nervensystem.

## Auswirkung auf den lokalen Kreislauf

Kälte bewirkt eine rasche Gefäßverengung der Haut (Vasokonstriktion). Sie verhindert die Zufuhr von warmem Blut in die Haut. Eis kann die Hauttemperatur innerhalb von 23 Min. auf etwa 15 °C senken. In den Muskeln erfolgt die Abkühlung langsamer und schwächer; während einer Eistherapie von 20 Min. sinkt die Muskeltemperatur um etwa 5 °C bei einer Tiefenwirkung von etwa 2,5 cm. Die nachlassende Gefäßverengung wird von einer neuen Vasokonstriktion gefolgt. Der Organismus versucht, trotz der Kältewirkung die Durchblutung soweit aufrechtzuerhalten, dass es zu keinen Gewebsschäden kommt.

Bei frischen Gewebsschäden versucht man, die Blutung der verletzten Gefäße durch eine Eisbehandlung zu verhindern, Schwellungen und daraus resultierenden Schmerzen vorzubeugen. Die reflektorische Gefäßerweiterung wiederum verbessert den Abtransport schmerzerregender Substanzen (Prostaglandine), die bei dem Schaden freigesetzt wurden.

Des weiteren reduziert die Kältebehandlung die Aktivität von Enzymen, die bei Gelenkentzündungen die Gewebe zerstören.

## Auswirkung auf das ZNS

Bisherigen Auffassungen zufolge beruhen die neurologischen Effekte der Kälte darauf, dass sie Schmerzen und Spasmen (Krämpfe) entgegenwirkt, indem sie die Leitungsgeschwindigkeit in den Schmerzaxonen und in den motorischen Axonen herabsetzt (Ergebnisse von In-vitro-Experimenten).

Kälte ist ein außerordentlich starker sensorischer Reiz. Unter Umständen fungiert sie als Schmerzimpuls und bewirkt die Freisetzung von Endorphinen im Gehirn.

Ähnlich wie die Wärmebehandlung erzeugt auch die Kältebehandlung Reize, die mit den Schmerzimpulsen konkurrieren, da auch sie die Schmerzwahrnehmung blockieren können. Einige Autoren sind der Meinung, dass Kälte die Schmerzschwelle erhöht, indem sie die Funktion von Schmerzrezeptoren beeinflusst.

**Physiologische Auswirkungen der Kälte:**
- Verminderung von Muskelkontraktionen und Spastizität
- Verminderung von Schwellung und Blutungen
- Konkurrenz mit Schmerzreizen und Erhöhung der Schmerzschwelle
- Verringerung der zerstörerischen Enzymaktivität bei Gelenkentzündungen

**Physiologische Auswirkungen der Wärme:**
- Kreislaufstimulierung mit Erhöhung der Sauerstoff-, Antikörper- und Granulozytenkonzentration in der Schmerzregion
- Verminderung von Muskelkontraktionen
- Öffnung von Verbindungsästen im Kapillarnetz
- Konkurrenz mit Schmerzreizen

**Physiologische Auswirkungen von Laserstrahlen:** Der sog. weiche Laser (Wellenlänge von 600 bis 1000 nm, z. B. Helium-Neon und Gallium-Arsen) hat sich in der modernen Schmerzbehandlung bewährt. Dabei wurden unter anderem folgende Auswirkungen festgestellt:

- Veränderung der Prostaglandin-Synthese, Schmerzlinderung
- Erhöhung des Phosphatmetabolismus
- Freisetzung von Enzymen, die den Gewebstonus regeln (geringere Schwellungsneigung)
- Freisetzung von Endorphinen mit nachfolgender Schmerzlinderung
- Zunahme der Kollagenbildung

# Wasser in der Schmerztherapie

## Auftrieb

Der Auftrieb ist eine der Schwerkraft entgegengesetzte Kraft, deren Größe davon abhängt, wie tief die betreffende Person in das Wasser eingetaucht ist. Wenn man bis zur Taille im Wasser steht, wird das Körpergewicht durch den Auftrieb um 50% vermindert. Steht man bis zu den Schultern im Wasser, wird es um 90% reduziert (Abb. 41).

Der Auftrieb kann Schmerzen lindern, weil durch ihn der gesamte Bewegungsumfang zur Verfügung steht. Gelenkbewegungen wiederum fördern die Nährstoff- und Sauerstoffzufuhr der Gelenkknorpel. Die wie ein Schwamm funktionierende Oberfläche des Gelenkknorpels kann durch die Bewegung Flüssigkeit aufnehmen. Auch die Viskosität der Gelenkflüssigkeit wird durch die Bewegung leichter resorbierbar.

Die Bewegung im Wasser fördert die Flüssigkeitsströme im Gewebe. Dabei werden in den Geweben angereicherte schmerzerregende Entzündungs- und Stoffwechselprodukte in die Blut- bzw. Lymphzirkulation eingeschleust.

## Hydrostatischer Druck

Der hydrostatische Druck des Wassers wirkt sich gleichmäßig auf die gesamte Körperfläche aus, die Druckdifferenz zwischen Körper und Umgebung wird geringer. Beim Stehen im Wasser erleichtert der hydrostatische Druck den Fluss von Lymphe und venösem Blut. Das Volumen der Ödemflüssigkeit in den Geweben wird geringer, schwellungsbedingte Schmerzen lassen nach.

Steht man bis zum Hals im Wasser, vermindert der hydrostatische Druck die Vitalkapazität um 10%, das exspiratorische Reservevolumen geht auf etwa 1 Liter zurück (Normalwert bei 2,5 Liter). Die Ausatmung ist somit erleichtert (Abb. 42).

## Turbulenz

Bei der Turbulenz handelt es sich um eine ungleichmäßig wirbelnde Bewegung von z. B. Wassermolekülen. Die durch eine Unterwasserbrause hervorgerufene Turbulenz übt einen Druck auf die Regionen aus, auf die

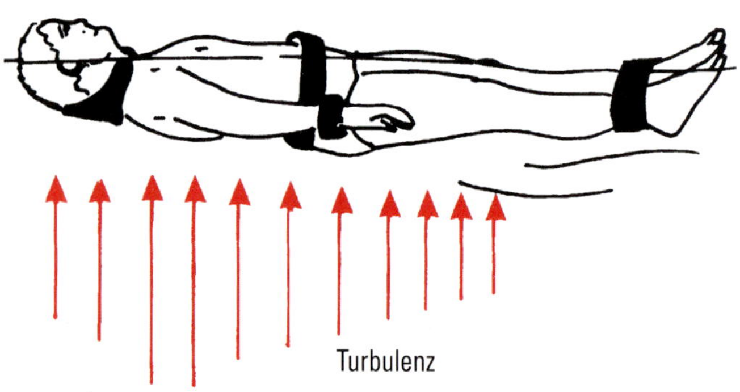


Abb. 41

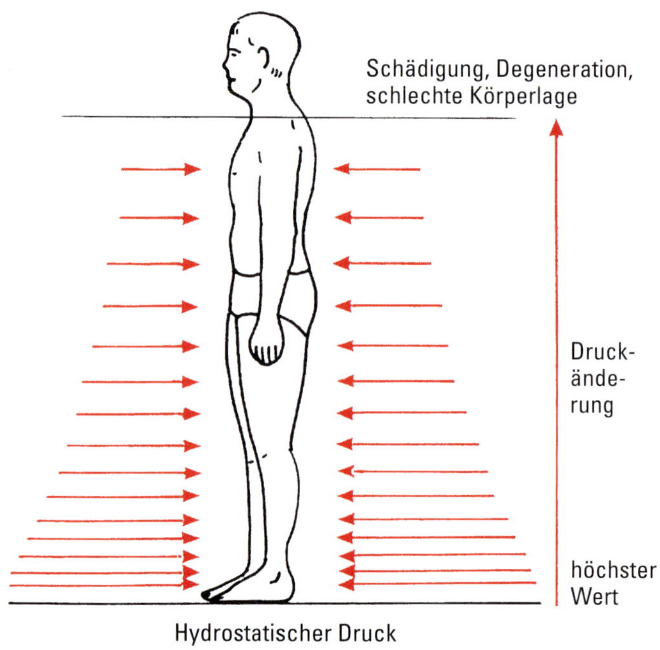


Abb. 42

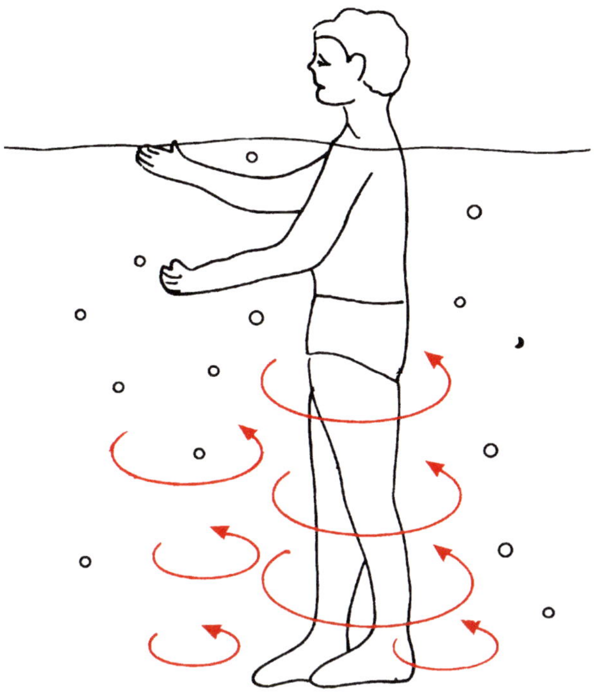


**Abb. 43**

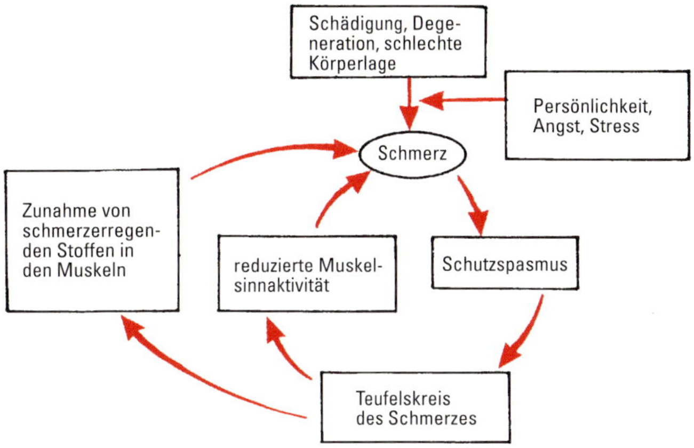


**Abb. 44** Teufelskreis des Schmerzes.

sie gerichtet wird, und lindert Schmerzen. Sie wirkt somit ähnlich wie eine weiche Massage.

Der Wirkmechanismus besteht wahrscheinlich darin, dass „straffe" Gewebe gepresst und gedehnt werden. Es kommt zur Flüssigkeitszirkulation im Gewebe und zur Erregung von Mechanorezeptoren der Haut. Dabei entstehen Druckimpulse, die mit den Schmerzimpulsen konkurrieren und die Schmerzpforte im Rückenmark „schließen".

In der Nacken-Schulter-Region führt die Turbulenz zur Muskelrelaxation und Aufhebung von Spasmen (Abb. 43).

## Wassertemperatur

Beträgt die Wassertemperatur etwa 35 °C, so steigt die gesamte Körpertemperatur. Aufgrund der physiologischen Wirkungen von Wärme werden Muskelkontraktionen aufgehoben und der Kreislauf stimuliert. Der Teufelskreis des Schmerzes wird durchbrochen, wenn Entzündungsprodukte aus der betroffenen Region abtransportiert und die Gelenke beweglicher werden. Die Zunahme der Beweglichkeit beruht auf der erhöhten Elastizität der Kollagenmoleküle in Sehnen und Ligamenten.

Wärme konkurriert mit den Schmerzimpulsen, sodass die Schmerzpforte im Rückenmark „geschlossen" wird.

Die relaxierende Wirkung der Wärme kommt möglicherweise durch die Freisetzung von Endorphinen im Gehirn zustande. Dies erklärt auch die Tatsache, dass die Entspannung bis zu 2 Stunden nach einer Wassertherapie anhält (Abb. 44).

# 13. Wärme und Wasser bei der Muskelpflege

Hannu Saarinen

Wärme ist ein uraltes therapeutisches Mittel und hat nach wie vor einen hohen Stellenwert in der physikalischen Medizin. Für die Erwärmung des Körpers stehen die unterschiedlichsten Methoden zur Verfügung, und das Spektrum wird dank technischem Fortschritt und Phantasie zunehmend erweitert.

Nach Applikationsart und Wirkmechanismen lassen sich oberflächliche und tiefe Wärmebehandlungen unterscheiden.

Bei oberflächlichen Anwendungen wird Wärme durch Leitung oder durch Strahlung (bzw. durch sog. Konvektionströme) auf die Haut übertragen. Die Auswirkungen beschränken sich auf die Körperoberfläche, können aber auf reflektorischem Weg Kreislauf und Stoffwechsel des Organismus stimulieren. Die Wirksamkeit der oberflächlichen Wärmebehandlung ist einerseits von den physikalischen Eigenschaften des Wärmespenders und andererseits von der individuellen Empfindung des Patienten abhängig.

Bei tiefen Applikationen entsteht Wärme erst im Gewebe, nachdem der durch den elektrischen Strom oder durch ein elektrisches bzw. magnetisches Feld verursachte Widerstand überwunden wird. Strahlung und mechanische Energie können als Wärme im Gewebe absorbiert werden.

Wir beschränken uns auf die Beschreibung oberflächlicher Wärmeanwendungen, die auch der Sportler selbst durchführen kann, z. B. die Sauna. Die Wärme der Sauna wird zur Aktivierung von wiederherstellenden Prozessen, zur Gewichtsreduktion, zur Anpassung an hohe Temperaturen und bei der Rehabilitation nach Sportverletzungen genutzt. Dennoch ist das Verhältnis zwischen Sauna und Sport nur wenig untersucht worden.

Das größte Missverständnis in Bezug auf die Sauna ist die Ansicht, dass das Zusammenspiel von Wärme und Wasser ein aktives Abkühlen ersetzen könnte. Aktive Muskelarbeit mit variierender, der eigentlichen sportlichen Tätigkeit ähnlicher Belastung ist bei weitem das beste Mittel zur Einleitung der Wiederherstellungsprozesse. Durch die Wärme in der Sauna fließen große Mengen Blut in die subkutanen Gewebe, während die belasteten Muskeln ohne ausreichende Blutzufuhr bleiben. Sauna und Wechselbäder eignen sich jedoch gut zur Ergänzung des aktiven Abkühlens.

## Wasseranwendungen

Außer Sauna stehen dem Sportler noch andere Mittel der Wärmetherapie zur Verfügung, wie z. B. verschiedene Bäder und Behandlungen mit warmem Wasser.

Die Bäder lassen sich in hypotherme, indifferente und hyperthermische einteilen.

**Hypotherme Bäder** sind kalt oder kühl. Bäder mit einer Wassertemperatur unter 20 °C dienen vor allem der Abhärtung. Besonders niedrige Temperaturen zwischen 8 °C und 15 °C lösen relativ intensive Reaktionen aus.

Bei **indifferenten Bädern** liegt die Wassertemperatur zwischen 34 °C und 36 °C. Diese Temperaturen lösen keine thermischen Reize aus. Hier wird das Wasser in erster Linie für die Wassergymnastik eingesetzt. Auch verschiedene Unterwassermassagen mit Brause werden bei diesen Temperaturen durchgeführt.

**Hypertherme,** d. h. warme und heiße **Bäder** werden in der Regel bei einer Wassertemperatur von 36 °C bis 42 °C durchgeführt. Dabei wird vor allem eine beruhigende Wirkung angestrebt. Je wärmer das Wasser, desto höher ist die thermische Reizwirkung. Diese Bäder werden in erster Linie zur Kreislaufstimulierung, Muskelentspannung und Schmerzlinderung eingesetzt.

Zur Beruhigung, Entspannung, Schmerzlinderung, Entzündungsbekämpfung und bei Bedarf auch zur Kreislaufanregung eignen sich außerdem verschiedene **Kräuterbäder.** Hierzu werden die Kräuter bzw. Heilmittel nach erwünschter Wirkung gewählt und dem Wasser zugesetzt. Die Wassertemperatur kann individuell eingestellt werden.

Bezüglich der Behandlungszeiten gibt es keine genauen Richtlinien, vor allem nicht für junge gesunde Sportler. Für Brausemassagen ist ein Bad von etwa 20 Min. Dauer sicher ausreichend, wobei ein sorgfältiges Bearbeiten der Leistungsmuskelgruppen wichtig ist.

**Wechselbäder** sind für die Kreislauf- und Stoffwechselstimulierung besonders wirksam. Hierzu werden zwei größere Behälter zum einen mit warmem, an die Toleranzgrenze reichendem Wasser (über 40 °C), zum anderen mit kaltem Wasser gefüllt. Zuerst werden die Beine bis zu den Unterschenkeln für 2 - 4 Min. in das warme Wasser, danach für 1 - 2 Min. in das kalte Wasser eingetaucht. Dieser Wechsel wird 3- bis 5-mal wiederholt, wobei man mit warmem Wasser beginnt und abschließt. Auf diese Weise bleiben die Gefäße erweitert, was eine gute Nährstoffzufuhr der Muskeln garantiert. Die Behandlung kann auch mit der Sauna verbunden werden: Man benötigt dann nur ein Kaltwassergefäß, die Wärme wird durch den heißen Dampf appliziert.

**Wechselbäder** sind besonders wirksam bei beginnender Grippe oder sonstigen Erkältungen.

Nach einem harten Training oder Wettkampf werden auch Wechselduschen empfohlen. Der Wirkmechanismus entspricht prinzipiell dem der Wechselbäder. Meistens beendet man jedoch das Duschen mit erfrischendem, kühlem Wasser, was auch der Abhärtung dient. Wenn ein Sportler z. B. Schmerzen am vorderen Unterschenkel oder an einer anderen umschriebenen Stelle hat, ist eine möglichst kalte lokale Dusche indiziert.

Während einer Dusche kann der Sportler die belasteten Muskeln bis zu einem gewissen Grad selbst massieren. Reichlich Seife bei einer warmen Dusche ist mit einer streichenden, von der Peripherie zum Zentrum gerichteten Massage ein hervorragendes Mittel der Wiederherstellung.

# Sonstige Wärmeanwendungen

Sauna und Anwendung von warmem Wasser sind die weitaus wichtigsten Mittel der Wärmetherapie, die der Patient bzw. der Sportler selbst durchführen kann. Verschiedene lokale Wärmepackungen und Wärmelampen gehören mehr in den klinischen Bereich, können aber je nach Bedarf und Wunsch auch zu Hause angewandt werden.

# Kältebehandlungen

Verschiedene Kälteanwendungen sind bei der muskulären Betreuung eines Sportlers äußerst wichtig. Wesentliche Einsatzbereiche sind verschiedene Schmerzzustände, akute Weichteilverletzungen, Abhärtung und Reiztherapie der Muskulatur.

Es lassen sich zwei Prinzipien der Kälteanwendung unterscheiden:

### Lang andauernde Kälteanwendung

Hiermit sollen Blutungen, Entzündungsreaktionen und Schmerzen durch Weichteilläsionen gemildert werden. Dazu wird eine Kältepackung 20–30 Min. lang auf die verletzte Stelle gehalten. Verschiedene Fertigpackungen, gefrorene Frottierhandtücher, Schnee oder Eis können verwendet werden; Eintauchen in kaltes Wasser ist ebenfalls möglich. Wird die Kälte vom Sportler nur schwer ertragen, kann die Packung kurz entfernt werden. Die Kälteanwendung sollte aber fortgesetzt werden.

Kälte lässt sich auf unterschiedliche Weise anwenden; wichtig sind in jedem Fall eine ausreichende Intensität und die Einhaltung der Behandlungsdauer, da sich sonst die Wirkung der Kälte ändert: Die Gefäße werden analog der Wärmebehandlung erweitert, Blutungen, z. B. bei Muskelrissen, stärker, die Situation wird verschlechtert.

### Kurzfristige Kälteanwendung

Eine Kälteapplikation von nur wenigen Sekunden, z. B. eine eiskalte Dusche oder Reiben mit einem Eisstück, ist ein gutes Mittel zur Anregung der Muskeltätigkeit, das von Sportlern in erster Linie zur Wiederherstellung nach Training oder Wettkampf eingesetzt wird.

Die wichtigsten hier beschriebenen Wärme- und Wasserbehandlungen im Sport finden innerhalb des Trainings immer noch zu wenig Beachtung. Bei der Erstellung eines Jahresplans sollten Maßnahmen zur muskulären Betreuung unbedingt berücksichtigt werden. Bäder, Schwimmhallen und entsprechende Einrichtungen bieten heute optimale Bedingungen für Wasseranwendungen. Mit wachsendem Trainingsumfang und zunehmender Belastung werden wiederherstellende, unterstützende Maßnahmen immer wichtiger. Das Wissen über die Wirkungen verschiedener physikalischer Behandlungsformen erweitert sich ständig, sodass auf diesem Gebiet viele neue Erkenntnisse für das sportliche Training zu erwarten sind.

Abschließend ein Beispiel für die Betreuung eines Sportlers während eines Trainingslagers; hierbei spielen Wasser- und andere physikalische Therapien eine wesentliche Rolle:

### Tagesprofil

- Am Morgen: ruhiges Aufwärmen von 15–20 Min. Dauer, leichte Gymnastik mit nachfolgender Wechseldusche und Bürsten.
- Tagsüber: zwischen zwei Trainingseinheiten, Teilmassage von Problembereichen, Ausgleich des Flüssigkeitshaushalts und galvanisches Bad (Elektrotherapie, bei der elektrischer Strom in die Badewanne geleitet wird).
- Nach der letzten Übung des Tages: Schwimmen und Gymnastik im warmen Wasser, Unterwassermassagen mit Brause sowie Sauna.

Es ist jedoch unabdingbar, den Wiederherstellungsprozess durch aktive Muskelarbeit mit abschließender Abkühlung einzuleiten.

# 14. Allgemeines zu physikalischen Behandlungen

Jukka Suovanen

*„Unter der physikalischen Therapie werden thermisch, elektrisch oder mechanisch erzeugte Impulse verstanden, mit denen Entspannung, Kreislaufstimulierung, Weichteilbearbeitung, Verbesserung der Gelenkbeweglichkeit, Aufrechterhaltung und Aktivierung neuromuskulärer Funktionen oder Stimulierung der Gewebserneuerung erreicht werden sollen."*

*(Salonen, 1977)*

Physikalische Behandlungen lassen sich in drei Gruppen einteilen:

- Wärmeanwendungen
- Kälteanwendungen
- Elektrotherapien

## Wärmeanwendungen

Je nach Wirktiefe unterscheidet man oberflächliche und tiefe Wärmeanwendungen. Unabhängig von der Behandlungsart werden folgende, im unten stehenden Schema dargestellte physiologische Wirkungen im Gewebe erreicht (Abb. 45).

Neben den genannten physiologischen Wirkungen wird vor allem das Kreislaufsystem angeregt.

### Oberflächliche Wärmeanwendungen

Oberflächliche Wärmeanwendungen dringen nicht allzu tief in das Gewebe ein. Es wird eine Temperaturerhö-

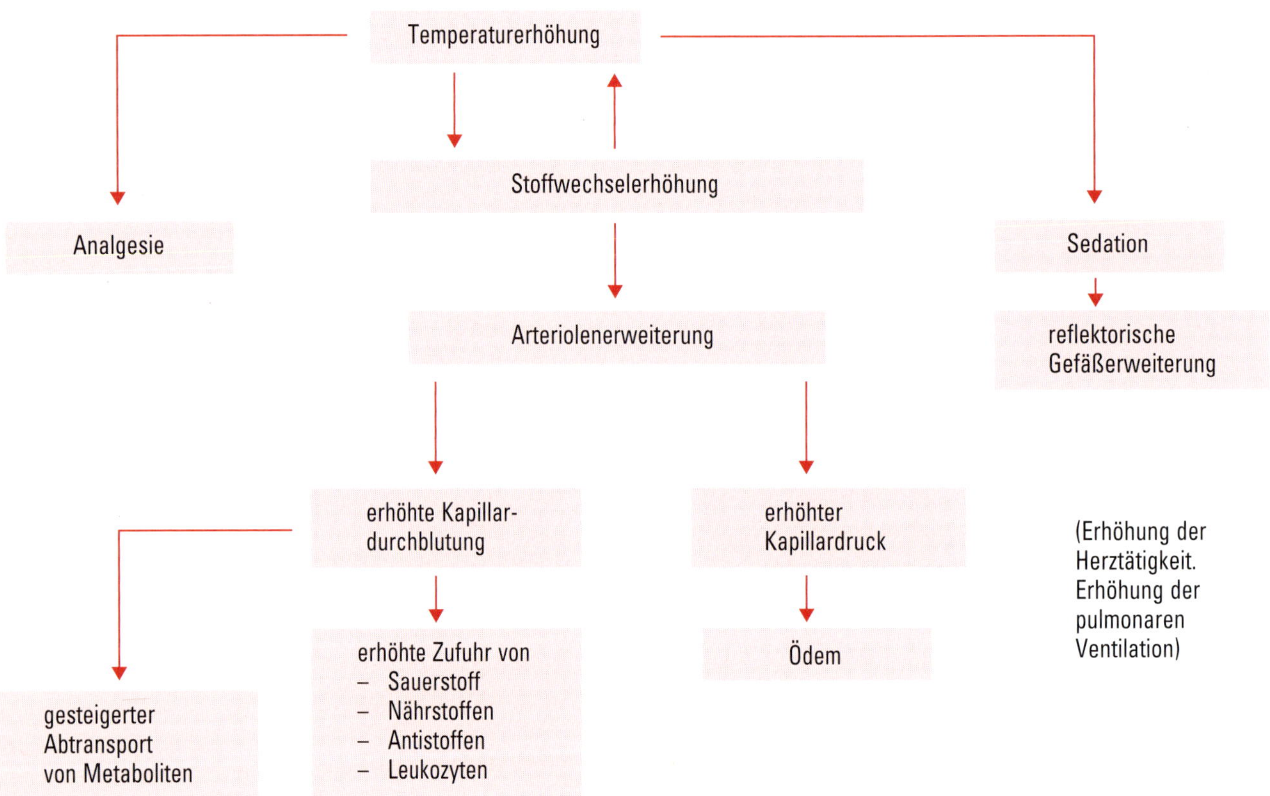


Abb. 45

hung von 2° - 3 °C in einer Tiefe von etwa 1 cm erreicht. Der Kreislauf begrenzt den Temperaturanstieg, indem er die Wärme abtransportiert. Die Abkühlung erfolgt über die Haut (Schweiß). Aus diesem Grund ist ein leichter Temperaturanstieg auch außerhalb der unmittelbar erwärmten Regionen zu beobachten. Der Erwärmungsumfang hängt von der Wärmeintensität und der Applikationszeit ab.

## Infrarotbestrahlung

Infrarotlampen werden in der Physiotherapie oft eingesetzt. Die Wirktiefe der Bestrahlungen beträgt nur einige Millimeter. Die Infrarotbestrahlung führt nicht zur Wärmekumulation, und die Intensität lässt sich durch Änderung des Abstands der Lampe steuern. Die Behandlung dauert in der Regel 15 - 20 Min.

## Wärmepackungen

Wärmepackungen werden in heißes Wasser eingetaucht, dann in ein Frottiertuch gewickelt und 15 - 20 Min. auf die zu behandelnde Stelle gelegt. Die Wärme konzentriert sich auf eine begrenzte Region und bewirkt eine Temperaturerhöhung von 2° - 3 °C.

## Moor

Erwärmtes Moor wird schon seit Jahrzehnten in Heilbädern angewendet. Moor enthält verschiedene Mineralien, die in Verbindung mit Wärme die Funktionen des Organismus positiv beeinflussen sollen. Das Moor wird erwärmt, auf die zu behandelnde Stelle aufgetragen und mit einem Plastiktuch abgedeckt. Die Behandlungsdauer beträgt 30 - 60 Min.

## Indikationen und Kontraindikationen

Am häufigsten wird oberflächliche Wärme zur Behandlung von Muskelverspannungen und -spasmen eingesetzt. Außerdem werden Schmerzen deutlich gelindert, weshalb Wärme oft vor verschiedenen Bewegungstherapien appliziert wird.

Bei chronischen Entzündungen haben sich oberflächliche Wärmebehandlungen bewährt, die sich auch zum Abschwellen (nach der Akutphase) sowie zur vorbereitenden Therapie vor Dehnung fibrotischer Bereiche eignen.

**Kontraindikationen**

- Kreislaufstörungen
- Infektionen und offene Wunden
- starke Schwellungen
- Radiotherapie (3 Monate nach der Behandlung)
- Sensibilitätsstörungen im Behandlungsbereich

# Wärmeanwendungen mit Tiefenwirkung

## Ultraschalltherapie

Bei Schall handelt es sich um eine sich vorwärts fortpflanzende Wellenbewegung, die eine auditive Sensation bewirkt. Wellen im Frequenzbereich zwischen 20 und 1000 MHz werden als Ultraschall bezeichnet.

**Wirkung des Ultraschalls auf das Gewebe**

Pflanzt sich der Ultraschall im Gewebe fort, kommt es zu Zellbewegungen: die Zellen vibrieren in seiner Frequenz. Der Ultraschall verliert dabei an Energie, die in Wärme übergeht.

Die jeweiligen Gewebe absorbieren den Ultraschall in unterschiedlichem Maße und werden entsprechend spezifisch erwärmt. Am intensivsten lassen sich Muskeln (auch tief liegende Muskelgewebe), Nerven und Knochen mit Ultraschall behandeln. Das Fettgewebe hingegen hat eine geringe Absorptionsfähigkeit und wird daher nur wenig erwärmt. Durch Veränderung der Intensität oder Frequenz des Ultraschalls kann die Wärme gesteuert werden. Ultraschall erhöht auch die Nervenleitungsgeschwindigkeit und beschleunigt die Gewebsregeneration. In der Nachbehandlung von Verletzungen hat er sich ebenfalls etabliert, weil er die Fibroblastensynthese und damit das Wachstum von Narbengewebe deutlich stimuliert.

**Dosierung**

Dosierung und Behandlungsdauer des Ultraschalls sind von so vielen Faktoren abhängig, dass es nicht möglich ist, genaue Werte vorzugeben. In der Regel dauern die Behandlungen 2 - 6 Min.; die Intensität liegt zwischen 0,25 und 1,5 W/cm$^2$. Gewöhnlich werden nur kleine Bereiche mit Ultraschall behandelt; eine großflächige Anwendung ist nicht zweckmäßig, weil dann keine ausreichende Wirksamkeit erzielt wird.

**Indikationen**

Ultraschall wird generell zur Nachbehandlung von Muskelverhärtungen, -spasmen und -rissen eingesetzt. Außerdem ist seine Wirksamkeit in der Therapie von Gelenkkapsel-Schrumpfungen und verschiedenen Reizzuständen von Sehnen bewiesen.

**Kontraindikationen**

- Schmerz während der Behandlung
- Parästhesien
- Schwangerschaft
- schwache Blutgefäße
- Infektionszustände

- vorangegangene Strahlenbehandlung
- Geschwülste
- Herzschrittmacher
- Anwendungen im Genitalbereich

### Hochfrequente Wärmebehandlung (UKW)

Diese Therapieform nutzt besonders hohe Frequenzen zur Wärmeerzeugung. In Finnland wird die Frequenz von 27,12 MHz angewendet, in einigen Ländern jedoch sog. Mikrowellen mit 2450 MHz.

Die Wärme entsteht im Gewebe, am Ort des Kondensatorfeldes. Zwischen den Behandlungselektroden wird ein starkes elektrisches Feld gebildet. Das zu behandelnde Gewebe fungiert als Isolierschicht, es absorbiert die Energie und wird erwärmt.

Es gibt auch Elektroden, die nach dem Prinzip des magnetischen Feldes arbeiten (Mono-/Dipol). In diesem Fall beruht die Er- wärmung auf Vibration von Ionen und anderen elektrisch geladenen Gewebspartikeln im magnetischen Feld.

Die physiologischen Auswirkungen der Wärme sind schon beschrieben worden (siehe S. 114). Mit der hochfrequenten Wärmebehandlung erreicht man Gelenkstrukturen und Weichteile.

**Indikationen**

Die hochfrequente Wärmebehandlung wird zur Zeit selten angewandt; sie ist vielfach durch den Ultraschall verdrängt worden. Große Muskelgruppen lassen sich jedoch mit der hochfrequenten Wärmebehandlung besser erwärmen. Auch bei großen Gelenken wird diese Technik anderen physikalischen Behandlungsformen vorgezogen.

**Kontraindikationen**

- Blutungsgefahr
- Gefäßthrombosen
- arterielle Durchblutungsstörungen
- Metallimplantate im Behandlungsbereich
- Schwangerschaft
- Tuberkulose
- Sensibilitätsstörungen
- Strahlenbehandlung während der vergangenen 3 Monate
- Herzschrittmacher

# Kälteanwendungen

Kälte wird auf zweierlei Weise erzeugt, mit Sprays, die durch Verdunstung Wärme entziehen, und mit verschiedenen Packungen, Eiswürfeln oder ähnlichem, die fest an die Haut gelegt werden.

## Kühlsprays

Mit Kühlsprays versucht man, durch Kühlung der verletzten Gewebe Schmerzen zu lindern. Im allgemeinen enthalten diese Produkte Äthylchlorid oder (Chlor)fluoromethan.

Der Vorteil von Sprays ist die schnell eintretende Kühlwirkung, die die Schmerzen lindert. Die Temperatur kann unter der Haut bis auf -4 °C sinken. Wird länger gekühlt, kommt es zu Gewebsschäden. Im Gewebe unter der Haut wird die Kälte nicht wirksam. Hier ziehen sich die Gefäße zusammen und begrenzen die Blutung bei Verletzungen.

## Kälte- und Eispackungen

Diese Behandlungsform wirkt tiefer und erlaubt länger andauernde Anwendung. Eine 20 Min. andauernde Kältebehandlung setzt die Muskeltemperatur auf 30°-33 °C herab. Dieser Effekt bleibt noch 20-30 Min. erhalten. Beträgt die Temperatur der Kältepackung weniger als 10 °C, ziehen sich die Gefäße an der Haut auch in den tiefer gelegenen Schichten zusammen.

Kälteanwendungen können negative Auswirkungen von Gewebsverletzungen minimieren. Je schneller nach dem akuten Trauma die Kältetherapie und andere Schritte der Akutbehandlung eingeleitet werden, desto schneller tritt eine Heilung ein.

**Indikationen**

Kälteanwendungen unmittelbar nach einer Verletzung haben sich vor allem bei Sportlern etabliert.

Ein Sportler kann viele Überlastungsschäden vermeiden, indem er sorgfältig auf seine eigene Muskelpflege achtet. Eine Kältebehandlung von Fuß und Sprunggelenken sofort nach dem Training beugt schädlichen Nachwirkungen vor. Verhindert man eine Schwellung, kommt der lokale Wiederherstellungsprozess schnell in Gang.

Hier liegt eines der wichtigsten Anwendungsgebiete der Kryotherapie. Darüber hinaus lässt sich Kälte bei der Behandlung von Muskelspasmen nutzen. Bei Kraft- und Kampfsportarten wird sie prophylaktisch nach Wettkämpfen eingesetzt. Bei chronischen Entzündungen kann die Anwendung von Kälte im Wechsel mit Wärme versucht werden.

**Kontraindikationen**

- Kreislaufstörungen
- Herzerkrankungen
- Sensibilitätsstörungen im Behandlungsgebiet
- bösartige Tumoren und Erkrankungen
- Blutdruckstörungen

# Elektrotherapie

Elektrische Behandlungsformen können je nach Frequenz in folgende Gruppen unterteilt werden:

- Reizstrombehandlungen
- Therapie mit Niederfrequenzstrom (0 bis 1000 Hz)
- Therapie mit Mittelfrequenzstrom (1000 bis 4000 Hz)

Ebenso unterscheidet man Gleichstrom- und Wechselstrombehandlungen.

## Auswirkungen elektrischen Stroms auf Gewebe

### Wärmende Auswirkungen

Wenn elektrischer Strom durch das Gewebe fließt, kommt es zur Erwärmung. Bei therapeutischen Stromintensitäten ist diese Wirkung jedoch sehr schwach ausgeprägt.

### Chemische Auswirkungen

Es werden verschiedene chemische Vorgänge wie Elektrolyse, Elektrophorese, Elektroosmose und Iontophorese im Gewebe beobachtet (siehe Glossar, S. 145).

### Physiologische Auswirkungen

- Nervensystem: gelangt elektrischer Strom an eine Nervenzelle, löst er ein Aktionspotential aus, vorausgesetzt, die Art, Frequenz und Stärke des Stroms eignen sich dazu. Unterschiedliche Nervenzellen reagieren spezifisch auf den elektrischen Strom. Dies wird zur elektrotherapeutischen Schmerzlinderung genutzt.
- Kreislauf: Elektrischer Strom kann den Kreislauf über andere Mechanismen stimulieren, z. B. durch direkte Erregung der Gefäßwand, Stimulierung der Muskelpumpe und durch metabolische Faktoren.
- Transport von Gewebsflüssigkeiten: Sie fließen bis zu einem gewissen Grad mit dem elektrischen Strom. Diese Eigenschaft nutzt man bei der Behandlung von Schwellungen.
- Schmerzen: Die Schmerzempfindung lässt sich mit Hilfe der Elektrotherapie auf mehrere Arten beeinflussen, und zwar über Schmerzpforte, Hyperpolarisation und Aktivierung inhibitorischer, absteigender Nervenbahnen. Die Schmerzbehandlung zählt zu den zentralen Anwendungsbereichen der Elektrotherapie.

### Diadynamische Ströme (DiDy)

Die Natur diadynamischer Ströme ist in Abb. 46 dargestellt. Es handelt sich dabei um vier verschiedene Stromqualitäten mit unterschiedlicher Wirksamkeit.

### Interferenzströme (IF)

Interferenzströme gehören zum Mittelfrequenzbereich und weisen eine schwächere Reizwirkung auf als niederfrequente Ströme. Zur Therapie werden zwei Wechselströme von etwa 4000 Hz angewandt, deren Frequenzen sich jedoch etwas voneinander unterscheiden. Treffen diese Ströme aufeinander, entsteht im Gewebe ein therapeutischer Niederfrequenzstrom.

### Hochfrequenzströme (HF)

Hochfrequenzströme werden in äußerst kurzen Doppelimpulsen appliziert. Sie dauern nur etwa 50–75 Mikrosekunden an. Dies ermöglicht eine selektive Stimulation und äußerst hohe Spannungen. Ein Hochfrequenzstrom ist nicht galvanisch, d. h., die Haut wird weder durch den Strom noch durch chemische Reaktionen gereizt.

### TNS-Ströme (transkutane Nervenstimulation)

Es handelt sich um Wechselstromimpulse, die in erster Linie zur Schmerzbeseitigung eingesetzt werden. Auch eine TNS- Behandlung hat keine galvanische Auswirkung.

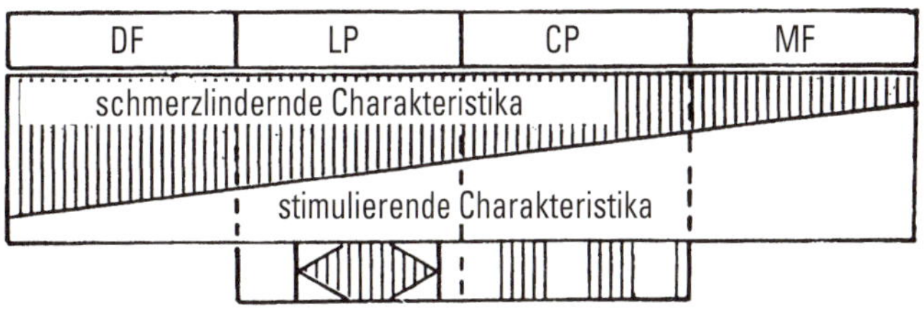


**Abb. 46** DF = Diphase fixe; MF = Monophase fixe; LP = Longues périodes; CP = Courtes périodes.

**Indikationen**

- posttraumatische Zustände
- Schmerzbehandlung
- Schwellung
- Tennisellenbogen
- Bursitis (Schleimbeutelentzündung)
- Arthrose
- Muskelspasmen
- Kreislaufstörungen

**Kontraindikationen**

- Schwangerschaft
- Herzkrankheiten/Schrittmacher
- Thrombose
- Infektionen
- Metallimplantate im Behandlungsgebiet
- Hautausschläge im Behandlungsgebiet
- Elektroallergie
- Sensibilitätsstörungen im Behandlungsgebiet.

Die Applikation von Elektrotherapien richtet sich nach dem Patienten; er sollte die Behandlung nicht als unangenehm empfinden. IF- und HF-Ströme sind dem Patienten angenehmer als DiDy-Ströme. Die Behandlungszeiten variieren zwischen 5 und 30 Min.

Bei der Nachbehandlung akuter Verletzungen sollten die Intervalle zwischen den Sitzungen möglichst kurz sein, damit die Therapie erfolgreich verläuft. Bei chronischen Schmerzen lassen sich mit wenigen Behandlungssitzungen gute Resultate erzielen.

## Mikrostromtherapie (MENS = Microcurrent Electrical Neural Stimulation)

Die Mikrostromtherapie ist eine neu entwickelte Form der physikalischen Therapie. Aufgrund ihrer schnellen Wirksamkeit hat sie in ihrem Ursprungsland (USA) bei Schmerzpatienten und Sportlern großen Anklang gefunden. Verschiedene Muskelschmerzen und -traumen sowie verschiedene Formen von Gelenkschmerzen und Gelenksteife können mit der Mikrostromtherapie behan-

**Tab. 12** Schmerzlinderungsmechanismen und Gleich- und Wechselstrom.

| Gleichströme | IF | TNS |
|---|---|---|
| „heilend"; führen zur indirekten Schmerzlinderung durch Kreislaufstimulation, Schwellungsreduktion und Förderung von Heilungsprozessen | „heilend", indirekt auch schmerzlindernd; auch direkte Schmerzlinderung über Schmerzpforte und β-Endorphine | direkte Schmerzlinderung über Schmerzpforte und β-Endorphine |

**Tab. 13** Die physiologischen Wirkungen von Gleich- und Wechselstrom.

| Gleichströme und davon abgeleitete Formen: galvanischer Strom, DiDy, URS, EGS | Wechselströme: TNS, IF |
|---|---|
| Die Wirkungen von Anoden- und Kathodenströmen sind unterschiedlich. | Die Wirkungen von Anoden- und Kathodenströmen sind gleich. |
| Starke Elektrolyse in Gewebs-, Zell- und Axonflüssigkeiten: Säuren, Basen und Salze der Flüssigkeiten werden abgebaut und wandern zu den Elektroden. Die Kationen wandern zur Kathode, es entstehen Säuren und positiv geladene Ionen. Es kommt zu Hautreizung und Depolarisation (Aktivierung) von Zellmembranen. Die Anionen wandern zur Anode, es entstehen Basen und negativ geladene Ionen. Dies führt zu Hautreizungen und Hyperpolarisation (Inaktivierung) von Zellmenbranen. | Keine Elektrolyse |
| Der Kathodenstrom hemmt die Aktivität des sympathischen Nervensystems. Es kommt zur Vasodilatation und Erhöhung der Gewebsdurchblutung. Der Anodenstrom aktiviert das sympathische Nervensystem und führt zur Vasokonstriktion und Minderdurchblutung. Die Ödemflüssigkeit wird in die Venen und Lymphgefäße resorbiert. | Die Aktivität des sympathischen Nervensystems wird gedämpft, es strömt Blut in die Gewebe (IF-Wirkung). Auch tief liegende Gewebe werden besser durchblutet (IF). Es kommt zur Aktivierung des parasympathischen Nervensystems und zur Wiederherstellung des funktionellen Gleichgewichtes von inneren Organen (IF). |
| Es kommt zur Erhöhung der lokalen Gewebstemperatur. Als Folge wird die Blutzufuhr erhöht und die Zellaktivität gesteigert. Dies fördert die Abschwellung. | Die Gewebstemperatur wird kaum erhöht, quergestreifte Muskelfasern kontrahieren sich und pumpen Venenblut und Lymphe zum Herzen. Die Schwellung lässt nach. |
| Die Schmerzschwelle kann erhöht werden. | Die Schmerzschwelle kann erhöht werden. |
| Mittels Iontophorese werden schmerzlindernde Substanzen durch die Haut in den Organismus eingeführt. | Es werden mit dem Schmerz konkurrierende Reize gebildet. Schmerzlindernde β-Endorphine werden im Gehirn freigesetzt. |

delt werden. Die geringe Stromstärke führte bisher zu keinen Nebenwirkungen; Schwangeren oder Personen mit einem Schrittmacher wird dennoch von der Behandlung abgeraten.

Durch die Mikrostromtherapie können Schmerzen gelindert und die Dosen von Schmerzmitteln reduziert werden. Die Wirkungsdauer erstreckt sich von einigen Stunden bis über mehrere Tage und wird durch Wiederholung der Therapie intensiviert. Neben der Schmerztherapie lässt sich die MENS auch zur Entspannung von Muskelspasmen anwenden.

Sowohl bei körpereigenen Heilungsprozessen als auch bei chronischen Schmerz- und Spannungszuständen wurden günstige Wirkungen der MENS beobachtet. Die elektrochemische Energie des Körpers hat sich im Bereich eines chronischen Schmerzes reduziert. Man geht davon aus, dass eine Stromqualität, die der körpereigenen Elektrizität sehr nahe kommt, den energetischen Zustand wieder herstellt und die Heilungsprozesse aktiviert. Mit Hilfe von verschiedenen Elektrodenplatten und bleistiftartigen Elektrodenstäbchen kann Mikrostrom präzise auf den gewünschten Behandlungsbereich gerichtet werden.

Die therapeutischen Stromstärken variieren zwischen 10 und 600 Mikroampere. Die Therapiefrequenzen liegen zwischen 0,1 und 900 Hz. Die niedrigsten Frequenzen sind gut zur Schmerzbehandlung geeignet. Im allgemeinen wird die Therapie bipolar appliziert, wobei die Polarität in Abständen von 2,5 Sek. wechselt (Tab. 12 und 13).

# 15. Funktionelle Verbände in der Muskelpflege

Jarmo Ahonen

Funktionelle Verbände werden in erster Linie zum Stützen eines verletzten Körperteils, meistens eines Gelenks, angewandt. Ziel ist es, eine frühe Wiederaufnahme des Trainings zu ermöglichen und gleichzeitig einer erneuten Verletzung vorzubeugen. Bei einigen Sportarten, z. B. beim amerikanischen Fußball, werden verletzungsgefährdete Körperteile (Knöchel) prophylaktisch verbunden (Abb. 55). Stützverbände dürfen jedoch nur angewandt werden, wenn man das betreffende Körperteil gleichzeitig kräftigt. Daher gehören Kräftigungsübungen für die Knöchelregion bei Kontaktsportarten zum täglichen Trainingsprogramm.

Der Einsatz von funktionellen Verbänden (Taping) als Teil der Muskelpflege im Sport beschränkt sich auf elastische Binden für belastungsanfällige Sehnenregionen. So kann die Genesung der Achillessehne durch einen festen Verband beschleunigt werden, der vom oberen Unterschenkel über die Ferse bis unter den Fuß reicht (Abb. 47).

Bei Übungen für das Muskelgleichgewicht sind leichte Verbände hilfreich. Sie unterstützen den Körper, die richtige Lage zu erkennen.

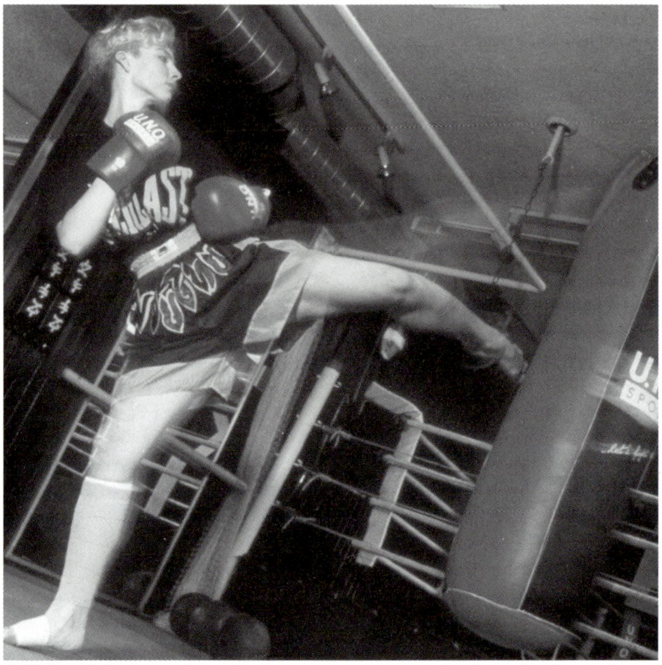

**Abb. 47** Tapeverbände über den Gelenken dienen der Entlastung der Sehnen. In erster Linie verwendet man elastische Tapes.

# 16. Entspannungstraining als Bestandteil neuromuskulärer Betreuung

Heute wird oft über Stress gesprochen, der mit der allgemeinen körperlichen Anspannung begründet wird. Ohne Anspannung (Tonus) wäre jedoch das Leben nicht möglich. Alle Funktionen des Organismus laufen rhythmisch ab. Die Anspannung bewirkt eine Steigerung dieser Rhythmen. Es stellt sich lediglich die Frage, wie viel Anspannung angemessen ist. Für jede Leistung gibt es eine optimale Anspannung - nicht zu viel, aber auch nicht zu wenig. Das Nervensystem muss einen entsprechenden Aktivierungsgrad aufweisen. Zu hohe körperliche Anspannung führt zu steifen, unkoordinierten Bewegungen, bei zu niedriger Anspannung hingegen bleiben die Bewegungen ineffektiv.

Entspannung, Relaxation, wird zur Zeit als Lösung vieler Probleme angeboten. Die Erfahrung lehrt jedoch, dass Entspannungsübungen vor einem Wettkampf oder hartem Training die Leistungsfähigkeit beeinträchtigen. Die gleichen Auswirkungen zeigen sich bei allzu langem Aufwärmen vor Training oder Wettkampf. Eine effektive motorische Leistung setzt einen geeigneten Muskeltonus voraus. Viele Menschen leiden aber heute an zu hoher Muskelspannung. Einwandfreie Muskelbalance und ein gutes psychisches Gleichgewicht lösen dieses Problem.

Sport erfordert eine maximale schnelle Leistungsfähigkeit und hohe Anspannung. Nach dem Sport jedoch sollte eine Phase der Entspannung folgen, ohne die optimale Leistungen nicht möglich wären. Aus diesem Grund ist es wichtig, Entspannungstechniken zu erlernen, mit denen man bei Bedarf sein Aktivierungsniveau willkürlich senken kann.

Die moderne Lebensführung fordert Leistung und Effektivität. Wer innerhalb kürzester Zeit viel Arbeit bewältigt, wird bewundert - als wäre die Zeit ein Maßstab der Effektivität. Dieselbe Denkweise spiegelt sich auch im Sport wider. Obwohl das Ziel im Leistungssport oft zeit- und intensitätsgebunden ist, darf das Training nicht unter diesem Druck leiden. Ein Sportler sollte weder das Training noch seine Lebensweise den Werten der Stressgesellschaft anpassen, sonst kommt es zum Intensitätsverlust des Trainings, zum Verschleiß des neuromuskulären Systems und zur unnötigen Ermüdung. Das Training sollte immer mit ausreichender Zeit und in einer ruhigen Atmosphäre stattfinden. Auf die Erholung ist stets zu achten.

Der Mensch ist eine körperlich-geistige Einheit. Wenn die physische Kapazität bis an ihre Grenzen beansprucht wird, darf die Psyche nicht auch noch überlastet werden.

Heute ist man oft allzu vielen Sinnesreizen ausgesetzt. Seh-, Hör- und Geruchsreize sind dermaßen intensiv und zahlreich, dass es unmöglich scheint, ein Gleichgewicht zwischen den einströmenden Reizen und den entsprechenden Reaktionen aufrechtzuerhalten. Der menschliche Organismus weist mehr sensorische als motorische Nervenzellen auf, durch sensorische Überlastung und motorische Inaktivität gerät er leicht in ein Ungleichgewicht. Dies könnte die Zunahme der Anspannungs- und Stresszustände in den vergangenen Jahrzehnten erklären. Um das Gleichgewicht wiederzuerlangen, sollten motorische Aktivitäten vermehrt und sensorische Reize reduziert werden (Abb. 48).

Viele aktive Konditionssportler betreiben Sport als Ausgleich. Im Leistungssport und auch bei Vorführungssituationen (z. B. Ballett) können starke Anspannungs- und Stresszustände auftreten. Um sie zu meistern, ist die Beherrschung effektiver Relaxationstechniken erforderlich, die man bei Bedarf anwendet.

Viele Sportler tragen einen Walkman, um mit Hilfe entspannender oder anregender Musik den richtigen Aktivierungsgrad zu erreichen. Beim Leistungssport ist es jedoch nicht ratsam, suggestive Entspannungstechniken dieser Art anzuwenden. Zudem ist die Verwendung von

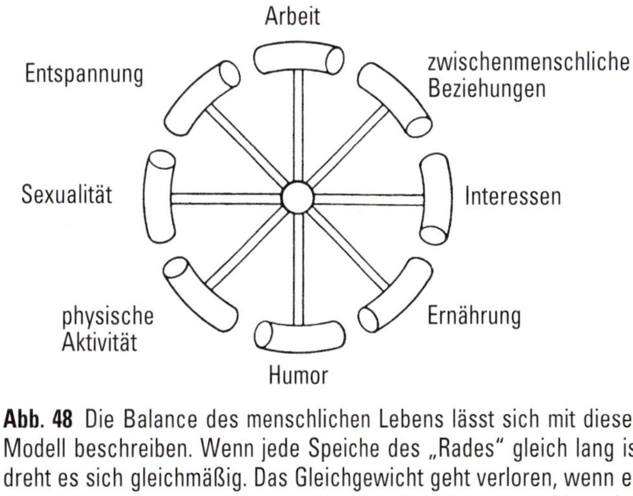


**Abb. 48** Die Balance des menschlichen Lebens lässt sich mit diesem Modell beschreiben. Wenn jede Speiche des „Rades" gleich lang ist, dreht es sich gleichmäßig. Das Gleichgewicht geht verloren, wenn ein Teilgebiet überbetont oder vernachlässigt wird. Die meisten Menschen versuchen ein Leben lang, einen Gleichgewichtszustand zu erreichen. Es gelingt jedoch nur selten.

Walkmen bei Wettkämpfen verboten. Es ist daher ratsam, autosuggestive Entspannungstechniken (autogenes Training) zu erlernen, die von Umgebung und Apparaturen unabhängig sind.

Bei vielen Sportlern kommt es früher oder später während ihrer sportlichen Laufbahn zur erhöhten neuromuskulären Anspannung. Auch neigen manche Menschen zu ständiger Angespanntheit und unkontrollierbarem Stress. Ein Ausbalancieren sensorischer Reize mittels motorischer Aktivitäten genügt hier nicht.

Das Problem lässt sich lösen, indem man die Somatotypen (Körpertypen) oder die individuellen Bewegungs- und Verhaltensmodelle genauer betrachtet. Die Angespanntheit wird in hohem Maße durch die eigenen Erwartungen und die Erwartungen der Umgebung beeinflusst. Hier können Techniken zur Stress- und Spannungskontrolle hilfreich sein.

Unter besonders großem unerwünschten Stress dürften diejenigen Sportler stehen, die außer dem Training noch eine anspruchsvolle Arbeit oder ein Studium zu bewältigen haben. Der Tagesrhythmus verläuft meist zu schnell, es bleibt keine Zeit für Entspannung und schöpferisches Denken. Wirtschaftliche Unsicherheit ist ein weiterer Stressfaktor, vor allem für Sportler, die noch nicht den Höhepunkt ihrer Laufbahn erreicht haben.

# Vor- und Nachteile von Stress

Unter Stress versteht man die psychophysische Belastung eines Individuums. Er bewirkt die Ausschüttung hoher Mengen von sog. Stresshormonen, etwa Adrenalin. Stress ist für den Menschen normal und nützlich, vorausgesetzt, er bleibt unter Kontrolle. Das optimale Quantum an Stress hält physische und psychische Funktionen aufrecht.

Ist der Stress zu hoch, ruft er einen Zustand ständiger psychischer Bereitschaft hervor, der auf Dauer zu physischen Symptomen wie Muskelverspannungen und Muskelschmerzen führt. Das erhöhte Aktivitätsniveau muss normalisiert werden. Jeder von uns hat hierfür seine eigenen Methoden. Das einfachste Mittel ist die physische Aktivität, die einem Fluchtreflex ähnelt. Der Mensch reagiert auch auf psychischer Ebene, weshalb der Entspannungsprozess auch eine geistige Befriedigung bieten sollte. Alle Lebensbereiche sollten sich für eine optimale Leistung im Gleichgewicht befinden.

# Physiologie der Entspannung

Der Organismus reagiert immer in gleicher Weise auf Belastung, unabhängig davon, ob es sich um psychische oder physische Reize handelt. Der Puls wird schneller, der Blutdruck steigt, die Hormonausschüttung ändert sich, und die Muskulatur verspannt sich. Früher nahm man an, dass vor allem emotionale Belastungen den Muskeltonus erhöhen. Wahrscheinlich handelt es sich aber um eine unbewusste Muskelkontraktion, die von anderen neuralen Mechanismen abhängig ist und sich durch Entspannungstechniken beeinflussen lässt. Auch bei der Wettkampfsituation handelt es sich um einen muskulären Anspannungszustand, der eventuell auf einen hochsensiblen Dehnreflex zurückgeführt werden kann.

Normalerweise folgt einer Muskelkontraktion eine Entspannung. Während einer emotionalen Belastung vollzieht sich diese Entspannung jedoch nur langsam. Unter Umständen löst sich die Anspannung auch nicht im Schlaf, sondern wird durch unbewusste Erinnerungsbilder und Träume aufrechterhalten, wenn nicht gar erhöht. Dauert die unbewusste Muskelspannung länger an, wird sie vom Gehirn als Normalzustand „interpretiert“, d. h., der Organismus versucht nicht einmal mehr, die Anspannung zu beseitigen. Manche Forscher meinen, dass die Sinneswahrnehmungen der Muskulatur nicht hinreichend berücksichtigt werden, wenn das Gehirn viel Zeit und Energie zur Verarbeitung von Emotionen benötigt.

Eine Stressspannung wird in der Regel erst erkannt, wenn sie zu Muskelspasmen und Schmerzen führt. Ein lang andauernder Spannungszustand reduziert die Blut- und Lymphzirkulation in der Muskulatur, es kommt zu Azidität (Übersäuerung). Schmerzreize bewirken reflektorische Muskelkrämpfe, der Stoffwechsel wird weiter belastet, die Schmerzen nehmen zu. Damit ist ein Teufelkreis in Gang gekommen.

Willkürliches Anspannen und Entspannen von Muskeln helfen dem Individuum, die Spannung zu erkennen. Man lernt also, den Spannungszustand wahrzunehmen, und kann ihn beseitigen. Die Kontrolle der Muskelspannung erhöht wahrscheinlich auch die Schmerztoleranz. Wenn der Mensch seinen Körper unter Kontrolle hat, dann fühlt er sich auch dem Schmerz eher gewachsen.

Obwohl es viele Entspannungstechniken gibt, von Yoga bis zur religiösen Meditation, scheinen die physiologischen Veränderungen im Organismus immer dieselben zu sein. Der Entspannungszustand wird als Zustand des veränderten Bewusstseins bezeichnet. Der Mensch „sinkt in sich selbst“ und verlegt wahrscheinlich seine Gedankentätigkeit in die rechte Hirnhälfte. Es kommt zur hypothalamisch vermittelten Herabsetzung

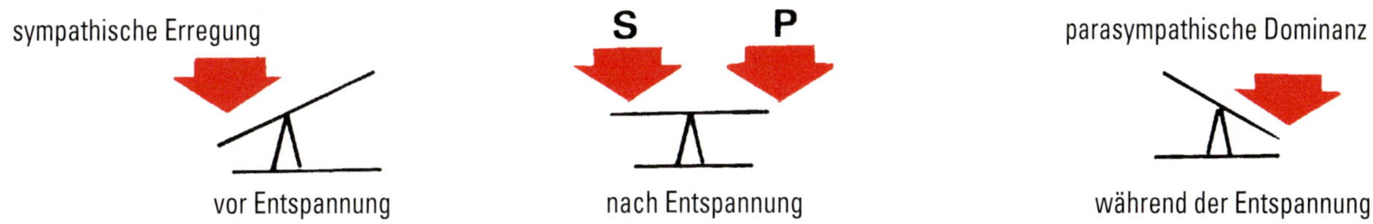


**Abb. 49** Schematische Darstellung der Funktion des autonomen (vegetativen) Nervensystems bei Entspannung

der sympathischen Aktivität. Dies wiederum beruhigt den Puls und die Respiration, die Hauttemperatur sinkt, die Salzsäuresekretion im Magen wird reduziert und die Sehnenreflexe werden gedämpft. Es breiten sich ruhige Alphawellen in der Gehirnrinde aus.

Die Linderung von Muskelschmerzen beruht zum Teil darauf, dass sich Durchblutung und Sauerstoffversorgung der Muskulatur normalisieren. Gleichzeitig vermindert sich die Milchsäurekonzentration. Scheinbar dominieren im Entspannungszustand die rechte Hirnhälfte und das parasympathische Nervensystem bei der Steuerung der Organfunktionen (Abb. 49). Der Zustand unterscheidet sich physiologisch sehr von der Ruhe im Schlaf oder dem Wachzustand; er kann nur in einer ruhigen Umgebung, nach Lösung der Muskelspannung und durch Passivität gegenüber Reizen aus der Umwelt erreicht werden. Der beste Weg zur Entspannung ist die Wiederholung eines Wortes oder eines Satzes.

# Entstehung neuromuskulärer Spannung

Spannung wird in der Muskulatur allmählich aufgebaut., Der Prozess läuft so langsam ab, dass sich das neuromuskuläre System anpassen kann. Erst wenn die Spannung auf irgendeine Weise beseitigt wird, erkennt man, wie groß das Unbehagen tatsächlich war.

Das Training eines Leistungssportlers wird durch einen neuromuskulären Spannungszustand erheblich gestört. Der Sportler wird sich dieser Anspannung erst bewusst, wenn sie Muskelverhärtungen und Krämpfe hervorruft.

Jeder hat eigene, typische Bereiche, in denen sich die Anspannung „sammelt". Diese sollte man suchen, damit ein aktives Üben der Entspannung möglich ist. Solche Bereiche stören das muskuläre Gleichgewicht erheblich. Ein Beispiel dafür ist die Verspannung der Nacken-Schulter-Muskulatur: hierbei wird die Schulter hochgezogen und der Kopf leicht nach hinten geneigt. Ein zweites typisches Beispiel ist die ständige Anspannung der Bauchmuskulatur; der vordere Teil des Brustkorbes wird nach unten gezogen, die Schultern kommen zu weit nach vorn. In solchen fehlerhaften Körperhaltungen spiegelt sich meist der psychische Zustand wider. Andererseits können aber auch Zwangshaltungen die Ursache neuromuskulärer Spannungen sein. Aus diesem Grund sollten bei Entspannungsübungen festgefahrene Haltungsfehler beseitigt und neue, umfangreichere Bewegungen erlernt werden.

Anstrengendes und regelmäßiges Training eignet sich zur wirksamen Beseitigung psychischer Spannungen. Intensives Training stimuliert nachweislich die Endorphinausschüttung. Endorphine wirken unter anderem euphorisch und setzen die Schmerzempfindlichkeit herab (siehe S. 111).

Faktoren, die zur Entstehung von Muskelspannung und Triggerpunkten beitragen:

- Haltungsfehler; sowohl übermäßige Dehnung als auch zu starke Spannung reizen die Muskulatur und bewirken Muskelschmerzen
- der Organismus beginnt, die Spannung für einen Bestandteil des „richtigen" Bewegungsmodells zu halten
- die Entspannung führt anfänglich zur falschen Bewegungsausführung
- Spannung wird zum integrativen Bestandteil des „richtigen" Körperbildes
- Angst oder physischer Schmerz wird durch Muskelspannung kompensiert
- anatomische Behinderungen, etwa Längenunterschiede der Beine, führen zu Fehlfunktionen
- schlechtes muskuläres Gleichgewicht; die Relation von Spannung zu Entspannung ist gestört
- wiederholte, lang andauernde Bewegung, z. B. Dauerlauf
- plötzliche Bewegungen, schnelle Richtungsänderungen
- fehlerhafte Technik; es kommt in falscher Reihenfolge zur Muskelaktivierung
- Muskelkompression; zu straffe Schutzvorrichtungen und Bekleidung
- Schläge auf die Muskeln; bei Sportarten mit engem Körperkontakt
- Muskelerkältung; Wärmeverlust der Muskulatur führt zum Zittern und dadurch zur Erhöhung des Muskeltonus

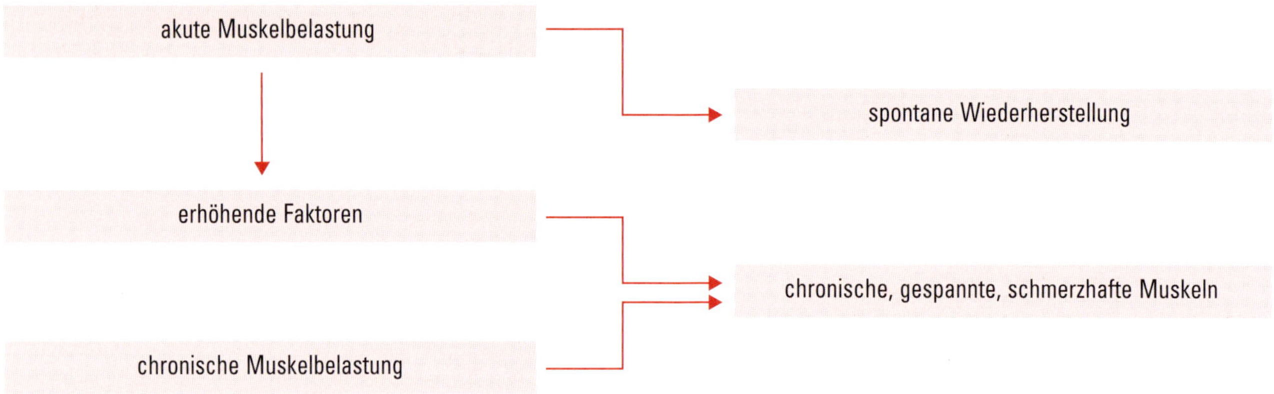


**Abb. 50** Schematische Darstellung der Folgen akuter und chronischer Muskelbelastung.

- akute Muskelüberlastung; wenn die Wiederherstellung nicht schnell erfolgt, kommt es zu chronischer Spannung und Schmerzen
- ernährungsbedingter Mangel an Mineralien (Kalzium, Kalium, Eisen, Magnesium, Zink) und Vitaminen (Vitamin $B_1$, [Thiaminl], Vitamin $B_6$ [Pyridoxinl], Vitamin $B_{12}$ [Cobolaminl], Folsäure, Vitamin C [Askorbinsäure-Mangel führt zu Bindegewebsschädenl])
- Stoffwechselstörungen (Hypometabolie [reduzierter Stoffwechsel], Hypoglykämie [Absinken des Blutzuckers], Hyperurikämie [erhöhter Harnsäuregehalt im Blut, Folge Gicht]
- Immunschwäche (chronische Infektionen, Allergien)
- Schlafrhythmusstörungen
- psychische Faktoren wie Depression, Angst und Gespanntheit, das Gefühl, nicht verstanden zu werden, „good sport"-Syndrom, d. h. eine Art Verbissenheit, bei der man an seine Leistungsgrenze geht.

In Abb. 50 sind die Folgen akuter und chronischer Muskelbelastung dargestellt.

# Strategie in Krisensituationen

Behandelt man einen Spannungszustand mit Relaxationsübungen, entspannender Massage, oder Akupunktur, können u. U. folgende Symptome auftreten:

- Übelkeit
- Weinen und/oder Lachen
- tiefe Ermüdung
- Angst
- Schwitzen
- zeitliche und örtliche Desorientierung
- Aufsteigen von Erinnerungsbildern

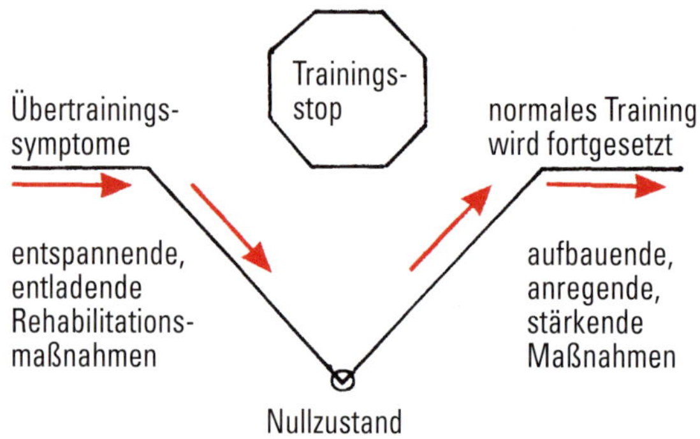


**Abb. 51**

Mit diesen Symptomen kann der Körper ganz natürlich auf die Beseitigung der neuromuskulären Spannung reagieren, die das Erlernen neuer Bewegungsabläufe hemmen und daher abgebaut werden müssen (Abb. 51).

Entspannungsübungen gehören zur Gesamtheit des Lernens und Übens. Zudem dient eine gute neuromuskuläre Entspannungsfähigkeit der Wiederherstellung, weil damit eine Gefäßerweiterung einhergeht, die die Sauerstoffzufuhr verbessert.

# Bedeutung der Entspannung beim Lernen

Kinder haben eine natürliche und zwanglose, fast völlig entspannte Art des Lernens. Analytisches Lernen bringt Anspannung und Steife in den Bewegungsablauf und stört den natürlichen Bewegungsrhythmus. Wird dieser Zustand nicht rechtzeitig korrigiert, stellen sich falsche Bewegungsgewohnheiten ein, die das Muskelgleichgewicht beeinträchtigen.

Eine Übungseinheit, in der neue Bewegungskoordinationen trainiert werden, sollte ohne psychische Belastung des Sportlers durchgeführt werden. In einer Lernsituation erhöhen unnötige Konkurrenzkämpfe die Spannung und verzögern den Lernfortschritt. Die Sportler sollten je nach Leistungsniveau in Gruppen eingeteilt werden, die jeweils nach einem spezifischen Programm trainiert werden.

Bei Übungen für die Muskelbalance und Körperhaltung stößt man oft auf dieselben Probleme wie beim sportlichen Training. Falsche Bewegungsabläufe haben sich tief in das Bewegungs- und Haltungsgedächtnis des Sportlers eingeprägt. Das Erlernen der richtigen Technik stresst den Sportler, erhöht seine Anspannung und beeinträchtig den Erfolg. Aus diesem Grund ist eine ausreichende Entspannung neben einer positiven Motivation die wichtigste Voraussetzung für Muskelbalanceübungen.

## Entspannung und Muskeleinsatz

Bei einem **ökonomischen Muskeleinsatz** wird das Ziel mit möglichst wenig Muskelarbeit erreicht.

## Relaxationstechniken

Bei einer ökonomischen Muskelarbeit sollte die Anzahl der an der Bewegung beteiligten Muskeln auf ein Minimum reduziert werden. Spitzenleistungen zeichnen sich in allen Sportarten durch besondere Leichtigkeit und Ungezwungenheit aus. Die Kraftentwicklung erfolgt ökonomisch. Je länger die Laufbahn des Sportlers andauert, desto größer ist der Bedarf der Bewegungs- und Leistungsökonomie. Sonst kann der alternde Körper der Belastung und Spannung, die schlechte Muskelökonomie mit sich bringt, nicht standhalten. Aufgabe des Trainers ist es, den Sportlern von Anfang an möglichst gute, ökonomische Leistungstechniken beizubringen, nicht nur, um den Körper zu schonen, sondern auch, um optimale Trainingseffekte zu erzielen.

Mit verschiedenen Übungen lässt sich die Spannung derjenigen Muskelgruppen reduzieren, die an Bewegungen unbeteiligt sind. Schnelle Bewegungsleistungen setzen eine vorangegangene völlige Entspannung voraus. Daher sollte stets die Entspannung des gesamten Körpes angestrebt werden.

Hierzu sollte sich der Sportler eine möglichst gute Muskelbalance aneignen, da sonst die Aktivierung der beanspruchten Muskulatur durch die verkürzten (kontrahierten) Antagonistenmuskeln gestört wird.

Die Relaxationstechniken lassen sich nach verschiedenen Aspekten unterscheiden. Hier werden sie in drei Gruppen eingeteilt: in passive, aktive und kombinierte Techniken. Eine Methode wird dann als **aktiv** bezeichnet, wenn der Sportler das Geschehen bewusst über das Nervensystem steuert. **Passive Übungen** sind solche, bei denen der Übende keine aktive Muskelarbeit leistet. **Bei kombinierten Techniken** besteht die Relaxationsphase sowohl aus aktiven als auch aus passiven Teilen.

## Passive Relaxationstechniken

**Beim autogenen Training nach Schultz** konzentriert sich der Sportler darauf, sich aktiv zu entspannen. Mit den in Gedanken gesprochenen Anweisungen versucht man, über das autonome (vegetative) Nervensystem Körperfunktionen zu beeinflussen. Neben dem Effekt der Entspannung stärkt diese Technik das Selbstvertrauen. Sie steigert die innere Ruhe und verbessert die Atemtechnik, lindert Angstzustände und beseitigt Schlafstörungen. Im Sport dient das autogene Training zusätzlich dem mentalen Techniktraining und Aufbau des Kampfgeistes. Dabei sollten die Anweisungen scharf erfolgen, damit man nicht in einen zu lockeren, schlaffen Zustand verfällt. Es ist zwar das Ziel, locker zu sein, aber man sollte selbst im Zustand der Entspannung immer reaktionsbereit sein.

### Relaxierende Massagetechniken

Durch Massage lassen sich psychische Spannungen abbauen. Zudem erholt sich das neuromuskuläre System. Damit ist das Ziel der ganzheitlichen Entspannung erreicht (siehe S. 109).

## Aktive Relaxationstechniken

### Progressive Relaxation nach Jacobson

Bei dieser Technik werden alle Körperteile (Regionen) nacheinander im Hinblick auf Verspannungen behandelt.

Gewöhnlich wird der Muskeltonus der zu relaxierenden Region zuerst mit einer kurzen, aktiven, isometrischen Übung erhöht, damit der Unterschied zwischen gespannter und gelockerter Muskulatur wahrgenommen werden kann. Danach wird der Entspannungszustand durch Anweisungen des Leiters des autogenen Trainings vertieft, wobei einer ruhigen, rhythmischen Atmung besondere Bedeutung zukommt.

### Konstruktives Ruhen und Ideokinesie

Im Unterschied zur progressiven Muskelrelaxation (s. o.) handelt es sich hierbei um eine Technik mentaler Art, bei der man sich Bilder von Bewegungen und Lockerung vorstellt (Ideokinesie). Hierzu liegt der Sportler auf dem Rücken, mit angewinkelten, aneinander gelehnten Knien. Die Füße sind 30–40 cm voneinander entfernt, die ganze Sohle berührt den Fußboden. Die Arme werden über den Brustkorb gekreuzt, die Hände liegen entspannt auf den Schultern.

Der Übungsleiter führt die Beteiligten in Gedanken durch verschiedene festgelegte Bewegungsübungen und Entspannungsphasen mit dem Ziel, sowohl einen möglichst entspannten Zustand als auch eine korrekte Vorstellung über die Technik von Bewegungsabläufen zu erreichen.

### Lockerungstherapie nach Feldenkrais

Die Lockerungstechnik nach Feldenkrais beruht auf einer rhythmischem Hin- und Herbewegung einzelner Gelenk- und Muskelgruppen, wobei die Bewegungen zunächst langsam sind und allmählich schneller werden, um sich abschließend wieder zu verlangsamen. Sie sollten den gesamten Übungszeitraum hinweg als angenehm empfunden werden. Nach jeder Übung wird das Gelenk in die Ruhestellung zurückgeführt und der im allgemeinen beträchtliche Spannungsunterschied zwischen der behandelten und der unbehandelten Seite festgestellt.

Eine neuromuskuläre Lockerung dieser Art eignet sich gut zur Wettkampfvorbereitung. Wegen der aktiven Bewegung wird der Aktivierungsgrad vor einem Wettkampf oder einer wichtigen Trainingseinheit nicht zu weit herabgesetzt. Viele Sportler integrieren solche Übungen in ihr Aufwärmprogramm.

### Yoga

Yoga, ursprünglich mit einem philosophischen Hintergrund verbunden, wird ebenfalls zu den Entspannungstechniken gezählt.

Die physischen Übungen mit langen Dehn- und Spannungsphasen verhelfen zu Körperkontrolle und Muskelbalance. Lage- und Bewegungsübungen (sog. Asanas) führen allmählich zu guter Körperhaltung und ökonomischer Arbeitsweise des Körpers. Zudem lernt man, die an der Bewegung unbeteiligten Muskelgruppen möglichst gut zu entspannen. Mit den Konzentrationsübungen des Yoga können auch sportliche Leistungen verbessert werden, weshalb es von vielen Sportlern als Lockerungstechnik in das Trainingsprogramm aufgenommen wird.

## Kombinierte Relaxationstechniken

### Biofeedback

Mittels der Elektromyographie (EMG) können Spannungs- und Entspannungszustände dargestellt werden. Da der Sportler sofort ein Feedback (Rückmeldung) erhält, wenn das Messgerät eine erhöhte elektrische Muskelaktivität (Spannung) registriert, entwickelt er ein Gefühl für seine Muskulatur. Auf diese Weise können manifestierte falsche Muskelaktivitäten korrigiert werden.

### Aktive Haltungskorrektur

Um eine aktive, auf eine gute Muskelbalance zielende Haltungskorrektur zu ermöglichen, sollte der Sportler lernen, in aufrechter Haltung entspannt zu bleiben. Dies ist eine Aufgabe, die Zeit und Geduld verlangt, da gleichzeitig ein Teil der Muskulatur für die aufrechte Haltung arbeitet. Zwar ist bei schlechter Haltung ein Teil der Muskulatur gelockert; diese Tatsache ist jedoch nicht gleichbedeutend mit dem Ziel, die „richtigen" Muskeln in einen Zustand der Entspannung zu versetzen.

### Alexander-Technik

Ziel dieser Entspannungstechnik und Haltungskorrektur ist die ökonomische und wirksame Arbeitsweise der Muskulatur.

Der Entspannungsprozess vollzieht sich im Rahmen eines Dialogs zwischen dem Therapeuten und dem Patienten. Die Aufmerksamkeit des Patienten wird mit leichten Berührungen auf die angespannten Regionen gerichtet. Zu Beginn liegt der Patient meist auf dem Rücken. Im Laufe der Übung soll er langsam aufstehen und dabei in allen Körperstellungen mit möglichst geringem Muskeleinsatz das Haltungs- und Bewegungsoptimum erreichen. Diese Technik hat unter Musikern, Tänzern und Sportlern international großen Anklang gefunden.

Neben den hier besprochenen aktiven und passiven Relaxationstechniken besteht die Möglichkeit, auch im Sport verschiedene Relaxanzien (Arzneimittel) zur Verminderung der Muskelspannung und Erhöhung der allgemeinen Lockerung einzusetzen.

# 17. Ernährung im Rahmen der Muskelpflege

Die Ernährung ist unbedingt zu berücksichtigen, wenn es um den Erholungsprozess geht. Von allen Faktoren, die dazu beitragen, wird sie vielleicht am meisten vernachlässigt.

Dank sportbegeisterter Ernährungsphysiologen wissen wir heute viel über die Ernährung von Sportlern. Probleme bereiten in erster Linie die innere Einstellung von Trainern und Sportlern und die traditionellen Denkweisen in Bezug auf die Ernährung.

Richtige Essgewohnheiten sind für die relative Kraft, d. h. die Relation zwischen Körpergewicht und Muskelkraft, sehr wichtig. Sie spielt bei den meisten Sportarten eine große Rolle. Ferner ist ausgewogene Nahrung Voraussetzung für eine gute Energieversorgung, die effektives Training und schnelle Erholung ermöglicht. Die Funktionsfähigkeit des neuromuskulären Systems hängt wesentlich vom Zusammenspiel verschiedener Mineralien und Spurenelemente ab. Treten hier Ungleichgewicht oder Mängel auf, sind optimale Muskelfunktion und optimaler Muskelaufbau nicht möglich. Unzureichende Flüssigkeitszufuhr, verbunden mit Mineralienmangel, führt oft zu Muskelkrämpfen und Schmerzen. Außerdem wissen wir, dass eine ausreichende tägliche Zufuhr von Vitaminen und Spurenelementen vor Erkrankung, z. B. Erkältung, schützt.

Im folgenden werden die ernährungsbedingten Faktoren, die sich auf die Muskelbalance und die Erholung nach einer sportlichen Leistung auswirken, dargestellt.

- Der **Flüssigkeitshaushalt** hat vitale Bedeutung für Gesundheit und Leben. Der menschliche Organismus kann längere Zeit ohne feste Nahrung auskommen, aber schon 3–5 Tage ohne Flüssigkeit führen zum Tod. Die Flüssigkeitszufuhr ist auch die erste und wichtigste Maßnahme im Erholungsprozess. Die Verluste, die während einer Trainingseinheit oder eines Wettkampfs eintreten, sind mit Wasser oder verdünnten Sportgetränken auszugleichen. Um erfolgreiches Training zu garantieren und muskulären Symptomen vorzubeugen, ist darauf zu achten, dass auch während des Trainings Getränke zur Verfügung stehen.
  Während einer Belastung kann der Körper relativ wenig, nur 500–1000 ml Wasser pro Stunde, absorbieren. Daher ist es gut, schon eine Weile vor dem Training etwa 500 ml Flüssigkeit in kleinen Schlucken zu sich zu nehmen. Zuckerhaltige Getränke wie Limonaden sind zur Verhinderung eines Flüssigkeitsverlusts ungeeignet, da durch die hohe Zuckerkonzentration die Absorption insgesamt verlangsamt wird. Außerdem werden gleichzeitig belastende Kalorien zugeführt.
  Flüssigkeitsverluste sind immer frühzeitig zu kompensieren. Man darf nicht auf das Durstgefühl warten, denn dann ist ein Verlust schon eingetreten. Je nach Lufttemperatur und Schweißproduktion empfiehlt es sich, während einer Trainingseinheit alle 15-30 Min. etwa 100 ml lauwarmes Wasser zu trinken. Aufgrund des Koffeingehalts entziehen Kaffee, Tee und Cola-Getränke dem Körper Wasser und erhöhen daher den Flüssigkeitsbedarf.

- **Die Auffüllung von Energievorräten mit Kohlenhydraten** findet ziemlich bald nach dem Training statt. Während des Trainings werden die Energievorräte der Muskeln und der Leber aufgebraucht. Falls diese Vorräte nicht wieder aufgefüllt werden, ist eine optimale Erholung nicht möglich. Wird das Training über längere Zeit in einem energiearmen Zustand nur mittels Willenskraft fortgesetzt, können in den Muskeln und im Bindegewebe vorübergehende Veränderungen auftreten.
  Zur Auffüllung von Energievorräten eignen sich lang vorhaltende Kohlenhydrate. Zu diesen stärkehaltigen Nahrungsmitteln zählen unter anderem Kartoffeln, Vollkornreis sowie verschiedene Vollkorn-Getreideprodukte. Kurz vorhaltende Kohlenhydrate aus Obst und Gemüse liefern ebenfalls Energie, aber eben nur für kürzere Zeit.
  Ein Sportler sollte keine Produkte aus geschältem Getreide oder weißem Zucker als Energiequelle verwenden, weil aus diesen nur sehr kurzfristig Energie gewonnen wird. Ein hoher Blutzuckerspiegel führt zur Erhöhung der Insulinkonzentration im Blut, sog. Insulinreaktion (Abb. 52). Durch das Insulin wird der Zucker sehr rasch abgebaut; der Blutzuckerspiegel fällt sogar unter das Ausgangsniveau. Daraus folgen Ermüdung, Unlust, Konzentrationsschwäche und intensives Verlangen nach Süßem. Wenn eine solche „Berg- und Talfahrt“ der Blutzuckerkurve länger anhält, leidet die Wirksamkeit des Trainings darunter. Außerdem kommt es zu unnötiger Gewichtszunahme.

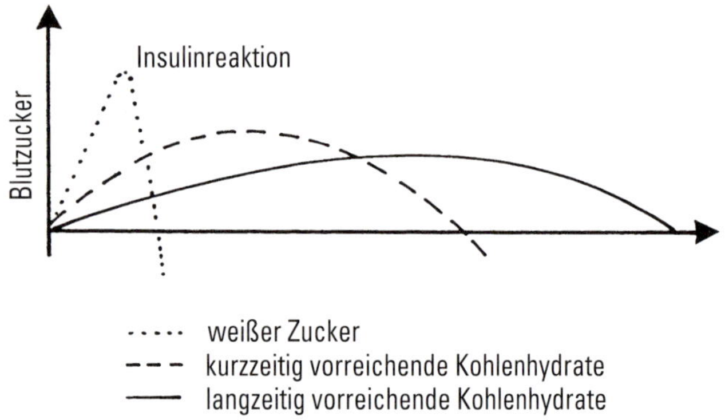


**Abb. 52** Schematische Darstellung der Wirkung verschiedener Kohlenhydrate auf den Blutzuckerspiegel.

- Die Muskulatur und der ganze Körper brauchen auch Baustoffe. Die dritte Phase der Energieaufnahme nach Belastung besteht in der **Zufuhr von Eiweißen, Proteinen.** Der menschliche Organismus kann nur eine gewisse Menge an Proteinen verwerten. Wenn der Bedarf gesättigt ist, nützt die weitere Aufnahme nichts. Im Gegenteil: Eine übermäßige Proteinzufuhr schadet nachweislich!
  Eine Proteindosis von 1 g pro kg Körpergewicht und Tag gilt als völlig ausreichend. Der tatsächliche Bedarf dürfte noch niedriger sein, aber weil nicht jedes Protein alle essentiellen Aminosäuren enthält, wurde der empfohlene Richtwert etwas höher angesetzt. Für die meisten Sportarten reicht diese Menge aus. Beim Krafttraining, bei dem ein schneller Zuwachs der Muskelmasse angestrebt wird, kann eine höhere Proteinzufuhr erforderlich sein.
  Ernährungsphysiologisch gesehen sind fettarme Eiweißträger wie Truthahn, Hähnchen, das Weiße vom Ei, fettarme Milch oder Frischkäse zu empfehlen. Mit Hinblick auf die Blutwerte, insbesondere das Hämoglobin, sollten jedoch auch geringe Mengen Fleisch und Innereien gegessen werden. Bei der Errechnung der Protein-Gesamtmenge in der täglichen Nahrung ist von einem 9–11%igen Eiweißgehalt der Getreideprodukte (Trockengewicht) auszugehen.
  Wenn ein Sportler tierisches Eiweiß meiden will, kann der Proteinbedarf auch mit pflanzlichem Eiweiß gedeckt werden. Allerdings muss man dann genau auf die Zusammensetzung der Nahrung achten – und das bedeutet auch etwas Mühe. Mit Nüssen, Samen, Bohnen, Schotenpflanzen, Getreide und anderen pflanzlichen Produkten lässt sich auch ohne tierische Kost ein gutes Aminosäurengleichgewicht erreichen. Dabei können allerdings Allergien (z.B. auf Nüsse) Probleme bereiten. Nach Schätzungen leiden 3% der Bevölkerung darunter. Des weiteren wirken auch viele andere Proteine wie das Eiweiß in Hühnereiern und Sojabohnen als Allergene. Falls bei einem Sportler Allergien festgestellt werden, ist die Ernährung sehr genau zu planen, damit es durch den Wegfall bestimmter Nahrungsmittel nicht zu einem Mangelzustand kommt.
  Wenn ein Sportler auf tierisches Eiweiß verzichtet, sollte er besonders sorgfältig darauf achten, dass die Bluteisenwerte nicht sinken. Das Eisen in vegetarischer Kost ist schlechter resorbierbar als das in tierischen Nahrungsmitteln.

- Für die Gesundheit des Organismus ist auch eine gewisse tägliche **Fettzufuhr** erforderlich. Die meisten Menschen haben aber eigene Fettreserven, die der Organismus bei Bedarf mobilisieren kann.
  Der Fettbedarf sollte in erster Linie mit mehrfach ungesättigten Fettsäuren gedeckt werden. Sie senken den Cholesterinspiegel und enthalten wichtige Vitamine. Allerdings sind sie kalorienreich. Um das Körpergewicht stabil zu halten, sollte daher auch mit Pflanzenölen Maß gehalten werden.
  Neben den Pflanzenölen ist auch Fischfett zu empfehlen. Es senkt nachweislich den Blutfettspiegel und trägt zur Erhöhung des nützlichen HDL-Cholesterins im Blut bei.

- Vitamine, Mineralien und Spurenelemente sind für die Organfunktionen und die Aktivität des neuromuskulären Systems unabdingbar (Abb. 53). Eine vollwertige und ausgeglichene Nahrung sichert auch die Zufuhr dieser Stoffe. Diätfehler, stressintensive Lebensweise, hartes Training und der Konsum von Genussmitteln sind Faktoren, die das Körpergleichgewicht stören. Falls sich diese Störfaktoren nicht beseitigen lassen, ist eine zusätzliche Vitamin- bzw. Mineralienzufuhr unter fachmännischer Leitung angezeigt.

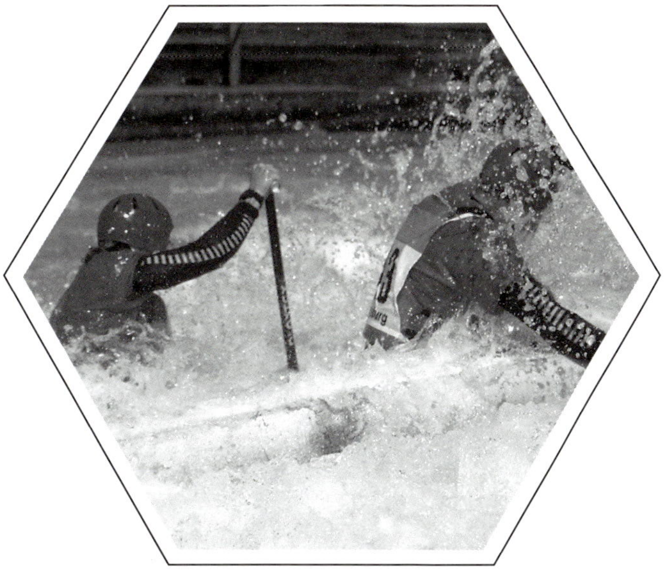
Schwangerschaft
Fe, Zn, Se, Mg, Vitamin C, Vitamin $B_6$, Pantothensäure
Stressbelastung
Die neuroaktiven Vitamine der Vitamin-B-Gruppe: $B_1$, $B_6$, $B_{12}$, Mg
Wiederstandsfähigkeit
Zn, Vitamin C, A und E mehrfach ungesättigte Fettsäuren
Abmagerungsdiät
kann zum Mangel von allen Vitaminen und Mineralien führen
Muskelarbeit leicht:
Fette als Energiequelle, Vitamin E, Se, K
schwer: Kohlenhydrate als Energiequelle Vitamin $B_1$, Mg
lang: Fette und Kohlenhydrate als Energiequelle Vitamin E, Se, Vitamin B, Mg
Knochenbelastung
Ca, Mg, P, Vitamin D

**Abb. 53** Vitamine und Mineralien in verschiedenen Lebenssituationen. Nervensystem, Immunsystem und Bewegungsapparat brauchen verschiedene Vitamine und Mineralien, um zu funktionieren. Wenn z. B. das Nervensystem durch Stress belastet wird, ist der Bedarf an Vitamin B hoch. Mit dessen Hilfe kann das Nervengewebe ATP aus Zucker gewinnen. Ferner ist Magnesium lebenswichtig. Das Schema zeigt Vitamin- und Mineralbedarf in verschiedenen Stresssituationen. Chemische Symbole: Fe = Eisen, Zn = Zink, Se = Selen, Mg = Magnesium, K = Kalium, P = Phosphor.

# Säure-Basen-Gleichgewicht

Für das allgemeine Wohlbefinden und eine leistungsfähige Muskulatur sollte man die Prinzipien des sog. Säure-Basen-Gleichgewichts kennen. Damit der Organismus optimal funktionieren kann, muss in den Geweben ein gewisses Gleichgewicht herrschen. Das Säure-Basen-Gleichgewicht ist mit der Regelung des Wasserhaushalts, des Elektrolyt- und Salzhaushalts eng verbunden. Die Enzymaktivitäten des Körpers setzen bestimmte Aziditäten voraus. Die Azidität wird mit dem Begriff des pH-Werts (negativer Logarithmus der Wasserstoffionen-Konzentration) beschrieben. In einer Skala zwischen 0 und 14 bedeuten alle pH-Werte unter 7 sauer bzw. azid und alle pH-Werte über 7 basisch bzw. alkalisch. Im Neutralzustand beträgt der pH-Wert 7.

Der optimale pH-Bereich für die Enzymaktivitäten beim Menschen liegt zwischen 7 und 8. Der Organismus versucht, das Säure-Basen-Gleichgewicht unter allen Umständen konstant zu halten. Der pH-Wert des arteriellen Bluts variiert zwischen 7,35 und 7,45. Schon eine geringe pH-Änderung weniger Einheiten in die saure oder alkalische Richtung bedeutet Lebensgefahr.

Verschiedene Krankheiten wirken sich auf die Azidität aus. Durch sportliche Betätigung kann die vermehrte Milchsäurebildung auch bei einer gesunden Person Azidose, Übersäuerung des Organismus, hervorrufen. Die körpereigenen Puffermechanismen sorgen jedoch für eine rasche Beendigung dieses Zustands: das Gleichgewicht wird wiederhergestellt.

Dr. Ragnar Berg aus Schweden teilt in seinen Untersuchungen unsere Nahrung in drei Hauptgruppen ein:

- säurebildende Nahrungsmittel
- basenbildende Nahrungsmittel
- Nahrungsmittel ohne Einfluss auf das Säure-Basen-Gleichgewicht

Das saure Kohlendioxid wird mit der Ausatmungsluft aus dem Körper abtransportiert. In Verbindung mit dem Proteinmetabolismus entstehen neben Wasser und Kohlendioxid auch Salz-, Phosphor- und Schwefelsäure. Sie werden in den Nieren abgebaut und mit dem Harn ausgeschieden.

**Tab. 14** Säure-Basen-Werte verschiedener Nahrungsmittel. Die Werte sind in meq/100 g (Milliäquivalent) angegeben. (–) = Säure, (+) = Base.

| | | | |
|---|---|---|---|
| **Getreide** | | | |
| Mais und Maismehl | – 6 | Gerste, Graupen | –20 |
| Weizenstärke | – 6 | Gerste, Korn | –22 |
| Weizenmehl | – 8 | Haferflocken | –30 |
| Reis, geschält | –11 | Hafermehl | –33 |
| Mais, geschält | –14 | Weizen, gemahlen | –38 |
| Roggen, gemahlen | –16 | Weizenkleie | –39 |
| Roggen, Korn | –17 | Reis, ungeschält | –51 |
| **Brot** | | | |
| Roggenbrot | – 6 | Hefebrot | –11 |
| Knäckebrot | – 9 | Roggenbrot, Vollkorn | –22 |
| **Gemüse und Rüben** | | | |
| Gurke, ohne Samen | +31 | Melone, kernlos | + 2 |
| Kopfsalat | +14 | Spargel | + 1 |
| Tomaten, ohne Samen | +14 | Erbsen, Zucker | ± 0 |
| Sellerie | +11 | Artischocke | – 4 |
| Mohrrüben | +10 | Bohnen, grüne Schoten | – 4 |
| Endivien | + 9 | Erbsen, reif, gelb | – 4 |
| Spinat | + 9 | Bohnen, braun | – 8 |
| Porree | + 9 | Rosenkohl | – 9 |
| Schnittlauch | + 9 | Bohnen, weiß | –10 |
| Kohlarten | + 5 | Sojabohnen | –10 |
| Kartoffeln, geschält | + 5 | Spargelknospen | –14 |
| Zwiebeln, gelb | + 3 | Hopfenzapfen | –15 |
| **Beeren und Obst** | | | |
| Feigen, getrocknet | +28 | Aprikosen | + 5 |
| Rosinen | +16 | Himbeeren | + 5 |
| Hagebutten, getrocknet | +15 | Heidelbeeren | + 4 |
| Mandarinen | +12 | Ananas | + 4 |
| Apfelsinen | +10 | Johannisbeeren | + 4 |
| Zitronen | +10 | Birne | + 3 |
| Stachelbeeren | + 9 | Apfel | + 3 |
| Weintrauben | + 7 | Kirsche | + 3 |
| Datteln, getrocknet | + 7 | Erdbeere | + 2 |
| Bananen | + 7 | Moosbeere | + 2 |
| Brombeeren | + 7 | Rauschbeere | + 2 |
| Pflaumen | + 6 | Preiselbeere | – 6 |
| Pfirsiche | + 5 | | |
| **Nüsse** | | | |
| Mandeln, süss | – 1 | Walnüsse | – 8 |
| Haselnüsse | – 1 | Paranüsse | –10 |
| Kokosnuss, gekocht | – 4 | Erdnüsse | –15 |
| **Milchprodukte** | | | |
| Milch | + 4 | Butter, gesalzen | – 6 |
| Molke | + 4 | Käse, fettarm | –14 |
| Meskäse, norwegisch | + 4 | Kase, Emmentaler | –17 |
| **Fleisch, Fisch, Eier** | | | |
| Ei, gekocht | –23 | Fisch | –10–19 |
| Fleisch | –10–24 | | |
| **Sonstiges** | | | |
| Pilze, Hüte | + 3 | Olivenöl | – 6 |
| Margarine, gesalzen | – 4 | | |

Die Säureausscheidungsfähigkeit der Nieren wird jedoch durch deren funktionelle Kapazität begrenzt. Wenn durch Ernährung oder Training mehr Säuren gebildet werden, als über die Lungen, die Nieren und mit dem Schweiß eliminiert werden können, wird der restliche Säuregehalt von den Puffersystemen des Organismus übernommen. Auf diese Weise lassen sich konstante pH-Werte in Gewebsflüssigkeiten und Blut aufrechterhalten. Überschüssige Säuren werden in einer Form gespeichert, die den pH-Wert des Bluts nicht beeinflusst.

Das Bindegewebe fungiert als wichtigster Speicher saurer Stoffwechselprodukte, sie stören jedoch die Funktion des Kollagens. Aus diesem Grund ist basenreiche Nahrung z. B. für Patienten mit rheumatischen Krankheiten (Muskelrheumatismus) vorteilhaft. Im Sport wird insbesondere das Bindegewebe stark belastet. Mit richtiger Ernährungsplanung, die die ausgeglichene Zufuhr azidöser und basischer Nahrungsmittel beachtet, lassen sich Muskulatur und Bindegewebe in einem guten Zustand halten.

Zum Teil werden die Säuren auch in den Knochen gespeichert. Übermäßige Zufuhr von tierischem Eiweiß wird heute für eine Ursache des Kalkschwundes gehalten. Fleischreiche Nahrung überlastet die Nieren, die dann große Mengen Ammonium bilden. Das Ammonium wiederum spaltet unter anderem Kalzium und Phosphor vom Knochengewebe ab. Interessanterweise leiden Vegetarier, die nur wenig Kalzium aus der Nahrung bekommen, nicht an Osteoporose.

Beim Aufstellen eines Ernährungsplans für den Sportler ist immer von der Gesamtsituation auszugehen. Ein Gleichgewicht ist immer das Resultat des Zusammenwirkens vieler verschiedener Faktoren. Daher empfiehlt es sich z. B. nicht, nur basische Nahrung zu essen. Immer ist dafür Sorge zu tragen, dass die Nahrung alle erforderlichen Nährstoffe in genügenden Mengen enthält. Die Säure-Basen-Tabelle über verschiedene Nahrungsmittel (Tab. 14) gibt Hinweise darauf, wie sich das Gleichgewicht erreichen lässt. Mit Hilfe dieser Tabelle ist es möglich, zu saure Nahrung zu meiden. Wenn der Sportler durch zu viel Training in einen Zustand der Schilddrüsenüberfunktion geraten ist, ist eine basische, vollwertige Nahrung besonders wichtig.

# Übergewicht

Nicht wenige Sportler kämpfen ständig mit Übergewicht. Im Sport gibt es große Unterschiede im Hinblick auf den optimalen Fettanteil am gesamten Körpergewicht. Ein Extrem stellen die japanischen Sumo-Ringer dar, die ihre Körpermasse erhöhen, indem sie möglichst viel Fett ansetzen. Dementgegen achten z. B. Balletttänzer und Gymnastik-Sportler aus kosmetischen Gründen auf möglichst wenig Körperfett. Marathonläufer, Sprinter und Springer streben ebenfalls bewusst eine Minimierung des Fettansatzes an.

Sportler, die viel laufen und springen, sind anfällig für Belastungsschäden von Sehnen und Gelenken sowie Belastungsfrakturen, besonders im Fuß- und Unterschenkelbereich. Jedes überflüssige Kilogramm Körpergewicht erhöht die Belastung und Anfälligkeit für Verletzungen. Daher sollte das Gewicht auch während der Trainingsperiode konstant bleiben. Es genügt keinesfalls, das Gewicht bis zum Beginn der Wettkampfperiode zu senken. Neben der Überlastung gibt es nämlich auch einen anderen Faktor, der Gewichtschwankungen unerwünscht macht: Bewegungskoordination und Entwicklung der Bewegungstechnik verschlechtern sich.

Schnelle Gewichtsreduktion ruft auch Flüssigkeitsverluste, Mangel an Mineralien, Spurenelementen und Vitaminen sowie allgemeine Unterernährung hervor. Außerdem versucht der Sportler nicht selten, oft zu trainieren, ohne die erforderliche Energie zuzuführen. Diese Faktoren können, im Zusammenspiel oder einzeln, den Zustand des neuromuskulären Systems dramatisch verschlechtern. Die Folge sind Muskelkrämpfe und Gelenkschmerzen sowie Unlust zu Training und Wettkämpfen.

Von einer schnellen Gewichtabnahme mit einer „Wunderdiät" bzw. Fasten ist im Sport abzuraten. Der einzige gesunde Weg zur Normalisierung des Körpergewichts ist eine ausgewogene, kohlenhydrathaltige Diät. Neben lange vorhaltenden Kohlenhydraten sollte sie viel Gemüse sowie geringe Mengen an Obst und Beeren enthalten. Bei Bedarf wird diese Diät mit tierischen Produkten und Pflanzenölen ergänzt. Im günstigsten Fall werden auf diese Weise Ernährungsgewohnheiten entwickelt, die das ganze Leben lang anhalten.

Bei Massagen und anderer physikalischer Therapie ist eine dicke Fettschicht hinderlich. Muskeln, Gelenke und Wirbel sind dann nur schwer mit Massage- und Mobilisationsgriffen erreichbar. Darüber hinaus wirkt Fett als Isolierschicht, die das Eindringen der therapeutischen Wärme in die Gewebe verhindert. Außerdem treten bei Übergewicht oft Schwellungen auf, die das manuelle Bearbeiten von Muskeln erschweren.

Die Ursache des Übergewichts ist fast ausnahmslos übermäßiges Essen. Die zugeführte Energiemenge ist größer als der Energieverbrauch, wobei meist nicht gegessen wird, um ein Hungergefühl zu stillen: viele essen etwa aus Nervosität oder nehmen ständig kleine Imbisse ein. Diesem Verhalten liegt oft psychischer Stress oder Langeweile zugrunde. Daher sollte sich eine Person mit Gewichtsproblemen selbst beobachten und analysieren, ob das Gefühl im Magen auf Hunger, Durst oder auf seelische Belastungen zurückzuführen ist.

Jeder Mensch lebt nach seinen eigenen Rhythmen. Daher ist es schwer, strikte Anweisungen darüber zu geben, zu welchen Zeitpunkten die jeweiligen Mahlzeiten eingenommen werden sollten. Für den einen sind ein ausgiebiges Frühstück und zwei Hauptmahlzeiten geeignet, der andere wiederum kann morgens nicht viel essen. Für wieder andere sind fünf, sechs kleinere Imbisse während des Tages ernährungsphysiologisch am günstigsten.

Im Hinblick auf sportliche Betätigung sind die Mahlzeiten so zu organisieren, dass während des Trainings ausreichend Energie zur Verfügung steht, aber der Magen nicht mehr voll ist. Ansonsten lassen sich die Mahlzeiten dem gewohnten Tagesrhythmus anpassen. Sie sollten entspannt, ruhig und ohne jegliche Eile eingenommen werden.

Hier zehn Regeln für den Sportler:

1. Iss nur, wenn du hungrig bist. Durch den Hunger signalisiert der Körper, wenn er Nahrung braucht.
2. Nimm keine Zwischenmahlzeiten ein. Sie belasten die Verdauung.
3. Iss nicht zu viel. Verlasse den Tisch satt, aber nicht voll gestopft. Kaue die Nahrungsmittel sorgfältig. Entspanne dich und genieße deine Mahlzeit.
4. Studiere die Etiketten von Fertigmahlzeiten. Vermeide Produkte, die weißen Zucker, viel Salz oder synthetische Gewürz- und Farbstoffe enthalten.
5. Sorge dafür, dass die Menge der Nahrung der täglichen Trainings- und allgemeinen Belastung entspricht – wenig Verbrauch, kleine Mengen.
6. Trinke zwischen den Mahlzeiten. Trinke zum Essen nichts oder nur wenig Wasser.
7. Vermeide unnötiges Fett. Entferne sichtbares Fett von tierischen Produkten. Ziehe Pflanzenöle und Fischfett tierischem Fett vor.
8. Vermeide Produkte aus geschältem Getreide und Zucker (Süßigkeiten, Limonaden, Gebäck usw.).
9. Trinke Kaffee und Alkohol nur in mäßigen Mengen.
10. Nimm nur gesunde Nahrung zu dir, die die Entwicklung deiner sportlichen Laufbahn begünstigt. Hippokrates – der Vater der Medizin – hat dies mit folgenden Worten ausgedrückt: *„Essen sei eure Medizin und Medizin euer Essen."*

# 18. Ödeme

## Bildung und Zirkulation von Gewebsflüssigkeit und Lymphe

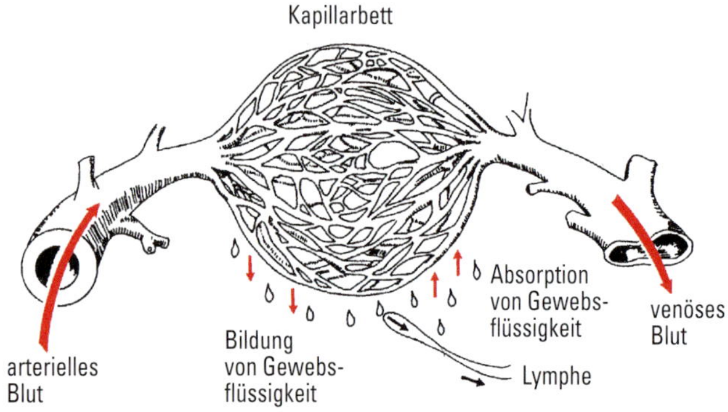


**Abb. 54** Bildung von Lymphe. Aus den Kapillaren erhalten die Gewebe etwa 20 Liter Flüssigkeit pro Tag. Davon werden etwa 18 Liter in die Venen rückresorbiert, während die restlichen 2 Liter über die Lymphgefäße abtransportiert werden. In den Lymphknoten werden der Lymphflüssigkeit weiße Blutzellen zugesetzt.

## Belastungsödem

Schwellungen gehören zu den Nebeneffekten sportlicher Übungen. Am häufigsten treten sie nach exzentrischen Belastungen auf, etwa beim Boxen oder bei Sprungdisziplinen. Die Ursache des Ödems ist das Reißen mikroskopischer Bindegewebsstrukturen, Z-Membranen und anderer Zellstrukturen. Die Osmose steigernde und abbauende Enzyme werden aktiviert und die Kapillardurchlässigkeit erhöht. Dies wiederum ermöglicht das Eindringen von Flüssigkeit in das Gewebe, wodurch Schwellungen entstehen. Die Ödembildung geht mit Schmerzen einher.

Bei vielen Sportarten wird wie bei der Arbeit im Sitzen vorwiegend statische Muskelarbeit geleistet. Bogenschützen etwa legen lange auf das Ziel an. Balletttänzer müssen ihre Arme oft lange nach oben halten. Es ist wichtig, für solche Stellungen möglichst wenig Muskelarbeit aufzuwenden, da statische Muskelarbeit sowohl die Blut- als auch die Lymphzirkulation erschwert. Daher muss die Muskulatur weitgehend anaerob (ohne Sauerstoff) arbeiten. In den Muskelzellen wird Milchsäure gebildet, die aufgrund der schlechteren Flüssigkeitszirkulation nur langsam aus den Muskelzellen und dem gesamten Muskel abtransportiert wird.

Die Ansammlung von Milchsäure in den Zellen führt zu erhöhter Azidität; die muskulären Schmerzrezeptoren werden gereizt. Die Schmerzimpulse erreichen die tonuserhöhenden Muskelspindeln. Die zunehmende Muskelspannung erschwert die Flüssigkeitszirkulation weiter, Schwellung und Schmerzen nehmen zu.

Statische Muskelarbeit sollte durch Dehn- und Entspannungsübungen sowie weitere Maßnahmen der muskulären Betreuung ergänzt werden. Andernfalls führt sie zu chronischen Schmerzen, die effektives Training unmöglich machen.

Auf die sportliche Leistung wirken sich Schwellungen nachteilig aus. Sie schränken die Beweglichkeit und Dehnfähigkeit der Muskeln ein, wodurch die Kontraktionsfähigkeit abnimmt. Durch die verlangsamte Lymph- und Blutzirkulation wird auch der Abtransport von Schlacke verzögert und die Zufuhr von Nährstoffen erschwert. Besonders bei Schnelligkeits- und Sprungübungen macht sich das an Ober- und Unterschenkelmuskeln sowie an Fußmuskeln bemerkbar. Jeder Sprinter weiß, wie es ist, wenn z. B. die schnellen Bewegungen des Sprunggelenks gegen Ende einer harten Trainingseinheit fast unmöglich werden.

## Prophylaxe und Behandlung von Schwellungen

Schwellungen lassen sich behandeln und in gewissem Maße auch verhüten. Der Flüssigkeitstransport in Lymphgefäßen, im Extrazellulärraum und in Venen hängt zum Teil von der Funktion der Muskelpumpe, zum Teil von der Wirkung körperfremder Faktoren wie Schwerkraft und äußerem Druck ab. So sind beispielsweise die Füße schlank, wenn man auf dem Bauch geschlafen hat, während sich im Gesicht, vor allem um die Augen, Flüssigkeit angesammelt hat.

## Behandlungsmaßnahmen

- Der Sportler kann beim Training leichte Stützstrümpfe tragen (Abb. 55). Sie beugen der Erhöhung des Venendrucks und der Schwellung vor. Stützstrümpfe sind auch empfehlenswert, wenn der Sportler beim Training viele Pausen hat, in denen er stehen muss.
- Nach dem Abkühlen empfiehlt es sich, die Beine bis an die Knie in kühles oder kaltes Wasser einzutauchen. Durch die Kälte ziehen sich die Gefäße zusammen, das beugt Schwellungen vor. Außerdem drängt der Wasserdruck die Flüssigkeit in den Beinen aufwärts.
- Die Hochlagerung einer Extremität senkt den Gewebsdruck und erhöht den Blutfluss von der Peripherie zum Herzen. Es empfiehlt sich, die Beine während kurzer Trainings- und Wettkampfpausen zu heben bzw. hochzulegen.
- Mit leicht streichenden Massagebewegungen lässt sich die Gewebsflüssigkeit in gewünschte Richtungen transportieren. Der Sportler kann die Schwellung auf diese Weise selbst behandeln.
- Auch verschiedene Kompressen sind dazu geeignet, Schwellungen zu reduzieren. Sie können entweder lokal einem besonderen Problemgebiet oder an allen Extremitäten zugleich eingesetzt werden.
- Aktives Muskelpumpen ist eine der effektivsten Methoden zum Abschwellen. Die Bewegungen müssen jedoch relativ ruhig ausgeführt werden. Zur Optimierung des Resultats kann man die Beine hochlegen.
- Massage gehört zur traditionellen Ödemtherapie. Am besten eignen sich Lymphdrainage und Streichen dazu. Zu kräftige Griffe können jedoch Gewebsläsionen hervorrufen, die die Schwellung verstärken und die Gesamtsituation verschlechtern.

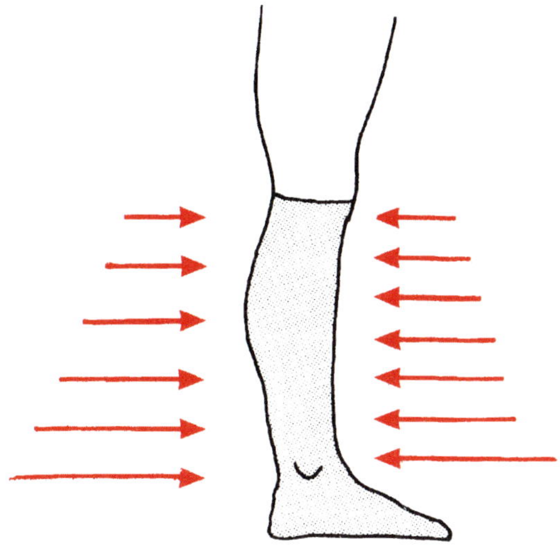

**Abb. 55** Leichte Kompressionsstrümpfe verhindern die Entstehung von Schwellungen, die das Training erschweren.

Ödeme kennt man auch von Reisen. In den ersten Tagen nach der Ankunft in einem heißen Land sind die Venenwände erschlafft und der Venendruck erhöht. Die daraus resultierenden Schwellungen lassen sich ebenfalls mit den beschriebenen Maßnahmen behandeln.

Eine langfristige Ödembehandlung mit wasserentziehenden Medikamenten (Diuretika) ist fragwürdig. Als Nebenwirkungen rufen sie Störungen des Elektrolythaushalts ($Na^+/Ka^+$) und damit unter Umständen schwere Herzrhythmusstörungen hervor. Außerdem gehören Diuretika zu den Arzneimitteln, die durch das Internationale Olympische Komitee verboten worden sind.

Reichliche Flüssigkeitszufuhr erhöht die Harnausscheidung und reguliert den Flüssigkeitshaushalt des Organismus. Auch die möglichst sparsame Verwendung von Salz wirkt Schwellungen entgegen.

# 19. Morphologische Konstitutionstypen

Der Körper jedes einzelnen Menschen ist unterschiedlich gebaut. Jahrelang hat man versucht, Menschen aufgrund ihres Körperbaus zu klassifizieren. W H. Sheldon stellte in seinem Buch „Atlas of Men“ (1954) ein System von verschiedenen „Somatotypen“ vor. Nach ihm gibt es drei Haupttypen, je nach dominierendem Gewebstypus. Er nennt sie ektomorph, mesomorph und endomorph. Geläufiger sind die Bezeichnungen: Leptosome, Athlet und Pykniker.

Nach Sheldon dominiert bei ektomorphen Personen das Nervengewebe, bei mesomorphen das Binde- und Muskelgewebe und bei endomorphen das endokrine Gewebe.

Diese Konstitutionstypen finden sich kaum in typischer Reinform, aber einer der drei Typen dominiert meist klar. Jeder Typ hat seine Stärken, aber auch seine Schwächen. Deren Kenntnis ist nützlich, wenn man individuelle Programme für Training, Betreuung und Rehabilitation aufstellt.

## Leptosome – der ektomorphe Typ

Dieser Menschentyp ist groß und schlank. Das Becken ist breiter als die Schultern; der Stoffwechsel der oberen Körperhälfte läuft oft schneller als der der unteren. Eventuelles Übergewicht sammelt sich vorwiegend an den Oberschenkeln und der Hüfte. Eine ektomorphe Person entwickelt sich in der Regel langsam. Die Pubertät setzt spät ein; aus diesem Grund wachsen besonders die langen Knochen länger als bei den anderen Konstitutionstypen. Die Gelenke sind sehr beweglich und die Muskeln wenig entwickelt. Das zeigt sich oft in Hypermobilität und schlechter Körperhaltung. Vorteil ist die hohe Dehnbarkeit von Muskeln.

Was das Kreislaufsystem betrifft, haben ektomorphe Personen typischerweise niedrigen Blutdruck, hohen Ruhepuls und einen schwachen Kreislauf. Die Vasodilatation und -konstriktion läuft gewöhnlich langsam ab. Diese Faktoren zusammen führen dazu, dass ein Leptosome oft an kalten Händen und Füßen, geringer Ausdauer und Schwindel beim schnellen Aufstehen leidet.

Die Aktivität des Nervensystems hingegen ist äußerst effektiv. Es reagiert schnell und sensibel auf verschiedenste Reize. Diese schnelle Reaktion ist von Vorteil. Die hohe Sensibilität bedeutet aber auch, dass eine ektomorphe Person sehr schmerzempfindlich ist und zu Spannungszuständen des neuromuskulären Systems neigt.

Die Verdauung funktioniert nicht besonders effektiv. Nährstoffe werden schlechter absorbiert als bei den beiden anderen Konstitutionstypen. Daher kann eine ektomorphe Person sehr viel essen, ohne an Gewicht zuzunehmen. Der Nachteil der schlechten Absorption besteht jedoch in der Neigung zu niedrigen Blutzuckerspiegeln, also zur Hypoglykämie. Es ist ratsam, während des Tages sechs oder sieben kleinere Mahlzeiten statt drei größerer einzunehmen. Typischerweise sind auch die Blutspiegel des Hämoglobins (Anämie) und Adrenalins niedrig.

Zur Körperhaltung sei gesagt, dass wegen des schmalen Brustkorbs nur wenig Raum für die Eingeweide bleibt. Deswegen wölbt sich der Magen schon nach kleinen Mahlzeiten nach vorn und drückt den vorderen Rand des Beckens nach unten, was die Einwärtskrümmung der Lendenwirbelsäule verstärkt.

## Athlet – der mesomorphe Typ

Der mesomorphe Typ, der Athlet, ist durch einen starken, eckigen und muskulösen Körperbau gekennzeichnet. Die Schultern sind breiter als das Becken. Die Muskulatur ist gut entwickelt. Dieser Typ reift ziemlich früh und ist daher schon in jungen Jahren im Sport erfolgreich. Kreislauf- und Muskelleistung sind sehr gut. Aktive mesomorphe Personen haben niedrigen Blutdruck und Ruhepuls. Bei physisch unaktiven kommt es jedoch zur Erhöhung sowohl des Blutdrucks als auch des Ruhepulses. Dadurch sind Mesomorphiker in späteren Jahren, wenn das Aktivitätsniveau sinkt, dem Risiko hypertoner Herzerkrankungen ausgesetzt. Um diesem Risiko entgegenzuwirken, sollten sie weiterhin regelmäßig aerobes Training betreiben.

Gefäßverengung und -erweiterung erfolgen äußerst schnell. Auch bei schnellen Lageveränderungen tritt in der Regel kein Schwindel auf. Ein mesomorpher Typ ist wenig kälteempfindlich, kann ohne Hemd im Freien sein, während ein ektomorpher Typ schon zwei Pullover braucht.

Das Skelett und Bindegewebe sind bei Mesomorphikern kompakter als bei den zwei anderen Körpertypen. Muskelkraft, verbunden mit festem Bindegewebe und starken Dehnreflexen bedeutet, dass es für so einen Sportler schwierig ist, die Dehnbarkeit aufrechtzuerhalten, geschweige denn zu steigern. Andererseits wählt ein Athlet in der Regel eine Sportart, die viel Kraft und ein effektives Kreislaufsystem fordern. Wegen des hohen Adrenalinspiegels ist ein mesomorpher Typ energisch, kann sich aber trotzdem besser entspannen als ein ektomorpher. Aufgrund der Muskelkraft und des straffen Bindegewebes hat er von allen drei Konstitutionstypen die beste Körperhaltung.

Die Verdauung funktioniert normal. Daher kann ein athletischer Typ größere Portionen essen, ohne an Gewicht zuzunehmen, vorausgesetzt, dass er aktiv bleibt. Tut er weniger, soll er auch weniger essen, denn das Übergewicht sammelt sich bei ihm an der Körpermitte an, sodass ein klassischer „Bierbauch" entsteht.

## Pykniker – der endomorphe Typ

Fettansatz und runde Körperformen charakterisieren den endomorphen Typ. Die Schultern so breit wie oder etwas breiter als das Becken, aber dieser Unterschied wird durch das Übergewicht verborgen. Das Gewicht verteilt sich gleichmäßiger über den ganzen Körper als bei den beiden anderen Konstitutionstypen. Bezüglich vieler physiologischer Funktionen liegt er zwischen ekto- und mesomorphem Typ. Kreislauf und Muskulatur sind schwächer als beim Athleten, aber stärker als beim Leptosomen. Auch in Bezug auf die Körperhaltung liegt der Pykniker zwischen den beiden anderen. Sie ist in der Regel jedoch ziemlich gut. Eine endomorphe Person ist steifer als eine ektomorphe, aber beweglicher als die mesomorphe. Ein endomorpher Sportler hat gute Voraussetzungen, was Kraft, Ausdauer und Geschmeidigkeit betrifft. Wegen der guten Nährstoffresorption kommt es leicht zu Gewichtzunahme. Die Nahrung darf also nicht zu energiereich sein, wenn man ein optimales Kraft-Gewicht-Verhältnis erzielen will. In einigen Sportarten, z. B. Eishockey, können allerdings einige Kilos mehr von Vorteil sein. Hängt die Leistungsintensität allerdings von dem Verhältnis Gewicht zu Kraft ab wie beim Hoch- und Weitsprung, soll der Pykniker ständig eine Sonderdiät befolgen, um sein Gewicht zu halten.

Ein endomorpher Typ kann sich gut entspannen. Dank dieser Eigenschaft ist er wahrscheinlich auch nicht besonders schmerzempfindlich. Alle Funktionen scheinen eher langsam abzulaufen: niedriger Ruhepuls, niedriger Blutdruck, späte Pubertät, langsame Verdauung.

# Voraussetzungen und Grenzen physischer Aktivität

## Ektomorpher Typ

Ein ektomorpher Typ zeichnet sich durch schnelle, plötzliche Bewegungen aus, die durch die Effektivität des Nervensystems und die langen Hebelarme des Skeletts begünstigt werden. Die Schwäche des Kreislaufsystems begrenzt jedoch die Leistung auf kürzere Phasen. Alles, was Kraft, Muskelausdauer oder einen guten Kreislauf erfordert, fällt einem ektomorphen Sportler schwer. Gewiss lassen sich diese Eigenschaften mittels Training verbessern, aber das Niveau von mesomorphen oder endomorphen Sportlern, die nach demselben Programm trainieren, wird nie erreicht. Dieser Tatsache ist besonders bei Mannschaftsdisziplinen mit Gruppentraining Rechnung zu tragen.

Wegen der neuromuskulären Spannung braucht der ektomorphe Typ Relaxationsübungen. Außerdem sollten Kraft und Ausdauer besonders gefördert werden. Schon eine Pause von einigen Tagen kann das erreichte Niveau herabsetzen. Im Hinblick auf die Dehnfähigkeit ist der ektomorphe Typ hingegen überlegen. Er kann diese Eigenschaft mit sehr wenig Training erhalten.

## Mesomorpher Typ

Ein mesomorpher Sportler führt weite, kräftige Bewegungen aus, und das über lange Zeit. Kraft, Ausdauer und Explosivität gehören zu den starken Eigenschaften dieses Konstitutionstyps. Verglichen mit dem Trainingsumfang, den ein ektomorpher Typ zur Entwicklung von Kraft und Ausdauer benötigt, kann ein mesomorpher schon mit minimalem Training hohe Kraft- und Ausdauerleistungen erreichen.

Die Schwachstelle dieses Konstitutionstyps ist die Dehnfähigkeit. Sie lässt schon nach einer eintägigen Trainingspause nach. Daher soll der Athlet seine Dehnfähigkeit genauso gewissenhaft trainieren wie ein Leptosome seine Kraft und Ausdauer.

## Endomorpher Typ

Kraft, Dehnfähigkeit und Ausdauer zu trainieren und aufrechtzuerhalten, ist für einen endomorphen Sportlertyp relativ leicht. Sein Problem besteht darin, das Körpergewicht in Grenzen zu halten. Schon kürzere Trainingspausen, etwa wegen Verletzungen, führen leicht zu Gewichtzunahme. Neben Diät ist erhöhtes Ausdauertraining ein gutes Mittel zur Normalisierung des Gewichts.

Diese Einteilung in verschiedene Konstitutionstypen hat keineswegs zum Ziel, bestimmte Typen von bestimmten Sportarten auszuschließen. Im Gegenteil - die Kenntnis der Körpertypen hilft, die Neigungen und Kapazitäten des Sportlers zu verstehen und auch seine Grenzen und Mängel zu sehen.

Die Betrachtung von Konstitutionstypen vermittelt aber kein Bild von vielen anderen Eigenschaften, die für verschiedene Sportarten wichtig sind. Ein deutlich ektomorpher Sportler kann im Hinblick auf Koordination, Spielgefühl, taktisches Können, geistige Ausdauer und Gewandtheit den anderen überlegen sein. Es ist sehr schade, wenn man nicht fähig ist, für ein solches Talent ein Trainingsprogramm aufzustellen, mit dem die Schwächen ausgeglichen werden könnten. Denn Talente sind selten.

# 20. Muskelpflege im Trainingsprogramm

Über das Gelingen des sportlichen Trainings entscheidet auch richtiges Timing. Die Muskelpflege ist ein wesentlicher Teil des gesamten Trainings.

> Der Bedarf an muskulärer Betreuung ist besonders groß, wenn einseitig trainiert wird. Beim Rollstuhltraining werden Arm-, Schulter- und Oberkörpermuskeln belastet. Dehnen, Massage und umfassende Betreuung sind hier besonders wichtig, weil dieselben Körperregionen auch für die alltägliche Motorik gebraucht werden. Das Risiko der Überlastung ist besonders hoch.

Von der zeitlich richtigen Eingliederung muskelbetreuender Maßnahmen in das Trainingsprogramm hängen Nutzen und Erfolg ab. In keinem Fall dürfen die physiotherapeutischen Maßnahmen die Wirksamkeit der Trainingseinheit beeinträchtigen oder zur Änderung des Programms zwingen, Wenn der Sportler am Tag nach einer harten Massage nicht trainieren kann, hat die Massage ihren Zweck verfehlt.

## Muskelpflege in verschiedenen Trainingsphasen

### Einzelsportarten

Hier soll die Leichtathletik als Beispiel dienen. Das Timing kann je nach der Sportart und den spezifischen Anforderungen modifiziert werden.

#### Maskierende Erholung

Das von dem Trainer aufgestellte Programm legt die Richtlinien für die Übungen des Sportlers fest. Die physische Leistungsfähigkeit des Sportlers bestimmt, wie häufig und wie intensiv die Übungen sein können. Die Erholung lässt sich mit Maßnahmen der Muskelpflege beschleunigen. Das verlockt dazu, Trainingsumfang und -intensität zu steigern und die Erholung zu vernachlässigen. Zuerst läuft auch alles flott. Die Muskeln sind immer leistungsbereit, und man fühlt sich gut. Der Sportler gerät jedoch leicht in einen Überlastungszustand, der nicht nur auf die Ermüdung der Muskulatur zurückzuführen ist. Vielmehr treten auch psychische Überlastungssymptome auf. Wir dürfen nicht vergessen, dass der Mensch eine psychophysische Einheit bildet, die nicht nur mechanischen Gesetzen unterliegt. Das Wohlergehen, das zur Überlastung verleitet, das aber auch durch übertriebene Muskelbetreuung, verbunden mit unkontrollierter Erhöhung von Trainingsumfängen und -intensitäten, erzielt wurde, ist das Ergebnis sog. maskierender Wiederherstellung (Tab. 15).

Man darf nicht glauben, dass unterstützende Maßnahmen das Training oder auch Teile davon ersetzen könnten. Übung macht nach wie vor den Meister und bildet den Grundpfeiler der sportlichen Entwicklung. Andere Maßnahmen sollen nur das Training effektiver machen, ein besseres und wirksameres Training ermöglichen. Ferner sind sie dazu geeignet, die Rückkehr zum Sport nach Verletzungen zu beschleunigen und Überlastungsschäden vorzubeugen.

## Muskelpflege des Sportlers

- Massage während der Übergangsperiode zwischen den Trainingseinheiten
  - „Nullstellen der Muskulatur“
  - klassische Grundmassage
- Selbstmassage
  - z. B. quergerichtetes Dehnen von Sehnengebieten
- Regelmäßige Massage während der Trainigsperiode
  - Der Zustand der Muskulatur wird 1-4mal im Monat kontrolliert, um Massage zu intensivieren oder das Trainingsprogramm zu lockern, bevor die Muskeln zu steif werden.
- therapeutische Massage (problemorientiert)
- Betonung der Dehnungsübungen
  - Aufwärmen
  - Auswärmen

Tab. 15

| Periode | eigene Maßnahme | Physiotherapie | Massage |
|---|---|---|---|
| Vorbereitungsperiode I (VP I) | selbstständige Dehnen, Pflege Selbstmassage; Trainingsdisziplin Einhaltung von Diätvorschriften, gesunder Lebensstil | ■ Muskelbalancediagnostik<br>■ richtige Grundübungstechniken<br>■ Beseitigung von falschen Haltungsgewohnheiten<br>■ Kontrolle der Beinhaltung<br>■ Behandlung von Fußverletzungen | ■ intensive Grundmassage, ein- bis zweimal/Woche<br>■ Beseitigung alter Verspannungen<br>■ Ganzkörperbehandlungen<br>■ Suche nach geeigneten Massagetechniken |
| Wettkampfvorbereitungsperiode I (WVP I) | | ■ Behandlung von belastungsanfälligen Regionen: Dehnen + Massage + physikalische Therapie<br>■ spezifisches Muskeldehnen zur Eliminierung von Trainingsfolgen<br>■ bei Verletzungen: normale physikalische Therapie | ■ wiederherstellende Massage, einmal/Woche<br>■ therapeutische Massage von belasteten Regionen, 1–3 mal pro Woche<br>■ Nachbehandlungen bei Verletzungen |
| Wettkampfperiode I (WP I) | | ■ physikalische Therapie nach Bedarf<br>■ Dehnen zur Beibehaltung der Muskelbalance | ■ leichte Ganzkörperbehandlungen, einmal/1–2 Wochen<br>■ relaxierende Lokalbehandlungen je nach Bedarf<br>■ wettkampfvorbereitende Massage (s. S. 110) |
| Vorbereitungsperiode II (VW II) | | ■ wie VP I<br>■ spezielle Behandlung von alten Verletzungen<br>■ Kontrolle von Leistungstechniken<br>■ Feedback | ■ wie VP I<br>■ Feedback zur Muskelbetreuung während der Wettkampfperiode |
| Wettkampfvorbereitungsperiode II (WVP II) | | ■ wie WVP I | ■ wie WVP I |
| Wettkampfperiode II | | ■ wie WP I | ■ wie WP I<br>■ Erhöhung der Steigerungsfähigkeit, Lockerheit, schnelle Kraftentwicklung, keine Schlaffheit<br>■ schnelle Schütteltechniken |
| Übergangsperiode | | ■ in der Praxis oft eine passive Pause<br>■ Muskelbalancekontrolle und entsprechende Maßnahmen ratsam | ■ in der Praxis oft passiv<br>■ Grundmassage<br>■ „Nullstellung" der Muskulatur vor der nächsten VP |

- zusätzliche physikalische Maßnahmen
  - Bäder, Wassermassage
  - Ultraschall, UKW usw.
  - Elektrotherapie
  - Solarium
- Betonung der inneren Erholung
  - richtige Ernährung
  - Flüssigkeitshaushalt
  - Absetzen oder Einschränkung von Genussmitteln (Tabak, Alkohol), besonders während harter Trainingsphasen
- korrekte Durchführung der Trainingseinheiten und Übungen
  - der richtige Bewegungsablauf belastet den motorischen Apparat am wenigsten
  - gute Muskelbalance
- Motivierung der Sportler zur Selbstbetreuung, Betonung der Sorgfalt
- Viele Verletzungen entstehen durch Fahrlässigkeit („Ich hätte es ja wissen müssen.").
- Erzielung der nötigen Lockerheit durch geeignete Übungen

# Schlüsselwörter zur muskulären Betreuung des Sportlers

*„Unter muskulärer Betreuung eines Sportlers werden alle diejenigen aktiven oder passiven Maßnahmen verstanden, deren Aufgabe es ist, die physische und psychische Wiederherstellung nach Training oder Wettkampf zu beschleunigen, akuten Traumen und Belastungsschäden vorzubeugen, einen optimal entspannten Zustand zu erreichen sowie dem Sportler einen möglichst ökonomischen und gewebsschonenden Gebrauch seines Körpers beizubringen."*

*(J. Ahonen, 1988)*

**Adduktion:**
Heranführen eines Körperteils zur Körpermitte

**Abduktion:**
Seitwärtsführen eines Körperteils von der Körpermitte

**Absorption:**
physikalisch: Lösung eines Gases in feste Körper oder Flüssigkeiten; biologisch: Aufnahme von Stoffen durch Haut/Schleimhaut

**Adaptation:**
Anpassung

**Agonist:**
Muskel, der eine bestimmte, dem Antagonisten entgegengesetzte Bewegung ausführt

**Aktionspotential:**
elektrischer Strom, der die Übertragung eines Nervenimpulses im Nervenaxon beschreibt

**Analgesie:**
Schmerzbekämpfung

**Antagonist:**
Gegenspieler, z. B. eines Muskels

**anterior:**
vorderer

**Aponeurose:**
breitflächige Sehnenplatte eines Muskels

**Arterie:**
Schlagader

**Arthritis:**
Gelenkentzündung

**Arthron:**
Gelenk

**Arthrosis deformans (Arthrose):**
degenerative Gelenkerkrankung

**Balance:**
Gleichgewicht

**Bone:**
Knochen

**cavus:**
hohl (pes cavus = Hohlfuß)

**Connective tissue:**
Bindegewebe

**Cutis:**
Haut

**Dysfunktion:**
Funktionsstörung

**Elektroosmose:**
im elektrischen Feld eine durch negative Ladungen des Trägers (z. B. Agar) hervorgerufene Flüssigkeitsbewegung, die die Wanderung von Elektrolyten (z. B. Proteinen) hemmt

**Elektrophorese:**
Wanderung geladener Kolloidteilchen im elektrischen Feld

**Elektrolyse:**
Aufspaltung (Dissoziation) chemischer Verbindungen (Basen, Salze, Säuren) durch elektrischen Strom

**Elektromyogramm = EMG:**
Darstellung elektrisch verstärkter Aktionspotentiale im Muskel

**Eversion (Ektopie):**
Verlagerung nach außen

**Extension:**
Streckung

**Faszie:**
bindegewebige Muskelhülle

**Fixativ:**
Mittel zum Härten, Festigen

**Flexion:**
Beugung

**Golgi-Sehnenorgan:**
Spindelorgan; Sehnenrezeptor, der das Gehirn über den Streckungszustand der Sehne informiert

**Gravitation:**
Schwerkraft

**Hämoglobin:**
roter Blutfarbstoff

**horizontal:**
waagerecht

**hyper-:**
über

**hypo-:**
unter, wenig, niedrig

**inert:**
untätig, träge

**inferior:**
der untere, weiter unten gelegen

**Inhibition:**
Hemmung

**Inversion:**
Verlagerung nach innen

**Iontophorese:**
Ionentherapie; Einführung von Ionen mit Hilfe von Gleichstrom in den Körper durch Haut und Schleimhaut, wobei die Elektrode mit einer in Arzneimittel getränkten Watte umgeben ist

**Joint:**
Gelenk

**kaudal:**
steißwärts, fußwärts, abwärts liegend

**Kompression:**
Verdichtung

**kranial:**
kopfwärts, scheitelwärts, zum Kopf gehörend

**Kryotherapie:**
Kältebehandlung, Eisbehandlung

**Kyphose:**
Krümmung der Wirbelsäule nach hinten, Buckel

**lateral:**
seitlich, seitwärts, auswärts

**Muskelspasmus:**
Muskelkrampf; unwillkürliche, andauernde oder rhythmische Muskelkontraktion

**Muskelspindel:**
Muskelrezeptor, der u. a. für den Muskelsinn von Bedeutung ist

**Lordose:**
Krümmung der Wirbelsäule nach vorn

**Lymphe:**
Gewebsflüssigkeit

**medial:**
mittelwärts, einwärts

**Muscle:**
Muskel

**Musculus:**
Muskel

**Myoglobin:**
roter Muskelfarbstoff

**Nervus:**
Nerv

**Os:**
Knochen

**Ostitis:**
Knochenentzündung

**Ödem:**
Schwellung durch Ansammlung von Flüssigkeit in Ge-

websspalten von Haut, Schleimhaut oder Nervengewebe

**Pes:**
Fuß

**planus:**
platt (pes planus = Plattfuß)

**post:**
nach

**posterior:**
der hintere

**postural:**
mit der Position zusammenhängend

**Pronation:**
Einwärtsdrehung

**recurvatus:**
rückwärts gekrümmt

**Relaxation:**
Entspannung

**Rezeptor:**
physiologisch: eine für spezifische Reize empfindliche Empfangseinrichtung einer Zelle oder eines Organs; endokrin: signalübertragende Struktur innerhalb der Zelle

**reziprok:**
wechselseitig, gegenseitig, umgekehrt

**Rotation:**
Drehung, Umdrehung

**sagittal:**
in Pfeilrichtung

**Sedierung:**
Beruhigung

**selektiv:**
auswählend, auf bestimmte Organe wirkend

**Skin:**
Haut

**Skoliose:**
seitliche Krümmung der Wirbelsäule/Körperachse

**Stabilisator:**
Stoff, der die Beständigkeit von Substanzen erhöht und unerwünschte Reaktionen verhindert

**Stimulation:**
Anregung

**Stretching:**
Dehnung

**superior:**
der obere

**Supination:**
Auswärtsdrehung

**Synergist:**
pharmazeutisch: Stoff (z. B. Arzneimittel, Hormon), der durch seine Gegenwart die Wirksamkeit eines anderen Stoffes steigert; physiologisch: ein Muskel, der einen anderen Muskel bei einem Bewegungszustand unterstützt

**Tendo:**
Sehne

**Tension:**
Spannung

**Tonus:**
Spannungs- bzw. Erregungszustand eines Gewebes, Muskels, Gefäßsystems

**Traktion:**
Zug, Ziehen

**valgus:**
krumm, nach innen gewölbt

**Vena:**
Vene

**vertikal:**
senkrecht

**Viskosität:**
Zähigkeit; Fließeigenschaft gasförmiger und flüssiger Stoffe

# Teil IV
# Haltung und Bewegung

# 21. Muskuläres Gleichgewicht und Haltung

Jarmo Ahonen und Tiina Lahtinen

**Definitionen**

**Gleichgewicht:** Zustand, in dem sich zwei oder mehrere einander entgegengesetzt gerichtete Wirkungen (Kräfte) aufheben.

**Gleichgewichtssinn:** Fähigkeit, aufgrund der Schwerkaft eine bestimmte Lage oder Haltung im Raum einzunehmen und beizubehalten; statischer Sinn, Schweresinn.

**Muskuläres Gleichgewicht, Muskelbalance:** Bei guter Muskelbalance aktivieren sich die Muskeln in der richtigen Reihenfolge und möglichst ökonomisch. Das kommt in fließenden, zweckmäßigen und gut koordinierten Bewegungsabläufen bei funktionell korrekter Körperhaltung zum Ausdruck. Dabei werden die Knochen, Gelenke und Muskeln optimal belastet.

(Pulkkinen und Ahonen, 1988)

## Einleitung

Die Bedeutung guter Muskelbalance und richtiger Haltung ist besser verständlich, wenn man gewisse Tatsachen beachtet. Wir müssen alle den Gesetzen unserer Gesellschaft gehorchen, um nicht in Schwierigkeiten zu kommen. Darüber hinaus leben wir aber unter der Wirkung anderer Gesetze, die auch diejenigen betreffen, die die gesellschaftlichen Gesetze ignorieren: Die Naturgesetze nehmen weit größeren Einfluss auf unser Leben, als man sich im allgemeinen vorstellt. Die Analyse von Körperhaltung und Muskelbalance sowie die ausgewogene Belastung von Knochen, Gelenken und Muskeln gründen sich auf die Wahrnehmung und die Kenntnis dieser Gesetze.

**Gesetz der Schwerkraft:** Die Schwerkraft zieht Objekte in Richtung auf die Erde an.

**Mechanische Grundgesetze**

- **I. Newtonsches Gesetz** (Gesetz der Trägheit von Massen): Ein Körper bleibt im Ruhezustand oder setzt eine gleichmäßige, lineare Bewegung fort, falls der Bewegungszustand nicht durch eine äußere Kraft geändert wird.

- **II. Newtonsches Gesetz** (Gesetz der Dynamik): Wenn ein Körper mit der Masse m einer Kraftwirkung (F) ausgesetzt wird, gerät er in eine sich ständig beschleunigende Bewegung (a), deren Richtung der Kraftrichtung entspricht. Es gilt: Kraft gleich Masse mal Beschleunigung ($F = m \times a$).

- **III. Newtonsches Gesetz** (Gesetz der Statik): Wenn ein Körper A auf den Körper B mit einer Kraft F wirkt, wirkt der Körper B auf den Körper A mit einer Kraft F. Eine Wirkung ruft also eine vom absoluten Wert her gleich große, aber in der Richtung entgegengesetzte Wirkung hervor.

**Klinische Gesetze**

- **Neutralstellung:** Alle vertikalen Knochen sollen absolut vertikal sein. Alle horizontalen Knochen sollen absolut horizontal sein (Schuster).

**Biologische Gesetze**

- **Wolfesches Gesetz:** funktionelle Adaptation von Knochen

- **Davissches Gesetz:** funktionelle Adaptation von Weichteilgeweben

## Entwicklung von Körperhaltung und Muskelbalance

Die Wirbelsäule eines Erwachsenen bildet, von der Seite betrachtet, einen flachen Doppel-S-Bogen. Diese Form, ebenso die Bewegungskoordination und verschiedene Körperstellungen, sind das Resultat einer schrittweisen Entwicklung. Beim Feten dominiert der kyphotische, stark nach vorn gebogene Buckel. Wegen der gebogenen Hüfte sind auch die Hüftbeuger (M. iliopsoas) kurz (Abb. 56a).

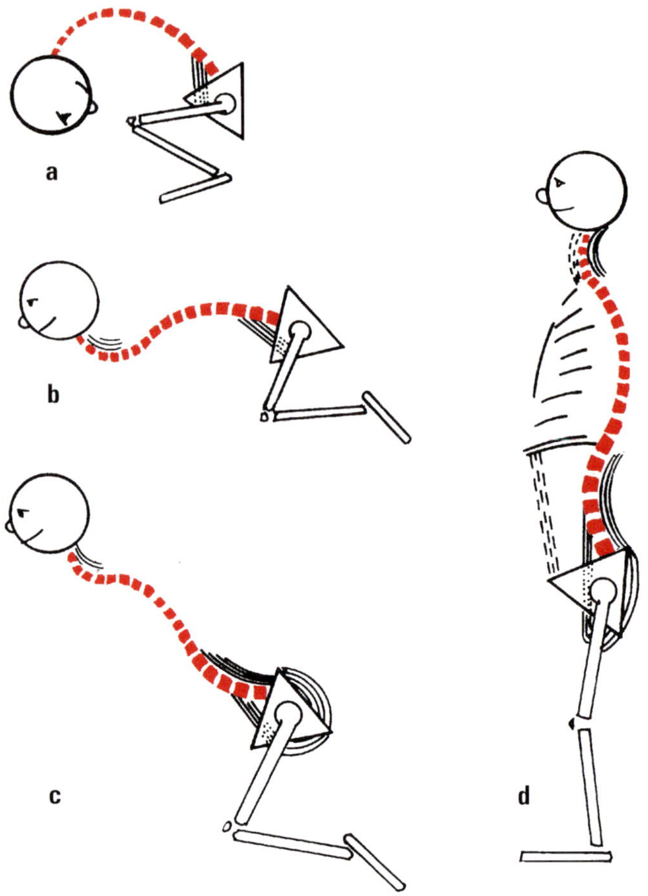


**Abb. 56** Schematische Darstellung der Haltungsentwicklung vom Fetus (**a**) über die Kriechphase (**b**) und das Aufrichten (**c**) zur Haltung eines erwachsenen Menschen im Stehen (**d**).

Nach der Geburt kann das Kind seinen Kopf eine Zeit lang nicht entgegen der Schwerkraft heben. Die Kopf- und Körperbewegungen werden um die horizontale Achse ausgeführt. Die Haltung ist vorwiegend flektiert, d.h. die Beugermuskeln dominieren. Mit Entwicklung der Muskelkraft und wachsender Neugierde hebt das Kind bald seinen Kopf, wenn es auf dem Bauch liegt. Die Nackenstrecker sind die ersten Anti-Gravitationsmuskeln, die an Kraft gewinnen. Gleichzeitig beeinflussen sie die Halswirbelsäule, die sich leicht nach vorn krümmt.

Die Formung der Lendenlordose setzt ein, wenn das Kind beginnt, sich auf seine Hände zu stützen und den Oberkörper zu heben. Kriechen und Aufstehversuche stärken die Muskulatur des unteren Rückens. Die Brustwirbelsäule bleibt ziemlich lange gerade, weil die Aufrichtung des gesamten Körpers dominiert. Die Hüftbeuger sind in der Kriechphase und während der ersten vagen Aufstehversuche noch kurz (Abb. 56b).

Nach und nach richtet sich das Kind immer mehr auf. Die Strecker der Halswirbelsäule werden ständig stärker, und mit der Aktivierung der Strecker des unteren Rückens prägt sich die Lendenlordose aus. Die Beckenstrecker, die großen Gesäßmuskeln (M. glutaeus maximus), werden kräftiger und tragen zur aufrechten Haltung bei. Die dazugehörigen Beuger (M. glutaeus medius) haben neben den Streckern zentrale Bedeutung für die Entwicklung einer ausgewogenen, fehlerlosen Lendenlordose (Abb. 56c).

In der aufrechten Haltung wird ein Gleichgewichtszustand der Wirbelsäule erreicht. Beim Stehen auf zwei Beinen beeinflussen die der Schwerkraft entgegenwirkenden Anti-Gravitationsmuskeln immer stärker die aufrechte Haltung. Die Hüftbeuger werden in ihre richtige Länge gedehnt. Die Gesäßmuskeln werden kräftiger und tragen zur Stabilität der Beckenhaltung bei. Bauchmuskeln und Kopfnicker (Beuger der Halswirbelsäule) entwickeln sich, um die Überaktivierung von Muskeln der Rückenseite zu verhindern. Die flache Kyphose (Krümmung nach hinten) der Brustwirbelsäule resultiert aus der Aktivierung der Bauchmuskeln und dem zunehmenden Einsatz der oberen Extremitäten (Abb. 56d).

**Faktoren, die Körperhaltung und Muskelbalance negativ beeinflussen** (vgl. Abb. 57)

- Einschränkung der normalen Beweglichkeit, indem man den Menschen schon von frühester Kindheit an zwingt, viel zu sitzen
- falsche Haltungsideale in der Jugend
- Mangel an vielseitiger körperlicher Arbeit
- Mangel an körperlichem Training
- allgemeiner Bewegungsmangel
- einseitige Arbeit
- Verletzungen mit Vernachlässigung der notwendigen Rehabilitation
- Haltungsänderungen durch Schwangerschaft
- Kinderpflege (Heben, Tragen von Kindern, Stillen)
- Gewichtzunahme (besonders „Bierbauch“)
- Laufen auf ebener, harter Unterlage
- falsch geplantes und durchgeführtes Training
- ungünstige genetische Veranlagung
- psychische Gründe (Melancholie, Niedergeschlagenheit, schlechtes Selbstwertgefühl, Spannung, Stress)

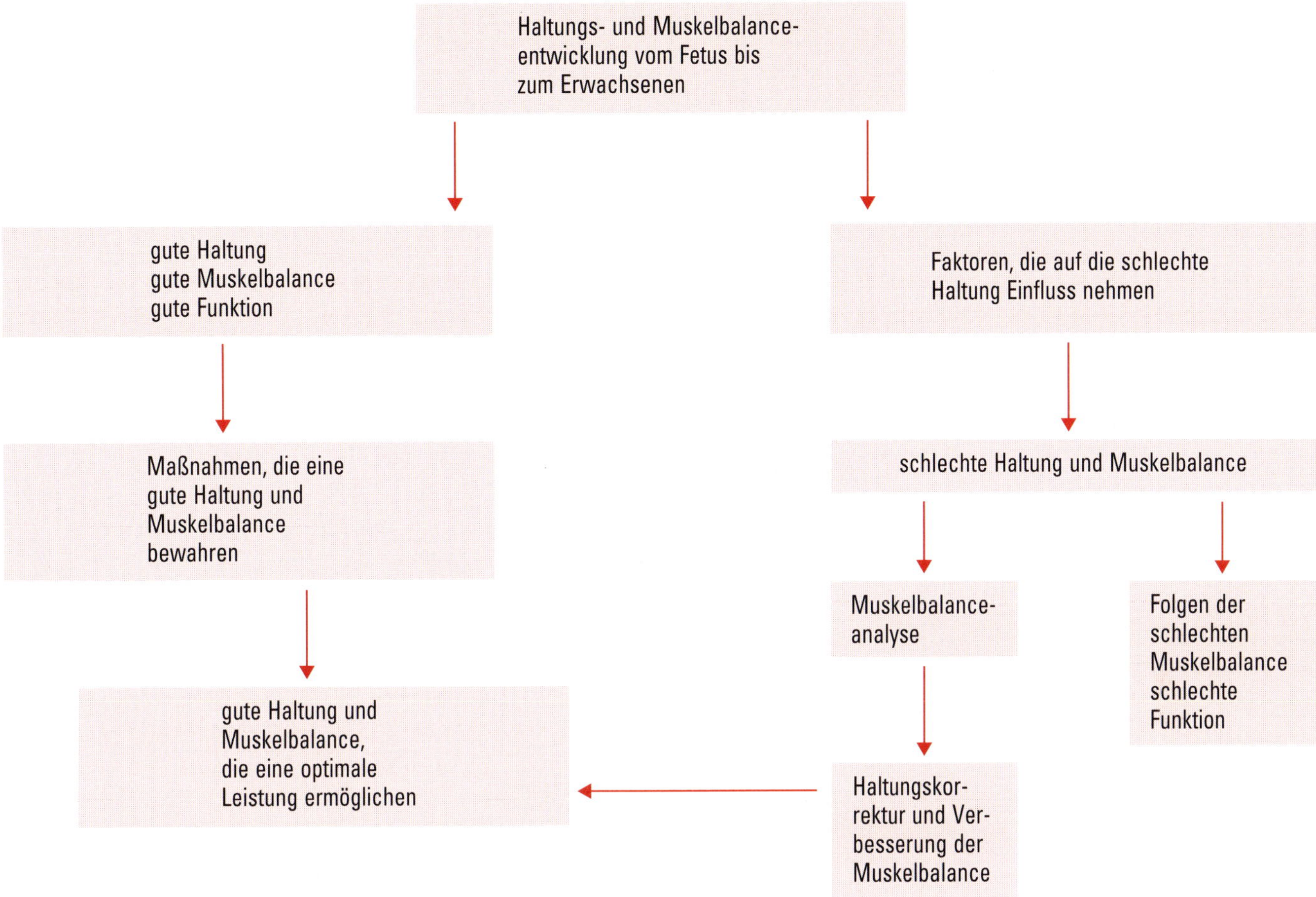


**Abb. 57** Schematische Darstellung der Entwicklung guter Haltung und Muskelbalance (J. Ahonen, 1988).

# 22. Bedeutung des muskulären Gleichgewichts für die sportliche Leistung

*„Kleinigkeiten sind ein Teil des Ganzen. Erst aus dem Ganzen wird Perfektion. Und Perfektion - ja, sie ist keine Kleinigkeit."*

*Michelangelo (1475-1564)*

Jeder Sportler strebt nach Perfektion. Obwohl nicht erreichbar, ist sie doch ein guter Wegweiser. Hinderlich wirken vielerlei Faktoren, die sowohl ererbt als auch erworben und damit veränderbar sein können.

Optimale sportliche Leistungen setzen eine gute Muskelbalance voraus. Training wird dadurch effektiver und das Verletzungsrisiko kleiner. Es werden bessere Resultate erzielt, wenn die Kraft nicht neben, sondern auf die tragenden Gelenke der Bewegungskette gerichtet wird. Bei Wertungsdisziplinen wie Tanzsport, Eiskunstlauf und Gymnastik zeigt sich die gute Muskelbalance in der guten Haltung während Bewegungen. Sie trägt dazu bei, dass die Leistung auch optisch beeindruckt.

Die wichtigste und weitreichendste Auswirkung des muskulären Gleichgewichts besteht jedoch darin, dass die in jungen Jahren erlernten richtigen Bewegungsgewohnheiten, also der richtige Umgang mit dem Körper, das ganze Leben erhalten bleiben und so der Entstehung von Erkrankungen des Stütz- und Bewegungsapparats vorbeugen.

Das Erreichen einer guten Muskelbalance, die Aneignung der richtigen Haltung und das Übertragen des Erlernten auf die sportliche Leistung ist keineswegs leicht. Dies alles erfordert Kenntnisse der Biomechanik, Muskelfunktion, Krafttrainingsmethoden und verschiedener Dehntechniken. Außerdem braucht man ein geschultes Auge, um auch kleinste Fehler in schnellen Bewegungen zu erkennen. Zähe, gewissenhafte Arbeit wird letzten Endes mit der Vervollkommnung der Leistung belohnt.

Sportler und Trainer sollten erkennen, dass sich die Spitzenleistungen aus vielen kleinen Teilfaktoren zusammensetzen. Ihre optimale Verbindung ist die größte Herausforderung in der Kunst des Trainings.

## Ziele der Analyse und Korrektur der Muskelbalance

- Besseres Erkennen der individuellen Fähigkeiten, Möglichkeiten und Grenzen
- Feststellen von Missverhältnissen bei Kraft, Dehnbarkeit, Gelenkbeweglichkeit, Haltung und Aktivierungsfolge von Muskeln
- Förderung der Entwicklung und des Wachstums, um „Vollkommenheit" möglichst schnell zu erreichen
- Entwicklung von Muskelkraft und -wirksamkeit
- Entwicklung von Muskeldehnbarkeit und Gelenkbeweglichkeit
- Entwicklung von Koordination und Korrektur der muskulären Aktivierungsfolge
- Verbesserung der statischen und funktionellen Haltung und der äußeren Harmonie von Bewegungen
- Vierhütung von Verletzungen
- Beschleunigen der Wiederherstellung nach Verletzungen
- Verlängern der sportlichen Laufbahn und Bildung von lebenslangen gesunden Trainingsgewohnheiten

Wer fasst Beschlüsse über Veränderungen? Wer trifft entsprechende Maßnahmen? Wer sind die erforderlichen Helfer?

Nicht selten hat der Sportler die Fehler in seiner Muskelbalance nicht bemerkt. Er soll sie jedoch erkennen und akzeptieren, wenn sie ihm gezeigt werden. Änderungen von Haltung, Muskelbalance und Bewegungsgewohnheiten erfordern viel Einsatz. Wenn der Sportler die Wichtigkeit dieser Änderungen nicht versteht, sind auch keine guten Resultate zu erwarten. Der Sportler ist persönlich verantwortlich für die Verwirklichung der Änderungen. Die Rolle Dritter beschränkt sich auf das Erteilen von Anweisungen. Die Motivation muss der Sportler selbst haben.

# Grundhaltung

Um die Ziele einer fehlerfreien Muskelbalance zu verstehen, wollen wir zuerst die Haltung eines Menschen von allen Seiten betrachten. Drehungen um die Vertikalachse werden von oben angesehen. Die Untersuchung von Haltung und Belastung des Fußes und Sprunggelenks wird mittels eines Spiegelkastens von unten ausgeführt (Abb. 58–61).

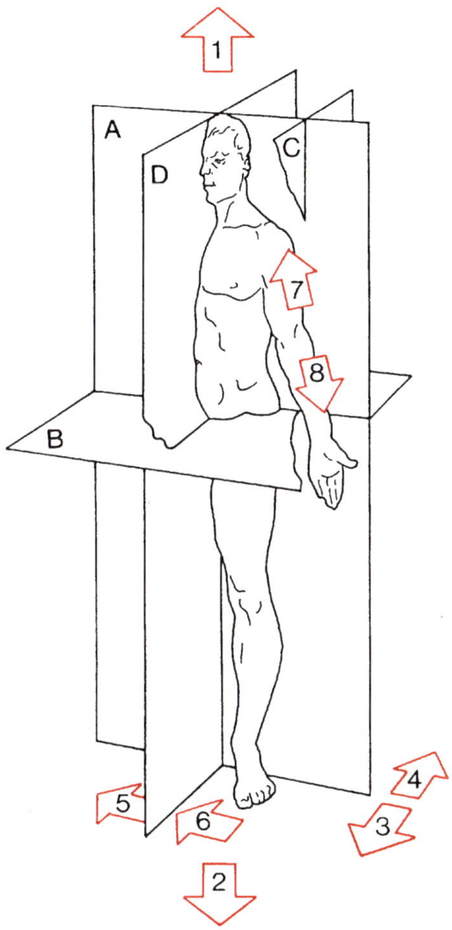


**Abb. 58** Grundebenen von Bewegung und Bewegungsrichtung. A Frontalebene, B Horizontalebene, C Sagittalebene, D Medianebene, 1 kraniale Richtung (superior), 2 kaudale Ebene (inferior), 3 anteriore Richtung (ventral bzw. bauchseitig), 4 posteriore Richtung (dorsal bzw. rückenseitig), 5 laterale Richtung (zur Seite hin), 6 mediale Richtung (zur Mitte hin), 7 proximale Richtung (zum Herzen hin), 8 distale Richtung (vom Herzen weg).

# Wirkung der Schwerkraft auf die Haltung

Von der Seite betrachtet bildet die Wirbelsäule einen flachen Doppel-S-Bogen. Kopf, Brust und Becken bilden drei Bereiche, deren Stellungen und Bewegungen von denen der gesamten Wirbelsäule abhängen (Abb. 62). Die Halswirbelsäule weist im Normalzustand eine flache Lordose (Krümmung nach vorn) auf. Diese sollte bei allen Bewegungen und Körperhaltungen so gut wie möglich erhalten bleiben, vor allem wenn die Wirbelsäule belastet wird. In aufrechter Haltung befindet sich der Schwerpunkt des Kopfes etwas vor dem Stützpunkt. Aus diesem Grunde sind die Nackenstrecker ständig mehr oder weniger gespannt, sobald sich der Mensch aufrich-

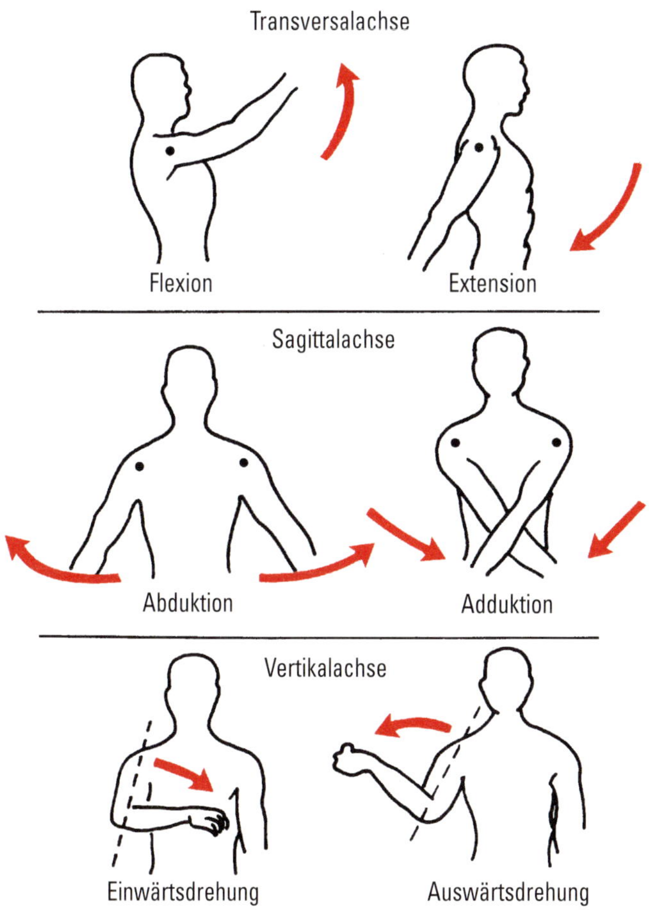


**Abb. 59** Schematische Darstellung der Bewegungsachsen und Bewegungen von Gelenken.

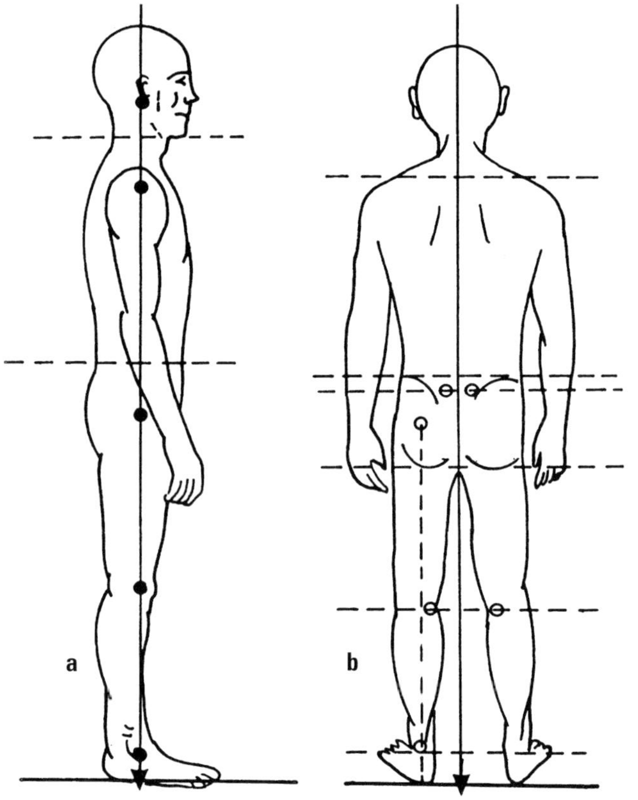


Abb. 60 Die Haltungsanalyse bedient sich verschiedener Messgitter. Bestimmte Punkte des Körpers sollen richtig zueinander liegen. Seitlich betrachtet (a) soll sich eine Lotlinie vom Ohrläppchen über die Mitte des Schultergelenkes zur Mitte des Hüftgelenkes und weiter hinter der Patella, vor dem Knöchel bis auf die Unterlage ergeben. Von hinten betrachtet (b) soll der Körper zwei genau gleiche Hälften bilden. Durch den Vergleich der abgebildeten Markierungsstellen lässt sich eine recht genaue Haltungsanalyse durchführen.

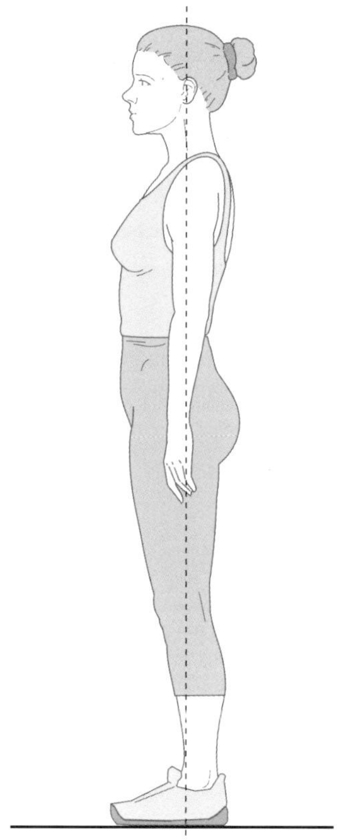

Abb. 61

tet. Wenn der Schwerpunkt im Verhältnis zum Stützpunkt (z. B. beim Zurücklehnen) nach hinten verlagert wird, kommen der I. und VII. Halswirbel aufgrund der Schwerkraft einander näher, wodurch die Lordose verstärkt wird. Daraus folgt, dass sich der hintere Rand des Kopfbereichs nach unten neigt, während das Kinn mehr nach oben weist. Ungleichmäßig entwickelte Hals- und Nackenmuskeln sind nicht imstande, gegen die Wirkung der Schwerkraft zu arbeiten. Es resultiert eine ständige Fehlhaltung des Kopfes.

Der Ursprungswinkel der unteren Halswirbelsäule kann im Verhältnis zur Brustwirbelsäule zu weit nach vorne geneigt sein. Dann gerät auch der Kopf zu weit nach vorn, und die Augen blicken nach unten. Diese Haltung wird durch Heben des Kinns kompensiert, was zur Verstärkung der Lordose führt und die Funktion der Schultermuskeln schwächt.

Die Brustwirbelsäule ist flach kyphotisch, d. h. nach hinten gekrümmt. In diesem Bereich werden der I. und XII. Brustwirbel durch die Schwerkraft einander genähert. Die Rippen sind hinten an den Brustwirbeln und auf der Vorderseite am Brustbein befestigt; sie bilden den Brustkorb. Aufgrund der Gelenkverbindungen folgt er allen Bewegungen der Brustwirbelsäule. Außerdem liegt der Schwerpunkt der Brustwirbelsäule weiter vorn als sein Stützpunkt. Dieses verstärkt die „Sturz"-Wirkung der Schwerkraft auf die Haltung der Brustwirbelsäule.

Die Schwäche von Streckern des oberen Rückens und Straffheit von Muskeln der Vorderseite (Brustmuskeln) wirken sich oft in schlechter Haltung und Zusammenpressen des Brustkorbs aus. Der vordere Rand des Brustkorbs neigt sich nach unten, und die Schulter verlagern sich nach vorn.

Die untere Hals- und obere Brustwirbelsäule bilden eine Übergangsregion, in der Haltungsverschlechterung und Lageveränderung in diese oder jene Richtung Schmerzen und Funktionsstörungen hervorrufen können. Sie wirken auch auf die Bewegungen nach oben und unten ein, sodass sich die Bewegungsmodelle än-

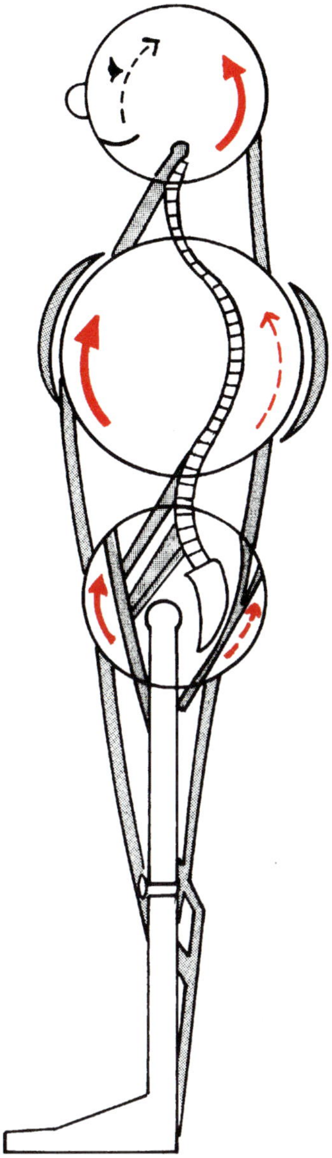

**Abb. 62** Schematische Darstellung der drei Hauptbereiche des Körpers und der Muskeln, die ihre Bewegungen beeinflussen.
Der gestrichelte Pfeil zeigt die Richtung, in die die Bereiche bei schlechter Muskelbalance und von der Schwerkraft unterstützt, gedreht werden. Der durchgezogene Pfeil zeigt die Richtung der Haltungskorrektur an.

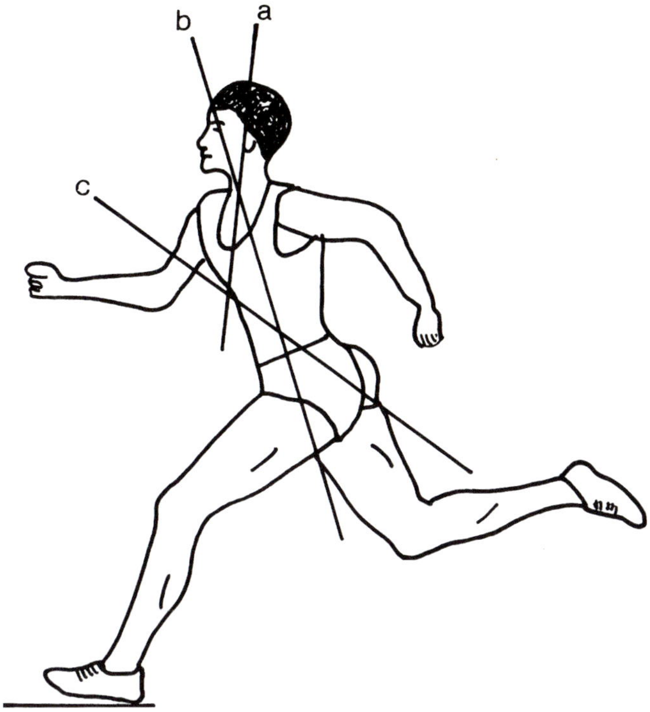


**Abb. 63** Beim Laufen wie auch beim Gehen kann es zum Verlust der Haltungskontrolle kommen. Dann laufen die Kraftlinien an den Gelenken vorbei, die Kraft wird unökonomisch eingesetzt. Außerdem führen Fehlstellungen der Gelenke zu Gelenkschmerzen. In dieser Abbildung ist die im Grunde einheitliche Haltungslinie in drei Einzellinien aufgeteilt: Kopf – Halswirbelsäule (**a**), Brustwirbelsäule – obere Beckenwirbelsäule (**b**), untere Beckenwirbelsäule – Kreuzbein (**c**).

dern können. Die Inaktivierung von Schultermuskeln, ihre eingeschränkte Kraftentwicklung und Ausdauer zählen zu den Folgen der verschlechterten Haltung (Abb. 63).

Bei normaler Haltung ist die Lendenwirbelsäule lordotisch, d. h. flach nach vorn gekrümmt. Durch die Wirkung der Schwerkraft nähern sich der I. und V. Lendenwirbel einander. Das Becken ist durch das Gelenk zwischen dem V. Lendenwirbel und Kreuzbein an der Lendenwirbelsäule befestigt. Aus diesem Grunde wirken sich alle Beckenbewegungen auf die gesamte Wirbelsäule aus und umgekehrt. Durch die Wirkung der Schwerkraft neigt sich der vordere Rand des Beckens nach unten.

Die Bauchmuskeln stützen die Lendenwirbelsäule vorn und verhindern eine übermäßige Ausprägung der Lordose. Geschwechte Bauchmuskeln sind nicht imstande, der lordotisierenden Wirkung von Schwerkraft, straffen Rückenmuskeln und Hüftbeugern zu widerstehen.

# 23. Allgemeine Haltungsfehler

Jeder Mensch ist in seinem Körperbau einmalig. Daher wird man nie zwei völlig gleiche Haltungen oder Haltungsfehler finden. Es gibt jedoch typische Haltungen und Haltungsfehler, die man kennen muss, wenn man mittels Korrektur der Muskelbalance eine Haltungs- und Leistungsbesserung anstrebt.

## Rundrücken (Hyperkyphose)

Die Brustwirbelsäule ist manchmal zu kyphotisch, zu weit nach vorn geneigt. Eine mögliche Ursache ist eine im Wachstumsalter durchgemachte scheuermannsche Krankheit, die die normalerweise eckigen Wirbel keilförmig verformen kann. Schwäche der Oberrückenstrecker und Straffheit der Muskeln am vorderen Brustkorb tragen ebenfalls zum krummen Rücken bei. Meistens handelt es sich um eine Gewohnheit. Man hat die Fehlhaltung erlernt. Aber sie lässt sich in jungen Jahren noch korrigieren. Eine übermäßige Kyphose der Brustwirbelsäule stört die Funktion der Schultergelenke. Der Patient ist nicht imstande, die Arme ganz hoch zu heben.

## Hohlkreuz (Hyperlordose)

Im normalen Zustand ist die Lendenwirbelsäule lordotisch. Ein Wert von 30° gilt in der röntgenologischen Untersuchung als Grenze des Normalen für den Lumbosakralwinkel, den Winkel zwischen der Linie von Kreuzbein und V. Lendenwirbel einerseits und der Horizontalebene andererseits, wenn man die Lendenwirbelsäule von der Seite betrachtet (Abb. 64).

Wenn sich die Gelenke der Lendenwirbelsäule nicht in einer extremen oder blockierten, sondern in einer mittleren Stellung befinden, können sie optimal in alle Bewegungsrichtungen funktionieren. Auch die elastischen Eigenschaften der Wirbelsäule sind in dieser Stellung am besten.

Doch durch Zusammenwirken von Schwerkraft, schlechter Muskelbalance, unphysiologischen Arbeitsstellungen und fehlerhaften Trainingstechniken entwi-

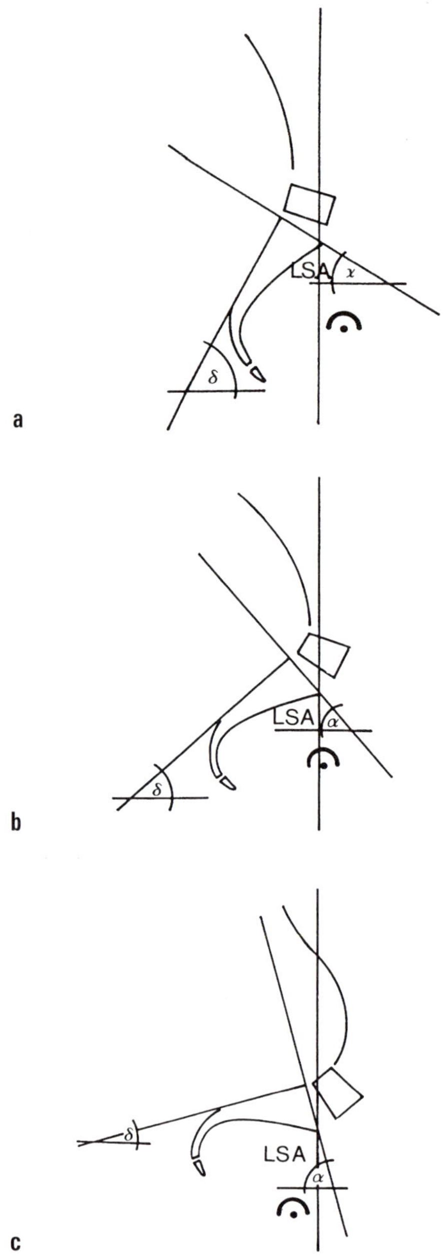


**Abb. 64 a** vertikales Sakrum. Der Lumbosakralwinkel (LSA) beträgt weniger als 30°. Die Krümmung der Beckenwirbelsäule ist gestreckt.
**a** Vertikales Sakrum. Der Lumbosakralwinkel (LSA) beträgt weniger als 30°. Die Krümmung der Beckenwirbelsäule ist gestreckt.
**b** Normales Sakrum. Der Lumbosakralwinkel (LSA) beträgt 30°. Die Biegungen der gesamten Wirbelsäule sind seitlich betrachtet normal.
**c** Horizontales Sakrum. Der Lumbosakralwinkel (LSA) beträgt mehr als 30°. Die Krümmung der Beckenwirbelsäule ist überdurchschnittlich ausgeprägt.

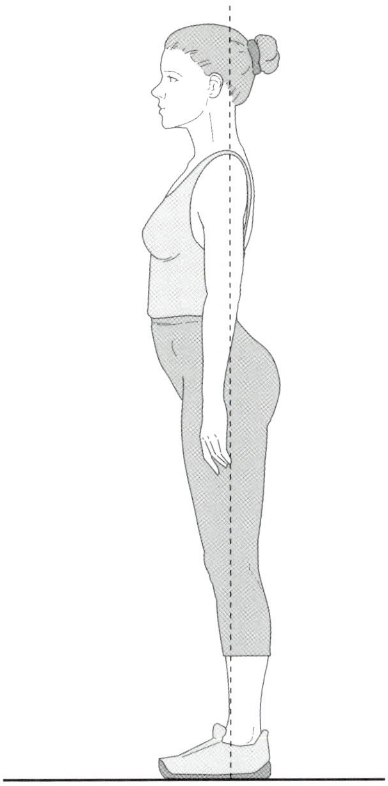

Abb. 65

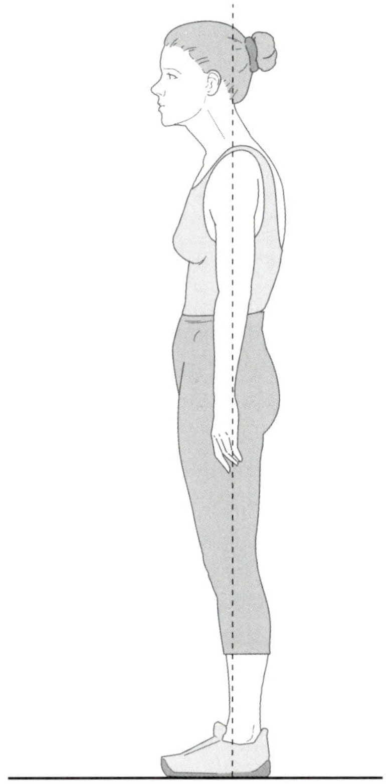

Abb. 66

ckelt sich an der Lendenwirbelsäule leicht eine Hyperlordose, die Krümmung nach vorn wird zu stark. Dies wiederum kann das Entstehen von degenerativen Prozessen im Bereich der Lendenwirbel und Bandscheiben begünstigen. Außerdem wirkt sich die ausgeprägte Vorwärtskrümmung der Lendenwirbelsäule auf die Haltung der übrigen Wirbelsäule aus. Im Beckenbereich zeigt sich das in der Schwächung der Gesäßmuskeln und Überaktivierung der Hüftbeugerfunktion. Die Senkung des vorderen Beckenrandes hat eine Fehlhaltung zur Folge und behindert die volle Funktionsfähigkeit der Hüftgelenke.

# Überkreuzungssyndrom

Typischerweise äußern sich Störungen der Muskelbalance im sog. Überkreuzungssyndrom. Dieses Syndrom hat im Jahre 1979 V. Janda anhand seiner EMG-Untersuchungen beschrieben. Man spricht vom **oberen Überkreuzungssyndrom,** wenn eine Kyphose der Brustwirbelsäule, eine betonte Lordose der Halswirbelsäule und eine Vorwärtsverlagerung des Kopfes vorliegen. Beim **unteren Überkreuzungssyndrom** besteht eine ausgeprägte Lendenlordose und Vorwärtsneigung des Beckens (Abb. 65, 66, 67, Tab. 16).

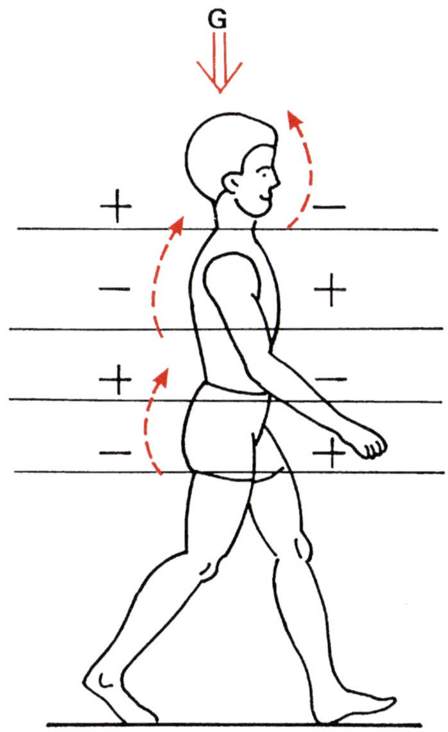


**Abb. 67** Die Schwerkraft (G) sowie straffe (+) und schwache (–) Muskeln bewirken eine Haltungsverschlechterung. Mit Kraft- und Dehnungsübungen lassen sich Voraussetzungen für eine gute aufrechte Haltung verbessern. Koordinationsübungen, bei denen die Haltung geändert wird, sind jedoch äußerst wichtig, um bei allen Bewegungen eine gute Körperhaltung zu erreichen.

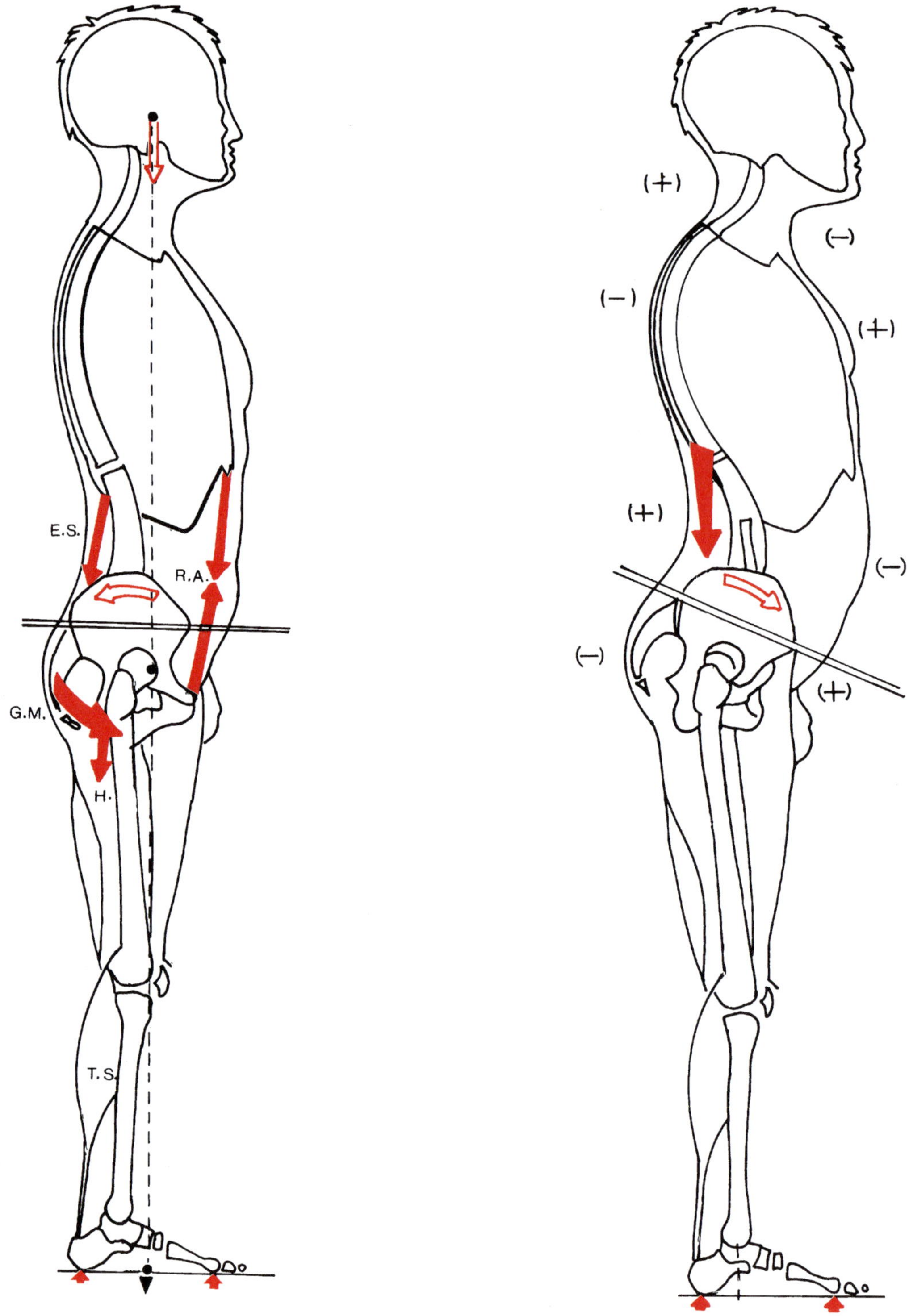


**Abb. 68** Die korrekte aufrechte Haltung ist von Kraft und Dehnbarkeit der Muskeln abhängig. Die Muskeln, die am stärksten einer Verschlechterung der Beckenhaltung entgegenwirken, sind mit Pfeilen gekennzeichnet, die in Richtung der Krafteinwirkung zeigen. Dabei haben die Wadenmuskeln (T. S.) eine Schlüsselfunktion, denn der Neigungswinkel des Körpers hängt ganz von ihrer Aktivität ab. Bei Schwäche der Wadenmuskeln verlagert sich das Gewicht auf die Fersen, die Lotlinie fällt nicht mehr auf die richtigen Stützpunkte, die gesamte Körperhaltung ist gestört.
Abkürzungen: E. S. Erector spinae (in diesem Fall der untere Teil), R. A. Rectus abdominis, G. M. Glutaeus maximus, H. Hamstring-Muskel (Muskel des hinteren Oberschenkels), T. S. Triceps surae.

**Tab. 16**

| Straffe Muskeln | Schwache Muskeln |
|---|---|
| Halswirbelsäulenstrecker<br>M. erector spinae<br>M. spenius cervicis<br>M. splenius capitis<br>M. trapezius<br>(partes descendentes)<br>M. rectus capitis post. maj.<br>M. rectus capitis post. min.<br>M. obliquus capitis post.<br>M. obliquus capitis inf. | Kopfnicker<br>M. longus colli<br>M. longus capitis<br>M. scalenus anterior<br>M. rectus capitis anterior<br>M. suprahyoideus<br>M. infrahyoideus<br>M. sternocleidomastoideus |
| | vorderer Sägemuskel<br>M. serratus anterior |
| | Kapuzenmuskel<br>(Mittel- und Unterteil)<br>M. trapezius (pars transversa et ascendens) |
| | Schulterblattanzieher<br>M. rhomboideus |
| Schulterblattheber<br>M. levator scapulae | |
| Treppenmuskeln<br>Mm. scaleni | |
| große und kleine Brustmuskeln<br>M. pectoralis major et minor | tiefe Paravertebralmuskeln, die die Brustwirbelsäule strecken |
| | gerade Bauchmuskeln<br>M. rectus abdominis |
| Lendenwirbelsäulenstrecker<br>M. erector spinae<br>M. quadratus lumborum | |
| Hüftbeuger<br>M. iliopsoas<br>M. rectus femoris (funktioniert auch als Kniestrecker) | Hüftstrecker<br>M. glutaeus maximus |
| Knöchelstrecker<br>M. triceps surae | Oberschenkelabduktoren<br>M. gluaeus medius<br>M. tensor fasciae latae |
| | Kniebeuger<br>M. biceps femoris<br>M. semitendinosus<br>M. semimembranosus |
| | Kniestecker<br>M. rectus femoris |

Störungen der Muskelbalance sind nicht selten funktioneller Natur. Sie lassen sich durch zähes, zielbewusstes Üben korrigieren. Straffe Muskeln sind möglichst effektiv zu dehnen. Schwache Muskeln werden in Haltungen geübt, in denen ihre Funktion durch die straffen Muskeln nicht gehindert wird (Abb. 68).

# Gestreckte Lenden- und Brustwirbelsäule, der „Brettrücken"

## Hypolordose und Hypokyphose

Die Windungen der Sagittalebene sind für die Elastizität der Wirbelsäule wichtig. Alle Abweichungen in diese oder jene Richtung ändern die Gelenkstellungen und können deren Funktion beeinträchtigen.

Ein gestreckter Wirbelsäulenteil (z. B. Lendenwirbelsäule) ist oft schmerzhaft. Eine irreversible Streckung der Lendenwirbelsäule kann verschiedene Ursachen haben. Eine ist die aufrechte Stellung des Kreuzbeins (Sacrum) - ein angeborener Zustand, der sich nicht ändern lässt. Sitzen mit krummem Rücken im Jugendalter kann ebenfalls eine „gestürzte" Haltung der Lendenwirbelsäule hervorrufen, bei der die Lordose fehlt. Im späteren Alter, nach einem Trauma (z. B. nach Operationen) oder wegen Gelenkverlagerung (Spondylolisthese) kann die lumbale Wirbelsäule eine gestreckte, sogar kyphotische Haltung annehmen, die Nervenwurzeln und Rückenmark vermehrt Raum lässt.

Beim „Brettrücken" ist die Brustwirbelsäule gestreckt. Trotzdem kann die Lendenlordose völlig normal sein. Typischerweise bestehen in der Brustwirbelsäule Schmerzen und Ermüdung, und oft ist die zervikothorakale Übergangsregion versteift. Das wiederum belastet die Halswirbel und stört das muskuläre Gleichgewicht.

Die Elastizität und die Fähigkeit, Stöße abzufangen, sind bei gestreckter Wirbelsäule abgeschwächt. Der Rücken schmerzt auch bei geringster Belastung.

Das Ziel des Trainings besteht darin, die Muskulatur ausgewogen zu kräftigen und ihre Elastizität zu erhöhen, um auf diese Weise die Haltung der Lendenwirbelsäule zu normalisieren. Dabei sollte vor allem die Stellung der Hüfte berücksichtigt werden. Das Training für die Rückenmuskulatur und die Beweglichkeitsübungen darf nicht so ausgeführt werden, dass die Drehbelastung beim

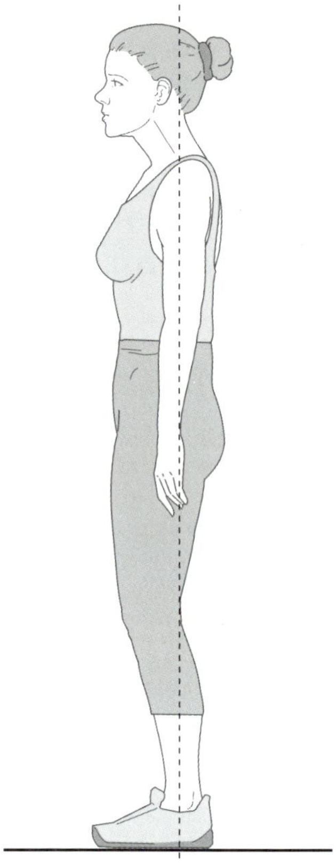

Abb. 69

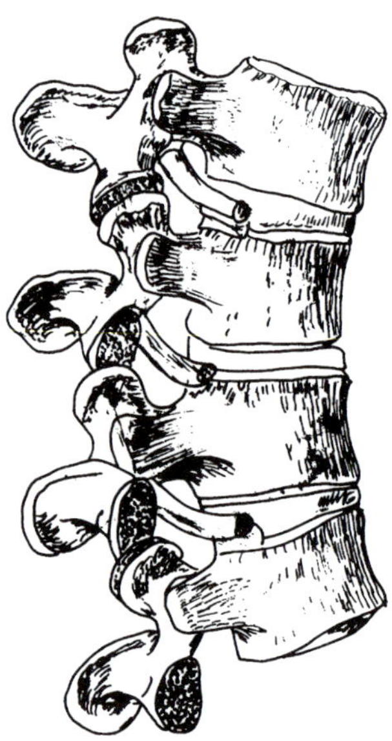

**Abb. 70** Wird die Beckenwirbelsäule gestreckt, öffnen sich die Nervenwurzelkanäle. Der Verlust an Elastizität der Wirbelsäule und die ungleichmäßige Belastung der Bandscheiben sind von großem Nachteil. Die vorderen Ränder der Bandscheiben werden zu sehr belastet, der innere Druck wirkt nach hinten. Besonders beim Heben kann der hintere Teil einer Bandscheibe geschädigt werden.

Zurückbiegen die Verbindung zwischen dem fünften Lendenwirbel und Kreuzbein, die sog. Präsakralverbindung, am stärksten trifft. Die Bauch- und Gesäßmuskeln sollen zur Unterstützung eingesetzt werden, damit sich die Bewegung beim Zurückbiegen gleichmäßig auf die gesamte Lendenwirbelsäule verteilt. Man muss etwas experimentieren, bis man geeignete Übungen und Stellungen findet (Abb. 69).

Überlastung und Drehbelastung führen leicht zu Schmerzen des präsakralen und darüber liegenden Zwischenwirbelraums. Diese Schmerzen können lokal begrenzt sein oder in die Gesäßregion, sogar bis in die Beine, ausstrahlen. Reizungen von Nervenwurzeln drohen immer dann, wenn Bewegungen ihre Amplitude überschreiten. Das Ischiassyndrom ist ein typisches Problem dieser Region. Damit verbundene Rückenschmerzen strahlen in das Bein aus und bewirken Tastsinnveränderungen, sogar Muskelschwäche (Abb. 70).

# Skoliose

Wenn man die Haltung des Rückens von hinten betrachtet, wird die Wirbelsäule mit einer Lotlinie verglichen, die über den Dornfortsätzen verläuft. Abweichungen von dieser Lotlinie, also eine laterale Verkrümmung der Wirbelsäule, bezeichnet man als Skoliose (Abb. 71). Sie werden nach unterschiedlichen Kriterien erfasst,

- nach der Form:
  - Totalskoliose, C-förmig (Krümmung nach einer Seite ohne Gegenkrümmung)
  - kombinierte Skoliose, S-förmig (Krümmung und Gegenkrümmung)
  - Tripelskoliose (Primärkrümmung mit kompensatorischer Gegenkrümmung kranial- und kaudalwärts)
- nach der Ursache:
  - durch anatomische/funktionelle Beinlängendifferenz
  - arbeits- oder übungsbedingte Skoliose
  - idiopathische bzw. primäre Skoliose (Ursache unbekannt)

Aus dem Blickwinkel des Sports sind diejenigen Skoliosetypen von Bedeutung, die mittels korrigierender Maßnahmen oder durch Änderung des Trainings beeinflusst werden können. Auch idopathische Skoliosen sind wichtig, da ja die Belastbarkeit der Wirbelsäule zu beurteilen ist. Davon hängt die Wahl der Sportart und das Training ab.

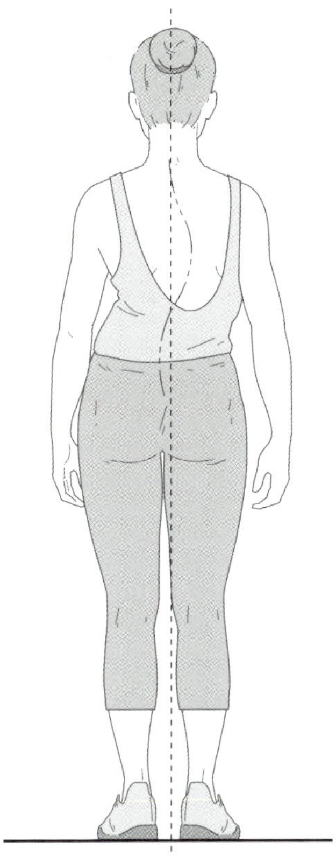

**Abb. 71** Skoliotische (zur Seite verbogene) Wirbelsäule und ihre Abweichung von der Lotlinie.

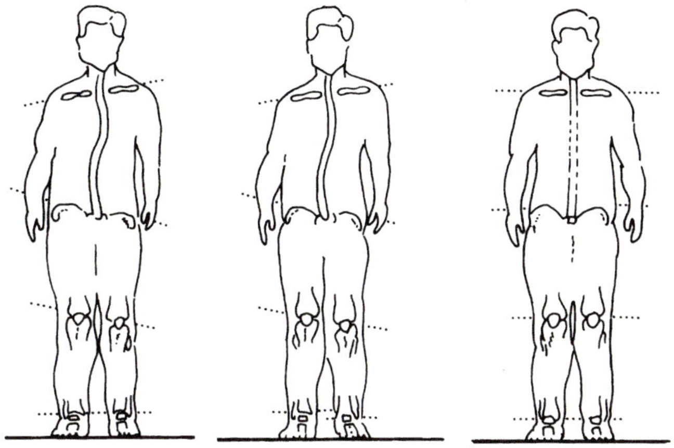


**Abb. 72** Ein **anatomischer Längenunterschied** der Beine kann z. B. von einer Verkürzung des Schienbeins (**a**) kommen. Ein **funktioneller Längenunterschied** der Beine hängt oft von einem abgeflachten Fußgewölbe oder einer Fehlstellung des Knöchels (**b**) ab. In beiden Fällen ist die Wirkung auf die gesamte Körperhaltung gleich. Der anatomische Längenunterschied wird durch eine Einlegesohle im Schuh korrigiert. Der funktionelle Längenunterschied wird mit das Fußgewölbe kräftigenden Übungen sowie bei Bedarf durch die Verwendung einer Orthese (Fußstütze), die die Haltung des Knöchels und des Fußgewölbes verbessert, korrigiert. Mit Hilfe dieser Maßnahmen wird eine normale oder so genannte gute Haltung des Körpers (**c**) erreicht.

## Skoliose als Folge von Beinlängendifferenz

Falls ein Bein kürzer ist als das andere, spricht man von einer **anatomisch-strukturellen Beinlängendifferenz.** Dies führt zur Neigung des Beckens auf die Seite des kürzeren Beins. Weil die Lendenwirbelsäule am Kreuzbein befestigt ist, wirkt sich die Neigung auf die ganze Wirbelsäule aus (Abb. 72).

Die häufigste Form solcher Skoliosen ist die Konkavität, die Innenkrümmung der Wirbelsäule auf der Seite des längeren Beins. Sie wird weiter oben in der Wirbelsäule kompensiert und wirkt sich bis zum Kopf hin aus, weil man bestrebt ist, die Augen wegen des Gleichgewichts auf der Horizontalebene zu halten. Dieser Unterschied ist durch eine Einlage im Schuh leicht korrigierbar. Wenn er mehr als 5 mm beträgt, sollte die Einlage immer unter die ganze Fußsohle gelegt werden. Wenn der Erhöhungsbedarf 10 mm überschreitet, empfiehlt sich eine zusätzliche Erhöhung unter dem Absatz, damit der Schuh nicht zu schwer wird.

Wird der Längenunterschied nicht korrigiert, kommt es infolge der geänderten Belastungsverhältnisse und der verringerten Belastungsfläche des Knorpels zu vorzeitiger Abnutzung des Hüftgelenks auf der Seite des längeren Beins. Die Hüfte befindet sich im Vergleich zu der eines Gesunden in Adduktionshaltung. Das Knie des kürzeren Beins unterliegt einer Torsions- bzw. Drehbelastung, die leicht Schmerzen hervorruft und die Entstehung von Abnutzungserscheinungen im Knie beschleunigt. Im Bereich der Wirbelsäule hat die Skoliose eine falsche Verteilung der Belastung zur Folge. Auf der Seite des längeren Beines ist die Lendenwirbelsäule ständig seitwärts gebogen, wodurch die Gelenkfacetten in eine Rückwärtsbiegung geraten. Ferner ist die Belastung der Bandscheiben auf der Seite des längeren Beins höher; neben einer Kompressionsbelastung wirkt auch eine Rotationsbelastung auf sie ein. Nach einer Untersuchung von Dr. Ora Friberg ist das hintere seitliche Viertel der Bandscheibe auf der Seite des längeren Beines am meisten verletzungsgefährdet, weil die Belastung dort am stärksten ist. Durch den Längenunterschied der Beine verursachte Fehlstellungen der Lendenwirbelsäule können also die Austrittsöffnung der Nervenwurzel komprimieren.

Seitliche Verbiegungen der Lendenwirbelsäule werden meist in der Übergansregion zwischen Brust- und Lendenwirbelsäule kompensiert. Es kommt zur Versteifung, und die Belastbarkeit nimmt wegen der Haltungsänderungen ab. Die Muskel- und Gelenkfunktionen sind asymmetrisch. Unter Belastung resultieren daraus Schmerzen und Ermüdung. Wie oben erwähnt, ist man bestrebt, die Augen auf der Horizontalebene zu halten. Verkrümmungen können daher bis in die oberen Teile der Halswirbelsäule auftreten. Diese Region ist für das Gleichgewicht wichtig, weil es in den Gelenken der Halswirbelsäule viele statische Nervenendigungen gibt, die zusammen mit dem Gleichgewichtsorgan die Haltung der Wirbelsäule regeln. Die Störung dieses Systems wirkt sich also auf das Gleichgewicht aus.

Was sportliches Training betrifft, ist zu beachten, dass ein bedeutender Längenunterschied der Beine (mehr als 10 mm) optimale Gelenkfunktion und Entwicklung der Muskelkraft nicht mehr zulässt. Die Kraftlinien gehen an den Gelenken vorbei; sie können durch Fehlbelastung geschädigt werden. Nicht selten wird außerdem eine Kraftasymmetrie des mittleren Gesäßmuskels (M. glutaeus medius) festgestellt, was etwa beim Laufen darin zum Ausdruck kommt, dass das schwächere/längere Bein die imaginäre Mittellinie mehr überkreuzt als das andere Bein (Abb. 73).

Die **Beinlängendifferenz** kann auch **funktioneller** Natur sein. Dabei ist die Knochenstruktur völlig normal, aber die Fußmuskeln und -ligamente sind einseitig schwach und erschlafft. Als Ursachen kommen unvollständig rehabilitierte Knöchelverstauchung oder langes Training ohne Verstärkung der Fußmuskeln in Betracht.

In diesen Fällen wirkt sich Belastung in gleicher Weise aus wie beim strukturellen Längenunterschied mit Skoliotisierung der Wirbelsäule. Der funktionelle Unterschied darf jedoch niemals mit einer erhöhenden Schuheinlage korrigiert werden. Vielmehr muss man vorerst weiche Einlagen verwenden. Wenn der Fuß mit Üben und Gymnastik genügend gestärkt ist, können die weichen Einlagen allmählich weggelassen werden.

## Ischiatische Skoliose

Ein Bandscheibenvorfall kann den Nervenwurzelkanal verengen und einen Reizzustand, sogar die Totalkompression des beinversorgenden Nerven verursachen. Dieser Zustand ist äußerst schmerzhaft. Der Patient versucht, eine Haltung zu finden, die möglichst schmerzarm ist. Diese stark skoliotische Zwangshaltung kann nicht gelöst werden, solange die Nervenwurzel komprimiert ist (Abb. 74). Daher ist das Beseitigen der Nervenwurzelreizung und deren Ursache die erste Aufgabe der Therapie. Hierzu dienen eine schmerzfreie Ruhehaltung sowie die Traktion, die Zugbehandlung. Sind die neurologischen Ausfälle beseitigt, können Übungen zur Wiederherstellung der normalen Rückenhaltung eingeleitet werden.

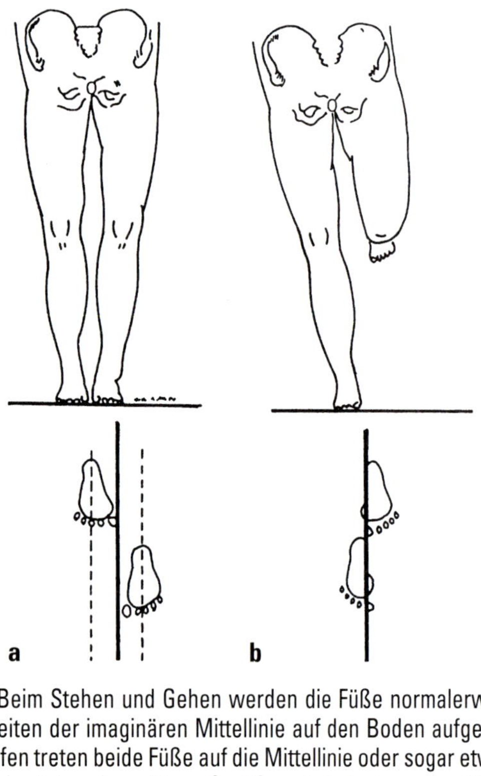


**Abb. 73** Beim Stehen und Gehen werden die Füße normalerweise auf beiden Seiten der imaginären Mittellinie auf den Boden aufgesetzt (**a**). Beim Laufen treten beide Füße auf die Mittellinie oder sogar etwas über sie. Je schwächer der mittlere Gesäßmuskel, desto weiter überkreuzt werden die Füße aufgesetzt (**b**). Im Fuß- und Unterschenkelbereich können falsche Drehmomente auftreten, die zu Belastungsschäden beim Sportler führen.

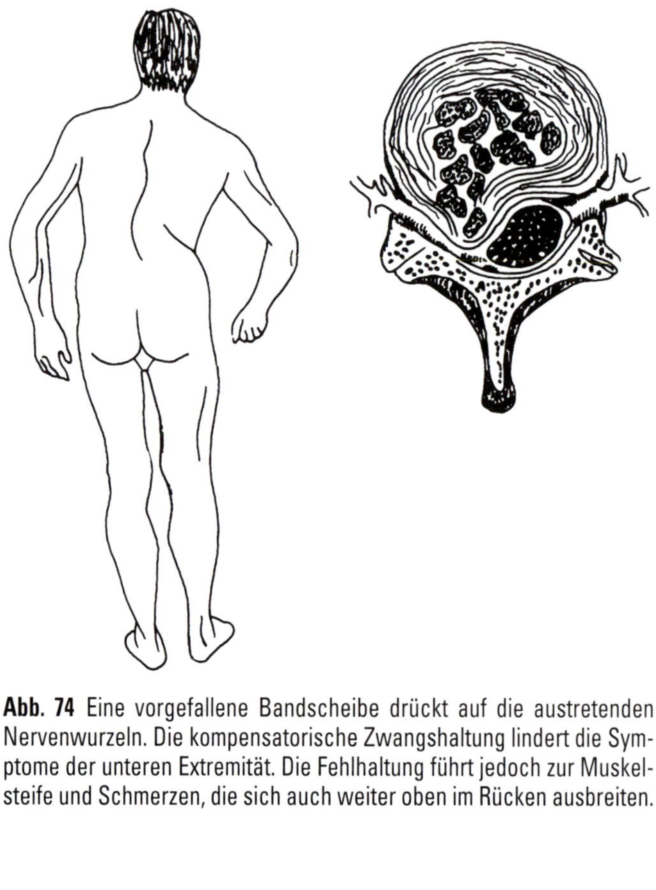

**Abb. 74** Eine vorgefallene Bandscheibe drückt auf die austretenden Nervenwurzeln. Die kompensatorische Zwangshaltung lindert die Symptome der unteren Extremität. Die Fehlhaltung führt jedoch zur Muskelsteife und Schmerzen, die sich auch weiter oben im Rücken ausbreiten.

Die Rehabilitation eines Menschen mit Ischiasbeschwerden ist einem Physiotherapeuten zu überlassen. Wenn die Schmerzen nachlassen, bildet sich die Skoliose zurück. Die Haltung normalisiert sich. Wichtig ist, die Muskelbalance wiederherzustellen und dafür zu sorgen, dass der Ischiasnerv bei Übungen und Wettkämpfen keinesfalls erneut gereizt wird.

## Arbeits- und trainingsbedingte Skoliose

Ungleichmäßige Kraftentwicklung im Bereich der Rücken-, Schulter- und Lendenmuskulatur führt bisweilen zur funktionellen Skoliose. Nicht selten ist die Ursache einseitige Arbeit oder ungeeignete Arbeitshaltung (gedreht oder zur Seite geneigt). Zur Lösung dieses Problems tragen Korrektur der Arbeitshaltung, Änderung der Arbeitsverhältnisse und das Erlernen richtiger Bewegungsabläufe bei der Arbeit bei. Eine Störung der Muskelbalance wird mit Dehnen von straffen und Stärken von schwachen Muskeln korrigiert.

Eine trainingsbedingte Skoliose wird vor allem bei solchen Sportarten beobachtet, die eine betont einseitige, etwa einhändige Leistung fordern. Hierzu zählen alle Wurfdisziplinen, Tennis, Badminton, Squash und Stabhochsprung. Die Muskeln der dominierenden Seite entwickeln sich stärker als die der anderen. Mit dem Schulterblatt und Arm bewegt sich auch die Wirbelsäule. Die entsprechenden Muskeln sind an der Wirbelsäule befestigt und rufen einen asymmetrischen Zug auf die Wirbel und auf den gesamten Wirkungsbereich der Ansatzstelle hervor. Dadurch wird ein großer Bereich der Wirbelsäule belastet. Der Zustand lässt sich verbessern, bisweilen sogar völlig korrigieren, indem man die schwächere Seite übt, bis das Gleichgewicht erreicht ist.

Die Denkweise, nur diejenigen Muskeln zu üben, die wesentlich an der jeweiligen sportlichen Leistung beteiligt sind, ist falsch. Die Folgen sind Verletzungen und Nachlassen des Leistungsvermögens. Man bedenke, dass die Muskeln nicht nur Agonisten und Antagonisten sind, sondern dass sie auch als Stabilisatoren und Synergisten arbeiten. Eine ausgewogene Muskelarbeit, die normale Elastizität, ausreichende Kraft und gute Koordination voraussetzt, ist der einzig richtige Weg zu einer motorischen Spitzenleistung.

# Lendenverdrehung

Das Becken setzt sich aus drei Knochen zusammen. Sie sind über feste, straffe Fugen miteinander verbunden. Sie sind nur wenig gegeneinander beweglich, doch sind diese Verschiebungen wichtig, weil Asymmetrien und Funktionsstörungen Auswirkungen auf andere Regionen des Körpers ober- und unterhalb des Beckens haben.

Die Verbindung zwischen Kreuzbein und Darmbein wird Iliosakralgelenk genannt. Der Mensch hat zwei Ili-

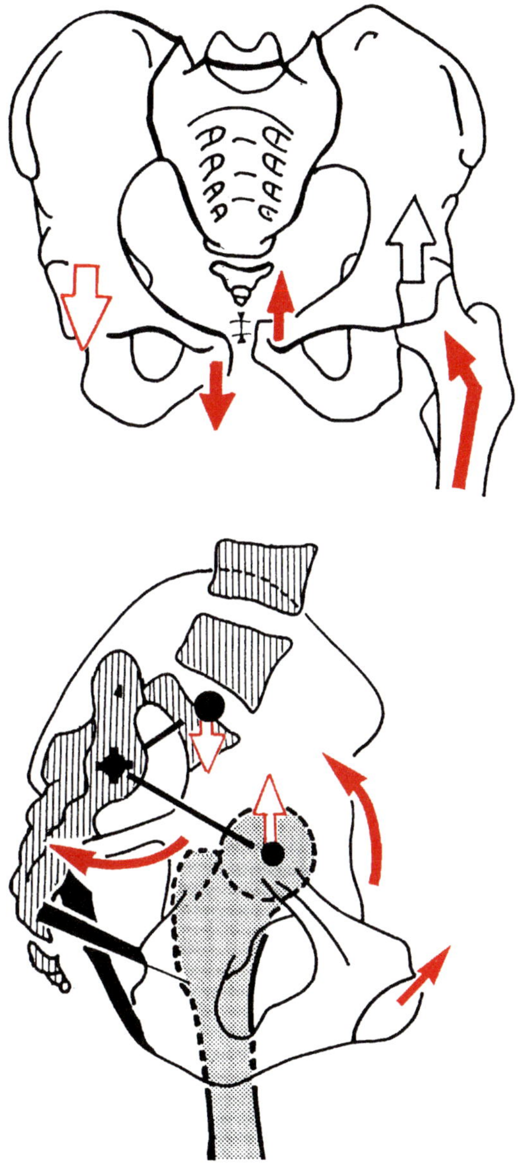

**Abb. 75** Beim Vorwärtsgehen treten Hüftgelenk und Darmbein auf der Seite des vorderen, belasteten Beines nach außen und werden nach hinten gedreht. Diese Bewegung erfolgt kontralateral und symmetrisch. Fehlfunktionen führen zu Belastungsstörungen und Verdrehungen im Bereich von Hüftgelenken, Schambeinfuge, SI-Gelenken und Beckenwirbelsäule.

osakralgelenke, je eines auf beiden Seiten des Kreuzbeins. Sie verteilen die von der Wirbelsäule über das Kreuzbein auf das Becken einwirkende Belastung und übertragen sie über die Darmbeine und Hüftgelenke auf die unteren Extremitäten. Vorn findet sich die Schamfuge (Symphyse), die mit starken Ligamenten und Bindegewebsstrukturen ausgestattet ist. Diese drei Fugen arbeiten so zusammen, dass z. B. beim Gehen immer das Bein, das sich gerade in der Stützphase befindet, das Darmbein nach oben und hinten schiebt. Auf der anderen Seite kommt es zu einer entgegengesetzten Bewegung: Das Darmbein dreht sich nach vorn und senkt sich etwas im Vergleich zum Kreuzbein. In der Schamfuge (Symphyse) kommt es zu einer geringfügigen Torsion (Abb. 75).

Dieses System kann traumatisch gestört werden, sodass sich das Iliosakralgelenk in seiner Extremstellung verriegelt. In der Regel war die Region schon vor dem Trauma hypermobil (überbeweglich). Als Ursache kommen hormonelle Faktoren (bei Frauen), Entzündungen und ständige einseitige Drehbelastung in Betracht. Die Fehlhaltung führt in einer Lendenverdrehung mit Skoliotisierung der Lendenwirbelsäule. Nicht selten entspricht der Zustand dem einer Beinlängendifferenz. Diagnose und Therapie sollten Ärzten und Physiotherapeuten überlassen werden.

# Haltungsfehler der unteren Extremitäten

## Überstreckung des Kniegelenks (Genu recurvatum)

Ein Riss des vorderen Kreuzbandes kann die Überstreckung des Kniegelenks bewirken. Außerdem wird dieser Haltungsfehler bei Frauen angetroffen, die Schuhe mit zu hohen Absätzen tragen. Manchmal handelt es sich auch nur um die Angewohnheit, so zu stehen, dass die vorderen Oberschenkelmuskeln locker bleiben und die Knie extrem gestreckt sind. Das belastet die Gelenke und führt zur Dehnung und Lockerung von Ligamenten. Außerdem wird die Haltung von Becken und Wirbelsäule beeinflusst und die Lendenlordose verstärkt (Abb. 76).

Dieser Zustand lässt sich korrigieren. Man muss lernen, so zu stehen, dass die Knie in der richtigen Stellung sind. Dann verteilt sich das Körpergewicht gleichmäßig auf beide Beine und Füße. Die Neubildung der Mechanorezeptoren, die die Kniehaltung wahrnehmen, ist zeitraubend: sie nimmt mehrere Monate in Anspruch, aber es lohnt sich.

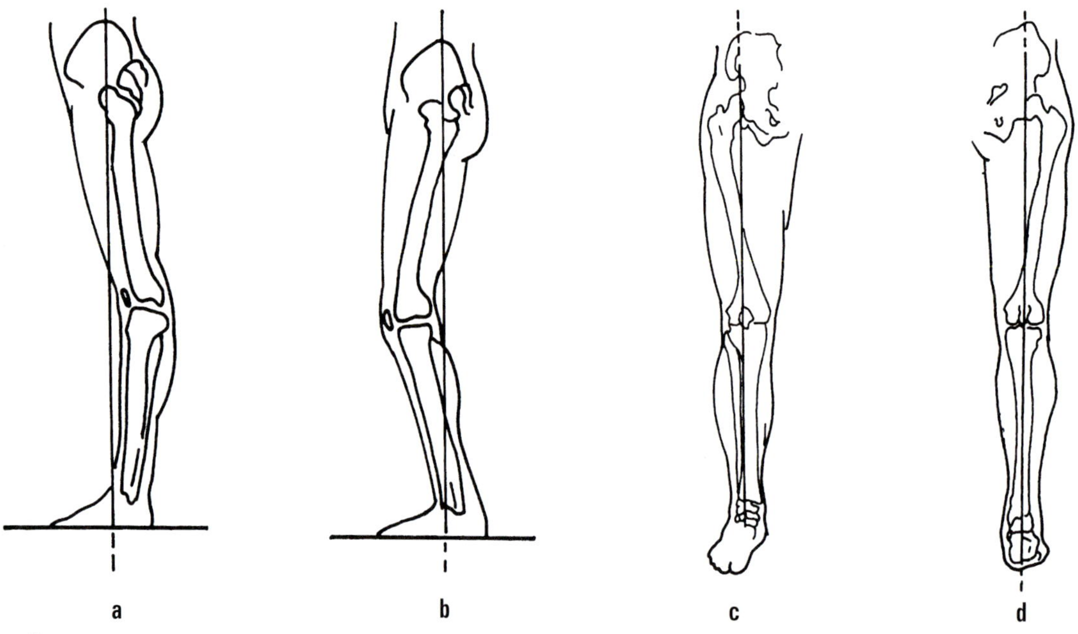


**Abb. 76 a** Bei Überstreckung des Knies verläuft die Lotlinie zu weit an den Knien vorbei. Das Gelenk wird falsch belastet, und es kommt zur Dehnung der Gelenkstrukturen. Junge Sportler haben allerdings in diesen Fällen nur selten Schmerzen. Lange anhaltende Fehlbelastungen können jedoch in späteren Jahren zu degenerativen Prozessen an den Gelenken führen. **b** Wird das Knie unvollständig gestreckt, bleibt die Lotlinie zu weit hinter dem Knie. Die vorderen Oberschenkelmuskeln sind ständig überspannt und werden straff. **c, d** von vorn und hinten betrachtet soll die Lotlinie über die tragende Hüftgelenkfläche und die Mitte der Kniescheibe, des Knöchels und des Fersenbeins zur II. Zehe verlaufen. Diese Linie soll auch beim Hocken und Radfahren erhalten bleiben.

## Unvollständige Kniestreckung

Die Streckung der Lendenlordose wird manchmal durch leichte Kniebeugung im Stehen kompensiert. Daraus folgt eine ständige Überspannung der vorderen Oberschenkelmuskeln. Ihre Elastizität nimmt ab, und manchmal wird auch die Muskelkraft geringer. Außerdem drückt die Kniescheibe gegen die darunter liegende Gelenkfläche, was meistens Schmerzen verursacht. Eine andere mögliche Ursache für die gebeugte Kniehaltung sind zu straffe Kniebeuger (Abb. 76b). In diesem Falle reicht es als Behandlung aus, die hinteren Oberschenkelmuskeln zu dehnen und die Haltung zu korrigieren. Falls die unvollständige Streckung durch Straffheit oder Schäden an Gelenkstrukturen bedingt ist, ist die Behandlung Ärzten und Physiotherapeuten zu überlassen.

## O-Beine (Genu varum)

Bei optimaler Haltung soll das Lot von der Tragfläche des Hüftgelenkes die Mitte des Kniegelenks treffen. Falls sich jedoch das Knie außerhalb, die Mitte zwischen den Knöcheln aber auf dieser Linie befindet, spricht man von O-Beinen (Abb. 77a). Sie machen zwar Sport nicht unmöglich, doch wird der Sportler anfällig gegen Belastungsschäden im Bereich der Knie, Unterschenkel, Oberschenkel, Knöchel und Füße. Diesem Zustand lässt sich in gewissem Maße mit keilförmigen Einlagen unter der Außenseite der Füße abhelfen, weil dadurch die Belastungslinie günstiger wird.

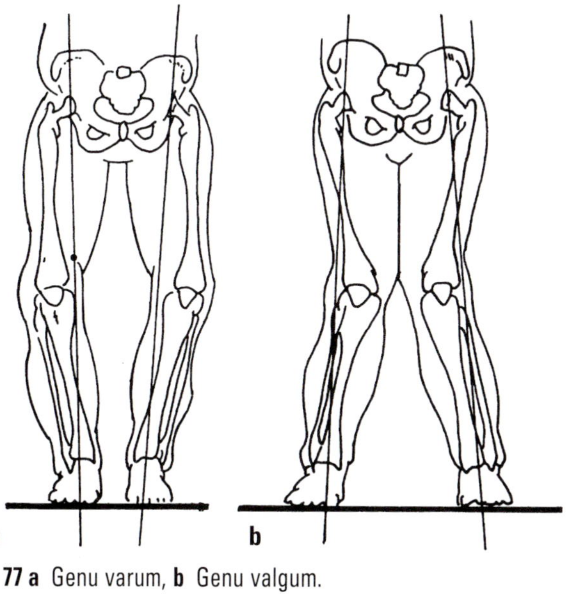


**Abb. 77 a** Genu varum, **b** Genu valgum.

## X-Beine (Genu valgum)

Besonders bei jungen, heranwachsenden Sportlern kommt es wegen Senkung des Fußlängsgewölbes zu X-Beinen (Abb. 77b). Vielfach bildet sich dieser Zustand von selbst zurück, wenn das Wachstum langsamer und die Muskeln kräftiger werden. Andernfalls wird die Haltung mit keilförmigen Stützeinlagen korrigiert, die unter die Innenseite der Füße gelegt werden. Das verbessert die Belastungslinien der unteren Extremitäten und beugt vielen Belastungsschäden vor (z. B. Syndroma tibialis medialis, Belastungsfrakturen im Unterschenkel- und Fußbereich, Schmerzzustände der äußeren Knieregion sowie Patellarschmerzen).

# Motorik von Knöchelregion und Fuß

Orthopäden berichten, dass eine optimale Fußanatomie heute äußerst selten ist. Häufiges Gehen auf zu flachem Untergrund und schlecht angepasstes Schuhwerk gehören zu den Ursachen für den allgemein schlechten Zustand der Füße. Oft ist die anatomische Beziehung von Fuß und Fersenbein zum Schienbein und damit die Funktion des Fußes gestört. Auch anatomische Fehler am Fuß verhindern die optimale Belastung. In solchen Fällen sollte die korrekte Beinhaltung mit Hilfe orthopädischer Stützen erreicht werden; außerdem werden an die Laufschuhe hohe Anforderungen gestellt.

Wenn der Mensch auf beiden Beinen mit den Gelenken in Neutralstellung steht, steht das Schienbein senkrecht zum Boden. Das Fersenbein, die distalen Enden sämtlicher Fußknochen sowie die Zehen berühren den Boden. In dieser Haltung sind auch die Fußgewölbe in der richtigen Stellung. Das Kniegelenk wird richtig belastet, und die Kraft des vierköpfigen Oberschenkelmuskels wird in einem optimalen Winkel über die Kniescheibe auf das Schienbein übertragen.

Die meisten Menschen haben schwach ausgeprägte O-Beine, wobei man von sog. Tibia-varus-Stellung spricht (varus bedeutet, dass ein Körperteil zur Körpermitte hin konkav ist). Beim Gehen wird die Varus-Stellung um 4–5° erhöht. Beim Laufen kommen noch weitere 3–4° dazu, weil der Fuß im Vergleich zur Lauflinie überkreuz aufgesetzt wird.

Neben Tibia varus wird manchmal eine leichte Varus-Stellung des unteren Sprunggelenks (Articulatio subatalaris) festgestellt. Bei Pronation des subtalaren Gelenkes kommt es zur Senkung des inneren Fußlängsgewölbes, und die Instabilität des Fußes nimmt zu.

Die Zehengelenke sollen ebenfalls gut beweglich sein und in der anatomisch korrekten Stellung stehen, um ein normales Abrollen zu erlauben und Verletzungen zu vermeiden. Das Grundgelenk der Großzehe soll sich wenigstens 45–50° nach oben biegen lassen, damit der Fuß in der Stoßphase nicht nach außen driftet. Ferner dürfen die Zehen beim Gehen oder Laufen nicht auswärts gedreht werden. Vielmehr ist der Fuß geradlinig zu belasten. Die Auswärtsdrehung der Großzehe kann allmählich zu einer unangenehmen Fehlstellung des Großzehen-Grundgelenkes (Hallux valgus) führen.

Die Dorsalflexion, die Verkleinerung des Winkels zwischen Fuß und Schienbein, hängt von der Fortbewegungsgeschwindigkeit ab. Beim Gehen genügt eine Dorsalflexion von 12°, bei relativ schnellem Laufen erhöht sie sich auf 22°. Beim langsamen Jogging neigt sich das Schienbein in der mittleren Stützphase weiter nach vorn als bei höherer Geschwindigkeit; aus diesem Grunde vergrößert sich auch der Winkel um 28°. Ein derart großer Winkel fordert meistens schon die Hilfe des Subtalargelenks, das in Pronation kommt. Dies führt zur Senkung des inneren Fußlängsgewölbes. Falls jedoch ein Sprinter einen sehr starken, elastischen Fuß und ein gut funktionierendes Achillessystem hat, kommt es in der Stützphase kaum zur Dorsalflexion oder Pronation.

Schien- und Wadenbein bilden zusammen mit der Oberseite des Sprungbeins das obere Sprunggelenk, das maßgeblich für die Beweglichkeit des Fußes (hauptsächlich Beuge- und Streckbewegungen) verantwortlich ist. Bei normalen Geh- oder Laufschritten dreht sich das Schienbein etwas nach innen, während das subtalare Gelenk proniert wird. Diese geringe Drehung ruft keine Beschwerden hervor, sondern trägt zur vermehrten Elastizität bei.

## Zunahme der Belastung im Sport

Beim Gehen sind das Fersenbein und der Unterschenkel einer Belastung ausgesetzt, die dem Körpergewicht des Menschen entspricht. Ein 70 kg schwerer Mensch belastet also sein Fersenbein mit 70 kg, wenn er sich fortbewegt. Viele geringfügige Fehlhaltungen im Fuß- und Knöchelbereich bleiben unerkannt, wenn der Fuß des Sportlers nur im Stehen oder Gehen beobachtet wird, weil die Muskelkraft meistens ausreicht, die korrekte Fußhaltung zu bewahren.

Dagegen ändert sich die Situation bei den Laufdisziplinen, ganz zu schweigen von den Sprungdisziplinen, wenn mit einem Bein abgesprungen wird. Beim Laufen auf einer gleichmäßigen Unterlage wird der Fuß schon mit dem Dreifachen des Körpergewichts belastet – bei einem 70 kg schweren Sportler also mit 210 kg. Bergablaufen steigert noch die Belastung. Das erklärt, dass schon geringe Fehlstellungen die Entstehung von Verletzungen entscheidend begünstigen können. Jeder Sportler sollte seine Füße und Lauftechnik schon früh überprüfen lassen und nicht die erste Belastungsfraktur abwarten.

### Normaler Fuß

Betrachten wir zuerst die normale Fußstruktur (Abb. 78). Die Knochen bilden drei Gewölbe, deren Elastizität und Stabilität von der Elastizität und Stärke der Ligamente, Gelenkkapseln, Muskeln und langen Sehnen bestimmt werden. Diese Gewölbestruktur ist für den ganzen Körper wichtig, denn davon sind Drehung von Achillessehne und Unterschenkel, Kniehaltung, Hüftgelenksdrehung, Lumbosakralwinkel und teilweise auch der funktionelle Unterschied der Beine abhängig.

Die Bedeutung der Beckenhaltung für die Brust- und Halswirbelsäule ist bekanntlich groß. Innerhalb einer geschlossenen kinetischen Kette (nach Aufsetzen des Fußes) wirkt jedes Gelenk auf das folgende ein.

Bei gleichmäßig entwickelter Fußmuskulatur, normalen Gelenkstrukturen und Symmetrie der Knochenstruktur verteilt sich die Belastung auf den ganzen Fuß, vor allem auf drei Punkte. Das Fersenbein trägt etwa 50% der Belastung, während sich die andere Hälfte auf zwei Punkte im Bereich des Ballens jeweils zu 25% verteilt. Damit lässt sich der Fuß mit einem dreibeinigen Hocker vergleichen, der nie wackelt (Abb. 79–81).

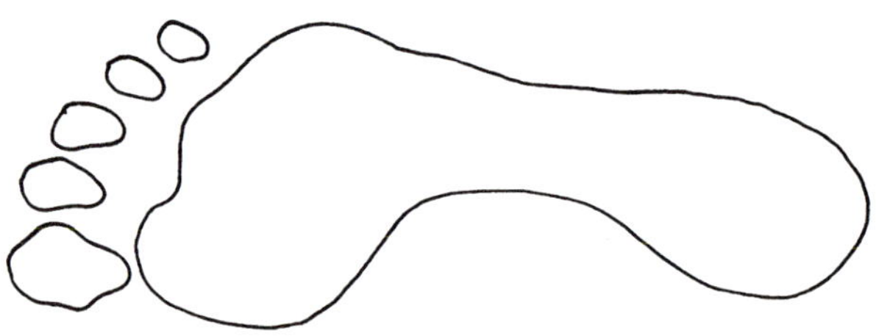

**Abb. 78** Der Abdruck eines normalen Fußes.

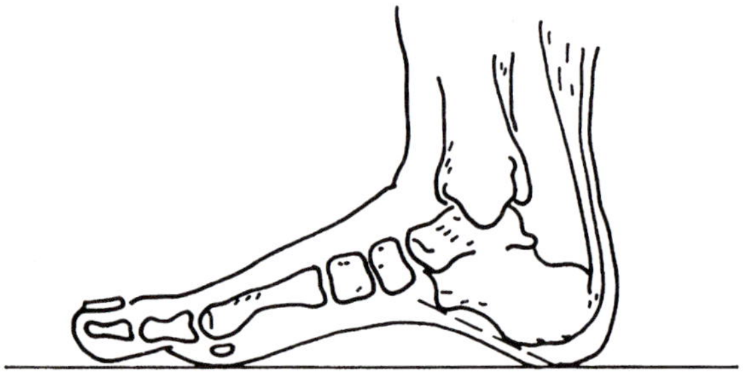

**Abb. 79** Das Fußskelett bildet drei Gewölbe, die sich bei ausreichender Elastizität und Kraft der Belastung anpassen.

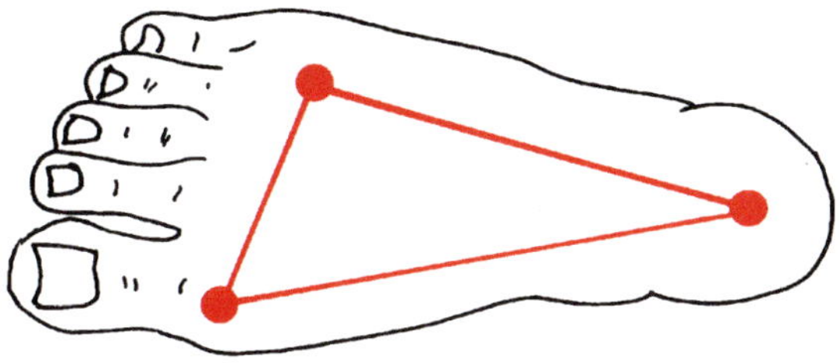

**Abb. 80** Die Belastung soll sich gleichmäßig auf den vorderen und hinteren Teil des Fußes verteilen, sodass etwa 50 % auf dem Ballen und 50 % auf der Ferse liegen.

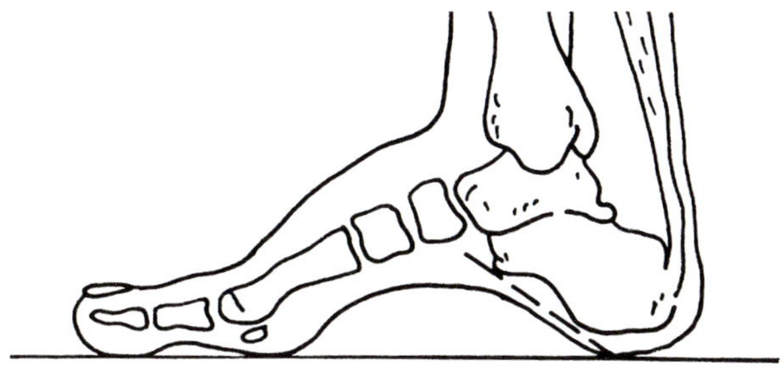

**Abb. 82** Pes cavus (zu hohes Fußgewölbe).

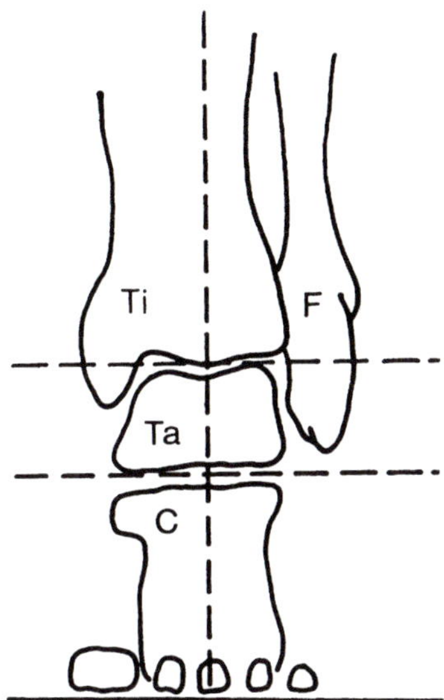


**Abb. 81** Beim normalen Fuß verteilt sich die Belastung gleichmäßig. In Neutralstellung beträgt der Winkel des Schienbeins (Tibia Ti), Sprungbeins (Talus Ta) und Fersenbeins (Calcaneus C) im Verhältnis zur Unterlage 90°, wenn die Zehen Bodenkontakt haben.

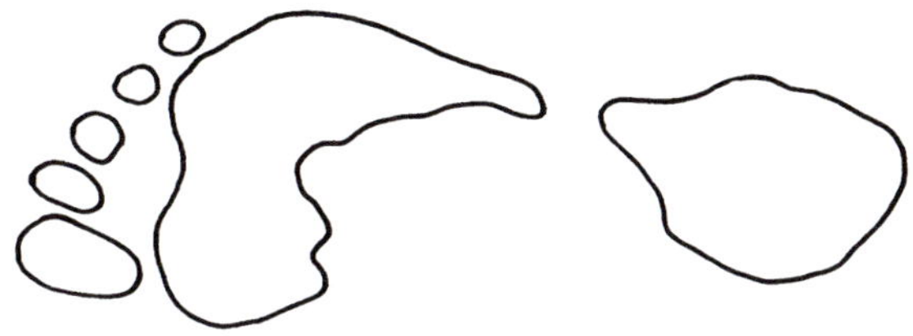

**Abb. 83** Pes cavus (Abdruck).

## Hohes Fußgewölbe (Pes cavus)

Ein hohes Fußgewölbe ist im allgemeinen ziemlich steif. Es kann die Stoßwirkung beim Aufsetzen des Fußes schlecht abfangen. Mit diesem Zustand sind oft Straffheit der Wadenmuskulatur (M. gastrocnemius und M. soleus) und Neigung zu Problemen mit der Achillessehne verbunden. Ferner ist die Plantarfaszie meistens sehr straff. Unter den Grundgelenken der Groß- und Kleinzehe bilden sich Hühneraugen und Verhärtungen. 20–30 % der Sportler haben diesen Fußtyp (Abb. 82 und 83).

Die häufigsten Belastungsschäden beim Pes cavus sind Entzündungen der Umgebung der Achillessehne, Reizung und Entzündungen der Plantarfaszie, Schmerzen an der Ferse und alle stoßbedingten Beschwerden in den Beinen und im Rücken. Als Prophylaxe werden das Dehnen der straffen Muskulatur, Mobilisieren von straffen Ligamenten und Gelenkkapseln sowie Tragen von stoßabsorbierenden Einlagen bzw. Schuhen empfohlen. Außerdem sollen harte Trainingsunterlagen vermieden werden.

## Flaches Fußgewölbe (Pes planus)

Wie der Name „Plattfuß“ schon verrät, ist das innere Fußlängsgewölbe abgeflacht (Abb. 84 und 85). Von den Ursachen seien schlaffe Ligamente, Plantarflexion des Fersenbeins, Varushaltung von Fuß und Fersenbein, straffe Wadenmuskeln, Längenunterschied der Beine sowie Varushaltung des Schienbeins (Tibia varus) genannt.

Plattfüße haben etwa 40 % der Sportler. Der Fuß ist elastisch, sogar schlaff. Unter den Grundgelenken der I. und II. Zehe bilden sich Hühneraugen.

Zu Beschwerden, die sich auf Plattfüße zurückführen lassen, zählen Schmerzen an den Füßen, den Unterschenkeln, den Knien, Hüften und den Iliosakralgelenken. Vorbeugend ist es gut, Laufschuhe mit einem stabilen Fersenteil zu tragen, um Überpronation zu verhindern. Außerdem kommen individuell geformte Einlagen in Betracht.

Das Dehnen von straffen Muskeln sowie Kräftigung der schwachen Muskelgruppen sind ebenfalls für die Prophylaxe sehr wichtig. Dabei geht es um folgende Muskeln: Zehenflexoren, Großzehenabduktor, Fußbeuger (M. tibialis anterior), Fußpronator (M. tibialis posterior), der besonders in der Prophylaxe des Syndroma tibialis medialis eine große Rolle spielt, Hüftabduktoren (M. gluteus medius und minimus), vierköpfiger Oberschenkelmuskeln (M. quadriceps femoris, besonders

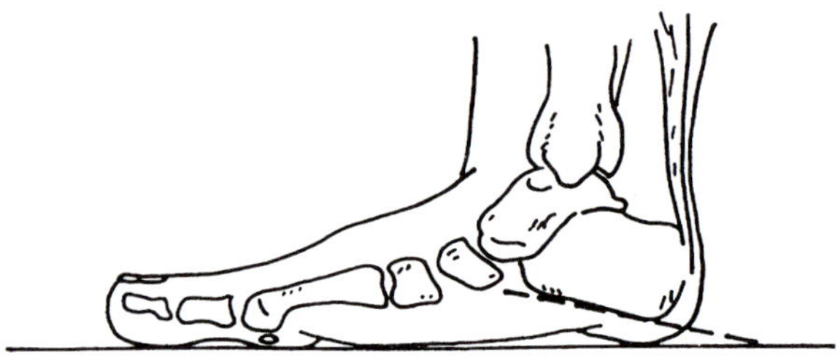

**Abb. 84** Pes planus (flaches Fußgewölbe, „Plattfuß").

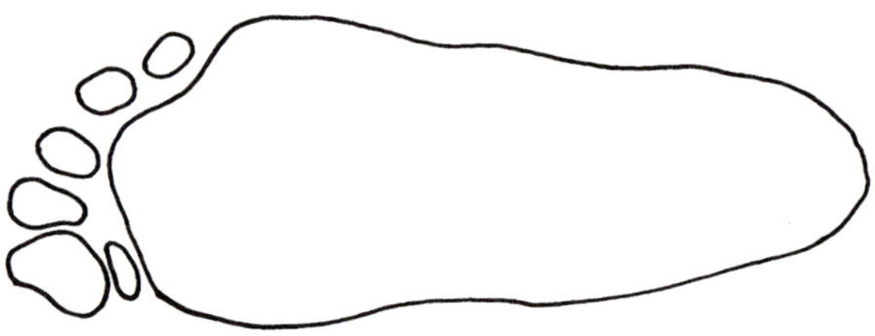

**Abb. 85** Pes planus (Abdruck).

sein innerster Teil, M. vastus medialis) und Hüftsupinatoren.

> **Gelenkstellungen**
>
> | | | |
> |---|---|---|
> | Abduktion | = | aus der Mittellinie |
> | Adduktion | = | zur Mittellinie |
> | Dorsalflexion | = | Fußbeugung |
> | Eversion | = | Auswärtswendung |
> | Inversion | = | Einwärtsdrehung |
> | Plantarflexion | = | Fußstreckung |
>
> Supination und Pronation sind keine Stellungen, sondern **Bewegungen**.
>
> (Wallace)

## Varusstellung des vorderen Fußes

Bei Leichtathleten beträgt die Varusstellung des Fußes im Durchschnitt 5°-7°. Bei Läufern, die wegen Beinschmerzen zur Behandlung kommen, beträgt der Winkel durchschnittlich 11° (Abb. 86).

Bei Belastung wird auch der vordere Teil des Fußes gegen den Boden gedrückt. Es kommt zur gesteigerten Pronation des Fußes und starken Einwärtsdrehung des Schienbeins. Wenn dieser Zustand fortbesteht und die Belastung, vor allem beim Training, erhöht wird, so wird das Gewebe früher oder später überfordert. Die Verletzungsgefahr nimmt zu. Während also die normale Pronation zur Stoßdämpfung dient, ruft gesteigerte Pronation Probleme hervor.

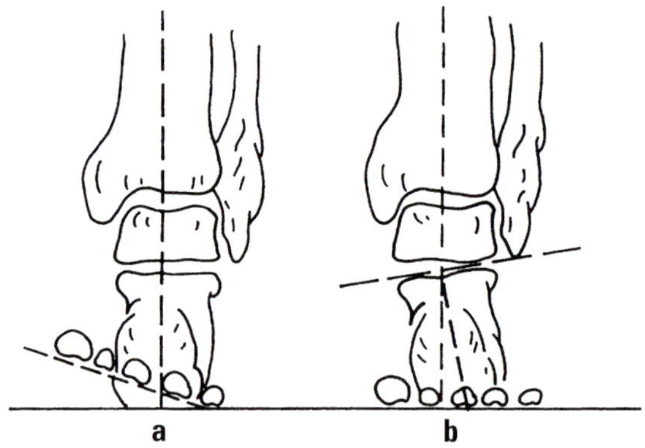


**Abb. 86 a** Varus-Stellung des Fußes, wenn das Fersenbein in Neutralstellung ist. **b** Wenn die distalen Enden der Mittelfußknochen und die Zehen auf dem Boden sind, dreht sich das Fersenbein kompensatorisch nach außen und das Schienbein nach innen. Das ist bei Fußstützen und Laufschuhen zu berücksichtigen.

## Hyperpronation

Wenn das innere Fußlängsgewölbe infolge Überpronation nachgibt, werden die Knochen des Fußrückens überlastet. Es resultieren Reizzustände und Ermüdungsfrakturen.

Das Überdrehen des Schien- und Wadenbeins begünstigt wiederum Frakturen dieser Regionen. Eine zu weite Einwärtsdrehung des Schienbeins führt zu einer nicht korrekten Bewegung des Knies. Die Patellarsehne ist auf der Vorderfläche des Schienbeins unterhalb des Knies befestigt. Wenn dieser Ansatzpunkt nach innen gedreht wird, ändert sich der sog. Q-Winkel um bis zu 30°. Dies macht eine ausgeglichene Funktion des vierköpfigen Oberschenkelmuskels unmöglich (Abb. 87).

Nimmt die seitliche Bewegung der Kniescheibe zu, dann kommt es zur Reibung zwischen dem hinteren Teil der Kniescheibe und dem Vorderteil des Gelenks. Dieses führt manchmal zu Chondromalacia patellae, einer höchst unangenehmen Erweichung des Kniescheibenknorpels. Gleichzeitig wird das iliotibiale Ligament an der Außenseite des Oberschenkels und Knies gedehnt und eventuell überlastet, mit typischen Schmerzen an der Außenseite des Knies. Dasselbe Iliotibialligament löst oft auch Beschwerden weiter oben im Hüftbereich aus, falls der Oberschenkelknochen in der Stützphase des Beins zu weit nach innen gedreht wird. Die Reibung ist manchmal Ursache einer Entzündung des Schleimbeutels zwischen der Sehne und dem knöchernen Trochanter major.

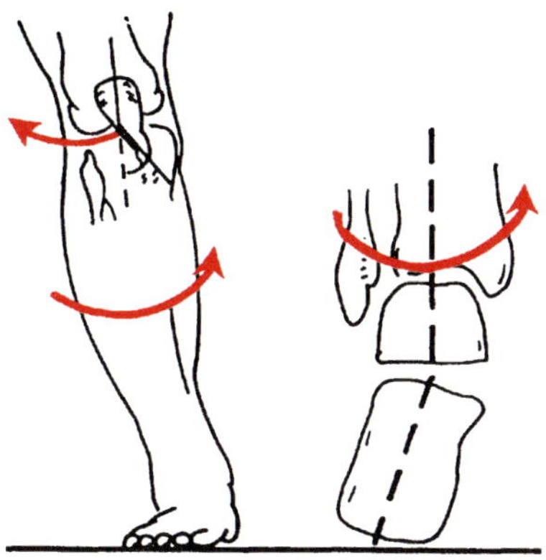

**Abb. 87** Bei Überpronation dreht sich das Schienbein stark nach innen und führt zur Verdrehung des Knies. Der sog. Q-Winkel kann sich bis auf 30° vergrößern, wobei die Kniescheibe nach außen gleitet.

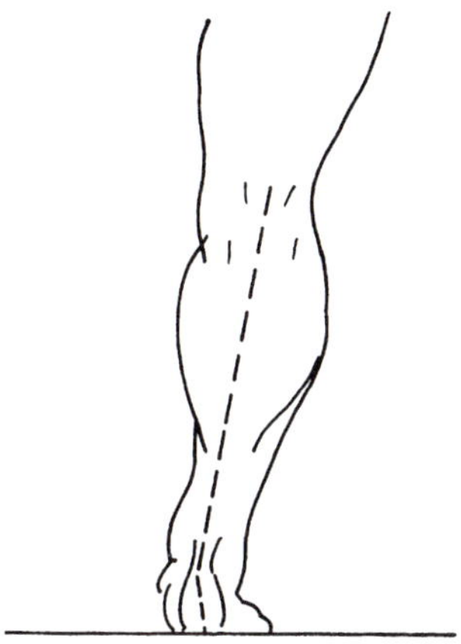

**Abb. 88** Bei Überpronation wird die Achillessehne verdreht, was zu Entzündungen im Bereich der Achillessehne führen kann.

Die Hüftsupinatoren (M. piriformis usw.) versuchen, der Hyperpronation des Oberschenkels entgegenzuwirken. Dies führt manchmal zur Überlastung mit Reizung des Ischiasnervs. Bei der Differentialdiagnostik von Schmerzen am unteren Rücken und Ischiasschmerzen sollte an dieses Piriformis-Syndrom gedacht werden.

Ferner belastet die Hyperpronation die Achillessehne. Obwohl der Fuß beim Aufsetzen supiniert ist, proniert er in der Belastungsphase und verdreht dabei die Achillessehne. Wenn der Fuß zu weit nachgibt, kommt es zur Überdrehung, was nach und nach zur peritendinösen Entzündung führt (Abb. 88).

Das Tibialis-medialis-Syndrom lässt sich oft auf eine Überpronation des Fußes zurückführen, weil der Muskel, der das Fußgewölbe trägt (M. tibialis posterior), gedehnt wird, wenn das Gewölbe sich senkt. Bei struktureller Schwäche des Gewölbes wird dieser Muskel mit jedem Schritt überlastet, sodass sich der Ansatzpunkt des Muskels an der inneren hinteren Fläche des Schienbeins allmählich entzündet. Von hier aus strahlt der Schmerz auf die Innenseite des Unterschenkels aus. Wenn der Schmerz nur physikalisch behandelt, die Fehlbelastung aber nicht korrigiert wird, ist das Resultat oft ziemlich schlecht, und der Schmerz tritt innerhalb kurzer Zeit erneut auf.

# Kinetische Kette

Der Gelenkapparat des Menschen bildet eine Bewegungskette, die sog. kinetische Kette. Über diese Kette stehen Gelenke miteinander in Wechselwirkung. Bei Bewegungsanalysen in aufrechter Haltung wird unter der geschlossenen kinetischen Kette jene Phase verstanden, in der sich der Fuß unter Belastung auf dem Boden befindet. Dann wirkt sich jede Änderung am untersten Glied der Kette auf die oberen Glieder (auf die Gelenke) aus. Dabei spielen Fuß und Knöchelregion eine Schlüsselrolle, weil das ganze Körpergewicht zeitweise auf einem Bein ruht.

**Tab. 17**

| | Supination | Pronation |
|---|---|---|
| Fersenbein | Inversion | Eversion |
| Fuß | Adduktion | Abduktion |
| Fußgewölbe | Hebung | Senkung |
| Unterschenkel | Auswärtsdrehung | Einwärtsdrehung |
| Knie | Abduktion | Adduktion |
| Kniescheibe | medial im Vergleich zum Unterschenkel | lateral im Vergleich zum Unterschenkel |
| Oberschenkel, Hüftgelenk | Auswärtsdrehung | Einwärtsdrehung |
| Becken | Vorderrand nach oben | Vorderrand nach unten |
| Lendenwirbelsäule | Streckung | Lordosierung |
| Brustkorb | Vorderrand nach unten | Vorderrand nach oben |
| Brustwirbelsäule | Beugung | Streckung |

Supination und Pronation des Fußes wirken sich einerseits auf die Bewegungen der Fußgewölbe und andererseits auf die Bewegungen der Sprungelenke und des Schien- und Wadenbeins aus. In der geschlossenen kinetischen Kette wirken sie wie in Tab. 17 angegeben.

Korrekturen in einem Teil der Kette haben zum Teil weitreichende Auswirkungen. Gleiches gilt für die Fehler. Zum Teil werden kleine Fehler durch körpereigene kompensatorische Mechanismen ausgeglichen. Bei harter Belastung kommen sie dagegen zum Vorschein.

# 24. Muskulatur und Haltung

Außer von Schwerkraft und Morphologie ist die Haltung maßgeblich von der Muskulatur abhängig. Bei guter Muskelbalance steht der Mensch wie ein Pfeiler im Gleichgewicht, ohne größere Muskelspannungen. Zur Aufrechterhaltung dieses Zustands wird nur wenig Muskelkraft gebraucht, und die Muskeln arbeiten in der Mitte, wo sie am dicksten sind. Die Gelenke werden ebenfalls in mittlerer Stellung belastet, und die Ligamente haben ihre Ruhelängen.

Unausgewogenheiten der Muskulatur stören diese Optimalstruktur. Falsche Körperhaltung lässt sich auf Inaktivität, unzweckmäßige Arbeitsstellungen und falsche Sitzgewohnheiten zurückführen. Ungünstige Haltungsideale der Jugend sowie einseitiges Training zerstören nach und nach das Kraft- und Elastizitätsgleichgewicht der Muskulatur. Es treten typische Fehlerschemata auf. Die Muskeln tragen zur falschen Wirkung der Schwerkraft bei, statt den „Menschenpfeiler" zu unterstützen.

Die Nacken- und Schultergürtelmuskulatur wird viel belastet. Meist sind diese Muskeln viel stärker als die der Halsseite. Außerdem sind sie sehr spannungsanfällig. Zum Ausgleich sollten Kopfnicker entweder getrennt oder beispielsweise zusammen mit den Bauchmuskeln trainiert werden (Abb. 89). Die vorderen Muskeln des Schultergürtels (Pars ventralis des M. deltoideus) und die Brustmuskeln (M. pectoraeis major et minor) sind oft zu stark im Vergleich zu ihren Antagonisten, den hinteren Muskeln der Schulter (Pars posterior des M. deltoideus) und Beugern des Schulterblattes (Mm. rhomboidei, der mittlere Teil des M. trapecius). Das verstärkt die Kyphose (rückwärts gerichtete Krümmung) der Brustwirbelsäule. Beim Training sollten daher die Strecker des oberen Rückens, die Beuger des Schulterblatts und die hinteren Teile des Schultergürtels genügend gekräftigt werden. Dazu eignen sich verschiedene Ruderbewegungen, Armschwünge nach hinten usw.

Schwäche der Bauchmuskeln ist wohl nach wie vor das häufigste isolierte Problem der Muskelbalance. Der vordere Beckenrand neigt sich nach unten, was zur Lordose führt. Die Muskulatur des unteren Rückens wird überaktiv; ihre Elastizität und Entspannungsfähigkeit nehmen ab. Das beeinträchtigt die Stützligamente der Wirbelsäule. Das vordere lange Ligament (Lig. longitudinale anterius) dehnt sich, sodass die wirbelstützende Funktion am vorderen Rand des Pfeilers geschwächt wird. Die Ligamente des hinteren Teils hingegen werden kürzer und straffer. Sie verhindern dadurch die Vorwärtsneigung der Lendenwirbelsäule. Unter Umständen werden außerdem die Nervenwurzelkanäle verengt. Schwache Bauchmuskeln sind nicht imstande, die Wirbelsäule beim Heben zu unterstützen. Es kommt im Becken- und unteren Rückenbereich leicht zu Fehlbewegungen und -belastungen, die die Rückenstrukturen schädigen können (Abb. 90). Für Hüpfübungen sollten die Bauchmuskeln besonders effektiv funktionieren, damit sie vor jedem Bodenkontakt rechtzeitig aktiviert

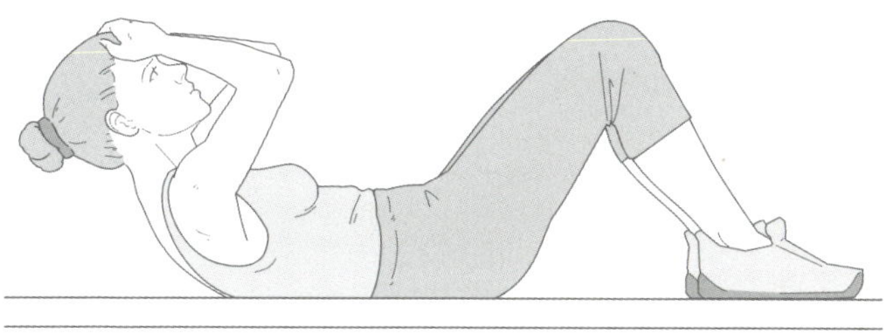

**Abb. 89** Bei Bauchmuskelübungen können die Hände statt unter dem Kopf oder im Nacken auch auf die Stirn gelegt werden. Dies ist eine gute Übung für die Halsmuskeln, da sie den Kopf und das Gewicht der Hände tragen müssen.

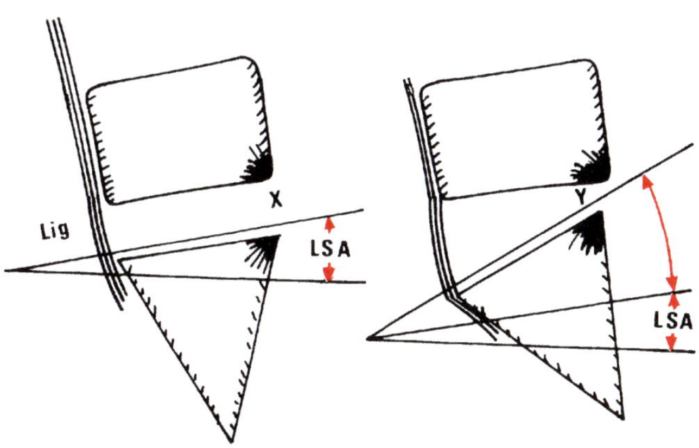


**Abb. 90** Das vordere lange Ligament an der Vorderseite der Wirbelsäule (Lig. longitudinale anterior) wird bei Vergrößerung des Lumbosakralwinkels (LSA) gedehnt. Bei der Haltungskontrolle ist zu beachten, dass die Ligamente nur langsam in die ursprüngliche Länge zurückkehren. Die Beckenwirbelsäule soll mit den Muskeln für mehrere Wochen, sogar für mehrere Monate in der richtigen Stellung fixiert werden, bevor eine bleibende Änderung der Beckenhaltung erwartet werden kann.

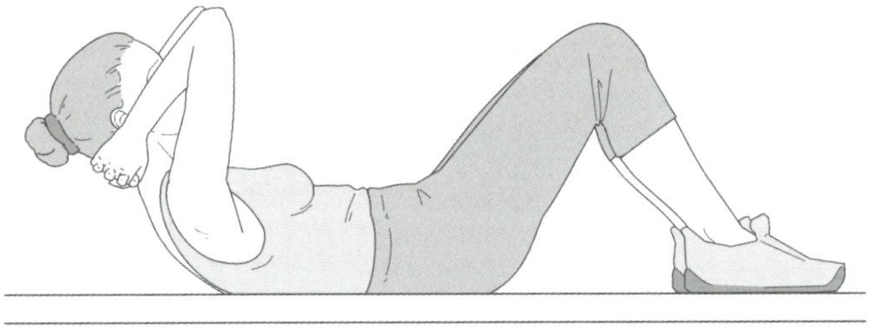

**Abb. 91** Das Aufsitzen, sog. „Sit-up", ist eine traditionelle Bauchmuskelübung. Werden die Füße nicht gestützt, richtet sich die Wirkung besonders auf die geraden Bauchmuskeln. Diese „Sit-up" sollen auch als statische Halteübung im schwierigsten Winkel ausgeübt werden. Die Bauchmuskeln sind sog. posturale Muskeln, die zur Körperhaltung beitragen. Daher ist die Übung mit Ausdauer und Kraft durchgeführt so wichtig.

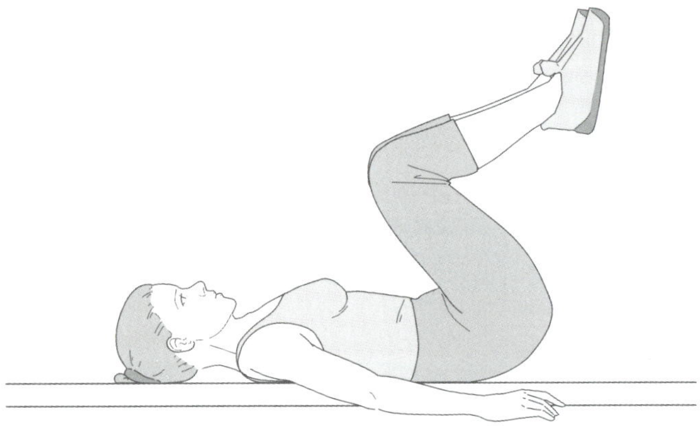

**Abb. 92** Die geraden Bauchmuskeln sollen auch die Lenden bewegen. Sie werden durch Anheben von Unterkörper und Becken trainiert. Dabei kann man das Becken direkt hochheben oder die Knie zum Brustkorb bewegen. Anfangs kann man die Hände zur Unterstützung der Bewegung gegen den Fußboden stemmen.

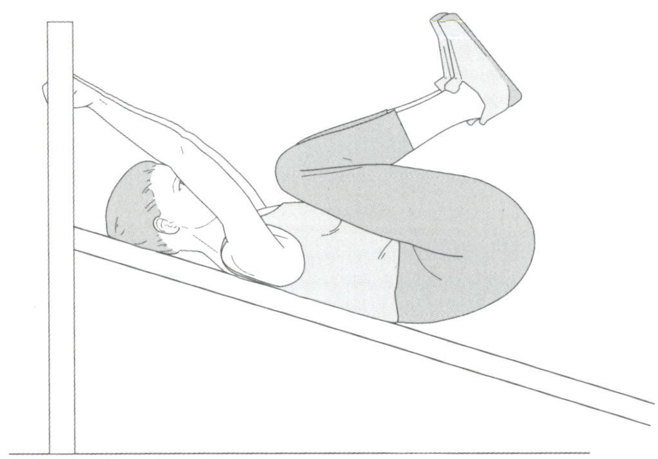

**Abb. 93** Zur Erschwerung dieser Übung wird ein Schrägbrett angewendet, dessen Neigungswinkel erhöht werden kann. Um unnötige Belastungen der Wirbelsäule zu vermeiden, dürfen die Beine nicht auf die Unterlage gestreckt bzw. gesenkt werden.

werden können. Sonst kommt es durch die Stoßwirkung zusammen mit der Fehlhaltung zu Rückenschäden.

Die Bauchmuskeln sollten auf viele verschiedene Weisen trainiert werden, um auch ihre koordinativen Eigenschaften und die Fähigkeit zu schnellen haltungskorrigierenden Bewegungen zu fördern. Neben den traditionellen Aufsitzübungen (Abb. 91) und Schrägbrettübungen (Abb. 93) sind auch Bewegungen auszuführen, bei denen sich das Becken bewegt und der Oberkörper gestützt ist (Abb. 92). Bauchmuskeln sind in verschiedenen Ausgangsstellungen - unter anderem aufrecht - zu trainieren. Anders wird der ereichbare Nutzen nicht erzielt (Abb. 94 und 95).

Die Antagonisten der Bauchmuskeln, die Strecker des unteren Rückens (M. erector trunci), sind oft verspannt und verkürzt. Wenn ein Muskel längere Zeit im verkürzten Zustand arbeiten muss, wird er schwächer. Der erforderliche Dehnimpuls bleibt aus, und der Muskel ist nicht imstande, mit der vollen Kapazität zu arbeiten. Außerdem ist sein Stoffwechsel gestört.

Um dem abzuhelfen, sollen die Muskeln des unteren Rückens gedehnt werden. Darüber hinaus sind ihre Koordination, Kraft und Ausdauer zu verbessern. Beim Krafttraining ist den verschiedenen Schichten der Rückenmuskeln und ihren Funktionen Rechnung zu tragen. Lange oberflächliche Strecker werden beim geradlinigen Rückenheben aktiviert (Guten-Morgen-Bewegung). Sie führen weiträumige Bewegungen aus. Die tiefen Paraspinalmuskeln, die von Wirbel zu Wirbel verlaufen und die Feinmotorik des Rückens steuern, spielen

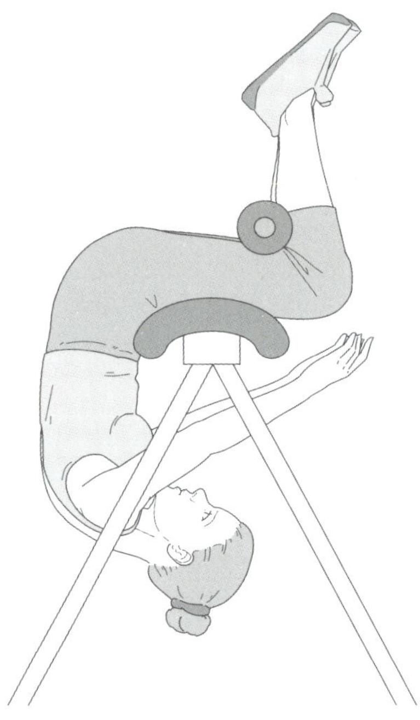

**Abb. 94** Mit verschiedenen Geräten lassen sich Bauchmuskelübungen abwechslungsreicher gestalten.

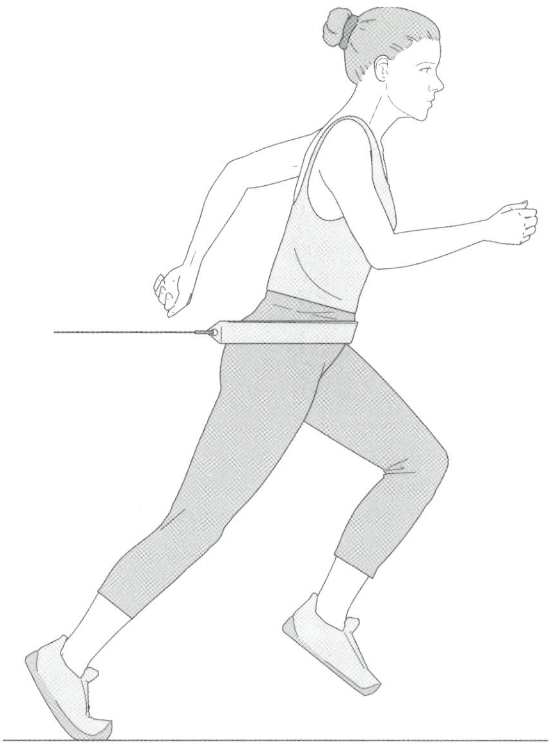

Abb. 95 Die Beckenstellung lässt sich auch beim Laufen oder Gehen korrigieren. Dazu wird der vordere untere Rand des Beckens mit einem Gürtel und einer Schnur nach unten hinten gezogen. Der Sportler versucht, mit seinen Bauchmuskeln und dem großen Gesäßmuskel das Becken richtig zu halten. Mit Hilfe von Spiegeln an den Seiten und vor dem Läufer ist es leichter, die korrekte Stellung zu erkennen.

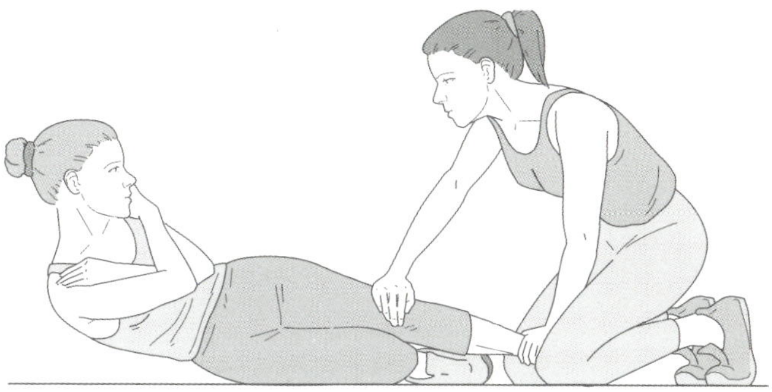

Abb. 96 Die Kräftigung von schrägen Bauchmuskeln gehört zum optimalen Training. Die vorher genannten Bewegungen werden in der Schräglage ausgeführt. Bei Partnerübungen unterstützt der Partner den Unterkörper des anderen, um eine effektive Oberkörperdrehung zu ermöglichen.

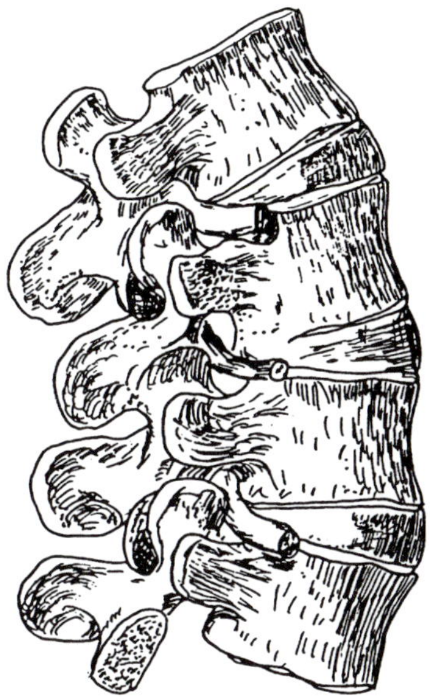

Abb. 97 Bei erhöhter Lendenlordose infolge schlechter Haltung oder starker Rückwärtsneigung werden die Nervenwurzelkanäle verdrängt. Außerdem bleiben manchmal die kleinen Facettengelenke der hinteren Wirbelsäule in der Rückwärtsneigung fixiert, sodass sie eine vollständige Vorwärtsneigung verhindern.

für die Stabilität und Gesundheit des Rückens eine große Rolle. Übungen zur Kräftigung dieser Muskeln stehen in der Regel an erster Stelle; ihre Stützwirkung ist neben der der Ligamente unbestritten. Später sollen Rückenmuskeln in allen möglichen Ausgangsstellungen trainiert werden. Dies gilt auch für die Hebeübungen (Abb. 96-98). Beim Training sind Hebelwirkungen auf verschiedene Strukturen zu beachten.

Generell sollten die Muskelübungen koordinativer Natur sein, also der Stützfunktion der Wirbelsäule dienen und auf das gewünschte Ziel (z. B. bestimmte sportliche Leistung) gerichtet sein. Hier gibt es noch viele falsche Trainingsmethoden.

Bei gestreckter oder sogar kyphotischer Haltung des unteren Rückens dürfen die Muskeln dieser Region nicht mehr gedehnt werden. Die Hauptaufgabe besteht darin, die Haltung bzw. Stellung der Wirbelsäule zu normalisieren. Das Training fördert die Krümmung der Wirbelsäule nach vorn mittels Zurückbeugen. Diese Übung kann mit Traktion z. B. mit Hilfe von Gewichten an den Hüften oder Fußgelenken verbunden werden.

Der **Hüftbeuger** (M. iliopsoas) spielt für die aufrechte Haltung eine zentrale Rolle. Der Psoas-Teil des Muskels setzt am untersten Brustwirbel (Th 12) und vorn an jedem Lendenwirbel an. Wie der Name andeutet, befindet sich der Ansatzpunkt des anderen Teils an der Innenseite des Iliums (Darmbeins).

Wenn er straff ist, senkt er - besonders beim Gehen und Laufen - die Hüfte nach vorn und verstärkt die Vorwärtskrümmung des unteren Rückens. Sein Antagonist ist der große Gesäßmuskel (M. glutaeus maximus). Wenn er schwach ist - und das sind Antagonisten straffer Muskeln oft -, ist keine gute Grundhaltung möglich. Zudem ändern sich die Bewegungsschemata im Bereich des Beckens und Rückens. Die Hüfte wird nicht voll-

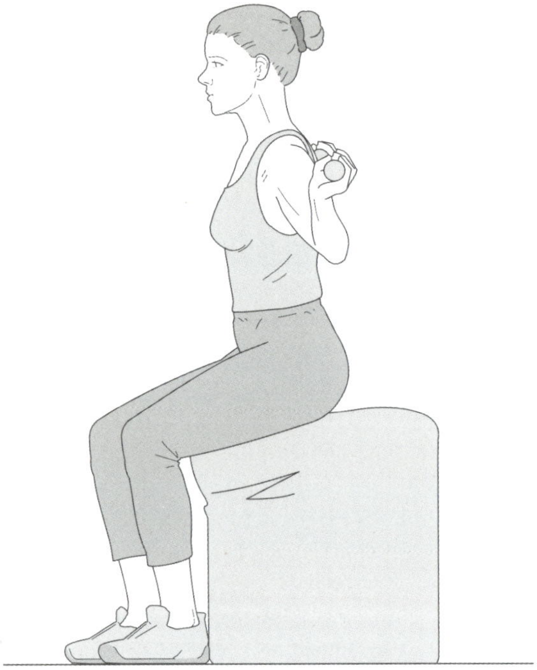

Abb. 98 Die Paraspinalmuskeln des Rückens lassen sich mit kleinen, schnellen Rotationsbewegungen aus verschiedenen Ausgangsstellungen aktivieren und üben.

ständig gestreckt, was durch stärkere Vorwärtskrümmung des unteren Rückens kompensiert wird. Zum Erhalt der normalen Beweglichkeit und Belastbarkeit ist für eine ausreichende Elastizität des Hüftstreckers zu sorgen (Abb. 99 und 100).

Wenn der M. iliopsoas zu schwach ist, kann er seine Aufgabe, eine flache Lendenlordose zu gewährleisten, nicht erfüllen. Der Iliopsoas lässt sich mit verschiedenen Kniehebeübungen stärken, aber er arbeitet auch bei Aufsitzübungen mit aufgestützten Beinen effektiv.

**Die Gesäßmuskeln** (M. glutaeus maximus) sind an allen Leistungen mit besonderer Beckenarbeit (Laufen, vor allem Sprinten, Wurfdisziplinen, Gewichtheben, Tennis, Eislauf usw.) beteiligt. Ihre Hauptaufgabe besteht darin, die Hüfte zu strecken, also den Oberschenkel nach hinten zu führen. Wenn der Fuß am Boden aufgesetzt ist, übt der Gesäßmuskel einen bedeutenden Einfluss auf die Haltung aus. Er sorgt dafür, dass das Becken in Mittelstellung bleibt, wobei auch die Wirbelsäule ihre Normalstellung hat. Ein schwacher Gesäßmuskel erlaubt die Rückwärtssenkung des Beckens und Vertiefung der Lendenlordose, wodurch sich die Haltung der ganzen Wirbelsäule ändert.

Die Gesäßmuskeln zu trainieren und zu kontrollieren, sie mit Übungen überhaupt zu erreichen, ist nicht leicht (Abb. 101 - 103). Viele Sportler arbeiten vergeblich daran. Die Kraft der Beine ist falsch gerichtet und geht an

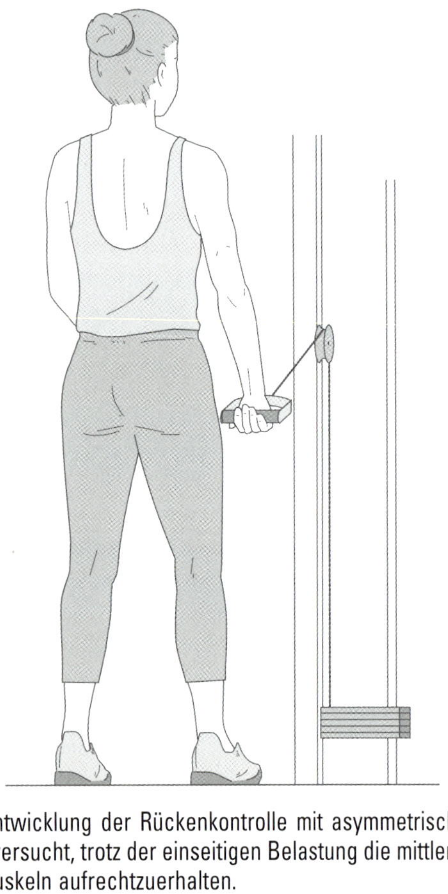

Abb. 99 Entwicklung der Rückenkontrolle mit asymmetrischen Übungen. Man versucht, trotz der einseitigen Belastung die mittlere Stellung mit den Muskeln aufrechtzuerhalten.

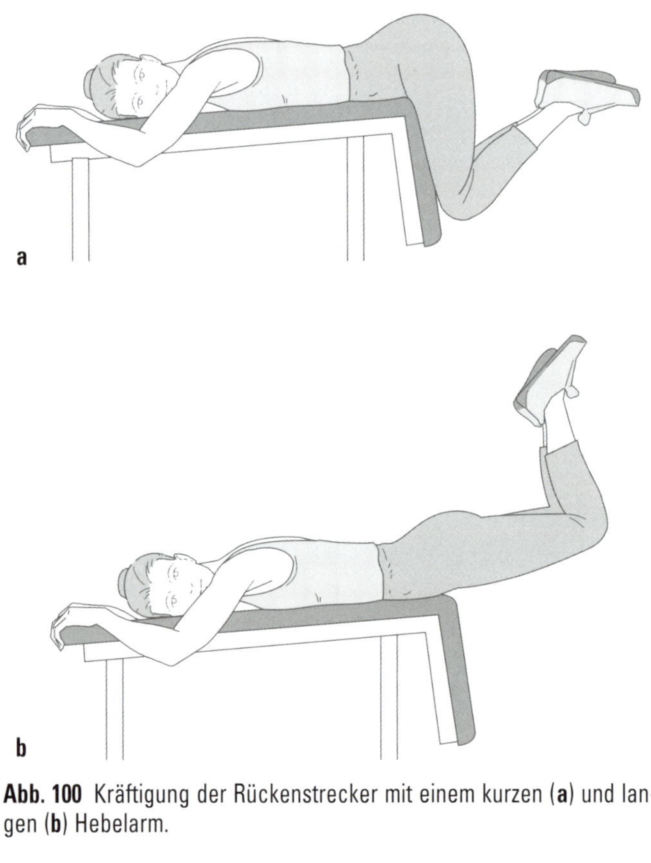

Abb. 100 Kräftigung der Rückenstrecker mit einem kurzen (**a**) und langen (**b**) Hebelarm.

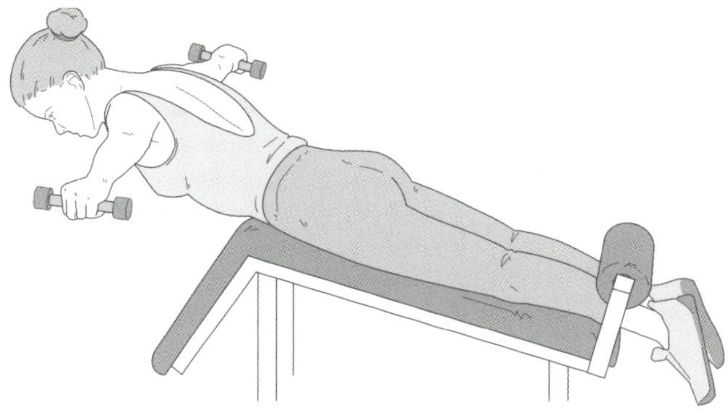

**Abb. 101** Kräftigung der hinteren Körpermuskeln. Die Armbewegung intensiviert die Arbeit der Oberrückenmuskeln, besonders der Schulterblattanzieher.

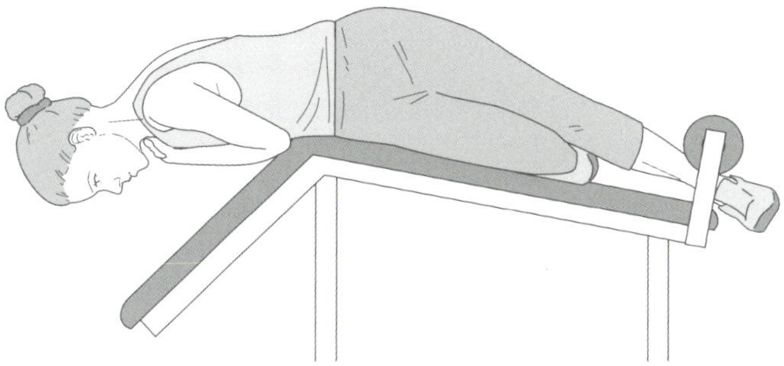

**Abb. 102** Die Kombination von Streckung, Drehung und Seitenbeugen ist eine wirksame Art, die Kontrolle und Kraft des Oberkörpers zu entwickeln.

der Lende vorbei, wenn die Gesäßmuskeln nicht rechtzeitig aktiviert werden.

Beim Training soll besonders auf die Verbesserung der Koordination und Kontrolle geachtet werden. Diese zu erlernen dauert oft lange, weil die motorischen und koordinatorischen Fertigkeiten der Beckenregion nur schwach entwickelt sind. Außerdem wirken sich früher erworbene falsche Bewegungsmuster aus. Die Aneignung und Automatisierung neuer Bewegungsgewohnheiten vollzieht sich dann nur allmählich.

Die **Kniestrecker** (M. quadriceps femoris, vierköpfiger Oberschenkelmuskel) sind in der Regel im Verhältnis zu den hinteren Oberschenkelmuskeln gut entwickelt. Das Kraftverhältnis sollte 2:3 zugunsten des vorderen Oberschenkels betragen. Falls die vorderen Oberschenkelmuskeln, besonders der oberflächliche Mittelteil (M. rectus femoris) verkürzt sind, ziehen sie den Vorderrand des Beckens nach unten. Dies wirkt sich auf die Gesamthaltung ungünstig aus. Es macht sich besonders beim Gehen und Laufen bemerkbar, wenn die Hüfte gestreckt und der Oberschenkel nach hinten geführt wird, während das Hüftgelenk als Achse fungiert.

Zur Korrektur sind Dehnübungen einzusetzen, die das Knie nicht in Extremstellungen belasten (Abb. 104

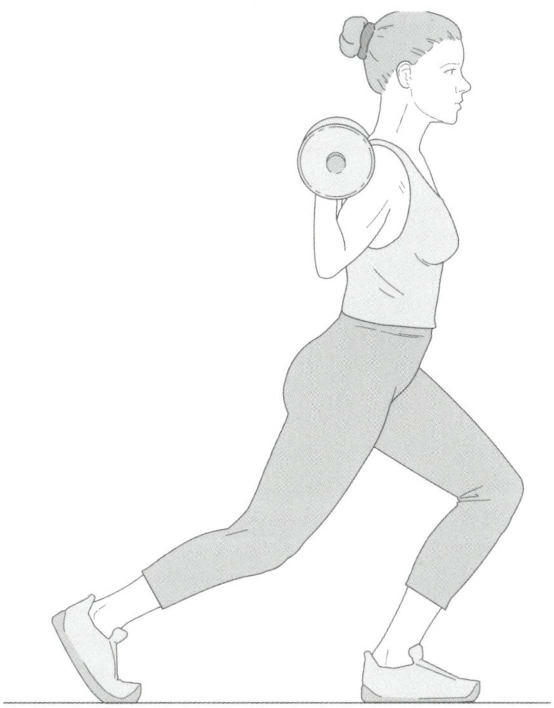

**Abb. 103** In aufrechter Stellung dienen verschiedene Hantelübungen mit Schritt- und Gewichtsverlagerung zur Entwicklung der Körperhaltung und Muskelkraft des Rückens.

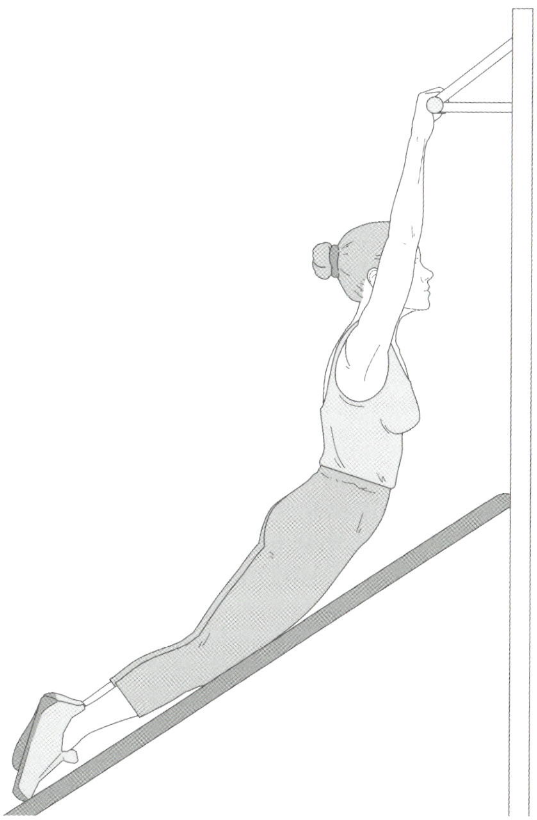

**Abb. 104** Dehnen der vorderen Becken- und Bauchmuskeln mit entlasteter Wirbelsäule. Diese Übung trägt zur Normalisierung der Beckenwirbelsäule bei.

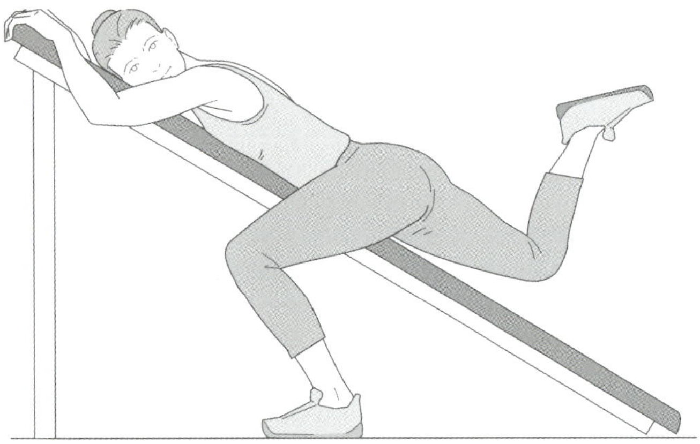

**Abb. 105** Aktivierung und Kraft des großen Gesäßmuskels können z. B. mit dieser Übung trainiert werden (s. Bild). Die richtige Haltung der unteren Beckenwirbelsäule und Lende wird mit dem aufgestützten Bein gesichert. Der Aufbau dieser Übung bedingt eine Bewegungsausführung im Hüftgelenk.

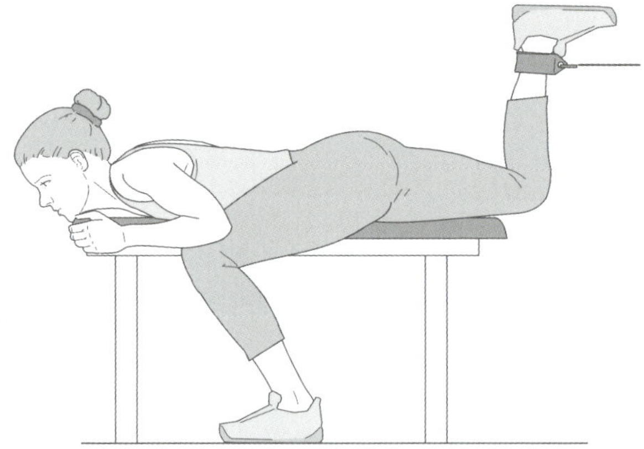

**Abb. 106**

und 105). Außerdem ist zu beachten, dass der M. rectus femoris über das Hüftgelenk hinwegzieht und auch das Hüftgelenk beugt. Bei Dehnung der Oberschenkelmuskeln sollte also das Hüftgelenk immer gestreckt sein. Damit können Übungen zur Beckenkontrolle verbunden werden, indem der Vorderrand des Beckens nach oben geneigt wird.

Die **hinteren Oberschenkelmuskeln** (M. biceps femoris, M. semitendinosus, M. semimembranosus) arbeiten hauptsächlich als Kniebeuger, sind aber auch an der Hüftstreckung beteiligt. Sie bilden eine problematische Region, weil sie im Vergleich zu den Muskeln der Vorderseite meistens zu schwach sind. Außerdem können sie straff oder zu kurz sein. Was die Haltung betrifft, zieht die starke Muskulatur des hinteren Oberschenkels den Hinterrand des Beckens nach unten und korrigiert die Lendenlordose. Ein schwacher Muskel bietet nicht dieselbe Stützwirkung. Eine überstraffe Muskulatur des hinteren Oberschenkels (Hamstring-Muskeln) führt zur Überkorrektur der Beckenhaltung. Außerdem können sie wegen der ungenügenden Elastizität und zu kleiner Bewegungsamplitude reißen.

Bei Kräftigungsübungen der hinteren Oberschenkelmuskeln soll genau darauf geachtet werden, dass die Bewegungen technisch korrekt mit den richtigen Muskeln ausgeführt werden. Dabei wird häufig der Fehler gemacht, dass man bei zunehmender Kniebeugung die Hüftgelenke zu beugen beginnt. Dadurch verschiebt sich die Belastung auf die Muskeln des unteren Rückens; die Lendenlordose wird verstärkt.

Am besten werden die Übungen mit nur einem Bein ausgeführt, sodass das andere Bein neben der Übungsbank mit gebeugtem Hüft- und Kniegelenk gehalten wird. Auf diese Weise werden die Hüften und der untere Rücken in eine Stellung gebracht, in der es fast unmöglich ist, die Bewegung auf die falschen Muskeln zu übertragen (Abb. 106).

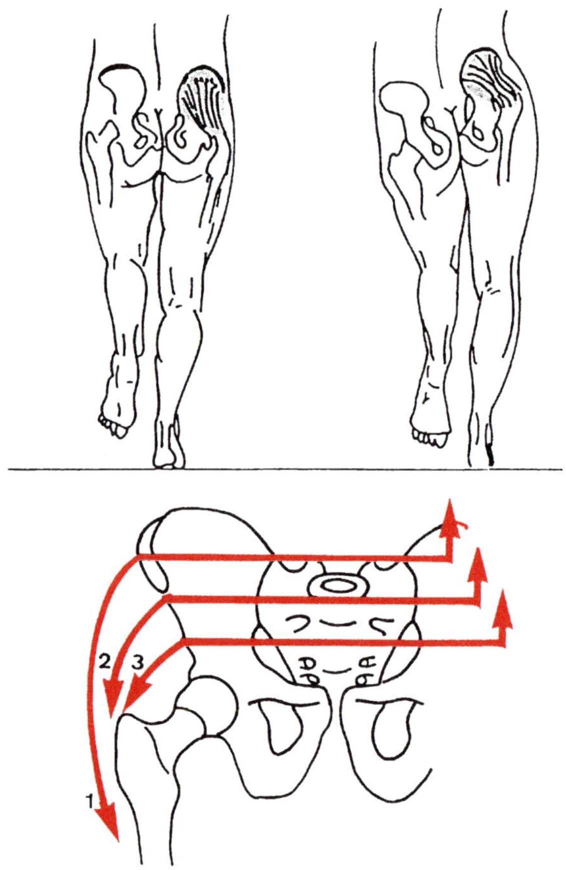


**Abb. 107** Ein starker mittlerer Gesäßmuskel garantiert die seitliche Lendenstabilität. Schwache Hüftabdukturen geben keine ausreichende Stütze. 1. M. tensor fasciae latae, 2. M. glutaeus medius, 3. M. glutaeus minimus.

In diesem Zusammenhang ist es angebracht, auch die Rolle des **mittleren Gesäßmuskels** (M. glutaeus medius et minimus) für die Haltung zu betrachten. Die Hauptaufgabe dieses Muskels besteht darin, die seitliche Beckenstabilität zu garantieren und die Abduktion des Oberschenkels auszuführen. Wenn dieser Muskel nicht stark genug ist, kommt es während der Stützphase (wenn also der Fuß aufgesetzt ist) zu übermäßiger seitlicher Beckenbewegung (Abb. 107). Beim Gehen pendelt der Oberkörper typischerweise kompensatorisch zur schwachen Seite. Beim Laufen zeigt sich schon eine leichte Schwäche im verstärkten Überkreuzen der imaginären Mittellinie in der Stützphase.

Der mittlere Gesäßmuskel ist leicht trainierbar, indem man z. B. auf der Seite liegt und das andere Bein gestreckt direkt nach oben hinten hebt. Die Hüftsupination und -beugung sind zu vermeiden, weil dann die Arbeit auf andere Muskeln übertragen wird und damit die erwünschte Trainingswirkung ausbleibt (Abb. 108 und 109).

Meistens ist der schwache mittlere Gesäßmuskel sehr straff, weil er bei jedem Schritt an der oberen Grenze seiner Leistungsfähigkeit gearbeitet hat. Dieser Muskel wird auch durch eine Beinlängendifferenz beeinflusst; meistens treten wegen der höheren Belastung auf der Seite des längeren Beins Straffheit und Schmerzen auf.

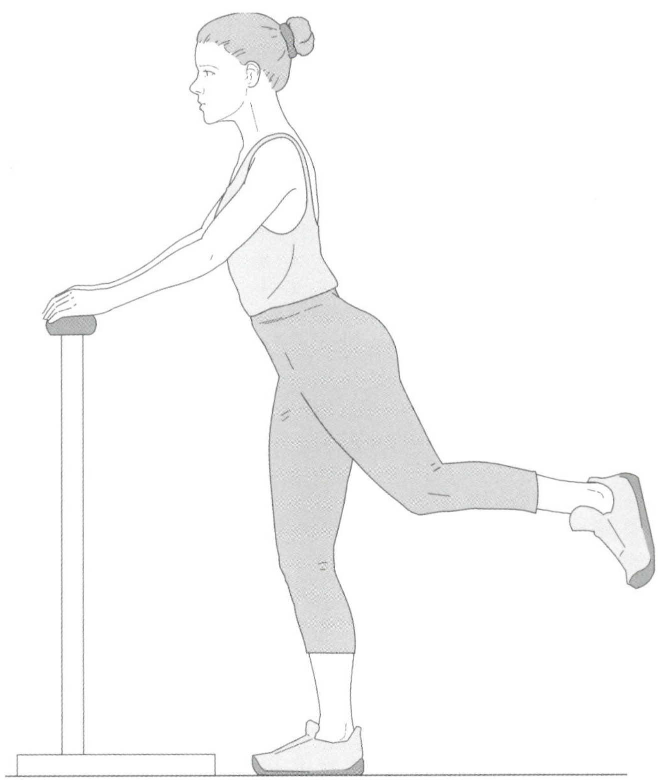

**Abb. 108** Ein guter Zustand des mittleren Gesäßmuskels ist im Hinblick auf das Gleichgewicht des ganzen Körpers wichtig. Zur Kräftigung des Muskels kann das Bein schräg nach hinten und zur Seite gehoben werden. Gewichte an den Knöcheln oder Bewegungen gegen einen Widerstand erhöhen die Wirksamkeit. Die richtige Körperhaltung der Beckenwirbelsäule wird mit Bauch- und Rückenmuskeln aufrechterhalten.

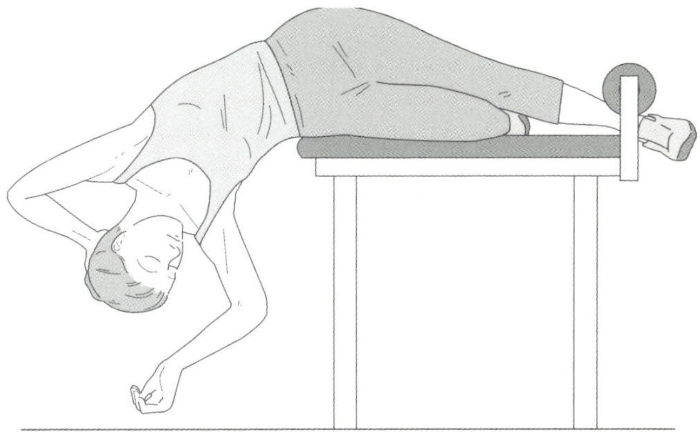

**Abb. 109** Seitliche Muskeln lassen sich mit einem Rückentrainingsgerät effektiv dehnen und kräftigen.

Die **Wadenmuskeln** (M. gastrocnemius und M. soleus) sind ebenfalls an der Steuerung der Haltung beteiligt, indem sie den Neigungswinkel des Körpers beeinflussen. Wenn die Wadenmuskeln passiv oder schwach sind, ruht das Körpergewicht im Stehen auf den Fersen, und die Lotlinie verschiebt sich zu weit nach hinten. Ferner ist Wadenmuskelkraft beim Fersenhub im Gehen und Laufen erforderlich, um eine „katzenhafte" Haltung und einen elastischen Schritt zu erhalten.

Sind die Wadenmuskeln zu straff, so gibt es beim langsamen Laufen und bei Hebeübungen funktionelle Probleme. Was die Dehnung der Wadenmuskeln betrifft, ist folgendes zu berücksichtigen: Obwohl beide Muskeln mit derselben Sehne - der Achillessehne - ansetzen, haben sie an der unteren Hinterseite des Oberschenkelknochens zwei Befestigungsstellen und an der äußeren lateralen Fläche des Wadenbeines einen Befestigungspunkt. Daher empfehlen sich Dehnübungen in mehreren Positionen.

# Haltungskontrolle und Bewegung

*Haltung ist nicht nur ein stabiler Zustand oder eine stabile Stellung, sondern eine dynamische Bewegungseinheit, in der Hebelarme und Gelenkwinkel optimal aufeinander abgestimmt sind und in der die Gelenke ihre stoßdämpfende Wirkung entfalten.*

*Jarmo Ahonen, 1987*

*Haltung ist eine physiologische Art, den Körper zu verwenden.*

*Tiina Lahtinen, 1988*

Eine gute Haltung nützt nichts, wenn sie nicht bei allen Bewegungen beibehalten wird. Daher reicht es auch nicht aus, die Haltungsanalyse im Stehen und Sitzen (mit Lotlinie oder Gitternetz) durchzuführen.

Das Bewahren der Haltung während Bewegungen ist von verschiedenen Faktoren abhängig. Erstens zieht die Schwerkraft alle Körperteile in jeder Stellung stets zur Erde hin. Dann kommt es auf Kraft und Dehnfähigkeit an. Wichtig sind das Erkennen der richtigen Übungstechnik, die häufige fehlerfreie Wiederholung und das Antrainieren einer ausreichenden Muskelausdauer. Lokale Muskelermüdung ist eine der wichtigsten Ursachen für die Verschlechterung von Haltung und Bewegungstechnik.

Ein Gegenstand befindet sich im Gleichgewicht, wenn die Summe der Kräfte, die auf ihn einwirken, gleich Null ist. Die Erhaltung des dynamischen Gleichgewichts zeigt sich in einer optimalen Leistungstechnik, gleich ob es sich um Gehen, Laufen, Reiten oder irgendeine andere Bewegungsform handelt. Charakteristisch ist, dass keine kompensatorischen Muskelanspannungen zur Erhaltung einer Lage erforderlich sind, die Motorik ökonomisch und die Kraftentwicklung optimal ist (Abb. 110).

Betrachtet man den Sportler von vorn, ist bei Haltungsänderungen folgendes zu beachten: Die Lotlinie, die von der Gelenkfläche des Hüftgelenks über die Mittelpunkte von Knie und Fesseln bis zur zweiten Zehe verläuft, muss diese Punkte auch bei Laufbewegungen, Kniebeugen und Gewichtheben passieren, also auch dann, wenn in der Oben-unten-Achse oder Vorn-hinten-Achse Änderungen eintreten. Dieses Ideal erfüllen nur wenige Sportler. Mittels geeigneten Trainings- und Stützmaßnahmen, z. B. mit belastungsverteilenden Fußstützen, lassen sich jedoch diese Fehler korrigieren (Abb. 111).

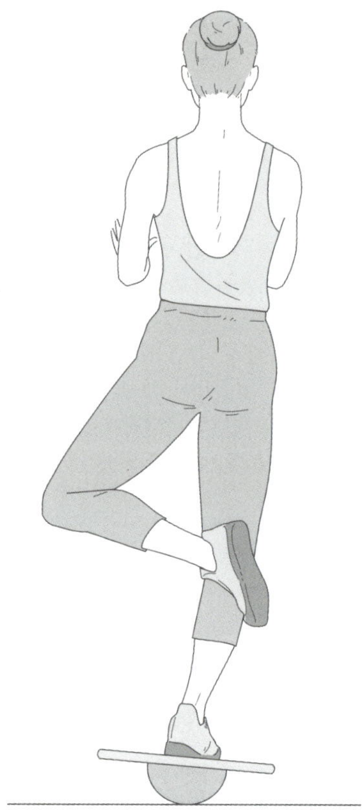

Abb. 111 Mit einem Gleichgewichtsbrett werden Stabilität der Sprunggelenke und Fußkraft geübt. Gleichzeitig wird die Stabilität des Beckens und der gesamten kinetischen Kette verbessert.

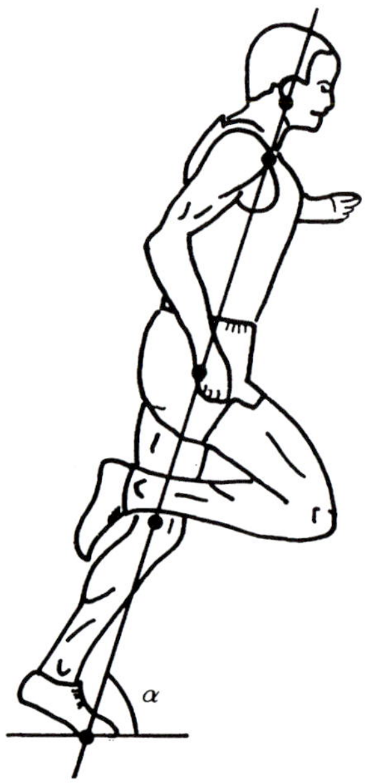


Abb. 110

# Sportartspezifische Muskelbalance

Viele Sportarten zeichnen sich durch äußerst einseitige Bewegungen aus. Vielfach wird nach wie vor fälschlicherweise geglaubt, dass es genügt, die disziplinspezifische Kraft zu entwickeln. Zuerst lässt sich gewiss eine Leistungssteigerung erzielen, aber mit den Jahren schleichen sich Bewegungs- und Haltungsfehler ein. Die Folge sind Verletzungen und Verlangsamung bzw. Stillstand des Trainingsfortschritts. Dem disziplinspezifischen Training sollte immer allgemeines Krafttraining vorangehen. Damit wird eine ausgewogene körperliche Entwicklung gewährleistet, die auf Dauer ein gutes Leistungsniveau ermöglicht.

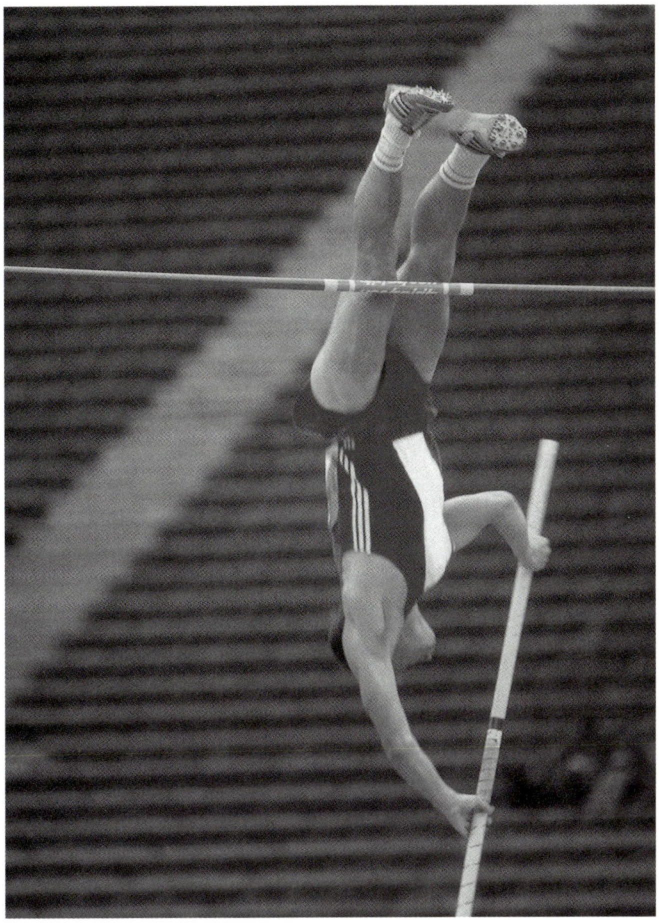

Abb. 112

**Tab. 18** Kraft- und Beweglichkeitstest eines Stabhochspringers.

| Links | | Rechts |
|---|---|---|
| J. A. | Untersucher | J. A. |
| 14.7.1983 | Datum | 14.7.1983 |
| N (Newton) | | |
| | **Schultergelenke** | |
| 167 | Flexion | 176 |
| 181 | Extension, obere Stellung | 205 |
| 145 | Extension, untere Stellung | 135 |
| 129 | Abduktion | 127 |
| 135 | Horizontalabduktion | 121 |
| 222 | Horizontaladduktion | 221 |
| 211 | Lateralrotation | 181 |
| 249 | Medialrotation | 236 |
| | **Hüftgelenke** | |
| 243 | Flexion | 247 |
| 234 | Extension | 241 |
| 155 | Abduktion | 167 |
| 237 | Adduktion | 240 |
| 243 | Lateralrotation | 244 |
| 246 | Medialrotation | 253 |
| | **Winkelmessungen** | |
| | **Schultergelenke** | |
| −1,5° | Lateralrotation | +8,9° |
| −13,4° | Medialrotation | −16,0° |
| | **Hüftgelenke** | |
| 111,4° | Flexion | 111,2° |
| 28,5° | Lateralrotation | 39,7° |
| 30,3° | Medialrotation | 30,3° |

Das Ungleichgewicht, das durch Belastung eintritt, ist durch Krafttraining von Antagonisten auszugleichen. Nur auf diese Weise kann der Sportler ohne Verletzungen oder wenigstens mit möglichst geringen Schäden seine sportliche Laufbahn ausführen.

Leichte Verletzungen lassen sich mit Muskel- und Beweglichkeitstests erkennen und ursächlich behandeln, bevor es zu Beschwerden oder größeren Verletzungen kommt. Es lassen sich für verschiedene Disziplinen unterschiedliche Tests erarbeiten. Der Therapeut muss jedoch die betreffende Disziplin kennen, um aus den Ergebnissen Nutzen für das Training gewinnen zu können. Neben den disziplinspezifischen Tests ist auch eine grobe allgemeine Muskelbalance-Aanalyse durchzuführen.

Tab. 18 zeigt die Testresultate von 20 finnischen Stabhochspringern (alle Rechtshänder). Gegenstand der Untersuchung waren maximale statische Kraft der Schulter- und Hüftgelenke sowie die Gelenkbeweglichkeit. Ein deutliches Ungleichgewicht zwischen linker und rechter Körperseite lässt sich erkennen (Abb. 112).

Beim Speerwerfen ist eine schnelle Kraftentwicklung erforderlich. Weil das Wurfgerät sehr leicht ist, wird die Handbewegung am Ende des Wurfes äußerst schnell. Mit einer peitschenartigen Bewegung lassen sich extrem hohe Geschwindigkeiten erzeugen.

Aus der Sicht der Muskelbetreuung und Muskelbalance ist diese Sportart jedoch problematisch. Am Ende der Wurfbewegung wird der ballartige Kopf des Oberarmknochens (Humerus) sogar um 2,5 cm aus seiner Gelenkgrube verlagert. Auf Dauer führt das zu Dehnung, Schwäche und Rissen der Außenrotatoren (M. infraspinatus und M. teres minor). Speerwerfer sollten ihre Außenrotatoren sorgfältig dehnen, vor allem aber stärken. Sie müssen in der Lage sein, die Bewegung so abzubremsen, dass sie nicht „den Arm mit dem Speer werfen“. Beim Krafttraining der Außenrotatoren werden die Übungen nach dem gleichen Prinzip durchgeführt wie alle anderen Kraftübungen. Zuerst wird die Ausdauer, dann die Maximalkraft und zum Schluss die schnelle Kraftentwicklung trainiert. Außerdem sollen Stoßübungen die Muskeln an das Abbremsen am Ende der Wurfbewegung gewöhnen.

Ähnlich disziplinspezifisches Ungleichgewicht trifft man z. B. bei Ruderern an, die nur mit einem Ruder arbeiten. Ihre Rückenmuskeln entwickeln sich sehr einseitig. Hürden- und Hindernisläufer haben ähnliche Probleme. Die Hürdenüberquerung erfordert eine sehr gute Drehelastizität im Hüftgelenk des abspringenden Beins. Wenn die Drehbewegungen der Hüfte nicht umfangreich genug sind, verlagert sich die Bewegung während der Überquerung auf die straffen Gelenke des Beckens und des unteren Rückens. Beide Hüftgelenke sollten aber den gleichen Bewegungsumfang haben.

Sicherlich gibt es in vielen Sportarten ähnliche Asymmetrien. Als Richtlinie gilt, immer nach dem Gleichgewicht zu streben und ausgleichende, korrigierende Übungen mit Sorgfalt und Energie auszuführen.

# Allgemeine Muskelbalance

Aus Sicht der Biomechanik soll sich der menschliche Körper in einem gewissen Gleichgewicht befinden, damit er sich möglichst effektiv und elastisch bewegen kann. Gleichgewicht liegt dann vor, wenn die Summe der Kräfte, die auf einen Gegenstand auswirken, gleich Null ist. Das System der verschiedenen Hebelarme des Körpers ist jedoch so kompliziert, dass es nicht möglich ist, bei den einzelnen Muskeln Wirkung und Gegenwirkung direkt zu bestimmen. Man kann beispielsweise nicht sagen, dass mit einer Beugekraft des Knies von 1000 N ein Gleichgewichtszustand erreicht wird, sofern die Streckkraft 1000 N beträgt. Außerdem sind die Aktivierungs- und Entspannungsfolgen der betreffenden Muskeln, die Art der Arbeit bzw. die Sportart und die Längen der Hebelarme zu berücksichtigen. Heute können die in den Muskeln wirkenden Kräfte mit verschiedenen Messgeräten relativ präzise bestimmt werden. Es gibt auch Richtwerte für die Muskelbalance. Solche Testgeräte sind jedoch teuer.

In der Arbeit vor Ort sind Trainer und Sportphysiologen beim Beurteilen der Muskelbalance auf grobe Tests und ihren erfahrenen Blick angewiesen. Aus diesem Grunde konzentrieren wir uns hier auf die Analyse der Muskelbalance anhand grober Kraft- und Dehnbarkeitstests und die Analyse der Leistungstechniken.

Bei guter Muskelbalance entstehen harmonische Bewegungen, sofern Gewandtheit und Koordination gut entwickelt sind. Zwischen der rechten und linken Seite sollte kein Unterschied bestehen. Nicht selten sind jedoch sportliche Leistungen so einseitig, dass die dominierende Seite, etwa der entsprechende Arm eines Tennisspielers, deutlich kräftiger wird. Dann sollte man mit kompensatorischen Kraftübungen diesen Unterschied möglichst gering halten.

Agonist-Antagonist-Beziehungen sind für Haltung und Belastbarkeit wichtig. Mit isometrischen Tests lässt sich die statische Muskelkraft ungefähr ermitteln.

## Isometrische (statische) Tests

Bei schnelleren Bewegungen haben die Muskeln weniger Zeit, Spannung aufzubauen. Das Verhältnis zwischen den Kniestreckern und -beugern ändert sich mit der Geschwindigkeit. Eine gute Muskelbalance bedeutet auch gute Gelenkbeweglichkeit. Beim Stehen, Gehen und Laufen sind die Anforderungen an die Beweglichkeit gering. Für Sportarten mit sehr großen Bewegungsamplituden sind Gelenkbeweglichkeit und Muskeldehnbarkeit jedoch sehr wichtig.

> Beispiel: Testresultate gegensätzlich wirksamer Muskelgruppen (Agonist – Antagonist) am isokinetischen Testgerät
> Bewegungsgeschwindigkeit: 10 RPM (60°/s)
> (RPM = rounds per minute, Drehungen pro Minute)
>
> Kniestrecker (Quadriceps): 1× Körpergewicht
> Kniebeuger (Hamstrings): $^{2}/_{3}$ der Streckerkraft
> Unterschied links/rechts: unter 15%
>
> Bewegungsgeschwindigkeit: 50 RPM (300°/s)
>
> Kniestrecker (Quadriceps): 50% des Körpergewichts
> Kniebeuger (Hamstrings): 80–85% der Streckerkraft

Auf ihre Dehnfähigkeit werden getestet:
- Wadenmuskeln (M. gastrocnemius und M. soleus); die Tests werden mit gebeugtem und gestrecktem Knie ausgeführt
- Oberschenkelstrecker (Adduktoren)
- Kniebeuger (Hamstring-Muskeln)
- Kniestrecker (M. quadriceps femoris); die Tests werden mit gestrecktem Hüftgelenk und den Lendenrücken in mittlerer Stellung ausgeführt
- Hüftbeuger (M. iliopsoas und M. rectus femoris); sie werden bei Mittelstellung der Lendenwirbelsäule getestet
- iliotibiale Sehne
- Hüftpronatoren
- Hüftsupinatoren

**Tab. 19**

| Gelenk | Muskelgruppe/Bewegung | Ungefähres Verhältnis |
|---|---|---|
| Knöchel | Inversion/Everion<br>Streckung/Beugung | 1/1<br>4/1 |
| Knie | Streckung/Beugung | 3/2 |
| Hüfte | Adduktion/Abduktion<br>Streckung/Beugung | 1/1<br>1/1 |
| Körper | Streckung/Beugung | 3/1 |

- Bauchmuskeln und vordere Wirbelsäulenstrukturen; deren Dehnfähigkeit wird mittels Zurückbeugen und Strecken der Lendenwirbelsäule beurteilt
- untere Rückenmuskeln und hintere Wirbelsäulenstrukturen; sie werden mittels Vorwärtsbeugen der Lendenwirbelsäule beurteilt
- Brustmuskeln (M. pectoralis major und minor)
- Halswirbelsäulenstrecker
- oberflächliche Beuger der Halswirbelsäule

# Dehnbarkeitstests

## Bewegungsamplitude

Folgende Faktoren sind zu berücksichtigen:
- Alter
- Geschlecht
- Körpertyp (Somatotyp)
- Sportart bzw. Art der Arbeit
- Aktivitätsgrad (Spitzen-/Hobbysportler)
- gegenwärtige Verfassung des Sportlers
- Übungsperiode
- sonstige Besonderheiten (Fußtyp, Längenunterschiede der Beine)

## Bewegungsqualität

Zu achten ist auf folgende Faktoren:
- zunehmender Widerstand im Bewegungsablauf
- Muskelsteife zu Beginn oder auch während des Bewegungsablaufs

## Abfedern am Ende eines Bewegungsablaufs

Die Federbewegung am Ende eines physiologischen Bewegungsablaufs kann wie folgt beschaffen sein:
- elastisch
- straff
- hart

Das federnde Gefühl am Bewegungsende, an den äußeren Grenzen der Bewegung, entsteht durch die Muskelarbeit, die die Bewegung stoppt. Dieses Gefühl hat man etwa beim Kniebeugen, wenn die Bewegung von den vorderen Oberschenkelmuskeln gebremst wird. Vom straffen Federn spricht man, wenn verkürzte Muskeln die Bewegung schon vor Erreichen der physiologischen Bewegungsgrenze stoppen. Ein ebenfalls straffes, aber noch etwas härteres Federn wird durch Ligamente am Bewegungsende verursacht (z. B. Hüftdrehen). Wenn die Gelenkbeweglichkeit abnimmt, beim Federn Schmerzen infolge Muskelstraffheit auftreten oder wenn sich das Federn hart anfühlt, ist es immer angebracht, einen Arzt bzw. Physiotherapeuten aufzusuchen. Die Behandlung von Muskeln allein reicht in diesen Situationen nicht aus.

## Links-rechts-Asymmetrie

Die Asymmetrie der Dehnfähigkeit hat einseitige Bewegungen und einen unökonomischen Krafteinsatz zur Folge. Bei der visuellen Betrachtung bleibt die Links-rechts-Asymmetrie oft unerkannt. Spezifische manuelle Dehnbarkeitstests erbringen jedoch das richtige Resultat.

Es gibt sowohl unspezifische als auch spezifische Tests für die Muskelbeweglichkeit. Mit einem unspezifischen Test wird die allgemeine Beweglichkeit und das Zusammenspiel mehrerer Muskelgruppen ermittelt. Ein Berühren der Zehen mit den Fingerspitzen zeigt die Dehnbarkeit aller hinteren Strukturen (Oberrücken, Unterrücken, Gesäßmuskeln, hintere Oberschenkel, Wadenmuskeln). Dieser Test wird jedoch nicht empfohlen, weil sich z. B. die Rückensteife mit der Hüftbewegung kompensieren lässt; auf diese Weise wird das gleiche Resultat erreicht wie mit einem überbeweglichen Rücken und straffen hinteren Oberschenkelmuskeln. Überbeweglichkeit einer Struktur kann also die Straffheit einer anderen Region maskieren.

Spezifische Tests der Muskeldehnbarkeit sind gröberen Tests vorzuziehen. Zwar sind sie zeitaufwendiger, geben aber erheblich genauere Informationen. Hierbei wird der Muskel mit verschiedenen Fixationstechniken isoliert, um kompensatorische Fehlbewegungen auszuschließen.

In Tab. 20 werden ungefähre Richtwerte für verschiedene Gelenkbewegungen, die Testanordnungen und die unter diesen Bedingungen ausgeführten Bewegungen aufgelistet. Außerdem sind die lokalen Auswirkungen mangelhafter Beweglichkeit dargestellt. In Sportarten mit überdurchschnittlichen Bewegungsanforderungen gelten diese Normen jedoch nicht. Dort braucht man spezielle Normwerte, die die Erhöhung der Beweglichkeit von verschiedenen Gelenken im Verhältnis zueinander berücksichtigen.

# Grobe Muskelbalancetests

Beim sportlichen Training wie auch in der physiotherapeutischen Untersuchung der motorischen Aktivität sollen die im Hinblick auf die Haltung strategisch wichtigsten Bereiche berücksichtigt werden. Eine solche Untersuchung kann der Trainer, Physiotherapeut oder Masseur durchführen. Das Ziel ist dabei, die Sportler

Tab. 20 Uberprüfung der Dehnbarkeit verschiedener Muskelgruppen.

| Muskelgruppe | auszuführende Bewegung und Normalwert | bei den Tests zu beachten | Folgen von Straffheit |
|---|---|---|---|
| Lendenwirbelsäule | ausgeglichene Krümmung beim Vor- und Rückwärtsbeugen | Lenden- und Kniestellung | Schmerzen in Lendenwirbelsäule, Hüfte und hinterem Oberschenkel |
| seitliche Rumpfmuskulatur | symmetrische Seitwärtsneigung im Stehen nach links/rechts | Lendenstabilisierung, Verhinderung von Drehungen | Schmerzen im unteren Bereich des Rückens, Straffheit des Quadratus lumborum |
| Hüftbeuger | Hüftstreckung 30° | Lendenstabilisierung, Verhinderung der Verstärkung der Lendenlordose | Straffheit von Hüftbeugern, verstärkte Lendenlordose |
| Hüftstrecker (Kniebeuger sind auch beteiligt) | Hüftbeugung, mit gebeugtem Knie 135°, mit gestrecktem Knie je nach Sportart 100–140°, Oberschenkel supiniert sogar 180° | Lendenstabilsierung Verhinderung der Oberschenkelsupination | Straffheit des hinteren Oberschenkels und Gefäßes, Kyphose der Lendenwirbelsäule |
| Hüftadduktoren | Hüftabduktion, mindestens 45° | Verhinderung der Oberschenkelsupination | Straffheit der Adduktoren, Schmerzen und Probleme im Bereich des Schambeins |
| Hüftabduktoren | in Seitenlage mit gebeugtem Knie fällt das obere Bein auf das untere | Lendenstabilisierung | Schmerzen an der Außenseite des Knies, Entzündungen von Schleimbeuteln an der Hüfte |
| Hüftsupinatoren | Hüftpronation 45° | Lendenstabilisierung, gleichzeitiges Drehen von beiden | Supination des Fußes und des ganzen Beines |
| Hüftpronatoren | Hüftsupination 45–60° | Lendenstabilisierung | Pronation des Fußes und des ganzen Beines |
| Kniebeuger | Kniestreckung 0° | Beckenstabilisierung | Hamstring-Straffheit. Patellarschmerz. Fehlstellung des Fußes ein-/auswärts; Kniesehnenentzündungen |
| Kniestrecker | Kniebeugung 130° | Lendenstabilisierung, Verhinderung der Lendenlordose | Straffheit des vorderen Oberschenkels; Patella in der oberen Stellung; Knieüberstreckung |
| Wadenmuskeln | Dorsalflexion des Fußes 20° | Sprung- und Fersenbein in Mittelstellung | Achillesbeschwerden, kompensatorische Pronation |

auszuwählen, die eine genauere Untersuchung und ein individuelles rehabilitatives Sportprogramm benötigen.

## Beweglichkeit

Gegenstand der Tests sind:

- Beweglichkeit der Halswirbelsäule
- Beweglichkeit des Schultergürtels
- Vorbeugen der Wirbelsäule
- Zurückbeugen der Wirbelsäule
- Symmetrie der Seitwärtsbeugung
- Dehnbarkeit der Hüftbeuger
- Dehnbarkeit der Kniestrecker
- Dehnbarkeit der iliotibialen Sehne
- Dehnbarkeit der Kniebeuger
- Dehnbarkeit der Wadenmuskeln

**Beweglichkeit der Halswirbelsäule:**

- Vorbeugen: Kinn auf die Brust
- Zurückbeugen: Stirn zur Horizontalebene
- Drehungen: 90° in beide Richtungen
- Seitwärtsbeugen (Symmetrie)

**Beweglichkeit des Schultergürtels:**

- Hände hoch (Symmetrie)
- Hände auf Schulterebene nach hinten (Symmetrie)
- Zusammenführen der Hände hinter dem Rücken; die eine von oben, die andere von unten

**Vorwärtsbeugen der Wirbelsäule:**

- Finger zum Fußboden mit gestreckten Knien; Kontrolle des oberen und unteren Rückens sowie der Beckenhaltung
- genauso, aber mit Beugung nach hinten rechts (Symmetrie)

**Zurückbeugen der Wirbelsäule:**

- Lendenschub nach vorn und Rückenneigung nach hinten (Symmetrie, gleichmäßige Lordose)

**Symmetrie der Seitwärtsbeugung:**

- Seitwärtsbeugung in beide Richtungen, Bestimmen der Reichweite der Finger an der Unterschenkelseite und Analyse der Wirbelsäulenbewegung, die Torsion soll gleichmäßig sein

**Dehnbarkeit der Hüftbeuger:**

- Rückenlage auf der Kante einer Bank, das eine Knie an den Bauch herangezogen, das Becken in Mittelstellung, die Lendenwirbelsäule gestützt; das andere Bein hängt entspannt über die Bankkante; bei Muskelstraffheit bleibt die Hüfte etwas gebeugt

**Dehnbarkeit der Hüftabduktoren:**

- Stellung wie oben: das hängende Bein soll gerade nach vorn zeigen; Straffheit der Muskelgruppe bewirkt Abduktionsstellung

**Dehnbarkeit der Kniestrecker:**

- Stellung wie oben; bei Muskelstraffheit wird ein Winkel von 90' nicht erreicht
- auf dem Bauch liegend, Becken liegt auf, Fersen zum Gesäß

**Dehnbarkeit der Kniebeuger:**

- auf dem Rücken liegend, Heben des Beins mit gestrecktem Knie, mindestens 120°; beachte die Lendenhaltung; weder Drehung oder Neigung sind erlaubt

**Dehnbarkeit der Wadenmuskeln:**

- in die Hocke gehen; Fingerspitzen auf den Fußboden, Rücken bleibt gestreckt, Fersen gegen den Boden gedrückt

## Kraft

Beim Testen der Kraft soll besonders beachtet werden, in welchem Maße der Sportler seine Muskeln kontrolliert. Außerdem ist sicherzustellen, dass tatsächlich die Funktion getestet wird, die man überprüfen will. Man muss eine Teststellung bzw. bewegung wählen, in der sich die Kraft der entsprechenden Muskelgruppe selbst am besten testen lässt.

Gegenstand der Tests sind:

- Beugekraft der Halswirbelsäule
- Streckkraft der Halswirbelsäule
- Haltungsbeständigkeit im Stehen
- Funktion der Bauchmuskeln
- Stützkraft des mittleren Gesäßmuskels
- Aktivierung des großen Gesäßmuskels
- gleich bleibende Gesamthaltung des Fußes

**Beugekraft der Halswirbelsäule:**

- in Rückenlage: Kopf heben und Kinn zur Brust führen (Ermüdung, Symmetrie)
- dasselbe gegen einen Widerstand an der Stirn (isometrische Muskelkraft)

**Streckkraft der Halswirbelsäule:**

- Zurückneigen des Kopfes gegen einen Widerstand (der Untersucher drückt den Hinterkopf)

**Haltungsbeständigkeit im Stehen:**

- Stoßen an die Schulter von vorn und hinten (Lagestabilität, Muskelaktivität, Symmetrie)

**Funktion der Bauchmuskeln:**

- Rückenlage mit gebeugten Knien, die Füße nicht aufgestützt, Aufsitzen direkt nach vorn und auf die Seite

**Stützkraft des mittleren Gesäßmuskels, sog. Trendelenburg-Test:**

- Stehen auf einem Bein (Beckenkontrolle)
- Stehen auf einem Bein, seitliche Beckenbewegung (Wiederholungen, Symmetrie)
- Beurteilen von Laufbewegungen (Schwanken des Oberkörpers, Schrittüberkreuzung)

**Aktivierung des großen Gesäßmuskels:**

- in Bauchlage wird das gestreckte Bein gehoben; zu achten ist auf das Gesäß, den hinteren Oberschenkel und den Rücken; Beurteilen der Gesäßmuskelaktivation im Stehen, Gehen und Laufen sowie am Ende der Hockbewegung, wenn man schon fast aufgerichtet ist
- wenn sich die Rückenmuskeln deutlich zu schnell aktivieren, kann der Gesäßmuskel auch anders getestet werden. Der Sportler liegt an der Bankkante auf dem Bauch, das eine Bein neben der Kante, Hüfte und Knie gebeugt, Fuß auf dem Boden. Durch Heben des Beines auf der Bank werden auch die Gesäßmuskeln aktiviert, auf diese Weise kann ihre Kraft getestet werden

**Gleichbleibende Gesamthaltung des Fußes:**

- Hocken auf einem Bein: Beurteilen der Aufrechterhaltung der Linie Hüfte - Knie - Mitte zwischen den Knöcheln - zweite Zehe

## Korrektur der Beckenhaltung

Bei der Betrachtung der Haltung haben wir vor allem die Beckenhaltung und sie beeinflussende Faktoren hervorgehoben. Die Haltung des Beckens übt einen entscheidenden Einfluss auf den ganzen Körper aus. Die Haltung der Wirbelsäule richtet sich nämlich auf allen anatomischen Ebenen nach dem Neigungswinkel der Lendenwirbelsäule. Bei einer Beinlängendifferenz kann man dies deutlich beobachten: Die Belastung und Haltung der gesamten unteren Extremität und der Wirbelsäule sind auf der Seite des längeren Beins anders als auf der Seite des kürzeren. Unkorrigiert führt dieser Zustand zu früher Abnutzung der Gelenke, ganz zu schweigen von Störungen der Muskelbalance.

Die Korrektur der Beckenhaltung beginnt mit einer genauen Untersuchung, mit der die Ursachen ermittelt werden sollen:

- Beobachten der Haltung in Ruhe und in Bewegung (Belastung)
- Kontrolle von Muskelkraft und Dehnbarkeit
- spezifische physiotherapeutische Untersuchungen der Gelenke

### Beckenfehlhaltung als Folge mangelnder Muskelbalance

**Neigen nach vorn:**

- straffe Hüftbeuger - Dehnungsübungen
- straffe Unterrückenmuskel - Dehnungsübungen
- schwache Hüftstrecker und Gesäßmuskeln - Kräftigung, bei der die Gesäßmuskeln „gefunden" werden müssen
- schwache Bauchmuskeln - Kräftigung

**Zurückneigen:**

- straffe Muskeln des hinteren Oberschenkels - Dehnungsübungen
- straffe Gesäßmuskeln - Dehnungsübungen
- schwache untere Rückenmuskeln - Kräftigung, zu Beginn mit kleinen Hebelarmen

**Seitwärtsneigung:**

- straffer M. quadratus lumborum - Dehnen, Kräftigung der Muskeln der Gegengseite

### Beckenfehlhaltung als Folge einer Beinlängendifferenz

Funktionstests werden mit Schuheinlagen vorgenommen; die Haltung der Lende und der Wirbelsäule wird in Ruhe und Bewegung beobachtet. Die genauesten Resultate erhält man mit Röntgenaufnahmen. Eventuell müssen die Einlagen für das kürzere Bein korrigiert werden.

### Beckenfehlhaltung als Folge von Fußabnormitäten

Sie werden mit Fußstützen und Kräftigungssübungen behandelt.

# 25. Spezielle Fragen zum sportlichen Training

## Morphologische Hindernisse auf dem Weg zu guter Muskelbalance und Beweglichkeit

Konsequentes Training führt meist zu guter Dehnbarkeit und Gelenkigkeit. Wird die angestrebte Gelenkigkeit trotzdem nicht erzielt, so kann dies morphologische Ursachen haben. Es bleibt dann keine andere Alternative, als die Tatsachen zu akzeptieren und Konsequenzen zu ziehen. Manchmal muss man die Technik ändern oder Hilfsmittel anwenden. Im schlimmsten Fall sollte man die Sportart wechseln oder den Leistungssport ganz aufgeben. Wegen einer sportlichen Laufbahn in der Jugend lohnt es sich nicht, die Gesundheit für das ganze Leben aufs Spiel zu setzen.

Straffe Wadenmuskeln und Achillessehnen begrenzen im allgemeinen die Dorsalflexion. Ihre Dehnbarkeit kann mit verschiedenen Übungen verbessert werden. Die eingeschränkte Beweglichkeit kann aber mit anatomischen Strukturen der Knöchelregion zusammenhängen. Dann treten beim Dehnen der Wadenmuskeln Schmerzen auf. Die Knochen sind einander im Wege und verhindern die vollständige Beugung. Hier werden mit Dehnübungen keine Verbesserungen erzielt.

Beim Heben aus tiefer Hocke und beim langsamen Laufen muss sich der Winkel von Unterschenkel und Boden genügend verringern, um eine kompensatorische Überpronation zu vermeiden. In tiefer Hocke und beim Heben von Gewichten vom Boden setzt sich die mangelhafte Dorsalflexion bis zum Rücken fort und wirkt sich bis auf die Wirbelsäule aus. Zur Korrektur werden Schuheinlagen getragen und beim Heben aus der Hocke zusätzlich die Absätze erhöht. Außerdem sollte darauf geachtet werden, dass von vorn gesehen die Linie Hüftgelenk - Knie - Knöchelmitte - zweiter Zeh erhalten bleibt.

Die Hüftgelenke sind im allgemeinen so drehbeweglich, dass es für die meisten Sportarten ausreicht. Beim Ballett, beim Eiskunstlauf und bei moderner Gymnastik müssen jedoch die Füße in einem Winkel von 180° geöffnet werden können. Diese Supination leistet natürlich nicht nur das Hüftgelenk; sie verteilt sich auf Sprunggelenke, Knie und Hüfte. Bei guter Supination der Hüfte (60° oder mehr) treten in der Regel keine größeren Probleme an den Knien oder Sprunggelenken auf (Abb. 113).

Ist die Hüftsupination unvollständig, treten starke Verwindungskräfte auf. Dann sollten Fußwinkel von 180° vermieden werden. Erzwingt man sie, riskiert man Schäden an den Knien; die Bänder an Knien und Sprunggelenken werden überdehnt. Als Folge wird die Fußhaltung schlechter, die Fußgewölbe senken sich, und es entsteht der sog. Hallux valgus. Dem Hüftgelenk schadet diese Drehung weniger, weil es ein Kugelgelenk ist, das sich auch um die Vertikalachse drehen kann (Abb. 114).

Wenn der Mangel an Beweglichkeit daran liegt, dass Muskeln oder Bänder zu straff sind, sind Dehnübungen die Therapie der Wahl. Manchmal ist die Ursache jedoch eine angeborene Fehlstellung des Oberschenkelhalses. Dann ist eine genügende Supination nicht erreichbar, weil Knochen aufeinander stoßen. Beim klassischen Ballett wird das zum Hindernis - daher sollte der Tänzer auf modernen Tanz übergehen, bei dem solche Extremstellungen vermieden werden können. Wenn aber der Oberschenkelhals in die entgegengesetzte Richtung verdreht ist, dann ist die volle Supination leicht erreichbar.

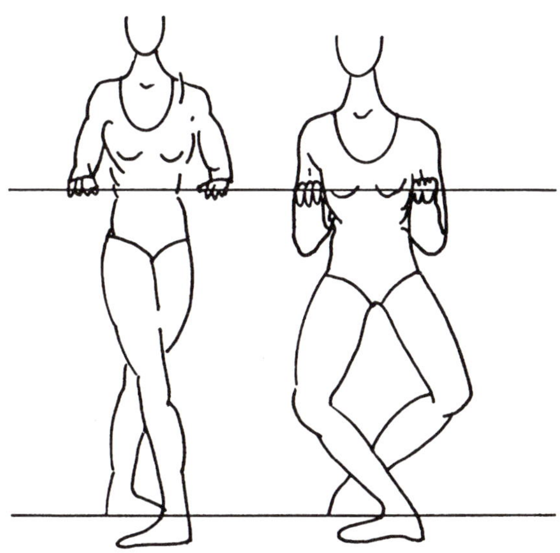

**Abb. 113**

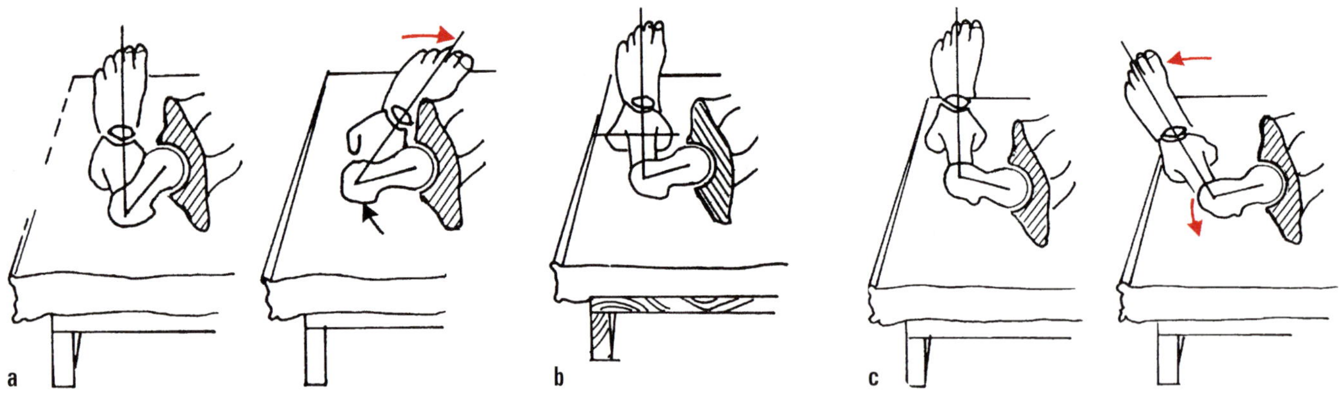


**Abb. 114 a** Bei Anteversion der Hüfte werden Knie und Fuß nach innen gedreht (proniert). Die Supination der Hüfte ist aufgrund der Anatomie eingeschränkt. **b** Bei guter symmetrischer Beweglichkeit des Hüftgelenkes werden weder Pronation noch Supination durch strukturelle Faktoren eingeschränkt. **c** Ein retrovertiertes Hüftgelenk ermöglicht eine überdurchschnittliche Supination. Eine Pronation ist hier von Nachteil.

Im Bereich der Lendenwirbelsäule ist die Beweglichkeit einiger Wirbelpaare gelegentlich reduziert. Die eingeschränkte Beweglichkeit eines Zwischenwirbelgelenks führt oft zur Überbeweglichkeit im Gelenk darüber oder darunter. Zur Korrektur eignen sich mobilisierende Behandlungen und stabilisierende Übungen. Selten sind der eine oder beide Querfortsätze (Processus costarius) des untersten Lendenwirbels mit der hinteren inneren Fläche des Darmbeinkamms zusammengewachsen. In diesem Fall ist der betreffende Wirbel nicht an Beuge- und Drehbewegungen beteiligt, und das nächste obere Wirbelgelenk wird leicht überbeweglich. Hier sind Beugeübungen für den Rücken kontraindiziert. Der Sportler sollte sich einer rückenschonenden Sportart zuwenden.

Obwohl strukturelle Anomalien nicht prinzipiell an der Sportausübung hindern müssen, können sie doch in manchen Fällen unüberwindbare Probleme mit sich bringen. Dann ersparen frühzeitige Diagnose und entsprechende Konsequenzen dem Sportler viele Sorgen und Frustrationen.

# Strategie zur Beseitigung motorischer Fehler

Die Ursache von Sportverletzungen zu finden, ist nicht immer leicht. Der menschliche Körper ist mit hervorragenden Kompensationsmechanismen ausgestattet. Die Gewebe passen sich Belastungen und strukturellen Anomalien an. So lassen sich bei Belastungsschäden oft zwei, drei, vier oder mehr verschiedene Faktoren erkennen, durch deren Zusammenwirken die Belastbarkeit von Geweben überschritten wird. Werden die ersten Anzeichen wie Schmerzen, Steife und Entzündungen ignoriert, stellen sich leicht ernstere Schäden ein, etwa Belastungsfrakturen, Sehnenrisse usw.

Weitere Faktoren sind Folgen früherer Sportverletzungen, falsche Biomechanik, plötzliches Steigern der Trainingsumfänge oder -intensitäten, veränderte Trainings- und Leistungstechniken, Änderungen des Schuhwerks oder der Trainingsunterlage, Verschlechterung der Muskelbalance oder Vernachlässigung der Muskelbetreuung.

Der Sportmediziner oder Orthopäde sollte den gesamten Hintergrund des Sportlers kennen. Nur so kann er die Zusammenhänge zwischen den Verletzungen und deren Ursachen erkennen. „Wenn du eine Ursache für eine Sportverletzung findest – gut! Gleichzeitig hast du jedoch zwei oder drei weitere übersehen“ (Lynn Wallace). Ein Belastungsschmerz oder -schaden ist zwar nur sehr selten auf eine einzige Ursache zurückzuführen, doch kann als Auslöser sehr wohl ein Einzelfaktor fungieren (Abb. 115).

Die Beseitigung motorischer Fehler ist ein fester Bestandteil der sportlichen Rehabilitation. Im folgenden werden einige wichtige Prinzipien genannt:

- Dem Sportler ist zuerst zu zeigen, dass ein Problem vorhanden ist.– Wenn die Existenz eines Problems erkannt ist, soll es lokalisiert werden.
- Danach sind die Ursachen zu suchen.
- Hat man die Ursachen erkannt, wird ein Plan zu deren Beseitigung aufgestellt.
- Im nächsten Schritt wird der Plan verwirklicht (Physiotherapie, Ausgleichstraining, Haltungs- und Muskelbalance Änderungen, Umsetzung im normalem Training).
- Jetzt wird die Situation erneut beurteilt.
- Ist das Resultat gut, kehrt man zum normalen Training zurück.
- Ist das Ergebnis nicht zufriedenstellend, wird ein neuer Plan erarbeitet und verwirklicht.

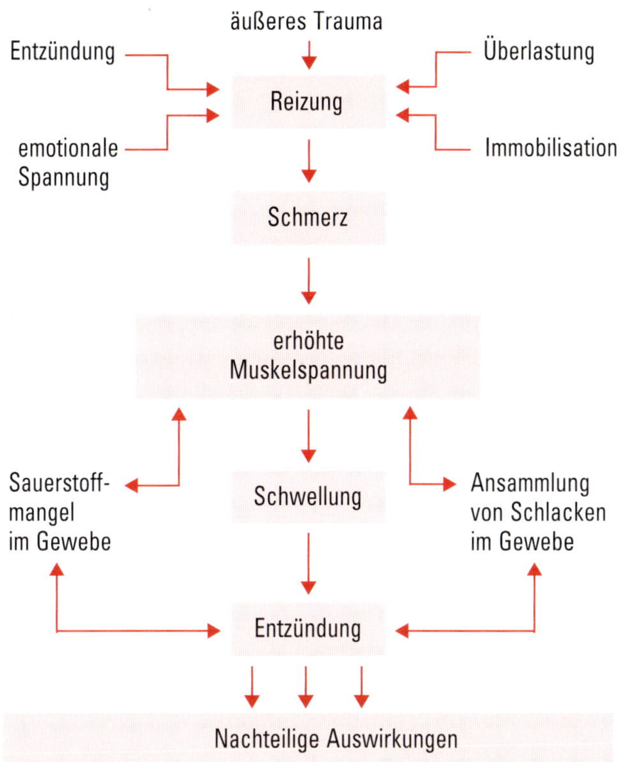


**Abb. 115** Entstehungsmechanismus eines funktionellen Hindernisses als Folge der Reizung des Stütz- und Bewegungsapparates (Muskelversteifung und -verhärtung, Abnahme der Gelenkbeweglichkeit, Abnahme der Sehnenbeweglichkeit, Bewegungs- und Belastungsschmerz, Ruheschmerz, Steife, usw.); nach Dr. Sakari Orava.

Bei Kindern sollte die physische Aktivität spielerischen Charakter haben. An erster Stelle steht die Entwicklung der allgemeinen Beweglichkeit, Gewandtheit und Technik. Gleichgewichts- und Gewandtheitsübungen erfordern Lockerheit und Mut; deswegen ist ihre Entwicklung gerade bei Kindern leicht. Das Rollbrett (Skateboard, roller skating) ist eines der besten Geräte zur Übung des Gleichgewichts. Zu empfehlen sind auch verschiedene Kletterübungen und Geräteturnen.

# Muskelbalance-Training

Eine Muskelbalance-Analyse, d. h. das Erkennen von Fehlern und Mängeln, ist wichtig. Zur Korrektur von Fehlern sollte die Kraft schwacher Muskeln erhöht werden. Straffe Muskeln sind zu dehnen und, falls erforderlich, sind Koordination und Gewandtheit mit verschiedenen Übungen zu verbessern.

Zur Muskelkräftigung werden die üblichen Methoden des Krafttrainings angewandt. Gleichzeitig wird die allgemeine Körperkontrolle verbessert, wobei vor allem das eigene Gewicht als Last dient. Übungen für die Maximalkraft werden mit freien Gewichten oder an Trainingsgeräten durchgeführt.

Die Fähigkeit zur schnellen Kraftfreisetzung ist bei vielen Sportarten äußerst wichtig. Auch ändert sich oft die Richtung der Bewegungen recht schnell. Wenn ein Sportler nicht fähig ist, seine Haltung bei schnellen Bewegungen zu bewahren, hat er aus seinem Muskelbalance-Training nicht den vollen Nutzen gezogen.

Haltungsstabilisierende Muskeln leisten viel statische Arbeit. Aus diesem Grunde sind sie auch mit statischen (isometrischen) Methoden zu trainieren. So kann bei Bauchmuskelübungen die Bewegung in ihrer schwierigsten Phase gestoppt werden; diese Stellung wird dann möglichst lange aufrechterhalten. Das wiederholt man drei- bis fünfmal. Dabei darf der Atem keinesfalls angehalten werden. Der erforderliche Sauerstoff wird mit kurzen Atemzügen gewonnen.

Mit Dehnübungen lässt sich die Muskelbalance am schnellsten korrigieren. Diese Übungen sind getrennt vom übrigen Training auszuführen, damit die Entwicklung anderer Eigenschaften nicht gestört wird.

Mit Koordinations- und Beweglichkeitsübungen versucht man, das Gelernte zu vertiefen. Erlerntes ist in das sportartspezifische Training umzusetzen. Grundübungen werden vor einem Spiegel ausgeführt. Brust- und Hüftbewegungen und die richtigen Belastungs- und Gleichgewichtshaltungen sollen völlig automatisiert sein. Erst nach Schulung des Muskel- und Lagesinns werden eigentliche Beweglichkeitsübungen für die jeweilige Sportart eingeleitet (Tab. 21).

Beispiel für aerobes Training zur Verbesserung der Muskelbalance und Körperhaltung:

- Aufwärmen: 5–10 Min. auf einem Fahrradergometer
- Muskelkraftübungen mit 15, 20 oder 30 Wiederholungen, jedoch höchstens 30 Sek. lang
- Atemwegswiderstand: bei Anfängern 40–50% des Maximums, bei Fortgeschrittenen 50–70%
- Intervallübungen: 30 Sek. lang Muskeldehnen oder 10 Sek. Spannung, 3 Sek. Ruhe, 20–30 Sek. Dehnen
- Zur Aufrechterhaltung des Pulses wird nach Muskelkraft- und Dehnübungen aerobes Training durchgeführt, mit je 30 Sek. Aktivität wie Laufen auf dem Platz, Seilspringen, Fahrradergometer, Trampolinspringen usw.
- Dieser Zyklus wird je nach Leistungsfähigkeit und Zielsetzung zwei- bis viermal wiederholt.

**Tab. 21**

| Allgemeine Ausdauer | Kraftausdauer | Maximalkraft | Schnellkraft |
|---|---|---|---|
| Zunahme der Kapillarisation, verbesserte Muskeldurchblutung | Zunahme der Muskelmasse, geringer als beim Maximaltraining. Zunahme der Kapillarisation | Zunahme der Muskelmasse | Zunahme der Bewegungsgeschwindigkeit Verbesserung der Reaktionszeit |
| viele Wiederholungen 15–25 (–40)/Serie | wenige Wiederholungen 8–10–12/Serie | Pyramidentraining wenige Wiederholungen 2–4–6/Serie | wenige Wiederholungen 2–4–6/Serie |
| geringer Widerstand 25–50 % 5 Serien | mäßiger Widerstand 50–50 % 4 Serien | hoher Widerstand 80–100 % 3–5 Serien | geringer Widerstand 25–50 % 3–5 Serien |

# Belastungsfrakturen

Belastungsbrüche an den Knochen der unteren Extremitäten sind bei Läufern, Springern und Tänzern relativ häufig. Besonders oft betroffen sind der dritte Mittelfußknochen, das Schien- und Wadenbein und der obere Teil des Oberschenkelknochens. Erhöhte Belastung zusammen mit falschen Belastungswinkeln führt oft zu einem Anpassungsdruck, der den Organismus überfordert (Abb. 116).

Daraus resultieren verschiedene Frakturen. Falls sie nicht mit Ruhigstellung behandelt und die Belastungswinkel nicht korrigiert werden, kommt es im Frakturbereich zur Fibrotisierung (Überbrückung der Bruchzone durch Fasergewebe statt durch Knochengewebe) und zur Entstehung eines „Scheingelenks". Um die Stabilität und Schmerzfreiheit der Region wiederherzustellen, ist dann meistens eine Operation erforderlich.

Die Fußhaltung hat entscheidenden Einfluss auf die Haltung des ganzen Körpers und auf die Belastungswinkel (Abb. 117). Ist die Biomechanik des Fußes aus irgendeinem Grund gestört, entstehen an den Metatarsalien (Mittelfußknochen) und an Schien- und Wadenbein, auch am Oberschenkelknochen, unphysiologische Drehmomente. Daher sollte der Fuß ständig mit Gleichgewichtsbrettern und Zehengymnastik gekräftigt werden. Gibt es anatomische Probleme, sollte der Sportler individuell angepasste Fußstützen tragen (Abb. 118 und 119).

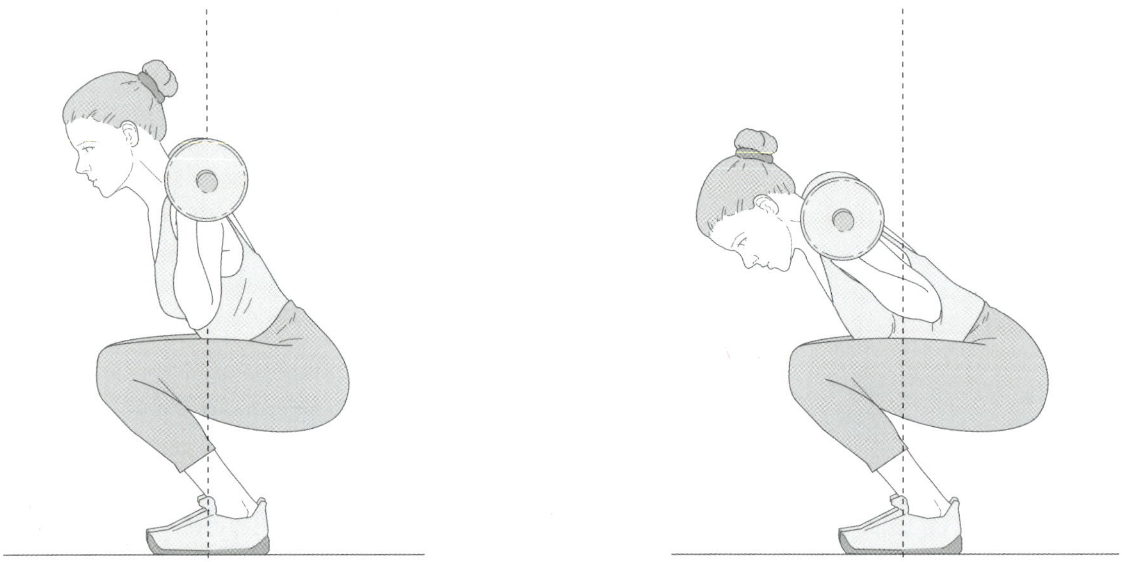

**Abb. 116 a** Bei Hockübungen ist es wichtig, die Last auf dem Stützpunkt zu halten. **b** Wenn die Last zu weit vorn ist, werden die hinteren Rückenstrukturen zu sehr belastet.

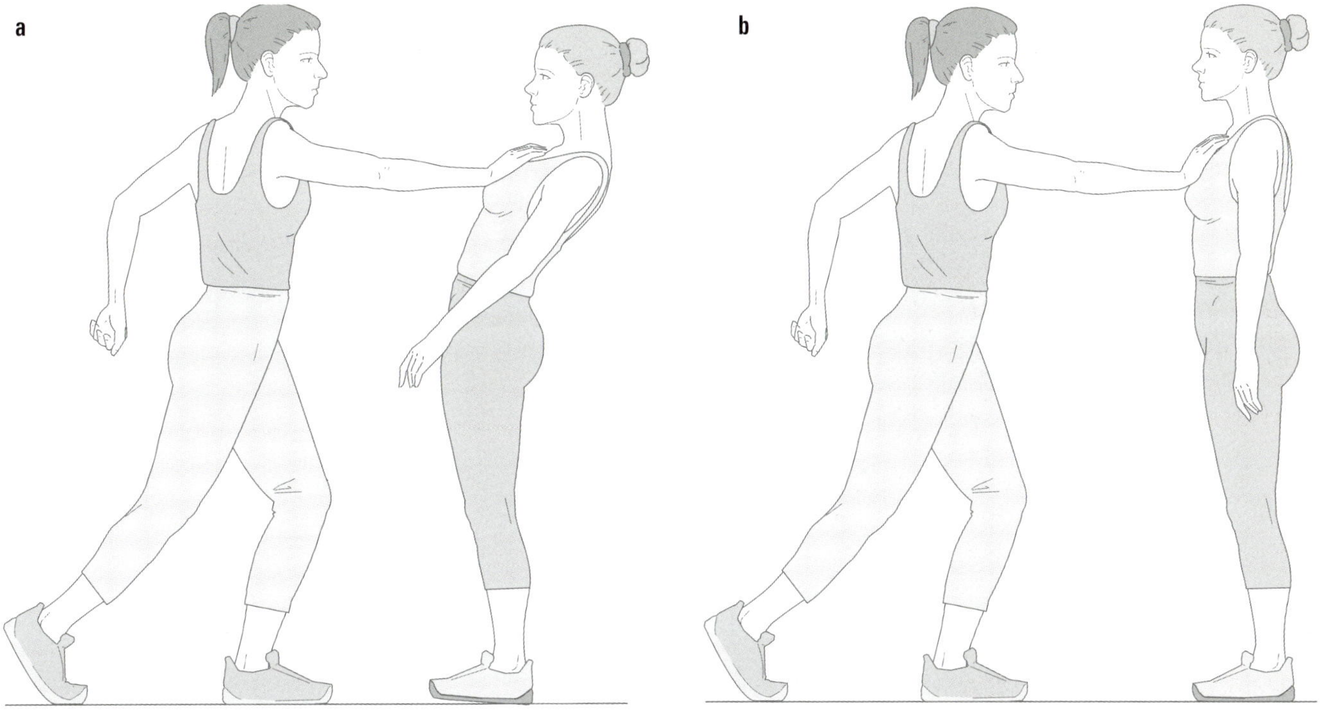


**Abb. 117 a** Wenn ein zu großer Teil des Gewichts auf den Fersen liegt, bringen äußere Kräfte den Körper aus dem Gleichgewicht. **b** Bei gleichmäßiger Gewichtsverteilung auf dem ganzen Fuß sind äußere Störfaktoren leichter zu kompensieren. Die Gewichtsverteilung und der richtige „Lehnwinkel" des Körpers können wie abgebildet geübt werden.

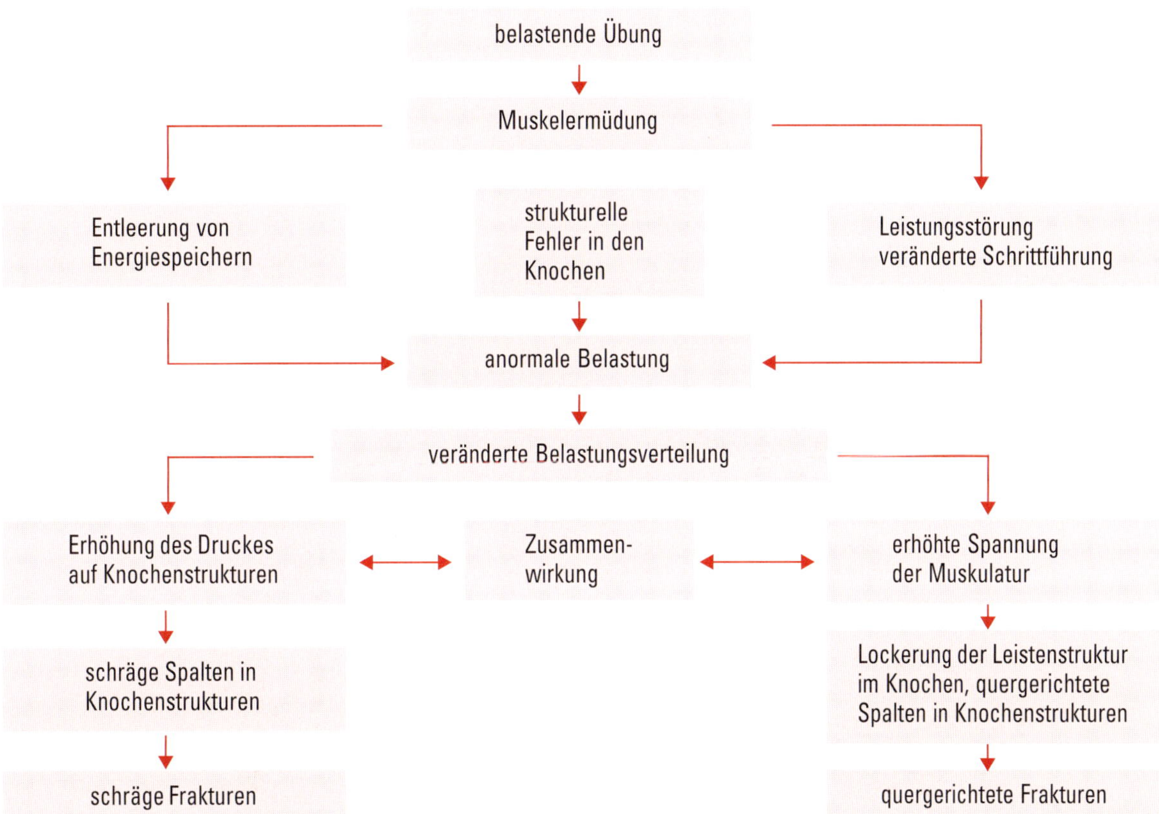


**Abb. 118** Schematische Darstellung der Auswirkungen des Belastungstrainings und der Entstehungsmechanismen von verschiedenen Belastungsfrakturen. Nach Frankell und Nordin.

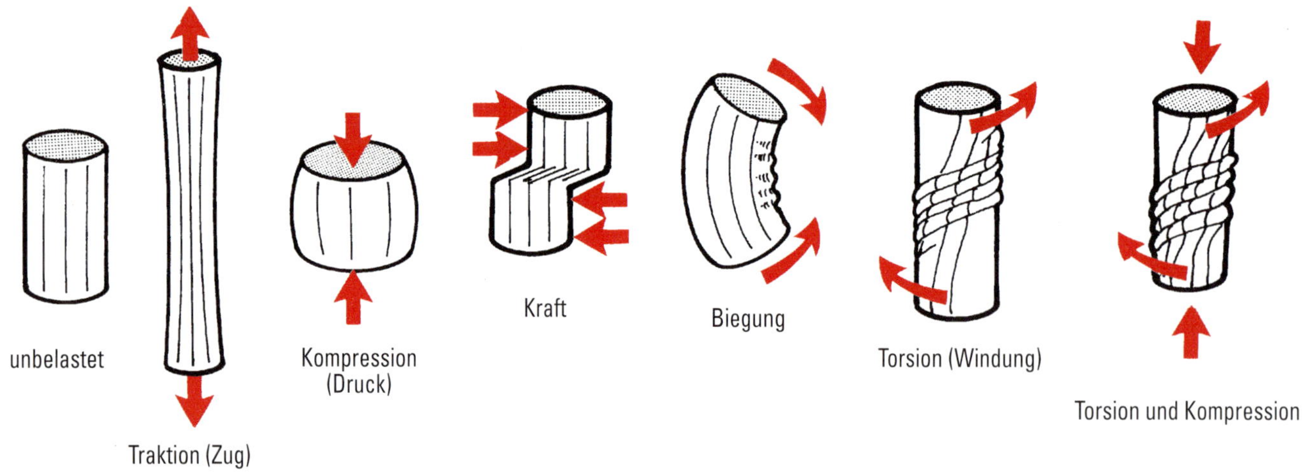


**Abb. 119** Schematische Darstellung der verschiedenen Kräfte und kombinierten Krafteinwirkungen, die die Knochen belasten.

# Atemtechnik zur Unterstützung der Muskelaktivität

Sauerstoff ist für alle Körperfunktionen erforderlich. Er wird aus der Einatmungsluft gewonnen. Für die verschiedenen motorischen Leistungen werden unterschiedliche Atemtechniken angewendet, und der Atemrhythmus ändert sich je nach Leistungsintensität. Richtiges Atmen erleichtert die sportliche Leistung und schützt Körperstrukturen (z. B. bei schwerem Heben). Auch der Entspannungsgrad ist weitgehend davon abhängig, wie gut man seine Atmung beruhigen kann.

## Grundlegende Atemtechniken

**Apikalatmung bzw. Lungenspitzenatmung** belüftet die oberen Lungenteile. Die obersten respiratorischen Hilfsmuskeln werden aktiviert. Die Atmung ist charakterisiert durch Hochziehen der Schlüsselbeine und Schultern sowie durch die Erweiterung des oberen Brustkorbs. Diese Atemtechnik wird typischerweise dann angewandt, wenn man schnell Sauerstoff braucht. Von Nachteil sind die unzulängliche Sauerstoffzufuhr für länger dauernde Leistungen sowie die erhöhte Anspannung der respiratorischen Hilfsmuskeln (Mm. scaleni, Mm. sternocleidomastoidei).

**Bei Thorakal- bzw. Brustkorbatmung** wird der gesamte Brustkorb erweitert. Die Einatmungsluft breitet sich in die mittleren Lungenteile aus; die Sauerstoffzufuhr ist beträchtlich. Bei ruhigem Atmen werden die Einatmung und das Heben der Rippen von den äußeren Interkostalmuskeln (Mm. intercostales externi) und Teilen der inneren Interkostalmuskeln (Mm. intercostales interni), die sich zwischen den vorderen Rippenknorpeln befinden, bewerkstelligt. Beim beschleunigten Einatmen werden außerdem die kleinen Brustmuskeln (Mm. pectorales minores), die vorderen Sägemuskeln (Mm. serrati anteriores) und die großen Brustmuskeln (Mm. pectorales majores) aktiviert.

Die Ausatmung beginnt spontan sofort nach der Einatmung. Die Luft strömt passiv aus, ohne Muskelaktivität. Erst bei schneller Atmung, wenn also der Gasaustausch rascher erfolgen soll, werden auch die Ausatmungsmuskeln aktiviert. Sie senken die Rippen und drücken den Brustkorb zusammen. Diese Bewegung wird durch die inneren Interkostalmuskeln (Mm. intercostales interni) ausgeführt, und zwar von den Teilen, die sich zwischen den Rippen befinden. Außerdem sind die schrägen und geraden Bauchmuskeln (Mm. obliqui et recti abdominis) beteiligt, die die Bauchhöhle und den unteren Teil des Brustraums zusammendrücken. Ist das Ausatmen erschwert, etwa bei einem Asthmaanfall, beteiligen sich die Bauchmuskeln an der Rippensenkung. Außerdem drücken sie das Zwerchfell nach oben, um die erhöhte Restluftmenge aus den Lungen zu pressen. Bei asthmatischen Sportlern gehören daher Atemmuskelmassage und Erlernen richtiger Atemtechniken unabdingbar zur muskulären Betreuung.

**Zwerchfellatmung** erfolgt, wie schon der Name verrät, mit Hilfe des Zwerchfells (Diaphragma). Es agiert zwischen Brust- und Bauchhöhle wie ein Kolben. Beim Zusammenziehen sinkt es nach unten und bewirkt die Einatmung mit Ausdehnung der Brusthöhle nach unten. Eine hohe Bauchmuskelspannung verhindert die effektive Zwerchfellatmung. Bei Sportarten, bei denen die Bauchmuskeln aus funktionellen oder kosmetischen

Gründen gespannt sind, wird der Sog für die Einatmung hauptsächlich durch Ausdehnung der Brusthöhle erzeugt.

Angespannte Menschen haben oft besonders große Schwierigkeiten, die Bauchmuskeln zu entspannen. Bei ihnen wird die Atemfunktion gestört, weil eine ständige Hochstellung das Zwerchfell unwirksam werden lässt. Neben Entspannungstechniken sollten daher immer Atemtechniken geübt werden.

Die Lungen haben eine konusartige Form mit dem größten Volumen in den unteren Teilen. Aus diesem Grunde hat das Zwerchfell eine so große Bedeutung für die Einatmung. Ohne seine Aktivität können sich die Lungen nicht maximal füllen. Die maximale Ausatmung wiederum erfordert völlige Zwerchfellerschlaffung und die Aktivierung sämtlicher Ausatmungsmuskeln. Nur so lässt sich die Restluft optimal aus den Lungen pressen.

Bei vielen sportlichen Leistungen (Gewichtheben, Schießen usw.) wird der Atem typischerweise angehalten. Eine starke Muskelanspannung, verbunden mit Atemanhalten, führt schnell zu Sauerstoffmangel. Der völlige Atemstillstand bedroht den Kreislauf. Der Venendruck im Gehirn steigt an, die Kapillardurchblutung der Lungen wird langsamer und der Strömungswiderstand der Lungengefäße größer. Dieser Zustand kann nicht lange andauern. Deshalb ist schweres Heben mit Atemanhalten nur für kurze Zeit möglich.

Bei statischen Muskelübungen ist es oft schwer, den Atem nicht anzuhalten. Hier wird kurzes, keuchendes Atmen empfohlen.

Für dynamische Kraftübungen gilt als Faustregel, in der konzentrischen, ausspannenden Bewegungsphase auszuatmen. Während der Einatmung wird die exzentrische, nachgebende Bewegung ausgeführt und gleichzeitig die konzentrische vorbereitet. Ansonsten wird jedoch bei einer Beugebewegung ausgeatmet. Bei Körperstreckung (Zurückbeugen) atmet man wieder ein. Dies ist besonders bei haltungskorrigierenden Übungen wichtig, wenn die Streckung der Brustwirbelsäule und die Erweiterung des Brustkorbs miteinander zu verbinden sind.

Die Beherrschung der richtigen Atemtechnik ist bei allen Kraftübungen ein Teil der Hebetechnik. Beim Heben vom Boden soll das Rückgrat nach vorne geneigt, aber nicht gebeugt werden. Wegen der veränderten Hebelarme erhöht sich der Druck auf die Bandscheiben und kann im schlimmsten Fall deren Tragfähigkeit überschreiten. Bei hohen Belastungen sollte sich der Druck auf die Bandscheiben möglichst gleichmäßig verteilen. Hinten werden die Wirbel von Muskeln gehalten, aber vorn ist das lange vordere Ligament (Ligamentum anterior longitudinale) die einzige unterstützende Struktur. Deswegen soll der intraabdominale Druck erhöht werden, um auch die Stützwirkung von vorn zu erhöhen.

Zu Beginn einer Hebebewegung führt der Mensch instinktiv ein sog. Valsalva-Manöver aus. Dabei werden der Anus und die Zwerchfellöffnung geschlossen. Danach folgen das Aktivieren von Einatmungsmuskeln und das Einatmen. Das erhöht den Druck in der geschlossenen Bauchhöhle. Außerdem werden die Bauchmuskeln gespannt. Auf diese Weise wird die Belastung der Bandscheiben zum Teil ausgeglichen (Abb. 120).

Falls eine Bandscheibe geschädigt ist oder eine Vorwärtsneigung des Körpers nicht verträgt, sollte solches Heben vermieden werden. Dann ist an das Hockentraining z. B. als Vorderhocke mit der Hantel auf der Brust oder im Hackschen Hockengerät zu denken, damit die Wirbelsäule gerade und in Richtung der Kraftentwicklung bleibt.

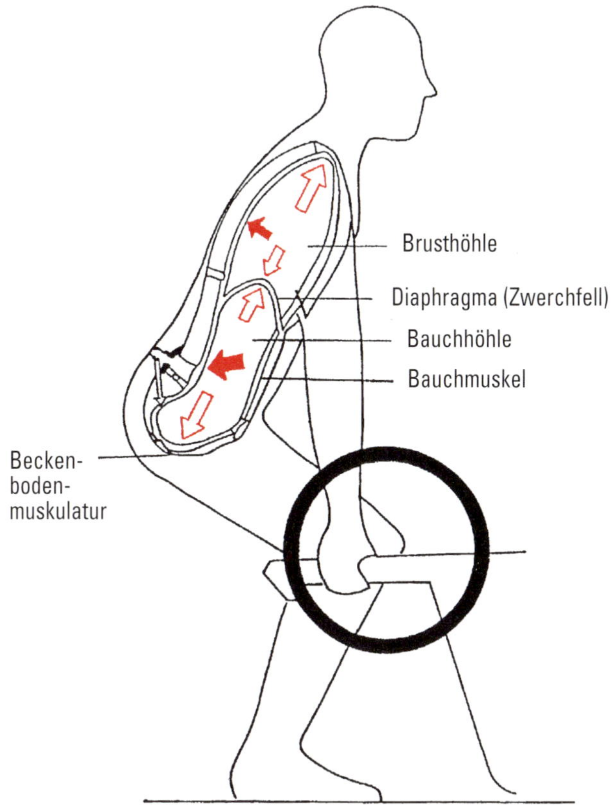


**Abb. 120** Bei der Vorbereitung der Hebebewegung werden alle Strukturen aktiviert, die den intraabdominalen Druck erhöhen. Das Atemanhalten endet oft wie beim Gewichtheben und Kugelstoßen in einem lauten Schrei.

# Hirnhälften, Motorik und Lernen

„Ohne innere Bilder kann ein Mensch nicht denken. Wir zeichnen so, wie wir denken" (Aristoteles). Dieser Auffassung von Aristoteles können wir hinzufügen, dass wir uns auch so bewegen, wie wir denken.

Diese inneren Bewegungsbilder entstehen in der rechten Großhirnhälfte. Ihre Funktion wird schon in der frühen Kindheit ausgebildet. Die sensorische Information, die in beide Hirnhälften gleichzeitig gelangt, wird in der rechten und linken Hemisphäre unterschiedlich behandelt. In der rechten Hemisphäre werden daraus Bewegungsbilder aufgebaut, aus denen ein Regelsystem für die Bewegungen des ganzen Körpers erarbeitet wird. In der linken Hemisphäre hingegen wird sensorische Information in Worte und analytisches Denken umgewandelt. Die Bewegungen werden in der linken Hälfte einzeln gespeichert, gleichzeitig entwickeln sich motorische Pläne.

Die beiden Hirnhemisphären haben auch ein unterschiedliches Gedächtnis. Rechts werden visuelle, räumliche, rhythmische und musikalische Informationen gespeichert. Die linke Hemisphäre wiederum speichert Worte und Information in logischer Ordnung. Beim Erlernen von Bewegungen dürften Worte und Logik keine entscheidende Rolle spielen. Die linke und rechte Hemisphäre arbeiten immer zusammen, aber beim Erlernen und Ausführen von Bewegungen dominiert die rechte Seite.

Die Sprachzentren befinden sich in der linken Hirnhälfte, doch sind die Gefühle, die die rechte Hemisphäre erzeugt, genau so wichtig wie die Worte, mit denen wir sie zu beschreiben versuchen.

Beim Jogging, Skilaufen, Tennisspielen und anderen physischen Aktivitäten dominiert die rechte Hirnhälfte unsere Gedankenwelt und unser Tun. Auch dann sind wir uns über uns selbst und die Umgebung bewusst, obwohl wir das nicht in Worten beschreiben. Diese wortlose Bewusstheit steuert auch sportliche Leistungen. Im Training werden die erforderlichen Bewegungen in den motorischen Zentren des Kleinhirns erlernt, und in der rechten Hirnhälfte wird ein Gesamtbild der Leistung aufgebaut. Man spricht vom „inneren" Sport (Abb. 121). Wird ein Sportler während der Leistung wiederholt zurechtgewiesen oder nach der Leistung kritisiert, kann sich das innere Bild nicht optimal verwirklichen. Die Ursache ist die betonte Aktivität der linken Hirnhälfte. Die linke Hemisphäre „glaubt, besser zu wissen", wie die Bewegungen ausgeführt werden sollten. Sie versucht, die Probleme analytisch, durch Differenzieren der verschiedenen Leistungsphasen und möglichen Fehler zu lösen.

Zumindest im Wettkampf sollte man die linke Hirnhälfte „zum Schweigen bringen" und der rechten Hemisphäre die Möglichkeit geben, die Leistung so zu steuern, wie sie im Training erlernt wurde. Mit Musikhören, Summen oder lautem Singen kann man die linke Hemisphäre daran hindern, die Leistung zu stören. Erwachsene Sportler können mit Hilfe von Musik einen ähnlichen Zustand der Hirnfunktion erreichen wie Kinder. Obwohl Kinder ein schlechteres Koordinationsvermögen haben als Erwachsene, ist es für sie viel leichter, neue Bewegungsabläufe zu lernen. Kinder werden von der rechten Hirnhälfte gesteuert, wenn die Eltern oder der Trainer nicht mit falschen verbalen Anweisungen die Beteiligung der linken Hirnhälfte erzwingen. Mit Worten kann man auf richtige Sachverhalte hinweisen – Kritik und vor allem Warnungen wie etwa „Pass bloß auf, dass du dich nicht verletzt!", sind dagegen zu unterlassen. Die rechte Hemisphäre reagiert gesund auf unerwartete Situationen, aber die linke Hälfte verhindert Bewegungen. Nach einer Verletzung sollten Sportler jeden Alters die Funktion der linken Hemisphäre beson-

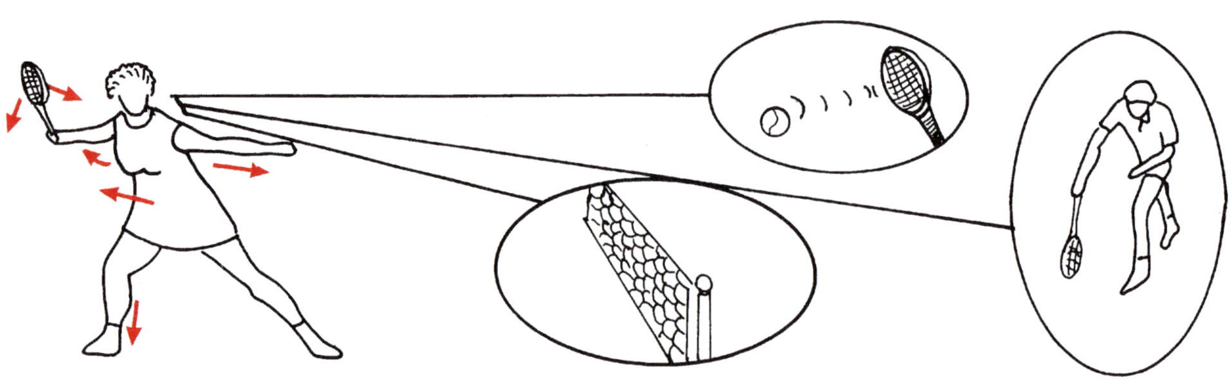

**Abb. 121** Die analysierende linke Hirnhälfte ist nicht imstande, alle mit dem Spiel zusammenhängenden Daten schnell genug zu verarbeiten. Die rechte Hirnhälfte entwirft und veranlasst die erforderlichen Bewegungen mit Hilfe „innerer Bilder".

ders effektiv dämpfen. Neben Musikhören kann z. B. Zählen von Atemzügen dienen.

Musik kann die Konzentrationsfähigkeit des Sportlers verbessern. Sprechen, Lärm oder starke visuelle Reize in der Umgebung aktivieren die linke Hirnhälfte. Mit Hilfe von Musik lässt sich die Aktivierung in die rechte, die Muskelfunktion steuernde Hälfte übertragen. Es wird auch angenommen, dass Musik ebenso wie physische Aktivität die Ausschüttung von Endorphinen im Gehirn bewirkt, was positive Gefühle auslöst. Endorphine lindern außerdem Schmerzen, was für Ausdauerdisziplinen wichtig sein kann, da sich Milchsäure, eine schmerzerregende Substanz, in den Muskeln ansammelt. Beim Training kann man Musik einsetzen, in Wettkämpfen ist sie dagegen verboten.

# Zusammenfassung

Sport und physische Aktivität im allgemeinen werden vorwiegend von der rechten Hirnhälfte gesteuert. Diese „intuitive", nicht verbal funktionierende Hemisphäre erzeugt neben Bewegungsleistungen auch die positiven Gefühle, die mit physischer Aktivität verbunden sind. Diese Gefühle und das Resultat entscheiden, was und wie gut etwas motorisch gelernt wird. Gleiches gilt für therapeutische physische Aktivität. Sowohl Therapeuten als auch Trainer sollten mit ihrer positiven Einstellung die Funktion der rechten Hemisphäre beim Sportler bzw. Patienten stärken. Auf diese Weise werden die besten Ergebnisse erzielt.

# Hindernisse auf dem Weg zu neuen Bewegungskoordinationen

Neues zu lernen ist nicht leicht. Kinder lernen durch Spiel, Nachahmung und das Bilden von Vorstellungen. Ihre Lernfähigkeit ist gut. Das Lernen wird nicht durch alte Fehler oder Gewohnheiten gestört (Abb. 122). Im sportlichen Training ist es äußerst wichtig, Kindern von Anfang an richtige Bewegungstechniken beizubringen. Der Lernprozess sollte vielseitig sein, denn Gewandtheit spielt im Training eine große Rolle. Diese Fähigkeit ist im Erwachsenenalter nur schwer trainierbar. Die Motivierung eines Kindes zum Haltungstraining und die Korrektur der Muskelbalance kann sich als schwierig erweisen. Deshalb sollten diese Übungen als Spiele gestaltet werden (Abb. 123).

In Verbindung mit den Wachstumsschüben können Muskelbalance und Koordination vorübergehend gestört werden, sodass alle Bewegungen ungeschickt und die Haltung schlecht werden. Dann sollten vom jungen Sportler keine technischen Fortschritte erwartet werden. Im Gegenteil, schon die Erhaltung des erreichten

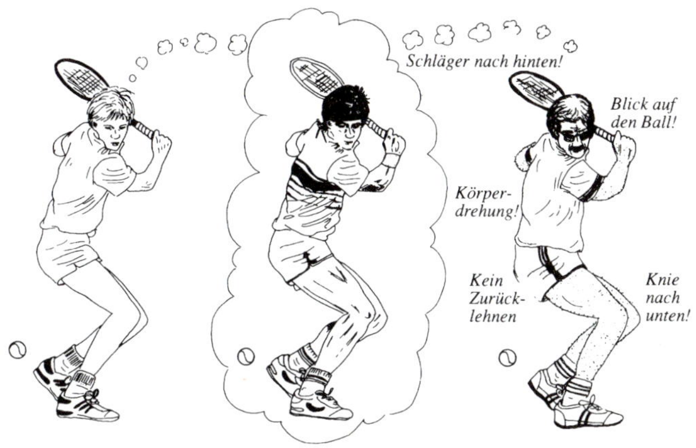
Schläger nach hinten!
Blick auf den Ball!
Körperdrehung!
Kein Zurücklehnen
Knie nach unten!

**Abb. 122** Ein Kind lernt ohne Schwierigkeiten, weil es noch keine Lernhemmungen entwickelt hat. Es betrachtet das Bewegungsmodell, kopiert es und imitiert die Bewegung. Ein Erwachsener hingegen spaltet das Beispiel in mehrere Teile auf und versucht, sich sein eigenes Bild von der Bewegung zu machen. Die Information wird kompliziert, und die gewünschte Bewegung kann völlig anders – oft fehlerhaft – werden.

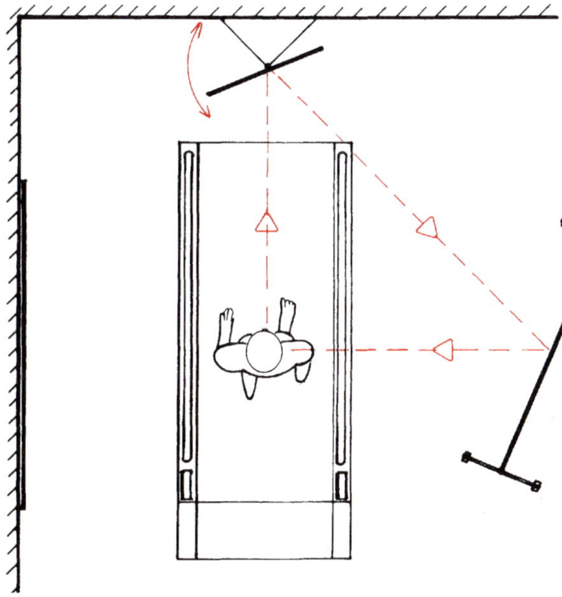

**Abb. 123** in Spiegel ist eines der besten Hilfsmittel beim Lernen von Bewegungen. Mit Hilfe von Spiegeln, die um das Laufband gestellt werden, kann der Geher oder Läufer seine Haltung und Bewegungen auch von der Seite betrachten. Dies erleichtert das Lernen und Erkennen des Bewegungsablaufes.

Niveaus ist Grund zur Zufriedenheit. Wenn die Anforderungen während einer solchen schlechten Lernperiode zu hoch geschraubt werden, kann das ständige Versagensgefühl die Motivation zerstören, und alle Lust am Sport geht verloren.

Der Begriff „Haltung“ wird oft mit Werten in Verbindung gebracht, die mit dem heutigen Leben nichts zu tun haben. Darüber wurde vielleicht in der Schule oder beim Militär gesprochen, aber an Gesundheit und Sport denkt man bei diesem Wort nicht. Daher ist es verständlich, dass Übungen zur Haltungskorrektur und Verbesserung der Muskelbalance als eher unwichtig angesehen und daher als lästig empfunden werden. Diese negativkritische Einstellung ist auch eine der ersten Schwellen, die zu überwinden sind, wenn man ein neues Haltungs- und Bewegungsmodell zu erlernen beginnt.

Dies wird noch dadurch erschwert, dass alte, fehlerhafte Haltungen und Bewegungen vom Körper als richtig und die neuen als falsch wahrgenommen werden. Die Mechanorezeptoren von Gelenk- und Muskelstrukturen, die Bewegungen und Haltungen wahrnehmen, lernen im Laufe der Jahre, die vorherrschenden Haltungs- und Bewegungsgewohnheiten zu akzeptieren. Das entsprechende Hirnzentrum hält den vertrauten Informationsfluss aus den Mechanorezeptoren für wichtig – unabhängig davon, ob es sich um eine richtige oder falsche Haltung oder Bewegung handelt. Wenn also eine falsche Haltung korrigiert wird, kämpft der ganze Körper dagegen an. Meistens wird die neue Haltung als unangenehm empfunden. Der Sportler ist mit Spiegeln, Videofilmen, verbalen Anweisungen und Musterübungen von der Wichtigkeit der Haltungskorrektur und Verbesserung der Muskelbalance zu überzeugen, denn das eigene Körpergefühl motiviert nicht dazu. Erst wenn die Verbesserung von Haltung und Bewegung einige Wochen oder sogar Monate stabil geblieben ist, kann man sich langsam auf das Körpergefühl in allen Situationen verlassen. Beim sportlichen Training erfordert das viel Geduld und oft sogar Gemeckere vom Trainer. Auch der Physiotherapeut sollte den Patienten intensiv motivieren und anspornen.

Im Training fällt vieles leichter als im Wettkampf oder bei Aufführungen. Wie oft ist es schon passiert, dass man mit dem Sportler oder Tänzer lange an der Beseitigung eines alten Fehlers und dem Erlernen neuer Fertigkeiten gearbeitet hat. Die neuen Fertigkeiten werden im Training auch mühelos beherrscht. Dann kommt der erste Wettkampf oder die Premiere. Plötzlich kehren alle alten Fehler zurück, und die neue Technik ist völlig verloren. Dabei schreibt man dem betroffenen Sportler oder Tänzer leicht schlechte Wettkampfnerven oder Lampenfieber zu. So einfach ist es jedoch nicht immer.

Wie bereits erwähnt, besteht das Gehirn aus zwei Hälften: der linken, analytischen und der rechten, schöpferischen. Die englischen Sportpsychologen John und Christofer haben eine Übungstechnik entwickelt, bei der bestimmte Symbole und innere Vorstellungen als Lernhilfen angewendet werden. Sie behaupten, dass man auf diese Weise technische Fertigkeiten auch in die rechte Hemisphäre übertragen kann. In einer Wettkampfsituation wird dann das erlernte Können auch in der schöpferischen Hirnhälfte aufgefunden und damit abrufbar. Erst wenn beide Hirnhälften das neu erlernte Modell beherrschen, hat man die neue Technik, Haltung oder Position wirklich verinnerlicht.

Nicht selten hat der Mensch Angewohnheiten, die den Lernprozess behindern. Dominiert die linke Hirnhälfte, neigen die Sportler oft zu unnötiger negativer Kritik. Sie verhindert das Erlernen von Neuem – der Lernprozess fordert eine offene, positive Einstellung. Ein weiterer Störfaktor ist das sog. „Chattering-Mind-Syndrom“, die Unfähigkeit, sich für das zu entscheiden, was wesentlich ist.

**Tab. 22**

| | **Linke Gehirnhälfte** | **Rechts Gehirnhälfte** |
|---|---|---|
| **Leistungen und Fähigkeiten** | ▪ Zeit<br>▪ Differenzierung/Details<br>▪ Worte<br>▪ Logik<br>▪ Analytisches Denken<br>▪ Trainingssituation (!) | ▪ Situation<br>▪ Gesamtbild<br>▪ Bilder<br>▪ Intuition<br>▪ Assoziatives Denken<br>▪ Wettbewerbssituation (!) |
| **Mentale Übungen** | ▪ Zielsetzung<br>▪ Vorbereitung<br>▪ Analyse | ▪ Bildhafte Vorstellung<br>▪ Musik<br>▪ Symbole und Phantasiebilder |
| **Den Lernprozess behindernde Angewohnheiten** | ▪ Unentschlossenheit („Chattering mind syndrome“)<br>▪ Negativ-kritische Haltung | ▪ Unkonzentriertheit<br>▪ Tagträumerei |

Dominiert die rechte Hirnhälfte, können Tagträume das Lernen verhindern. Das führt leicht zu fehlerhafter Ausführung einer Übung. Solche Sportler erfordern viel Aufmerksamkeit, Kontrolle und Anleitung, damit sie sich nicht falsche Bewegungsgewohnheiten aneignen (Tab. 22).

Wenn der Lernprozess nicht in der erwünschten Weise fortschreitet oder es zu deutlichen Rückschlägen kommt, müssen mögliche Störfaktoren schnell ermittelt werden.

Für Haltungs- und Muskelbalanceübungen sollten auch von der rechten Hemisphäre kontrollierte Methoden eingesetzt werden, damit die gute Haltung und richtige Gelenk- und Muskelbalance wirklich verinnerlicht und automatisiert werden. Statt immer von Neigungswinkeln und Muskelaktivierung zu sprechen, ist das Beigebrachte mit Symbolen und bildhaftem Denken zu unterstützen. Nehmen wir ein Beispiel. Für viele Menschen ist die Katze das Sinnbild für Gewandtheit. Die meisten sind auch in der Lage, sich ebenso gewandt, geschmeidig und elastisch zu bewegen wie eine Katze. Wenn wir also einen Tennisspieler beim Aufschlag zu einer katzenhaft geschmeidigen Haltung auffordern, wird er wahrscheinlich eine im Hinblick auf Muskelbalance und Gelenkbelastung optimale Haltung einnehmen. Wenn ihm dagegen dasselbe analytisch erklärt würde, dann wäre es schon erheblich schwieriger, das gleiche Ergebnis zu erzielen.

Der psychische Zustand spiegelt sich in der Haltung und den Bewegungsmustern wider und drückt sich im Gesicht aus. Auch der Körper hat seine eigene Sprache und signalisiert Freude oder Niedergeschlagenheit. Zu Depressionen neigende Sportler zeigen oft eine schlechte Körperhaltung, positiv gesinnte eine gute, „strahlende". Gründe für eine eventuelle Depression sind mit einem Sportpsychologen zu klären. Falls diese nicht beseitigt werden können, dann wird auch hartes Training erfolglos bleiben.

Andererseits kann man versuchen, der Niedergeschlagenheit mit einem bestimmten Trainingsplan entgegenzuwirken. Dazu werden Übungen gewählt, die die Haltung verbessern, fixierte Stellungen öffnen und den ganzen Körperausdruck in eine positivere Richtung ändern. Der Mensch ist eine psychophysische Gesamtheit. Genauso wie die Psyche den Körper (das Soma) beeinflussen kann, können sich auch Körperbewegungen auf die seelische Verfassung auswirken.

Die Trainingsatmosphäre bestimmt mit, ob der Sportler Neues lernt oder nicht. Jeder Mensch lernt nach seinem eigenen Rhythmus. Wenn beim Gruppentraining von allen dieselbe Lerngeschwindigkeit gefordert wird, empfinden die Schwächsten die Situation als beängstigend, was das Lernen völlig verhindern kann. Wenn ein Trainer gute Resultate erzielen will, sollte er für eine positive, aufbauende und ermutigende Trainingsatmosphäre sorgen. Wenn man an komplizierten Techniken arbeitet, sollen unnötige Wettkämpfe vermieden werden, um für spielerisches Lernen offen zu bleiben. Bei vielen Sportarten ist darauf zu achten, dass sich junge Sportler die Fertigkeiten jeder Lernphase gründlich aneignen. Wenn sie zu früh – also vor mühelosem, freudigem, automatischem Beherrschen der Grundlagen – zu höheren Stufen fortschreiten, gehen Lockerheit und Harmonie der Bewegungen verloren, die Koordination verschlechtert sich und die Entwicklung wird verzögert oder völlig gestoppt. Im Interesse einer soliden Grundlage kann ein begabter Sportler sogar eine ganze Saison auf einer niedrigeren Stufe gehalten werden.

Begabung hat unterschiedlichste Ausdrucksweisen. Wir können es uns nicht leisten, einen guten Sortler nur deswegen zu verlieren, weil er einige Sachen langsamer lernt als die anderen. Menschen reifen unterschiedlich schnell; es gilt, die Hindernisse auf dem Wege des Lernens zu beseitigen. Gefordert sind die Bereitschaft, Vorurteile über Bord zu werfen, und die Zusammenarbeit zwischen verschiedenen Fachbereichen.

# Weiterführende Literatur


Ballreich R, Baumann W (Hrsg.). Grundlagen der Biomechanik des Sports. Stuttgart: Enke 1988.

Ballreich R, Kuhlow A (Hrsg.). Biomechanik der Leichtathletik. Stuttgart: Enke 1986.

Bartels H, Bartels R. Physiologie. 4. Aufl. München: Urban & Schwarzenberg 1991.

Dirix A, Knuttgen HG, Tittel K (Hrsg.). Olympia-Buch der Sportmedizin. Köln: Dtsch. Ärzteverlag 1989.

Dvorák J, Dvorák V. Checkliste Manuelle Medizin. Stuttgart, New York: Thieme 1990.

Eriksson B, Mellstrand T, Peterson L, Renström P, Svedmayr N. Sport, Krankheit und Medikament. Köln: Dtsch. Ärzteverlag 1989.

Gustavsen R, Streeck R. Trainingstherapie im Rahmen der manuellen Medizin. Prophylaxe und Rehabilitation. 2. Aufl. Stuttgart, New York: Thieme 1990.

Hinrichs HU. Sportverletzungen. Erkennen. Helfen. Vorbeugen. Reinbek: Rowohlt 1989.

Hollmann W, Hettinger T. Sportmedizin - Arbeits- und Trainingsgrundlagen. 4. Auflage. Stuttgart, New York: Schattauer 2000.

Ilmarinen J, Välimäki (eds.). Children and Sport. Berlin, Heidelberg: Springer 1984.

Katch Fl, McArdle WD. Nutrition, Weight Control, and Exercise. 3rd ed. Philadelphia: Lea & Febiger 1988.

Knebel KP. Funktionsgymnastik. Dehnen. Kräftigen. Entspannen. Reinbek: Rowohlt 1991.

Niethard FU, Pfeil A. Orthopädie. 2. Aufl. Heidelberg: MLP Duale Reihe 1992.

Peter E. Pain, management and control in physiotherapy. London: Heinemann 1988.

Pitzen R, Rössler H. Orthopädie. 16. Aufl. München: Urban & Schwarzenberg 1989.

Prokop L. Kinder-Sportmedizin. Stuttgart: Gustav Fischer 1986.

Prokop L, Jelinek R, Suckert R. Sportschäden. Stuttgart: Gustav Fischer 1980.

Rohen JW, Lütjen-Drecoll E. Funktionelle Anatomie des Menschen. 10. Aufl. Stuttgart, New York: Schattauer 2001.

Sölvebron SA. Das Buch vom Stretching. München: Mosaik 1989.

Weineck J. Functional Anatomy in Sports. 2nd ed. Chicago: Year Book Medical Publishers 1990.

Yokochi C, Rohen JW, Weinreb EL. Photographische Anatomie des Menschen. 5. Aufl. Stuttgart, New York: Schattauer 1992.

# Sachverzeichnis

**Halbfett:** Hauptfundstellen
*Kursiv:* Abbildungen und Tabellen